改訂第2版

生死を分ける最初の1時間

実践 外傷初療学

救命救急センターでは…診療所では…

編 著

県立広島病院救命救急センター 部長

石原 晋

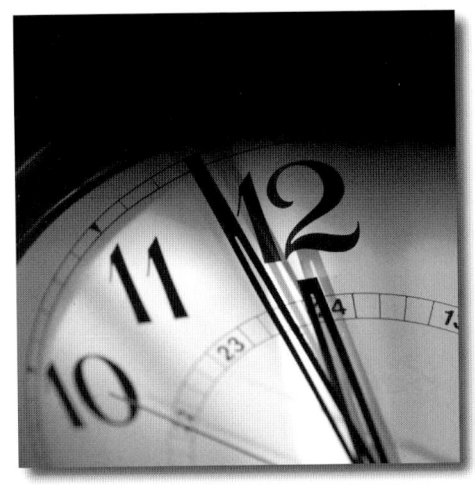

永井書店

執　筆　者
（執　筆　順）

篠原　一彰	太田綜合病院附属太田西ノ内病院救命救急センター　センター長（福島県郡山市）
森村　尚登	帝京大学医学部附属病院救命救急センター　講師
石原　晋	県立広島病院救命救急センター　部長
林　寛之	福井県立病院救命救急センター　医長
吉田　哲	独立行政法人労働者健康福祉機構中国労災病院救急部　部長
須山　豪通	県立広島病院救命救急センター　副部長
松本　尚	日本医科大学救急医学、救命救急センター　講師
溝端　康光	大阪府立泉州救命救急センター　副所長
金子　高太郎	県立広島病院救命救急センター　医長
新藤　正輝	昭和大学医学部救急医学　助教授
大友　康裕	独立行政法人国立病院機構災害医療センター救命救急センター　部長
川井　真	日本医科大学救急医学、高度救命救急センター　助教授
横田　裕行	日本医科大学救急医学、高度救命救急センター　助教授
桐山　健	県立広島病院歯科口腔外科　医長
芝　啓一郎	独立行政法人労働者健康福祉機構総合せき損センター　副院長
稲田　有史	稲田病院　病院長（奈良市）
大泉　旭	日本医科大学救急医学、高度救命救急センター
鍛治　有登	大阪市立総合医療センター救命救急センター　部長
堀　晃	沖縄県立中部病院放射線科　部長
当麻　美樹	大阪府立中河内救命救急センター　副所長
石田　治	広島大学医学部整形外科　講師
畑中　哲生	救急救命九州研修所　教授
植田　尊善	独立行政法人労働者健康福祉機構総合せき損センター整形外科　部長、リハビリテーション科　部長
河野　安宣	県立広島病院救命救急センター　副部長
森川　真吾	県立広島病院救命救急センター　副部長
安達　普至	県立広島病院救命救急センター　副部長
岩間　裕	会津中央病院麻酔科　部長（福島県会津若松市）
岩崎　泰昌	広島大学医学部附属病院救急部・集中治療部　講師

改訂第2版序文

　本書の初版は2000年10月に上梓された。それまでわが国には、重症外傷の救急初療に関して体系的にまとめられた成書がなかった。したがって、暗闇の中で手探りしながら重症外傷の救急初療にあたっていたというのが多くの施設における実情であったろう。私自身、本格的に救急医療にかかわるようになってからの最初の10年間はそのような有様だった。このような自分たち自身の経験から、「こんな成書があればなあ…」と思い続けていたのが本書出版の動機だった。そのような思いを共有する医師は少なくなかったのだろう。本書の初版は発売とともに大好評を頂いた。スタンダードの存在しなかったわが国の外傷救急医療の現場に少なからぬ貢献ができたのではないかと自負している。

　しかしこのような状況は2003年のJATEC (Japan advanced trauma evaluation and care)の登場によって一変した。日本外傷学会が作成し日本救急医学会が普及を推進する外傷初期診療標準化研修コースJATECの誕生とその急速な普及は、わが国の外傷救急診療の標準化を着実にかつ急速に拡大しつつある。関連学会における症例報告などでも、とりあえずJATECに準拠して救急診療が行われたことを前提とした質疑が行われるようになった。JATECは既に外傷救急診療に携わる医師の共通言語になったといっても過言ではない。

　このような急激な進歩の中で、本書「実践外傷初療学」の位置づけは何か、存在意義はどこにあるのかを確認しておきたい。

　JATECコースはわが国のスタンダードである。したがってそのコーステキストである「外傷初期診療ガイドライン」(へるす出版、日本外傷学会外傷研修コース開発委員会)の記載内容は、高いレベルのevidenceまたはコンセンサスカンファレンスで合意の得られた内容に限られている。インストラクターがコースで経験論や我流を指導することは許されないのである。

　しかしながら生死の懸かった実際の重症外傷の診療場面では、evidenceだけでは乗り切れない場面も少なくない。

　本書では、evidenceやコンセンサスだけではカバーし切れない部分についても網羅されている。これらの部分については百戦錬磨のベテラン救急医の諸氏に「私はこうしている」という経験論を存分に披瀝して頂いた。編集のスタンスとしてはいささか時代に逆行しているのかも知れない。しかし現実の救急診療の場面では、こういうノウハウに助けられることが少なくないのである。

　当然のことであるが、今回の改訂にあたり、JATECでの指導内容と矛盾がないよう整合を図った。

　JATECでしっかりと骨格を学び、それに血肉をつけるつもりで本書を学んで頂ければ幸

甚である。
　改訂にあたり初版に引き続いて、編集長の高山静氏ならびに山本美恵子氏に多大の御尽力を頂いた。深く感謝する次第である。

2005年4月

石　原　　晋

初版序文

　本書では、主に放置すれば生命の危険が危惧される重度の外傷を扱った。とりわけ、病院へ搬入されてからの最初の数時間の、超急性期に的を絞った。
　「外傷による病院内死亡のうち60％は搬入後1時間以内の死亡」という統計がある。ところが、搬入後1時間以内の死亡の35％は、適切な評価と救命処置により救命しうるという。このようなことから、最初の1時間を「golden hour」と呼ぶのである。超急性期に的を絞った理由がそこにある。
　「不慮の外因死」は例年日本人の死亡原因の5位または6位にランクされるが、特に10、20、30代においては第1位を占めている。その大半は外傷による死亡である。ところが、外傷診療体制の整備状況を欧米先進諸国と比較すると、わが国には大きな地域間較差、施設間較差が存在しているのが現状である。
　欧米先進諸国における経験から、外傷診療の質を確保するためには「体制の整備」と「初療の標準化」が重要といわれている。体制の整備には、受傷からリハビリテーションを経て社会復帰に至るすべての過程が含まれるが、とりわけ救急隊員の練度、現場へ専門医を送り込むシステム、航空機による日常的救急搬送、外傷専門病院の計画的配備など、多くの点において、いまだわが国は外傷診療体制の後進国と言わざるを得ない。
　初療の標準化については、特に米国において熱心な取り組みが行われている。救急医を対象とするATLS (advanced trauma life support)、救急隊員を対象とするBTLS (basic trauma life support) などの研修プログラムがそれである。これらのプログラムが大きな成果を挙げたことから、世界各地で実施されるようになったが、わが国では一部有志による草の根的活動を散見するに過ぎず、組織的な取り組みがなされるに至っていない。
　このようなわが国の状況をなんとかしなくてはいけない、というのが本書の執筆陣の共通認識であり、執筆の動機でもある。
　さて、重度外傷には、その他の救急傷病に比べ極めて異質な特徴がある。診断、治療のための知識、技術、設備だけでは救命はおぼつかない。これらのことに加え、外傷独特の診療パラダイムの理解と診療システムの構築が必要である。しかしながら、外傷患者は、救急救命センターなど、このようなシステムが整えられた施設の近くで発生するとは限らない。山間部や島嶼部などの人手や設備の不十分な医療機関に搬入されることもある。
　編者らの救命救急センターでは、年間300例近い重度外傷を扱ってきたが、同時に臨床研修指定病院として多くの研修医を受け入れてきた。これらの医師の中には、やがて山間部や島嶼部などに赴任する者もあり、人手がない、設備がないという環境で重度外傷にど

う対処するかということの教育に悩んできた。本書はこのような問題に応えうることをもう1つの狙いとした。すなわち、各項目について、救命救急センターでの外傷初療のあり方、診療所での外傷初療のあり方を併記する形でまとめたものである。

執筆は、日本救急医学会や日本外傷学会で高い評価を得ている、その分野のエキスパートの中から、現役で活躍中で、かつ文章の論旨が明快な方を選んでお願いした。

執筆にあたっては、米国などにおいて標準化されているATLS、BTLSなどのglobal standardは当然尊重しつつも、そのうえで長年にわたって年間数百例の重度外傷を自ら経験してきたエキスパートとして、それぞれの場面でどう実践しているかを具体的に紹介することに重きをおいてもらった。

そのため、極度にevidenceに拘泥せず、執筆者が実際に実践していることを中心に執筆してもらった。世はEBM (evidence-based medicine)の大合唱で姦しいが、敢えてその流れに棹をさそうという気は毛頭ない。重度外傷の救急初療においては、依然として経験論がものをいう場面が極めて多いのである。ランダム化比較試験で対照群とされると生命にかかわるような緊急処置だらけなのである。

このようなことから、本書ではevidenceが存在する事項はそれを記載し、それがない事項については経験に基づいた記載がなされている。

本書はわが国の外傷診療システムの向上と、外傷救急初療の質の向上に寄与することを願いつつ、救命救急センターでも、診療所でも、実践の場ですぐに役立つことを狙いとして上梓するものである。

願わくば本書が外傷救急実践のスタンダードとして広く利用され、わが国の外傷診療の質の向上に少しでも寄与することを望むものである。

2000年10月

石　原　　晋

CONTENTS

 第1部 **外 傷 総 論**

1．外傷の疫学

1．当院における外傷患者の概要 ………………………………………… 3
2．交通事故患者の概要 …………………………………………………… 3
　　A．シートベルト着用群／非着用群の比較
　　B．エアバッグ展開群／非展開群の比較
　　C．軽自動車乗員／普通自動車乗員の比較
　　D．ボンネット型乗用車乗員／キャブオーバー車乗員の比較
　　E．乗車位置による比較
　　F．ま と め
3．高エネルギー交通事故患者の実態 …………………………………… 7
　　A．転帰・入院先による重症度の評価
　　B．生理学的重症度評価
　　C．解剖学的重症度評価
　　D．患者の受傷機転別の重症度
　　E．高エネルギー事故のまとめ
4．車両運転中の意識障害発作の実態 …………………………………… 9

2．外傷の分類と重症度評価

1．外傷の分類 ……………………………………………………………… 11
　　A．鈍的外傷の分類
　　　1) 交 通 外 傷　2) 墜落・転落　3) 挟　　圧
　　　4) 重量物落下　5) 暴　　行
　　B．穿通性外傷の分類
　　　1) 刺　　創　2) 銃　　創　3) 杙　　創
　　　4) 弓矢による損傷
　　C．その他の外傷
2．重症度評価 ……………………………………………………………… 16
　　A．生理学的重症度指標
　　　1) バイタルサイン　2) 動脈血液ガス分析　3) Revised Trauma Score (RTS)
　　B．解剖学的重症度指標
　　　1) Abbreviated Injury Scale (AIS)　2) Injury Severity Score (ISS)
　　　3) New Injury Severity Score (NISS)

i

C．予後予測と治療成績評価
　　　　1) Trauma Injury Severity Score (TRISS) による予後予測
　　　　2) Preventable Trauma Death (PTD)　　3) Zスコア、Wスコア、Mスコア
　　　　4) ICD Injury Severity Score (ICISS) による予後予測
　　　　5) A Severity Characterization of Trauma (ASCOT) による予後予測

3．外傷患者のプレホスピタルケア

　　1．総　　論 …………………………………………………………………… 23
　　2．JPTEC (Japan prehospital trauma evaluation and care) ……… 24
　　　A．JPTEC 誕生の経緯
　　　B．JPTEC の位置づけ
　　　C．JPTEC の組織と普及活動
　　　D．JPTEC に準拠した外傷現場活動
　　　　1) 外傷現場の観察・処置の基本的考え方
　　　　2) Load & Go の適応全例に実施すべきこと
　　　　3)「車内活動」は「詳細観察」「継続観察」からなる
　　　E．JPTEC に準拠した観察・処置の流れ
　　　　1) 状況評価　　2) 初期評価　　3) 全身観察　　4) 重点観察
　　　　5) 背部観察、全身固定、車内収容　　6) 車内収容直後の活動
　　　　7) 詳細観察　　8) 継続観察
　　　F．メディカルコントロールと JPTEC

4．外傷患者の診療体制

　　1．救命救急センターの外傷診療体制 ………………………………………… 31
　　　A．救命救急センターの配置
　　　B．スタッフ
　　　C．施　　設
　　　D．設備、器材
　　　E．記録と評価
　　2．診療所における外傷診療体制 ……………………………………………… 36
　　　A．診療所に求められる設備と能力
　　　B．救命救急センターへの転送

第2部 鈍的外傷

1. 診療所における初療の流れ

1. 診療所での最初の30分〜1時間の戦略 ………………………… 39
2. Primary survey と蘇生術 ………………………………………… 41
   - A．A＆C：Airway＆ Cervical spine immobilization　気道と頸椎保護
   - B．Breathing　呼吸
   - C．Circulation　循環
     - 1）ショックの認識・治療　　2）外出血の圧迫止血
     - 3）内出血を探せ（「MAP」を探せ）　4）出血性ショックの輸液・輸血の実際
   - D．Dysfunction of CNS　神経
   - E．Exposure & Environmental control　脱衣と低体温予防
   - F．その他 Primary survey に伴う蘇生段階で必要なこと
     - 1）モニタリング　2）経鼻胃管の挿入　3）尿道カテーテル
3. Secondary survey ………………………………………………… 48
   - A．AMPLE ヒストリーを忘れない
   - B．受傷機転をチェックする
   - C．「頭の先から足の先まで、前面から背中まで」素早く診察
     - 1）頭　　部　2）頸　　部　3）胸　　部
     - 4）腹　　部　5）骨　　盤　6）会　陰　部
     - 7）四　　肢　8）背　　部　9）神　　経
   - D．「すべての穴に指と管を」
   - E．「FIXES」を繰り返しチェック
4. 搬送のタイミング ………………………………………………… 54
5. 診療所での戦い方のまとめ ……………………………………… 55

2. 救急外来での初療の定型的流れ

1. 初療の基本原則 …………………………………………………… 57
2. 患者搬入まで ……………………………………………………… 58
   - A．救急外来の準備
   - B．感染防止対策
3. 患　者　搬　入 …………………………………………………… 61
4. 気道の評価と確保 ………………………………………………… 62
   - A．in‐line immobilization
   - B．rapid sequence intubation（急速導入法）
   - C．顔面外傷の気道確保
5. 頸　椎　保　護 …………………………………………………… 63

目　次

- 6. 換気の評価と処置 …………………………………………………… 64
    - A. 深呼吸
    - B. 視診
    - C. 聴診
    - D. 打診／触診
    - E. 開放性気胸
    - F. 緊張性気胸
        - 1) 緊張性気胸の診断　2) ドレナージの方法
    - G. 血胸
    - H. フレイルチェスト
        - 1) 胸腔内ブロック　2) 固定
- 7. 静脈確保 …………………………………………………………… 68
- 8. ショックの処置 …………………………………………………… 68
    - A. 脊損によるショック
    - B. 出血性ショック
        - 1) 外出血　2) 内出血
        - 3) 腹腔、後腹膜腔への大量出血に対するわれわれの方針
    - C. 閉塞性ショック
    - D. 心原性ショック
    - E. 薬剤によるショック
- 9. 着衣裁断、全身観察 ……………………………………………… 72
- 10. 保温 ……………………………………………………………… 73
- 11. モニター ………………………………………………………… 74
- 12. 情報収集 ………………………………………………………… 74
- 13. 画像診断 ………………………………………………………… 75
    - A. 超音波診断
        - 1) 心臓　2) 血胸　3) 腹腔内出血
        - 4) 気胸　5) 腹腔内実質臓器損傷　6) 後腹膜出血
    - B. X線診断
        - 1) 胸部単純X線写真　2) 救急外来での胸部X線写真で確認しておくべき事項
    - C. CT診断
    - D. 血管造影、動脈塞栓術
- 14. 救急外来から直ちに手術室へ直行すべき病態 ………………… 79
    - 1) 胸部　2) 腹部

3. 救急処置各論

1 上気道損傷 …………………………………………………… 80

1. 顔面から頸部気管までの気道損傷
    - A. 損傷機序　B. 病態　C. 損傷の種類と分類

iv

　　　　D. 診　　断　　E. 初期治療
　　2. 気管・気管支損傷
　　　　A. 損傷機序　　B. 分　　類　　C. 病　　態
　　　　D. 診　　断　　E. 治　　療
　　3. 診療所では・・・
　　　　A. 呼吸・循環の維持と全身評価　　B. 緊急気道確保
　　　　C. 高次施設への転送　　D. 平素からの心構え

2　喀血と肺実質損傷 …………………………………………………… 91
　　1. 受傷機転
　　2. 分　　類
　　　　A. 肺 挫 傷　　B. 肺内血腫と外傷性仮性肺囊胞
　　　　C. 肺破裂、肺裂創　　D. そ の 他
　　3. 病態と評価
　　4. 治　　療
　　5. 診療所では・・・

3　気胸と血胸 …………………………………………………………… 98
　　1. 気胸の病態と評価
　　　　A. 気胸の病態　　B. 気胸の診断
　　2. 血胸の病態と評価
　　　　A. 血胸の病態　　B. 血胸の診断
　　3. 治　　療
　　4. 診療所では・・・

4　胸壁損傷 ……………………………………………………………… 103
　　1. 肋骨骨折と胸骨骨折
　　　　A. 肋骨骨折の診断と治療　　B. 胸骨骨折の診断と治療
　　2. 開放性気胸
　　3. フレイルチェスト
　　4. 診療所では・・・

5　心臓損傷 ……………………………………………………………… 108
　　1. 心臓外傷の診断名
　　2. 心　破　裂
　　　　A. 診断と治療
　　3. 心囊ヘルニア
　　　　A. 診断と治療
　　4. 鈍的心損傷
　　　　A. 鈍的心損傷のスクリーニングガイドライン
　　5. 中隔損傷
　　6. 弁複合体損傷
　　7. 冠動脈損傷
　　8. 軽微な心電図異常あるいは逸脱酵素の上昇を伴う鈍的心損傷

目次

  9．診療所では・・・

6 **大動脈損傷** ………………………………………………………… **115**
 1．受傷機転と疫学
 2．診断と治療
  A．大動脈損傷の確定診断検査 B．治　　療
 3．診療所では・・・

7 **腹腔内出血** ………………………………………………………… **122**
 1．出血部位
 2．診　断
  A．受傷機転 B．バイタルサイン C．問診、理学所見
  D．カテーテル挿入 E．腹部単純Ｘ線 F．腹部超音波検査（FAST）
  G．腹部ＣＴ
 3．治　療
  A．開腹か、IVR（interventional radiology）か、保存的治療か
  B．開腹手術のための戦略
 4．診療所では・・・

8 **腎尿路損傷、後腹膜出血** ………………………………………… **131**
 1．腎損傷
  A．損傷機序 B．分　類 C．病　態
  D．診　断 E．治　療 F．合併症
 2．尿管損傷
 3．膀胱損傷
  A．損傷機序 B．分　類 C．病　態
  D．診　断 E．治　療
 4．尿道損傷
  A．損傷機序と分類 B．病　態 C．診　断
  D．治　療 E．合併症
 5．診療所では・・・
  A．体表の詳細な観察 B．画像診断上の注意点
  C．Foley カテーテル挿入時の注意点 D．尿溢流の可能性

9 **骨盤骨折** ………………………………………………………… **139**
 1．骨盤骨折を理解するための解剖
  A．骨盤輪の安定性 B．出血源 C．合併損傷
 2．骨盤骨折の分類と重症度
  A．外力の方向 B．不安定性の程度 C．特殊な骨盤骨折
 3．骨盤輪骨折の急性期の診断
  A．Primary survey B．Ｘ線単純写真の読影 C．Secondary survey
  D．画像診断
 4．骨盤輪骨折の急性期の治療
 5．診療所では・・・

10 腹膜炎（管腔臓器損傷、膵損傷） …………………………… **147**

1. 受傷機転
   A. 胃　B. 十二指腸、膵　C. 小　腸　D. 大　腸
2. 病態と評価
   A. 胃・小腸　B. 大　腸　C. 十二指腸、膵
3. 治療戦略
   A. 診　断　B. 診断的腹腔洗浄法（DPL）　C. 診断的腹腔鏡検査
   D. 開腹適応
4. 診療所では・・・

11 横隔膜損傷 …………………………………………………………… **165**

1. 受傷機転
2. 分類（ヘルニア合併、非合併）と病態
   A. ヘルニア合併例　B. ヘルニア非合併例
3. 横隔膜損傷の診断
   A. ヘルニア合併例（横隔膜ヘルニア）の診断　B. ヘルニア非合併例の診断
4. 胸腔鏡による横隔膜損傷診断兼修復
5. ヘルニア非合併横隔膜損傷の治療方針について
6. 横隔膜損傷修復のアプローチについて
7. 横隔膜損傷に対する治療戦略
8. 診療所では・・・

12 腹部コンパートメント症候群 …………………………………… **177**

1. 原因疾患
2. 病　態
   A. 呼吸器系　B. 心循環系　C. 腎　臓　D. 腹腔内臓器・腹壁
3. 治療戦略
   A. 腹腔内圧のモニタリング　B. 腹腔内圧による重症度評価と推奨される治療法
   C. 腹部コンパートメント症候群における人工呼吸管理
   D. 腹部コンパートメント症候群を予防するための閉腹法
   E. 初回腹腔内パッキング施行例における再開腹のタイミング
4. 診療所では・・・

13 外出血、開放創 …………………………………………………… **186**

1. 外傷初期診療における外出血、開放創の診断と処置
   A. Primary survey における外出血、開放創
   B. Secondary survey における外出血、開放創
   C. 特殊な開放創　D. 特殊部位の止血方法　E. 開放創の治療
2. 縫合手技
3. 診療所では・・・

14 頭部外傷 …………………………………………………………… **191**

1. 二次性脳損傷の軽減と予防
   A. 二次性脳損傷を軽減するため初療

2．頭部外傷の評価
　　A．Glasgow Coma Scale（GCS）の判定
　　B．頭蓋内圧亢進、脳ヘルニア徴候の判断　　C．頭部CT施行の判断
3．分　　類
　　A．頭蓋骨骨折（skull injury）　　B．局所性脳損傷（focal brain injury；FBI）
　　C．びまん性脳損傷（diffuse brain injury）　　D．TCBD分類
4．治　　療
　　A．保存的治療　　B．外科的治療　　C．手術適応
　　D．脳酸素代謝・脳血流を考慮した治療法

15 顔面外傷 ………………………………………………… 205
1．受傷機転
2．分　　類
3．検査と診断
　　A．問　　診　　B．軟部組織損傷　　C．骨　　折
4．治療戦略
　　A．顔面外傷の救急処置の基本的事項　　B．軟部組織損傷の治療　　C．骨折の治療
5．診療所では・・・

16 脊椎損傷、脊髄損傷 ……………………………………… 217
1．受傷機転
2．受傷機転による分類からみた損傷画像
　　A．過屈曲伸張損傷　　B．過屈曲圧縮損傷　　C．過伸展伸張損傷
　　D．軸圧損傷　　E．過回旋損傷　　F．剪断損傷
3．初期評価
　　A．脊髄損傷　　B．損傷高位　　C．麻痺の程度
　　D．画像診断　　E．合併損傷の早期診断　　F．評価の実際
　　G．病歴の詳細な聴取　　H．本人・家族への説明
4．治　　療
　　A．全身管理　　B．損傷脊椎・脊髄に対する初期治療
5．診療所では・・・
　　A．脊髄損傷の早期発見、早期固定、早期連携
　　B．頸髄損傷に特異的な徴候とその管理

17 四肢骨折 ………………………………………………… 234
1．現場での評価と処置
2．骨折部の固定
3．部位別の要点
　　A．鎖骨骨折　　B．上腕骨骨折　　C．肘関節
　　D．前腕および手関節　　E．手　　F．大腿骨
　　G．下腿（脛骨・腓骨）
4．診療所では・・・

18 四肢コンパートメント症候群（筋区画症候群） …………… 241
- 1. 発生原因
- 2. 病　　態
- 3. 臨床症状
- 4. 診　　断
- 5. 治　　療
- 6. 予　　後
- 7. 診療所では…

19 クラッシュ（圧挫）症候群 …………………………………… 249
- 1. 定　　義
- 2. 受傷機転
- 3. 臨床症状
- 4. 病　　態
- 5. 治　　療
- 6. 診療所では…

20 外傷性窒息症候群 ……………………………………………… 254
- 1. 定　　義
- 2. 病　　態
- 3. 臨床症状
- 4. 治　　療
- 5. 診療所では…

21 外傷開放創の初期治療（破傷風予防、感染予防） …………… 257
- 1. 創感染の病態生理
  - A. 細菌数　B. 細菌のもつ毒性　C. 創の環境
  - D. 宿主側の状態
- 2. 外傷開放創の治療戦略
  - A. 創内生菌数の減少（創洗浄）
  - B. 創内の環境改善、感染増悪物質の除去（デブリドマン、ドレナージ）
  - C. 宿主の抵抗性改善　D. delayed primary closure
- 3. 破傷風予防
  - A. 破傷風について　B. 予防法
- 4. 診療所では…

22 救急外来での麻酔、鎮静 ……………………………………… 263
- 1. 重度外傷における麻酔管理
  - A. 麻酔管理開始前の注意点　B. 麻酔前投薬　C. 麻酔・鎮静薬の選択と使用方法
  - D. 気管挿管時の注意点　E. 麻酔・鎮静後の注意点
- 2. 重度外傷に対する鎮痛
  - A. 鎮痛薬　B. 局所麻酔法
- 3. 診療所では…
  - A. 外頸静脈穿刺による静脈路確保　B. 緊張性気胸の解除
  - C. マスク・ホールド　D. 物品準備

4. 動脈塞栓術の適応と手技

1. 動脈塞栓術の適応決定の手順 ……………………………………… 270
    A. 病態の評価
    B. 出血の評価
    C. 塞栓術の適応の決定
        1) 後腹膜出血　2) 腹腔内出血　3) 異論・反論
        4) その他の外傷性出血
2. 骨盤骨折に伴う後腹膜出血 …………………………………………… 272
    A. 診断の問題点
    B. 血管造影および塞栓術の実際
        1) 確実にルートを確保するための工夫　2) 造影の実際　3) 塞栓術の実際
        4) 臨床症状からは、後腹膜出血が出血性ショックの原因と思われるのに、
           血管造影で血管損傷の所見が認められない場合
    C. その他の後腹膜出血
        1) 腰動脈塞栓術　2) 腎動脈塞栓術
3. 腹腔内出血に対する塞栓術 …………………………………………… 278
    A. 造影の実際
    B. 塞栓術の実際
4. その他の部位に対する動脈塞栓術 …………………………………… 279
5. 診療所では・・・ ………………………………………………………… 279

第3部　鋭的外傷、穿通外傷、その他

1. 刺創、切創

＜総　　論＞
1. 受傷機転 ………………………………………………………………… 283
2. 分　類 …………………………………………………………………… 284
3. 病態評価と初期診療 …………………………………………………… 284
    A. Primary survey と蘇生
    B. Secondary survey、Tertiary survey
    C. 血液・尿検査
    D. 画像診断
4. 治療戦略 ………………………………………………………………… 285
    A. バイタルサインが不安定な場合
    B. バイタルサインが安定している場合
    C. 感染対策

<各　　論>

1. 頭　　部 …………………………………… 286
　A．病態と評価
　　1) 臨床所見　　2) 画像診断
　B．治療戦略

2. 顔　　面 …………………………………… 287
　A．病態と評価
　B．治療戦略

3. 頸　　部 …………………………………… 288
　A．病　態
　　1) 穿通性損傷の診断と損傷臓器・組織　　2) 解剖学的分類
　B．評　価
　　1) 臨床所見　　2) 画像診断　　3) 内視鏡検査
　C．治療戦略
　　1) バイタルサインが不安定な場合　　2) バイタルサインが安定している場合

4. 胸　　部 …………………………………… 291
　A．病　態
　　1) 胸壁損傷　2) 胸膜・肺実質損傷　　3) 肺門部損傷 (hilar injury)
　　4) 心損傷　5) 横隔膜、経横隔膜腹腔内臓器損傷
　B．評　価
　　1) 臨床所見　　2) 画像診断　　3) 胸腔胸検査 (VATS)
　C．治療戦略
　　1) バイタルサインが不安定な場合　　2) バイタルサインが安定している場合

5. 腹　　部 …………………………………… 296
　A．病　態
　　1) 腹壁損傷　　2) 実質臓器損傷 (solid organ injury)
　　3) 管腔臓器損傷 (hollow viscus injury)　　4) 腎・尿路系損傷
　　5) 腹部主要血管損傷　　6) 経横隔膜胸部臓器損傷　　7) その他
　B．評　価
　　1) 臨床所見　　2) 画像診断　　3) 診断的腹腔洗浄 (DPL)
　C．治療戦略
　　1) バイタルサインが不安定な場合　　2) バイタルサインが安定している場合

6. 四　　肢 …………………………………… 303
　A．病態と評価
　B．治療戦略

7. 診療所における刺創・切創の診療 …………………………………… 305
　A．気道・呼吸・循環の維持
　B．損傷部の評価
　C．致死的損傷に対して診療所で行うべき処置
　　1) 緊張性気胸に対する処置　　2) 心タンポナーデに対する処置
　　3) 状態が安定している損傷に対する処置

2. 銃創

1. 受傷機転・分類・病態 ……………………………………… 308
- A. 銃創のメカニズム
  - 1) 銃弾の運動エネルギー量（質量と速度）　2) 銃弾の形状、構造、射距離
  - 3) 被射体内の弾丸動態
- B. 銃創の分類
- C. 銃創の病態
  - 1) crushing injury (laceration)　2) temporary cavitation (stretch injury)
  - 3) sonic shock wave (衝撃波)　4) 被射体側因子

2. 病態評価 ……………………………………………………… 311
- A. 刺創と比較した銃創の臨床的特徴
  - 1) 重症度　2) 創の特徴　3) 損傷部位
- B. 全身状態の評価
- C. 創傷の評価、火器の種類
- D. 画像診断

3. 治療戦略 ……………………………………………………… 313
- A. バイタルサインが不安定な場合
- B. バイタルサインが安定している場合
  - 1) 各部位における治療戦略の特徴　2) 射入口、射出口の処置と弾丸の摘出

4. 診療所における銃創の診療 ………………………………… 314

3. 杙創

1. 受傷機転 ……………………………………………………… 315
2. 病態 …………………………………………………………… 315
3. 評価 …………………………………………………………… 315
- A. 全身状態の評価
- B. 局所評価
- C. 画像診断

4. 治療戦略 ……………………………………………………… 316
- A. 貫入異物の除去
- B. 直腸・肛門部損傷に対する処置
- C. 感染対策と創処置

5. 小児口腔内杙創 ……………………………………………… 318
- A. 受傷機転
- B. 病態
- C. 評価
  - 1) 臨床所見　2) 画像所見

        D. 治療戦略
　6. 診療所における杙創の診療 …………………………………………………… 319

4．切断肢指再接着

　1. 定　　　義 ……………………………………………………………………… 321
　2. 適　　　応 ……………………………………………………………………… 321
　　　A. 全身状態
　　　B. 年　　齢
　　　C. 上肢の切断と下肢の切断
　　　D. 切断部位による絶対的適応と相対的適応
　　　E. 切断状況による適応
　　　F. 阻血時間
　　　G. その他の因子
　3. 救急処置と保存 ………………………………………………………………… 323
　　　A. 切断部中枢の処置
　　　B. 切断肢指の保存法
　4. 診　　　察 ……………………………………………………………………… 324
　　　A. 問診と診察
　　　B. インフォームド・コンセント
　5. 再接着手術手技 ………………………………………………………………… 324
　　　A. 麻　　酔
　　　B. 手　　技
　　　　1）術前処置と準備　2）骨　3）腱　4）神　　経
　　　　5）血管吻合　6）皮　　膚　7）包帯と固定
　　　C. 多数指切断
　　　D. major replantation
　　　E. 小児の切断
　　　F. 術後管理
　6. 抗凝固療法 ……………………………………………………………………… 329
　　　A. ヘパリン
　　　B. 低分子デキストラン
　　　C. その他の抗凝固療法
　7. 術後循環障害 …………………………………………………………………… 329
　8. 合　併　症 ……………………………………………………………………… 330
　9. リハビリテーション …………………………………………………………… 330
　10. 最終成績 ………………………………………………………………………… 331
　11. 今後の問題点 …………………………………………………………………… 331
　12. 診療所では・・・ ……………………………………………………………… 331

目次

第4部 必須基本手技

1. 頸椎保護

1 プレホスピタル …………………………………………………… 335
1. 頸椎固定の重要性
2. 頸椎固定の方法
   A. 用手的頭頸部固定　　B. 頸椎カラー
   C. Kendric Extrication Device (KED)　　D. ロングボード (バックボード)
   E. スクープストレッチャー　　F. 患者の協力
3. 固定の適応
4. 頸椎固定解除の時期

2 医療機関 ………………………………………………………… 341
1. 基本的体位
2. 移　　乗
3. 頸 椎 牽 引
4. ハローベスト
5. 頸椎カラー
6. 挿管時頸椎保護
7. 術中体位変換
8. 病棟での体位変換
9. 診療所では・・・

2. 気道確保

1. 用手的気道確保 ………………………………………………… 349
2. 器具による気道確保 …………………………………………… 349
   A. 経口・経鼻エアウエイ
   B. LMA、ETCなど
   C. 気 管 挿 管
      1) 気管挿管施行に際して　　2) Rapid sequence intubation
      3) 気管支ファイバーを用いた気管挿管　　4) 左右肺分離
3. 観血的気道確保法 ……………………………………………… 352
   A. 輪状甲状靱帯穿刺
      1) 手技の実際　　2) 穿刺後の換気方法
   B. 輪状甲状靱帯切開
   C. 経皮的気管切開術
4. 逆行性気管挿管 ………………………………………………… 355

3．胸腔ドレナージ

1. 適応 ……………………………………………………………… 356
2. 禁忌 ……………………………………………………………… 356
3. 目的 ……………………………………………………………… 356
4. 準備と必要物品 ………………………………………………… 357
5. 解剖 ……………………………………………………………… 357
6. 静脈確保とモニタリング ……………………………………… 357
7. 胸腔ドレーンの挿入 …………………………………………… 358
    A．既往歴の確認
    B．気胸・血胸の確認
    C．挿入部位
    D．体位
    E．消毒
    F．局所麻酔と試験穿刺
    G．皮膚切開
    H．チューブの挿入
    I．吸引器への接続
    J．チューブの固定
    K．胸部X線写真によるチューブ位置の確認
    L．経時的観察
8. 胸腔ドレナージ中の合併症 …………………………………… 365
    A．医原性肺損傷・血胸
    B．胸腔ドレーンの閉塞
    C．胸腔ドレナージシステムのリーク
    D．気胸の持続
    E．皮下気腫
    F．肝・脾損傷
    G．再膨張性肺水腫（reexpansion pulmonary edema）
    H．膿胸・肺炎
9. 胸腔ドレーンの抜去 …………………………………………… 368

4．心嚢穿刺・心嚢ドレナージ

1. 禁忌 ……………………………………………………………… 369
2. 準備 ……………………………………………………………… 369
3. 手技 ……………………………………………………………… 370
    A．心嚢穿刺 pericardiocentesis
    B．心嚢ドレナージ
4. 合併症 …………………………………………………………… 374

5．注意すること ……………………………………………………… 374
　　6．コ　　ツ …………………………………………………………… 374
　　7．診療所では・・・ ……………………………………………………… 375

5．静脈確保

　1．末梢静脈確保 ………………………………………………………… 376
　　　A．留　置　針
　　　B．末梢静脈の部位
　　　C．実際の手技
　　　　　1）駆　血　帯　　2）静　脈　穿　刺　　3）血液逆流の見方
　2．中心静脈確保 ………………………………………………………… 378
　　　A．中心静脈カテーテル
　　　B．中心静脈の穿刺部位
　　　C．内頸静脈穿刺の手技
　　　D．鎖骨下静脈穿刺の手技
　　　E．大腿静脈穿刺の手技
　3．診療所では・・・ ……………………………………………………… 382

6．骨髄内輸液

　1．輸液原理と適応 ……………………………………………………… 383
　2．骨髄針の種類 ………………………………………………………… 383
　3．穿　刺　部　位 ……………………………………………………… 385
　4．骨髄穿刺の実際 ……………………………………………………… 385
　5．診療所では・・・ ……………………………………………………… 387

7．ERT

　1．適　　応 ……………………………………………………………… 388
　2．ERTの実際 …………………………………………………………… 389
　　　A．開胸の方法
　　　B．開胸心マッサージ
　　　C．大動脈遮断
　　　D．肺　門　遮　断
　　　E．右開胸の追加
　　　F．閉胸の方法
　3．診療所では・・・ ……………………………………………………… 392

8．胸部下行大動脈遮断バルーンカテーテル

1．バルーンカテーテルによる胸部下行大動脈遮断（IABO）とは ……… 393
2．IABO の適応 …………………………………………………………… 394
3．IABO の手技 …………………………………………………………… 394
4．禁忌・合併症 …………………………………………………………… 395

第5部 社会的・法的諸問題

1．救急現場で問題となる法的知識

1．診療の義務 …………………………………………………………… 399
2．創傷の診方 …………………………………………………………… 400
   A．創傷の区別と創各部の名称
   B．鈍器損傷
     1）表皮剥脱　2）皮下出血　3）挫　　創
     4）裂　　創　5）デコルマン
   C．鋭器損傷
     1）切　　創　2）割　　創　3）刺　　創
   D．その他の損傷の名称
     1）咬　　傷　2）杙　　創
   E．診療録への記載
3．異状死体 ……………………………………………………………… 402
   A．異状死体の定義
   B．異状死体の届出
4．検　　視 ……………………………………………………………… 403
5．死亡診断書（死体検案書） …………………………………………… 404
   A．意　　義
   B．死亡診断書と死体検案書の使い分け
     1）CPAOA の場合　2）CPAOA でない場合
   C．死亡診断書（死体検案書）の記入の仕方
6．医療事故 ……………………………………………………………… 407

2．救急現場での対外的対応

1．警察への生体試料の提出（検視を除く） …………………………… 408
   A．試料の採取
     1）患者が成人の場合　2）患者が未成年（概ね15歳以下）の場合

目　次

　　　　B．警察への試料の提出
　　　　C．その他の物件の警察への提出
　2．保険会社への対応 …………………………………………… 409
　　　　A．死亡証明書の発行
　　　　B．保険会社からの調査
　3．救急外来での暴力行為 ……………………………………… 411
　4．輸 血 拒 否 …………………………………………………… 412

3．自　　　殺

　1．自殺の決定と死亡診断書（死体検案書） …………………… 413
　2．自殺企図者の治療と自己決定権 …………………………… 413
　3．外傷による自殺企図者に対する治療上の注意点 ………… 414
　4．精神科医の関与 ……………………………………………… 414

4．Child Abuse

　1．発生件数と好発年齢 ………………………………………… 415
　2．Child Abuseが疑わしい場合 ……………………………… 415
　3．虐待の手段と損傷 …………………………………………… 416
　4．虐待が疑わしいときの対応 ………………………………… 416
　5．届出後の対応 ………………………………………………… 417
　6．事　　　例 …………………………………………………… 417

5．Domestic Violence

　1．定　　　義 …………………………………………………… 419
　2．DVの内容 …………………………………………………… 419
　3．DV防止法 …………………………………………………… 419
　4．DVによる外傷患者が来た場合の対応 …………………… 420

6．インフォームド・コンセント

　1．法的根拠に基づいた必要性 ………………………………… 421
　2．説明すべき事項 ……………………………………………… 421
　3．説明の義務が免除される場合 ……………………………… 421
　4．説 明 相 手 …………………………………………………… 422
　5．説明の時期と方法 …………………………………………… 422

7．脳死と臓器移植

1．患者の意思表示 …………………………… 423
2．検視などの手続き ………………………… 423
3．検視の実施 ………………………………… 424
4．死亡診断書 ………………………………… 425

付録．日本外傷学会損傷分類

日本外傷学会肝損傷分類 …………………………… 429
日本外傷学会脾損傷分類 …………………………… 432
日本外傷学会膵損傷分類 …………………………… 435
日本外傷学会腎損傷分類 …………………………… 436
日本外傷学会消化管損傷分類 ……………………… 439
　　A．食道損傷分類
　　B．胃損傷分類
　　C．十二指腸損傷分類
　　D．小腸損傷分類
　　E．大腸損傷分類
日本外傷学会胸郭・肺損傷分類 …………………… 444
　　A．胸郭損傷分類
　　B．気管、気管支損傷分類
　　C．肺損傷分類
　　D．横隔膜損傷分類（案）
　　E．胸部損傷分類の表記
日本外傷学会心・大血管損傷分類 ………………… 452
　　A．心臓損傷分類
　　B．大血管損傷分類
日本外傷学会骨盤損傷分類 ………………………… 458

第1部
外傷総論

1. 外傷の疫学

はじめに

　不慮の事故による死亡は明日を背負うべき世代における死因の第1位を占めるが[1]、わが国ではその初期治療に関して基本的・標準的な医学教育が行われていなかった。このため多くの「防ぎ得た死亡」(Preventable death)を生じた反省から、近年Japan Prehospital Trauma Evaluation and Care(JPTEC)、Japan Advanced Trauma Evaluation and Care(JATEC)が整備され[1,2]外傷初療の標準として全国的に教育・啓蒙が進みつつある。本稿では著者らの施設で過去に経験した外傷症例について概説し、特に外傷の中で最も頻度の高い交通外傷を取りあげその概要を述べる。

［1．当院における外傷患者の概要］

　当院(太田西ノ内病院救命救急センター)は1,100床の総合病院で対象医療人口は約50万人、40床の救命救急センターを有している。地域の三次救急はもちろん、一～二次の救急にも輪番制で対応しており、地方都市の救命救急センターとしては一般的な形態であると思われる。
　1995年7月から2003年12月までの8年6ヵ月間に当院に救急車で搬送された患者総数は3万2,641名、うち外傷患者は1万1,029名(33.8％)であった。外傷の内訳は交通事故が6,157名と最も多く、次いで一般負傷4,063名、墜落498名、転落311名、であった。以下、外傷のうち最も多かった交通事故患者について分析し、その特徴・概要を述べる。

［2．交通事故患者の概要］

　上記期間に当院に搬送された交通事故患者6,157名のうち、歩行者は667名、自転車乗員は1,010名、オートバイ乗員は726名、自動車(二輪車を除く)乗員は3,754名であった。このうち、最も多かった自動車乗員について種々の因子による重症度の違いについて検討した。
　対象検討期間において、自動車乗員で、事故の詳細が明らかであるものが3,330例あった。その中で大型・特殊車両の乗員を除いた3,068例を対象とし、カルテの記載をもとにretrospectiveに検討した。
　乗員の重症度に影響する可能性のある因子として、①シートベルト着用の有無、②エアバッグ展開の有無、③乗車車種が軽自動車か普通自動車か、④乗車車種がボンネット型乗用車かキャブオーバー車か、⑤乗車位置の違い、の5つを挙げ、それぞれについて転帰および重症度の違いを検討した。重症度の評価にはAIS‐90 (abbreviated injury scale；AIS)、ISS (injury severity score；ISS)を用い、人体各部位に重症、すなわちAIS 3以上の重症外傷を受傷する比率を検討した。
　検定にはχ^2検定とMann‐WhitneyのU検定を用い、$P<0.05$を有意差ありとした。

■表1　シートベルト着用群 vs. 非着用群■

	死亡率	ISS≧20症例割合	AIS頭頸≧3症例割合	AIS顔面≧3症例割合	AIS胸部≧3症例割合	AIS腹部≧3症例割合	AIS四肢≧3症例割合
シートベルト着用 1,876例	1.7%	4.7%	4.9%	0.7%	5.1%	2.3%	4.9%
シートベルト非着用 1,192例	7.8%	14.9%	13.8%	2.0%	11.2%	6.0%	8.7%
P	**	**	**	**	**	**	**

**P<0.01　　　　　　　　　　　　　　　　　　　　　　　　　　　（1995.7〜2003.12　太田西ノ内病院）

■表2　エアバッグ展開群 vs. 非展開群■

	シートベルト着用率	死亡率	ISS≧20症例割合	AIS頭頸≧3症例割合	AIS顔面≧3症例割合	AIS胸部≧3症例割合	AIS腹部≧3症例割合	AIS四肢≧3症例割合
エアバック展開 261例	71.6%	7.7%	13.8%	11.1%	0.8%	13.4%	8.0%	10.3%
エアバック非展開 2,807例	60.2%	3.7%	8.2%	8.1%	1.2%	6.9%	3.3%	6.0%
P	**	**	**	ns	ns	**	**	**

**P<0.01　　　　　　　　　　　　　　　　　　　　　　　　　　　（1995.7〜2003.12　太田西ノ内病院）

A. シートベルト着用群/非着用群の比較（表1）

　全3,068例中、シートベルト着用（チャイルドシート使用を含む）は1,876例、非着用は1,192例であった。死亡率、ISS 20以上の重症外傷を受傷する比率、人体各部にAIS 3以上の重症外傷を受傷する比率は、シートベルト着用群で非着用群よりも有意に低かった。

B. エアバッグ展開群/非展開群の比較（表2）

　全3,068例中、患者のすぐ前に位置するエアバッグが展開した症例は261例、エアバッグ非展開症例は2,807例であった。この2群を比較検討したところ、死亡率、ISS 20以上の重症外傷受傷率、胸腹部・四肢の重症外傷受傷率はエアバッグ展開群で非展開群よりも有意に高かった。

C. 軽自動車乗員/普通自動車乗員の比較（表3）

　全3,068例を軽自動車乗員と普通自動車乗員の2群に分けて検討した。両群間に死亡率、重症外傷受傷率に有意差はなかった。

1. 外傷の疫学

■表3 軽自動車乗員 vs. 普通自動車乗員■

	シートベルト着用率	死亡率	ISS≧20症例割合	AIS頭頸≧3症例割合	AIS顔面≧3症例割合	AIS胸部≧3症例割合	AIS腹部≧3症例割合	AIS四肢≧3症例割合
軽自動車 1,030例	63.1%	3.6%	7.9%	8.1%	0.9%	7.4%	4.6%	6.6%
普通自動車 2,038例	60.2%	4.3%	9.1%	8.5%	1.4%	7.5%	3.3%	6.3%
P	ns	ns	ns	ns	ns	ns	ns	ns

(1995.7〜2003.12　太田西ノ内病院)

■表4　ボンネット型乗用車 vs. キャブオーバー車乗員■

	シートベルト着用率	死亡率	ISS≧20症例割合	AIS頭頸≧3症例割合	AIS顔面≧3症例割合	AIS胸部≧3症例割合	AIS腹部≧3症例割合	AIS四肢≧3症例割合
ボンネット型乗用車 2,633例	61.6%	3.8%	8.3%	8.1%	1.2%	7.3%	3.3%	5.2%
キャブオーバー車 435例	58.2%	5.5%	11.0%	10.1%	1.4%	8.3%	6.7%	13.3%
P	ns	ns	ns	ns	ns	ns	**	**

**P<0.01　　　　　　　　　　　　　　　　　　　　　(1995.7〜2003.12　太田西ノ内病院)

D. ボンネット型乗用車乗員/キャブオーバー車乗員の比較(表4)

　全3,068例をボンネット型乗用車(運転席の前方にエンジン部分をもつ通常の車)乗員とキャブオーバー車(運転席の前方にエンジン部分がない車。いわゆるワンボックスワゴンや小型トラック)乗員に分けて検討した。両群間で死亡率、ISS 20以上の重症外傷受傷率、頭頸部・顔面・胸部の重症外傷受傷率に有意差は認められなかった。しかし腹部・四肢の重症外傷受傷率はキャブオーバー車乗員でボンネット型乗用車乗員よりも有意に高かった。

E. 乗車位置による比較(表5、6)

　全3,068例を乗車位置により運転席乗員、助手席乗員、後部席乗員に分けて重症度の違いを検討した(表5)。死亡率、ISS 20以上の重症外傷受傷率、頭頸部・顔面・胸部・腹部の重症外傷受傷率は、運転席/助手席/後部席乗員の間で有意差はなかった。但し四肢の重症外傷受傷率は運転席乗員で助手席乗員よりも有意に高かった。

　しかしシートベルト着用率が後部席では極端に低いため、シートベルト非着用かつエアバッ

■表5　乗車位置による重症度の違い■

	シートベルト着用率	死亡率	ISS≧20症例割合	AIS頭頸≧3症例割合	AIS顔面≧3症例割合	AIS胸部≧3症例割合	AIS腹部≧3症例割合	AIS四肢≧3症例割合
運転席 1,947例	72.8%	4.2%	8.9%	8.1%	1.3%	8.1%	4.1%	7.2%
助手席 663例	61.8%	4.4%	7.8%	7.4%	0.9%	6.5%	3.5%	4.4%
後部座席 458例	10.5%	3.3%	9.0%	10.7%	1.3%	6.3%	2.6%	5.7%
P	**	ns	ns	ns	ns	ns	ns	ns

**P<0.01　　　　　　　　　　　　　　　　　　　　（1995.7〜2003.12　太田西ノ内病院）

■表6　乗車位置による重症度の違い■
ーシートベルト非着用・エアバッグ非展開例のみー

	死亡率	ISS≧20症例割合	AIS頭頸≧3症例割合	AIS顔面≧3症例割合	AIS胸部≧3症例割合	AIS腹部≧3症例割合	AIS四肢≧3症例割合
運転席 466例	8.8% **	17.4% **	14.8%	3.0%	13.3% **	7.1% **	10.9% *
助手席 243例	8.2% *	12.8%	11.9%	1.6%	9.1%	5.3%	5.3%
後部座席 409例	3.7%	10.0%	12.0%	1.2%	7.1%	2.7%	6.1%
P			ns	ns			

*P<0.05　**P<0.01　　　　　　　　　　　　　　（1995.7〜2003.12　太田西ノ内病院）

グ非展開の症例のみを取りあげて、運転席/助手席/後部席乗員の重症度を比較検討した（表6）。後部席乗員では運転席・助手席乗員に比べ死亡率が有意に低かった。またISS 20以上の重症外傷受傷率、胸部・腹部・四肢の重症外傷受傷率が運転席乗員よりも後部席乗員で有意に低かった。しかし頭頸部・顔面の重症外傷受傷率は各乗車位置で有意差はなかった。

F. まとめ

　救急車で病院に搬送されてくる交通事故患者において、その人体傷害の程度を左右する最大の因子はシートベルト着用の有無であった。シートベルトの着用により体幹部が固定されたことが全身の重症度、死亡率の低下につながったものと推測される。一方エアバッグについては、それが展開していても乗員が軽症であるとは期待できないことがわかった。エアバッグは工学的にはSRS (Supplemental Restraint System)エアバッグといわれ、シートベルトの補助装置として設計されている。したがってそれ単独では乗員保護効果を期待できるものではない。この工学的事実が臨床データからも裏づけられたといえる。また、軽自動車乗員と普通自動車乗

員の間に大きな重症度の違いがみられなかったことから、意外にも乗車する車の大きさは救急車で来院する患者の重症度を分ける因子にはなっていないことがわかった。

キャブオーバー車ではボンネット型乗用車よりも腹部と四肢の重症度が高かった。キャブオーバー車では、正面衝突により乗員が運転席に挟まれ救出困難となり、事故現場に当院ドクターカーで出動することも少なくない。現場で患者の救出を妨げている理由として、両下肢が挟まれている場合がほとんどだが、時にハンドルが腹部に食い込んで救出困難となっていることもある。キャブオーバー車では、乗員前方に衝撃緩衝部分がなく容易に下肢が挟まれやすいことに加え、ハンドルの取り付け角度が水平に近い構造になっていることが今回の結果の原因として推測される。

乗車位置による重症度の違いについては、運転席/助手席/後部席乗員の重症度に大きな差がないことがわかった。複数の同乗者が一度に搬送されてくることがあるが、特定の乗車位置の乗員だけが軽症ということはなく、どの乗員に対してもきちんと診察することが肝要である。シートベルト非着用の場合、後部席乗員は運転席乗員よりも胸腹部・四肢の重症度が低いが、頭頸部・顔面の重症度は運転席と差がないことから、後部席でも頭部外傷軽減のためにシートベルトの着用が望ましいと思われた。

[3. 高エネルギー交通事故患者の実態]

近年のメディカルコントロール体制の整備に伴い、現場の状況が高エネルギー事故(表7)[1]であるか否かが、救急隊員によって判断されるようになってきた。高エネルギー事故であれば高次病院への搬送を考慮する必要があるためである[1,3]。そこで2002年1月～2003年12月までの2年間に、高エネルギー交通事故と判断され当院に救急車で搬送された症例の重症度について検討した。

上記期間中に救急車で搬送された交通外傷1,727例中、現場の状況評価より高エネルギー事故と判断された症例は512例であった。この512例について事故の詳細、重症度、転帰などを検討した。

A. 転帰・入院先による重症度の評価(表8)

512例中442例を救命したが、70例が死亡した。入院先では初療室(ER)死亡が9.8%、集中治療室(ICU)入院が11.3%、High Care Unit (HCU)入院が33.6%、一般病棟入院が7.8%、帰宅(生存)37.5%であった(表8)。初療室死亡およびICU入院を「重症」とするとこれが約2割、HCU入院と一般病棟入院を「中等症」とするとこれが約4割、帰宅例を「軽症」とするとこれが約4割を占めたことになる。

B. 生理学的重症度評価(表9)

全512例を、生理学的な重症度評価の指標であるRevised Trauma Score(RTS) (18頁参照)で評価・検討した。

病院到着時のRTSが7.8以上(生理学的に最軽症例:Glasgow Coma Scale 13以上かつ収縮期血圧90mmHg以上かつ呼吸数10～29/分)の症例が388例(75.8%)を占めた。つまり高エネ

■表7 高エネルギー事故■
(米外科学会外傷委員会)

四輪車	・車外放出された
	・同乗者が死亡した車に同乗
	・救出に20分以上要した
	・高スピード衝突
	事故前の速度が65km/h以上
	速度変化が32km/h以上
	ボディの潰れが50cm以上
	乗車席への凹みが30cm以上
歩行者	・時速8km以上の車両に衝突された
	・車に轢過された、跳ね飛ばされた
単車	・時速32km/h以上で衝突
	・現場から離れたところで発見された

(文献1)より引用)

■表8 高エネルギー事故患者の入院先■
(2002.1～2003.12 高エネルギー事故 512例)

1. 転帰
　　　生存　　442例
　　　死亡　　 70例

2. 入院先
　　　ER死亡　 50例(9.8%) ┐ 重症
　　　ICU　　 58例(11.3%) ┘
　　　HCU　　172例(33.6%) ┐ 中等症
　　　一般病棟 40例(7.8%) ┘
　　　生存帰宅 192例(37.5%)：軽症

■表9 生理学的重症度(RTS)■
(2002.1～2003.12 高エネルギー事故 512例)

≧7.8	388例(75.8%)	生存 387例
		死亡　1例
4≦RTS<7.8	64例(12.5%)	生存 51例
		死亡 13例
4>	60例(11.7%)	生存　4例
		死亡 56例

■表10 解剖学的重症度(ISS)■
(2002.1～2003.12 高エネルギー事故 512例)

AIS≧3が2部位以上＝多発外傷
116例(22.7%)

AIS≧3が1部位以上
248例(48.4%)

ギー交通事故症例であっても、来院時のバイタルサインに大きな異常のないものが3/4を占めたことになる。

　RTSが4以上7.8未満で生理学的に中等度の重症度と考えられた症例は64例(12.5%)、さらにRTS4未満の重症例は60例(11.7%)あり56例が死亡した。

C. 解剖学的重症度評価(表10)

　512例の平均ISSは15.5±18.2(0～75)であった。このうち「多発外傷」、すなわちAIS3以上の外傷が人体の2部位以上に認められたものは116例で、全体の22.7%を占めていた。AIS3以上の外傷が少なくとも1部位以上に認められたものは248例で、全体の48.4%を占めていた。つまり、高エネルギー交通事故症例の約半数には身体の1カ所に重症外傷があり、約1/4は多発外傷で高次病院での加療が望まれる、といえる。

D. 患者の受傷機転別の重症度(表11)

　患者の受傷機転別(歩行者、自転車乗員、バイク乗員、四輪車乗員など)の重症度を比較検討した。自動車乗員は370例あったが、345例が通常の四輪車(軽自動車および普通乗用車)、25例が2トンを超える大型トラック・特殊車両であった。以下、「四輪車」とはこの25例を除いた345例とし、検討した(表11)。

　バイク乗員では歩行者・自転車乗員よりも頭頸部の重症度が低かったが、その他の項目では

■表11 受傷機転別の重症度■
(2002.1～2003.12 高エネルギー事故 512例)

	n	ISS	AIS 頭頸	AIS 顔面	AIS 胸部	AIS 腹部	AIS 四肢
歩行者	63	26.5 ±20.7	2.5 ±2.0	0.5 ±0.8	1.8 ±2.0	0.8 ±1.4	1.9 ±1.3
自転車	35	24.6 ±19.3	2.7 ±1.9	0.6 ±0.9	1.3 ±1.8	0.7 ±1.3	1.6 ±1.4
バイク	44	20.1 ±20.4	*1.7 ±1.8	0.4 ±0.8	1.2 ±1.8	0.9 ±1.3	2.0 ±1.1
四輪車	345	11.8** ±16.0	*1.2** ±1.5	0.5 ±0.7	1.1** ±1.5	0.6 ±1.1	1.1** ±1.1

＊P＜0.05　＊＊P＜0.01　mean±SD
四輪車：自動車のうち大型・特殊車両を除いたもの

　歩行者・自転車乗員・バイク乗員の間に重症度の有意差はなかった。しかし四輪車乗員では、歩行者・自転車乗員・バイク乗員に比べ有意にISSおよび頭頸部・胸部・四肢の重症度が低かった。
　さらに、四輪車の高エネルギー事故患者345例をシートベルト着用の有無で2群に分けると、シートベルト着用群では平均ISSは僅かに7.9で、非着用群の平均ISS 17.3よりも有意に低値であった。

E. 高エネルギー事故のまとめ

　状況評価で「高エネルギー事故」であっても、生理学的評価では重症例は少なかった。しかし解剖学的評価では約半数にAIS 3以上の重症外傷が認められ、約2割は多発外傷であった。入院先で重症度を便宜的に分類すると、約2割が重症、4割が中等症、4割が軽症であった。
　高エネルギー事故であっても四輪車乗員は二輪車・歩行者に比べ重症度が低く、中でもシートベルト着用例の重症度が低いことは、特に多数傷病者事故におけるトリアージの際には参考になろう。
　事故現場で衝突速度を客観的に判断する手段がない現状では、「高エネルギー事故」か否かの判断は各地域・救急隊によって一定しないことはやむを得ない。救急病院では担当地域の救急隊員が判断する「高エネルギー事故」の実状を把握しておくことが、より地域に密着したメディカルコントロール体制の構築に結びつくと考える。

［4．車両運転中の意識障害発作の実態(表12、13)］

　外傷患者の初療において、事故の原因を聞き出す努力が必要なことはJPTECやJATECでも述べられているとおりである[1,2]。運転中に意識障害発作をきたし二次的に交通事故を受傷した場合、外傷の治療に加え原疾患の治療も極めて重要となる。
　1995年7月～2003年12月の期間に当院に救急車で搬送された交通外傷患者6,157名のうち、

■表12　運転中の意識障害発作症例概要■
(1995.7～2003.12)

- 総数　72例（全交通事故患者の1.2%、全運転手の1.7%）
- 男性 56例：女性 16例　・年齢 48.8±18.8歳
- 平均ISS　1.5 ± 2.9（0 ～18）
- 患者の運転していた車種
  - 自転車　　　　10例　（全自転車乗員の1.0%）
  - 原付バイク　　 3例　（全バイク乗員の0.4%）
  - 四輪車　　　　59例　（全四輪車運転手の2.4%）

■表13　運転中の意識障害発作の原因■
(1995.7～2003.12)

	総数　72例
・症候性てんかん	33例
・脳血管障害	26例
・糖尿病性	5例
・心臓発作（致死性不整脈）	4例
・肝硬変、肝性脳症	2例
・低Na血症	1例
・高K血症	1例

　本人・同乗者の供述や検査所見などより、車両運転中に意識障害発作を起こし車両を正常に停車させることができなくなったことが明らかな症例は72例であった（表12）。これは、同期間に経験した全交通事故患者の1.2%、全車両運転手の1.7%にあたる。

　72例の内訳は男性56例・女性16例、年齢13～88（平均48.8）歳で、患者が運転していた車両の種類としては、自転車10例（全自転車乗員の1.0%）、原付バイク3例（全バイク乗員の0.4%）、四輪自動車59例（全四輪車運転手の2.4%）であった（表12）。発作の原因は表13のとおりで、症候性てんかん発作と脳血管障害が約8割を占めていた。これら72例の平均ISSは1.5±2.9（最大18）と低かったが、外傷が軽症であったために事故の原因が意識障害発作であることが明るみに出たともいえ、重症外傷患者の中には事故原因がなんらかの疾病による意識障害発作であったものが隠れている可能性があると思われる。

　通常、交通外傷患者の診察では外傷の検索とその治療にばかり矛先が向いてしまう。しかし、運転中になんらかの疾病により意識障害をきたし二次的に交通外傷を受傷することがある。この事実を外傷治療にあたる医師は常に念頭において、外傷治療とともに、事故原因を検索する努力も惜しんではならない。

おわりに

　以上、当院における交通外傷患者の実態を概説した。救急車で病院に搬送されてくる交通事故患者において、その人体傷害を左右する最大の因子は、①シートベルト着用の有無であること、②エアバッグ展開の有無や乗車する車の大きさ・ボディ構造の違い、乗車位置の差による乗員の重症度の違いは明らかではないこと、は初療の際に大いに参考になろう。受傷機転が高エネルギー外傷であれば高率に重症外傷の存在が疑われること、運転中になんらかの内因性疾患のために事故を起こす確率は意外に高いことも臨床医は心に留めて外傷の初療にあたるべきである。

（篠原一彰）

【文　献】
1) 石原　晋（編）：プレホスピタル外傷学．改訂第2版，永井書店，大阪，2004．
2) 日本外傷学会外傷研修コース開発委員会：外傷初期診療ガイドライン JATEC. 改訂第2版，日本外傷学会，日本救急医学会（監修），へるす出版，東京，2004．
3) J. E. キャンベル：救急救命スタッフのためのBTLS；一次外傷救命処置テクニック．メディカ出版，大阪，2001．

2. 外傷の分類と重症度評価

[1. 外傷の分類]

　外傷の分類には、解剖学的分類と受傷機転による分類があり、前者が肝損傷や骨盤骨折といった解剖学的診断に基づくものであるのに対し、後者は生体に与えられた衝撃の機転や種類に基づくものである(図1)。解剖学的分類は各章に譲り、本章では受傷機転による分類について述べる。まず外傷は大きく鈍的外傷(blunt trauma)と穿通性外傷(penetrating trauma)、その他の外傷に分類される。鈍的外傷は生体へのエネルギーが加速、減速、剪断、圧挫、圧迫などの組み合わせにより加えられて生じるもので、鋭的外傷は異物が組織を穿通する際に組織にエネルギーが加えられて生じるものである。

A. 鈍的外傷の分類[1,2]

一般に組織に与えるエネルギー媒体の種類により、
1)交通外傷
2)墜落・転落
3)挟　　圧
4)重量物落下
5)暴行-「殴る・蹴る」など、人や鈍的器具(バット、パイプなど)の力-

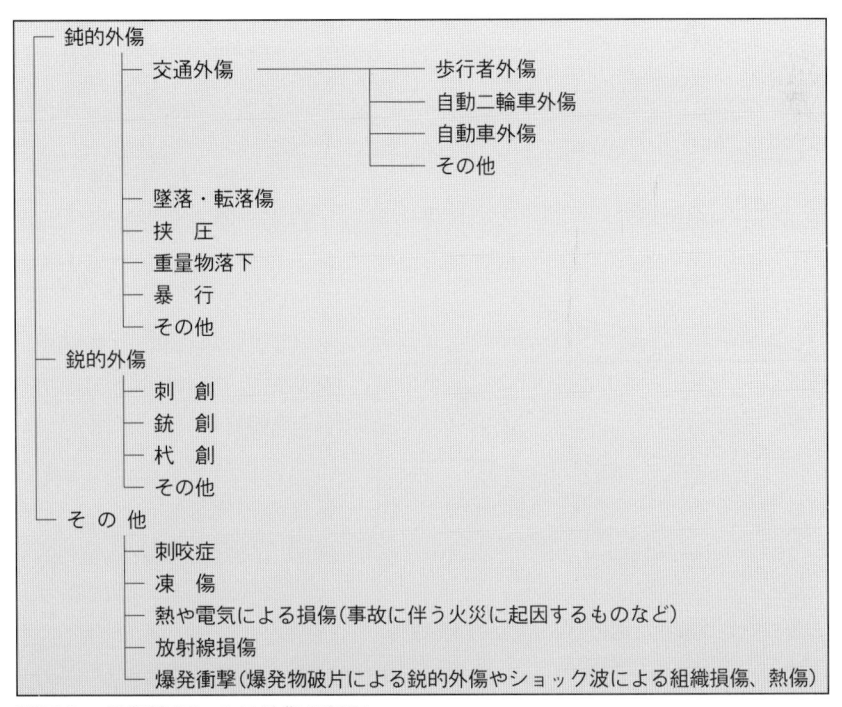

```
┌ 鈍的外傷
│     ┌ 交通外傷 ─┬ 歩行者外傷
│     │           ├ 自動二輪車外傷
│     │           ├ 自動車外傷
│     │           └ その他
│     ├ 墜落・転落傷
│     ├ 挟　圧
│     ├ 重量物落下
│     ├ 暴　行
│     └ その他
├ 鋭的外傷
│     ├ 刺　創
│     ├ 銃　創
│     ├ 杙　創
│     └ その他
└ その他
      ├ 刺咬症
      ├ 凍　傷
      ├ 熱や電気による損傷(事故に伴う火災に起因するものなど)
      ├ 放射線損傷
      └ 爆発衝撃(爆発物破片による鋭的外傷やショック波による組織損傷、熱傷)
```

■図1　受傷機転による外傷分類■

第1部 外傷総論

などに分類される。

1）交通外傷

一般に交通外傷は、生体に直接の衝撃を与えた物体によって以下のように区分すると比較的損傷部位を予測しやすい。なお、自動車・自動二輪車単独事故による外傷は後述する(2)、(3)のいずれかに分類され、また人と電車接触や轢断は(1)に分類されるものと思われる。

(1)歩行者外傷

歩行者が自動車・自動二輪車などに衝突、接触して受ける外傷(図2)。

a)予測損傷部位：Waddleの3徴候（脛骨または腓骨骨折、体幹部損傷、頭部・顔面外傷)が代表的で、上記3ヵ所のうち2ヵ所に損傷部位を認めた場合は、常に残りの1ヵ所の損傷が存在する可能性を念頭において診療するべきとされている。

b)衝撃の大きさ：すべての衝撃のエネルギーを人体が受けるために高い致死性を有するとされる機転である。自動車・自動二輪車の速度と衝突面の構造、衝突時の人の高さが重症度に影響を与える。

c)生体反応の個体差：小児、老人、アルコールや薬物使用者ではリスクが高いとされる。小児の場合は、車体が身体を轢く「run over」タイプが多い。

(2)自動二輪車外傷

自動二輪車の運転者・同乗者が自動車・自動二輪車などに衝突、接触して受ける外傷。

a)予測損傷部位：衝撃を直接受けた部位によく反映する。頭部外傷、頸部外傷が多い。また、衝突した車体の下に患者が潜り込むような場合には胸部外傷の合併もみられる。そのほか脊髄損傷、開放性骨盤骨折、四肢骨折もしばしば認められ、特に脛骨・腓骨骨折は開放性ないし重度の挫滅を伴う損傷が多く切断のリスクが高い。

b)衝撃の大きさ：歩行者同様すべて

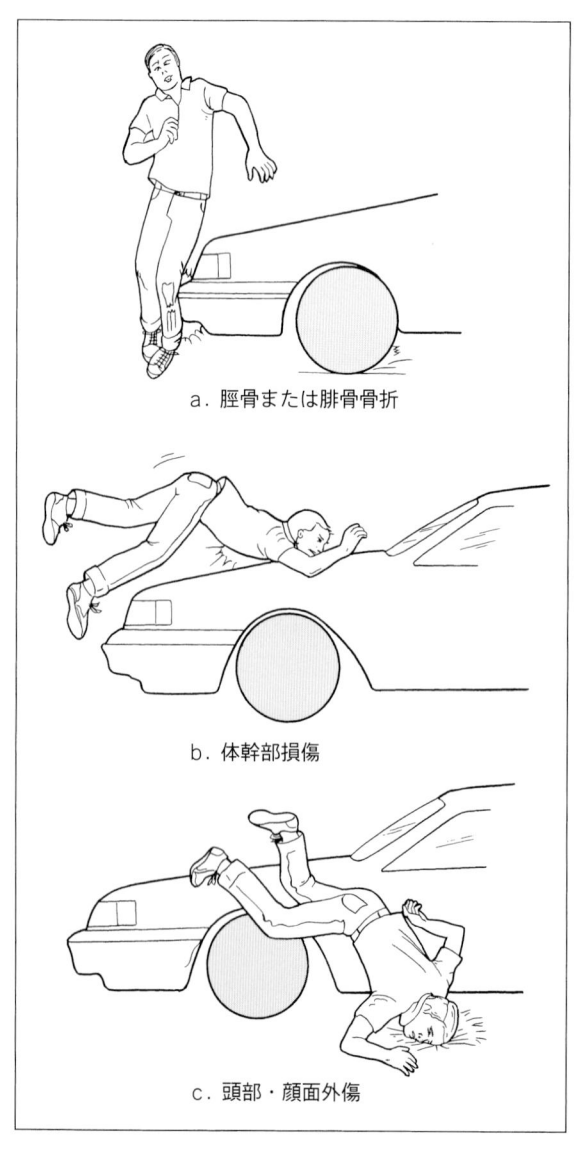

●図2　歩行者対自動車事故におけるWaddleの3徴候●
(McSwain Jr. NE : Kinematics of Trauma. Trauma 4th ed, Feliciano DV, Moore EE, Mattox KL(eds), Appleton & Lange, 1999より引用)

a. 脛骨または腓骨骨折
b. 体幹部損傷
c. 頭部・顔面外傷

の衝撃を人体が受けるので、本機転も重症度は高い。自動二輪車の速度に影響を受ける。

(3)自動車外傷
自動車運転者・同乗者が自動車・自動二輪車などと衝突して受ける外傷。

a）予測損傷部位：パターンは多彩だが、衝撃抑制器具装着の有無と衝撃を受けた方向、車内での座席位置、ダッシュボードやハンドルの変形の度合いなどにより、ある程度の予測は可能である。また、時速約50km以上の速度でブレーキをかけずに衝突した際には、胸部大動脈損傷、心損傷、十二指腸損傷、小腸腸間膜損傷などを起こす可能性があり、減速損傷として知られている。

b）衝撃の大きさ：衝突時の速度のほか、車体の重量と容積、形質、衝撃を受けた方向と型（前方からの衝突、側方からの衝突、後方からの衝突、車体の反転、側面接触）などが関与するとされている。

ⅰ）車内衝撃抑制器具により受ける外傷（シートベルト外傷、エアバッグ外傷）

予測損傷部位：シートベルトをゆるく装着したり、下腹部を横切るように装着したりした場合に、衝撃を受けた際に小腸破裂、大腸破裂、腸間膜裂傷、大動脈内血栓症、腰椎骨折の可能性がある。また、近年エアバッグの作動に伴う胸部外傷、特に大動脈損傷の報告や、エアバッグの粒子による気管支喘息の誘発の報告がある。

ⅱ）運転手が車内部品により受ける外傷（ハンドル・ダッシュボード外傷など）（図3）

予測損傷部位：衝撃抑制器具非装着時に多く起こり得る。前方からの衝突の場合はハンドル、フロントガラス、ダッシュボード、床面とぶつかり頭部外傷、顔面骨骨折、頸髄損傷、胸部外傷、腹部外傷、骨盤骨折、大腿骨骨折、脛骨または腓骨骨折、前腕骨骨折などをきたす可能性がある。運転手側の側面から衝撃を受けた場合は頭部外傷、頸椎骨折、多発肋骨骨折、肺挫傷、骨盤骨折などをきたしやすい。このとき、右ハンドルなら肝損傷、左なら脾損傷の可能性がある。

ⅲ）同乗者が車内部品により受ける外傷

予測損傷部位：衝撃抑制器具を非装着の場合に多く起こり得る。前部座席で前方からの衝突ではフロントガラス、ダッシュボード、床面とぶつかり受傷する。ハンドルがないため、運転手と比べて頭部および顔面外傷が多い反面、胸部外傷は少ない傾向にある。側面からの衝撃は運転手の場合と同様である。後部座席も同様のリスクを有するとされる。

ⅳ）その他：後方からの衝突により受ける外傷

予測損傷部位：いわゆる「むちうち」と称される頸椎捻挫が多い。

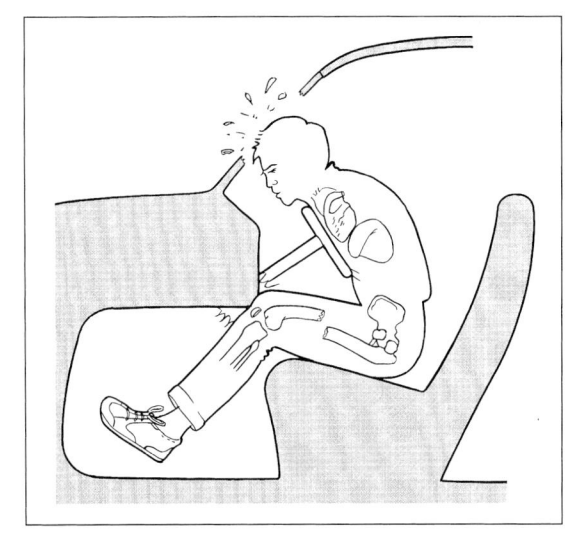

●図3　ハンドル外傷●
（McSwain Jr. NE：Kinematics of Trauma, Trauma 4th ed, Feliciano DV, Moore EE, Mattox KL（eds）, Appleton & Lange, 1999より引用）

第1部　外傷総論

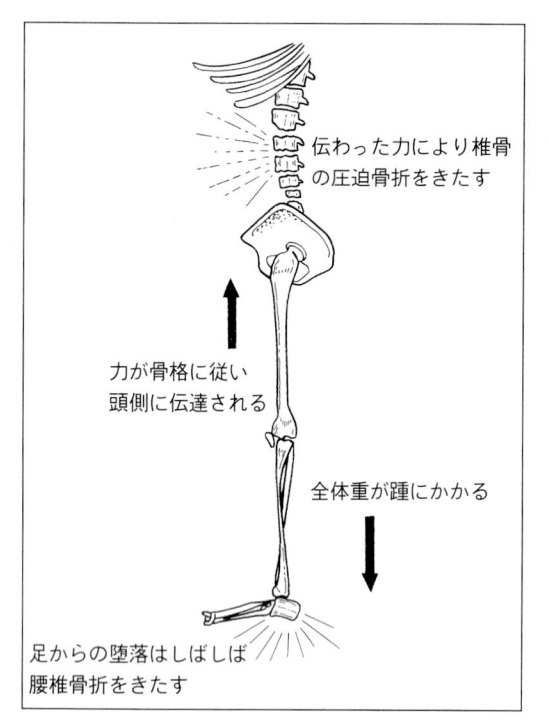

●図4　踵からの垂直方向の墜落による衝撃から受ける損傷のメカニズム●
（Billiar TR, Peitzman AB : Patterns of Blunt Injury. The Trauma Manual, Peitzman AB, Rhodes M, Schwab CW, et al（eds）, Lippincott-Raven, 1998より引用）

図中ラベル：
- 伝わった力により椎骨の圧迫骨折をきたす
- 力が骨格に従い頭側に伝達される
- 全体重が踵にかかる
- 足からの堕落はしばしば腰椎骨折をきたす

2）墜落・転落

　一般に垂直方向への落下は墜落、斜め方向へは転落と呼ばれている。

　a）予測損傷部位（図4）：家庭内における老人の非自殺企図の墜落・転落では比較的高度は低いことが多く、大腿骨頸部骨折や頭部外傷、頸髄損傷などをきたす。5歳以下の小児は頭部が重いため頭部から落ちることが多い。また、労働災害においても不意に足場を踏み外すためか頭部外傷の頻度が多い印象がある。一方、自殺企図による墜落は足から落ちることが多いためか（全例目撃されているわけではないので根拠はない）、下肢の骨折、骨盤骨折、減速損傷による大動脈損傷などをきたす可能性がある。

　b）衝撃の大きさ：エネルギーは高度（落下距離）、体重、重力により規定され、落下場所の性状、特に硬さ（土、コンクリートなど）、衝撃を受けた時間（患者がいかに早く止まったか）、落下時の体位などの因子が重症度に影響する。高度5メートル以上（3階の床面程度）、落下場所が硬い、途中で何かに接触せずに地面で急激に止まる、などが重症となりやすい。

　c）自殺企図と転帰の関連：自殺企図か否かと転帰に関する報告は多いが、一般に臨床医が抱いている「自殺企図者は予後がいい」という印象を裏づけるような科学的根拠は得られていない。

3）挟　　圧

　a）予測損傷部位：深部や体腔内臓器損傷が多い。上腹部、胸部の圧迫により生じる「外傷性胸部圧迫症（traumatic asphyxia）」は本機転に特徴的な症候群で、顔面や頸部、上胸部への静脈逆流によりこれらの部位に多数の点状出血、うっ血斑、暗紫色の浮腫が生じる病態である。①受傷前に恐怖や身がまえることで吸気位で呼吸を止める、②上腹部や胸部全体に前後方向に力がかかる、③受傷後に外力からの逃避行動がある、④圧迫外力が100kg以上である、などの発症要因があると生じるとされる。本症の存在は逆に上記機転を示唆することになり、胸部外傷、顔面骨骨折、腹腔内臓器損傷合併の可能性を考慮しなければならない。

　b）衝撃の大きさ：比較的大きな力が、長い衝撃時間で広い衝撃面積にかかることによる外傷である。

4）重量物落下
a）予測損傷部位：受傷時の体位によってある程度損傷部位は限定される。重量物が人に直接落下した場合は直撃型と呼ばれ、人が立位の場合の外力は荷重軸に沿って頭部、脊柱、骨盤、下肢にかかり重症度は高く即死例が多い。非直撃型は重量物が地面などに落下後はね返ったり倒れかかったりすることにより受ける場合を指し、外傷形態で特徴的なものはない。
b）衝撃の大きさ：力の大きさは落下物の速度と重量に規定される。速度は落下高度により決定される。また、落下物の硬さ、形状、衝撃の緩衝作用としての床の硬さなどが重症度に影響を与える。

5）暴　　行
「殴る・蹴る」など、人や鈍的器具（バット、パイプなど）の力。
a）予測損傷部位：受傷部位に一致した臓器損傷が多く予測しやすい。
b）衝撃の大きさ：かかる力は比較的小さく、衝撃時間は短く、衝撃面積は限定される。

B．穿通性外傷の分類[2]
一般に、穿通性外傷は、鈍的外傷に比べて損傷部位の予測が比較的容易である。

1）刺　　創
ナイフ、刀、ガラス、ドライバー、アイスピック、そのほか先端が尖ったものによる外傷を指す。
(1) 刺　創　型
先端の尖ったものが皮膚および組織を通過して生じる外傷を指す。人の力によるため低速衝撃である。
(2) 切　創　型
鋭い刃物や先端が尖ったものにより切りつけられて生じる外傷を指す。

2）銃　　創
使用される銃の性能により、低速衝撃（300m/秒以下）と高速衝撃（900m/秒以上）に分類される。前者は民間人、後者は軍事使用によることが多く、前者の方が損傷は少ない。また、散弾銃による外傷は低速衝撃であるが、通常の銃と比べて近距離使用の場合には、組織損傷の程度が広範である点や残存散弾による鉛中毒発生の可能性の点などから別に分類される。

3）杙（よく）創（そう）
杙創は広義には、杭や棒状の物体や鉄筋などの、先端が鈍になっていて通常の外力では生体に刺入しないようなものが、強大な外力により生体に突き刺さった状態を指し、分類上穿通性外傷に入るが鈍的外傷の側面も有する。

4）弓矢による損傷
弓矢の速度は60〜80m/秒とされ低速衝撃である。人の力による刺創よりも衝撃速度は大き

いが、逆に周囲組織の損傷の程度は銃創よりも少ない。杙創と同様の処置を行う。

C. その他の外傷

その他の外傷では、非鈍的・非穿通性外傷として刺咬症、凍傷、熱や電気による損傷（事故に伴う火災に起因するものなど）、放射線損傷などがある。

また、爆発衝撃による外傷は、爆発物の破片による鋭的外傷やショック波による組織損傷、熱傷など多彩な損傷形態を惹起し、別に分類されることも多い。

［2．重症度評価］

外傷の重症度評価には、バイタルサインを中心とした生理学的重症度指標と損傷部位や損傷形態による解剖学的重症度指標がある。

A. 生理学的重症度指標

1）バイタルサイン

一般に、バイタルサインとは意識レベル、血圧、脈拍数、呼吸回数、体温を指す。循環異常の評価、すなわちショックを評価する場合にはこれらに皮膚所見を加えて総合的に判断する。

(1)皮膚所見

外傷症例に認められるショックの90％以上は出血によるショックとされる。中等量の出血では、早期には末梢血管収縮と心拍数増加によって収縮期血圧は維持されるが、皮膚の蒼白・湿潤・冷感、頻脈を認め、拡張期血圧の上昇、脈圧の狭小が起こる。したがって血圧だけを頼りにせず、皮膚所見と頻脈から、ショック状態であることを早期に認識する。

(2)意識レベル

指標としてJapan coma scale(JCS)、Glasgow coma scale(GCS)、AVPUがある。

外傷患者では頭部外傷によるもののほか、外傷による気道閉塞や呼吸障害による低酸素血症、ショックによる脳血流低下、アルコールや薬物、代謝性疾患の合併、外傷に先行する内因性疾患(頭蓋内病変、心疾患など)が意識障害の原因である。本邦で広く使用されているJCSは、3-3-9度方式で患者の覚醒状態を一桁から三桁まで分類して評価する。覚えやすく、すぐに判定できる点で有用だが、開眼を以って二桁と三桁の判別を行うので、鎮静薬使用の症例や開眼できなくても指示に応じる症例などに適さない。やや項目が多いが、開眼、発語、運動反応から評価するGCSは、元来、頭部外傷の中枢神経抑制の程度を数量化するため考案されたものであり、特に意識レベルの低いところでの判別に優れている。後述するRTS算出時の必須項目の1つであり、一般にGCSによる評価が勧められている。

AVPUによる分類は救急現場や多数傷病者発生時などに初期の簡単な評価法であり、①A - Alert(意識清明)、②V - response to Vocal stimuli(呼びかけに反応)、③P - response to Painful stimuli(痛み刺激に反応)、④U - Unresponsive(反応なし)、の4つに分類される。

(3)血　　圧

循環動態把握において最も重要な指標の1つである。但し前述のように、代償機転によって血圧保持している出血例があり、他のバイタルサインや皮膚所見と併せて評価しなければなら

ない。通常上肢で測定する。臨床現場ではしばしば観血的動脈圧ライン留置による連続モニタリングが行われる。橈骨動脈に留置されることが多いが、ショック時には中枢（大動脈）の圧との解離をしばしば認めるため禁忌でなければ大腿動脈にカテーテル留置されることも多い。また、血圧測定部位より中枢側において血管損傷の合併が疑われるときには、血圧の評価を注意して行う必要がある。

(4) 脈拍数

一般に1回拍出量低下時に血圧維持のための代償機転として脈拍数が増加するため、脈拍数の増加は1回拍出量の低下を示唆することになる。ある範囲において頻脈の程度と血管内容量が逆相関することはしばしば臨床で経験されるが、年齢によっても反応は異なり、またアルコールや痛み、心損傷などによっても修飾されるため、脈拍数のみで重症度を評価することは危険である。

(5) 呼吸回数

RTSの定義の中では30回以上が頻呼吸と考えられており、また10回未満の呼吸数低下はさらに重篤な病態を示唆する。呼吸数異常を認めた場合には、頭部外傷（呼吸中枢異常）や口腔・顔面・上気道損傷、気管・気管支損傷、胸部外傷などによる呼吸器関連の外傷による場合のほか、ショックに続発する代謝性アシドーシス、アルコールや薬物の影響、精神状態（呼吸困難感、不安、心因反応）、痛みなどを考慮して重症度を評価する必要がある。

(6) 出血性ショックの分類

アメリカ外科学会のATLS（advanced trauma life support）ガイドラインでは、出血性ショックを上記(1)～(5)の項目に加えて、爪を圧迫して色の回復を見る爪床毛細管血流回復（Capillary refill）の程度（爪を5秒間圧迫後、色の回復に2秒以上かかる場合は"遅延"と判断）や、尿量によって失血量を4型に分類している（表14）。皮膚所見や頻脈に加え、血圧低下を認めた場合は、相当量（30％以上）の出血によって、代償機転の限界を超え主要臓器灌流が低下している状態を示している。

■表14 出血性ショックの分類■

徴候	Class I	Class II	Class III	Class IV
失血量/全血量	<15%	15～30%	30～40%	≧40%
脈拍数(回/分)	<100	>100	>120	>140
血圧	正常	正常	低下	低下
脈圧	正常～拡大	縮小	縮小	縮小～消失
爪床毛細管血流回復	正常	遅延	遅延	遅延
皮膚	正常	冷、蒼白	冷、蒼白	冷、灰色、斑文様
呼吸数(回/分)	14～20	20～30	30～40	>35
尿量(ml/時間)	>30	20～30	5～15	無尿
意識	軽度不安	中等度不安 口渇感	不安 混濁	無力 昏睡

（パークランド外傷ハンドブック，p72，1994より引用）
（Advanced trauma life support program. American College of Surgeons, p72, Chicago, 1988より改変して引用）

■表15　RTS算出用コード表と算出式■

コード(点数)	GCS	SBP(mmHg)	RR(回/分)
4	13〜15	90≦	10〜29
3	9〜12	76〜89	30≦
2	6〜 8	50〜75	6〜 9
1	4〜 5	1〜49	1〜 5
0	3	0	0

(文献3)より引用)

GCS：Glasgow coma scale、SBP：収縮期血圧、RR：呼吸回数
RTS＝GCSコード点数×0.9368＋SBPコード点数×0.7326＋
　　　RRコード点数×0.2908

開眼(E)	発語(V)	運動機能(M)
4＝自発的に	5＝見当識良好	6＝命令に従う
3＝音声により	4＝混乱した会話	5＝疼痛部を認識
2＝疼痛により	3＝混乱した言語	4＝四肢屈曲(逃避)
1＝開眼せず	2＝意味不明の声	3＝四肢屈曲(異常)
	1＝発語せず	2＝四肢伸展
		1＝無　動

2)動脈血液ガス分析

動脈血液ガス分析(arterial blood gas analysis；BGA)で得られる種々のデータの中で、動脈血pH(arterial pH；apH)と塩基過剰(base excess；BE)、乳酸(lactate)は組織の虚血や低酸素状態、低還流状態の指標として有用であり、重症例ほどアシドーシスに傾く。

3)Revised Trauma Score(RTS)

他の指標と異なり、RTSは外傷患者のための生理学的重症度指標として広く用いられている。上記バイタルサインのうちGCS、収縮期血圧(systolic blood pressure；SBP)、呼吸回数(respiratory rate；RR)の各スコアをコード表(表15)に従って求め、さらに各コード点数を以下の式に当てはめて算出したものである。

$$RTS = GCSコード点数 \times 0.9368 + SBPコード点数 \times 0.7326 + RRコード点数 \times 0.2908$$

点数は0(最重症)から7.8648(最軽症)に分布する。RTSが4未満であると救命率が50％以下であるとされている。本指標は単独で生理学的重症度を評価できるが、後述する解剖学的重症度指標であるISS(injury severity score)と組み合わせて、より精度の高い予後予測を行うことが可能となる。また、米国ではフィールドトリアージのツールとしても使用されている。

B. 解剖学的重症度指標

1)Abbreviated Injury Scale(AIS)

AISは1971年にアメリカ医師会のCommittee on medical aspects of automotive safetyにより作成された。損傷の解剖学的部位、相対的重症度によって表現される解剖学的指標である。改訂が繰り返され最新版は2004年12月現在「Update 98 of 1990 revision(AIS-90の1998年版)」

である。その基本となっているAIS-90(1990年版)はAIS-85(1985年版)のいくつかの欠点を改訂しさらに分類しやすくなっている。

　AISは、意識障害の項目を除けば基本的には解剖学的損傷名を点数化したものである。1つの損傷に対して1つのコードを対応させ、手引き書の中の損傷名一覧(injury description)を使って点数化する。AIS-90の損傷コードは、損傷部位と損傷形態を表す6桁の数値と、重症度を表す1桁の数値(AISスコア)によって構成されている。重症度の点数、すなわちAISスコアは1から、6［1：軽症(Minor)、2：中等症(Moderate)、3：重症(Serious)、4：重篤(Severe)、5：瀕死(Critical)、6：救命不能(Maximum)］に分類されている。点数の決定は最終診断によるものが原則であり、カルテ内容、検査所見、手術所見、剖検所見などから客観的に評価されなければならない。

　改訂を重ねるにつれスコアリングが容易かつ正確になってきたとされ、また後述するISSの基本となるため重要な指標であるが、内容が複雑なため記録者の経験やスコアリングルールの知識不足により評価点が異なることがあるという欠点を有している。実際のAISスコアおよびISSのスコアリングには多くの重要なルールがあり、その詳細は成書に譲る[3]。

2）Injury Severity Score (ISS)

　ISSはAISをもとに算出する多部位外傷の総合重症度評価指標である。ISSの算出法は、まずすべての損傷のAISスコアをつけ、さらに身体を表16の如く6ヵ所に分割し、その各々の部位ごとに最高スコアだけを取り出し、そのスコアの高い順に3つを選択し、それらのスコアをそれぞれ二乗して合計するものである(表16)。最高は75点である。一部位でもAISスコアが6点にあてはまる場合には無条件でISS75点とすることになっている。ISSはその基礎であるAISのもつ欠点のほかに、
　①二乗という手法の根拠がない
　②同一部位に多くの損傷があっても最高点のみ計算する
などの問題点を有しているが、「総合的な」解剖学的重症度指標として世界中で最も汎用されているスコアの1つである。

3）New Injury Severity Score (NISS)[6)7)]

　NISSは、AISの区域を問わず高い方から3つのAISの二乗値の和を用いて算出する。ISSよ

■表16　ISS算出法■

ISS部位	損傷	AISコード(AIS-90)	最大AIS	AIS^2
頭頸部	なし	なし	0	
顔面	耳裂創	210600.1	1	
胸部	右側第3、4肋骨骨折	450220.2	5	25
	縦隔血腫を伴う大動脈損傷	420216.5		
腹部	後腹膜血腫	543800.3	3	9
四肢	大腿骨骨折	851800.3	3	9
体表	全身擦過傷	910200.1	1	

(ISS＝25＋9＋9＝43)

りもスコア特性に優れるという報告があるが、まだ評価は一定ではない。

C. 予後予測と治療成績評価

外傷の重症度評価は、搬送先病院の選定基準や予後予測にとどまらず、複数の重症度指標を組み合わせて、例えば比較的軽症と予測された症例（あるいはその逆）の転帰を施設内で年度別に比較したり、施設間比較を実施したりすることによって外傷診療の質の評価を行うことが可能である。

1）Trauma Injury Severity Score（TRISS）による予後予測[4][5]

TRISS法とは、鈍的外傷と穿通性外傷を予め区別し、ISS、RTS、年齢（55歳以上か否か）の3つを変数因子として多重ロジスティック解析を行い、予測生存率（Probability of survival；Ps）を算出する方法である。

TRISS法による予後予測式（AIS‐90によるISSに基づく[5]）
$Ps = 1/(1 + e^{-b})$
TRISS（鈍的）：$b = -0.4499 + RTS \times 0.8085 + ISS \times -0.0835 + (年齢ポイント) \times -1.7430$
TRISS（穿通性）：$b = -2.5355 + RTS \times 0.9934 + ISS \times -0.0651 + (年齢ポイント) \times -1.1360$
年齢ポイント：55歳以上＝1、54歳以下＝0
なお15歳未満の小児は、受傷機転を問わず鈍的外傷用の式を用いる。

TRISSは世界的に普及している予後予測指標であるが、①既往歴を考慮していない、②変数因子の1つとしてRTSを選択しているため、RTSの欠点である気管挿管が先行した場合GCSのVの評価ができない、また呼吸数も正確性に欠く可能性がある、③年齢の2分割が、粗雑すぎる、④もともと、TRISSは生存予測が50％以上か以下かを主に予測するために開発されたものであり、その数値の分布は均一でなく、直線回帰ではない、などの欠点を有している。

2）Preventable Trauma Death（PTD）

Ps値＞0.5であるにもかかわらず死亡の転帰をとった症例［予測外死亡（Unexpected death）］を対象に、複数の評者による「その死亡がpreventableであったか否か、すなわち医学的見地から分析した結果、適切な診療が行われたならば救命可能であったか否か」についての同僚審査（Peer review）を行い、「防ぎうる外傷死（Preventable trauma death；PTD）」を判定する。得られたPTD症例数そのものも診療の質の指標となるが、（PTD症例数）÷（全外傷死亡数から来院時心停止症例を除いたもの）によって得られるPreventable Trauma Death Rate（PDR）は、より客観的な指標である。先進諸外国では10～20％の数字であるが、本邦の救命救急センターを対象とした調査（平成13年度厚生科学研究、島崎修治、ほか）では38.1％であったと報告されている。PDRは外傷治療の質の評価指標として地域・施設ごとの比較に有用である。

本邦では救急医療の質的評価とその方法を模索する目的で、「救急医療の質Emergency Medical Study Group for Quality；EMSQ」研究会が1997年に、救命救急センター搬送外傷症例を対象に同僚審査を施行している。また日本外傷学会および日本救急医学会が連携して2003

年に日本外傷データバンクを構築し、2004年1月より外傷症例の登録が開始された。目的は「(中略)わが国の外傷診察におけるプロセスとアウトカムの情報を収集分析し、共有する学術的症例登録(中略)」であり、「外傷診療に携わるすべての医療施設が、日本外傷データバンクに参加しその情報を活用することにより、外傷診療の質の向上を図ること」(日本外傷データバンク運用規則 第1章：目的)である。登録する内容は患者の年齢・性別、受傷原因、搬送方法、血圧、呼吸、脈拍などのバイタルサイン、検査(コンピュータ断層撮影や超音波検査を開始した時間など)や処置内容、転帰など多項目にわたる。このような症例の蓄積は、PTDを中心とした施設内年度別比較、施設間検討、地域別検討、診療指針の効果判定の検討などを可能にし、今後の診療の質向上に大きく寄与するものと考えられている。

3）Zスコア、Wスコア、Mスコア

TRISS法は、1982〜1987年に米国・カナダの130を超える医療機関による大規模調査(Major Trauma Outcome Study；MTOS)の結果得られたもので、このときの治療成績が全米的な「標準的な成績」としている。したがって、これらの症例を対象としてTRISS法で予測生存者数を算出すると、実生存者数と一致することになる。Z統計はこのMTOSの成績との比較を行うための手法である。実生存者数とTRISS法による予測生存者数の差を統計学的に解析してZスコアを算出し、Zスコアの絶対値が1.96以上の場合には1987年のMTOSの治療成績と有意差($p<0.05$)があるとされ、Z＝0は完全一致である。Zスコアがプラスの場合は、MTOSの治療成績を上回っていることを示す。

W統計は、患者100人あたりの実生存者数とTRISS法による予測生存者数との差を解析する統計であり、Wスコア＝0が完全一致で、プラス値は実生存者数が100人あたり何人予測より上回っているかを示している。Z統計よりもさらに具体的な施設間成績比較指標として用いられている。なお、Z統計やW統計による比較を行うためには、MTOSの対象群と調査した対象群の重症度が一致している必要がある。M統計とは両者のPs値の度数分布比較により、重症度の一致性を調べるものである。Mスコア＝1が完全一致で、＜0.88では一致していないと判断される(1987年のMTOSデータと比較する場合)。

4）ICD Injury Severity Score(ICISS)による予後予測

1995年にRutledgeらが提唱したもので、各損傷をICD-9による退院時診断で分類し、各損傷の生存リスク比(Survival risk ratio；SRR)から予測生存率を算出する。まずICD-9により分類された損傷ごとの生存者数を各損傷の全患者数で割ってSRRを算出する。次にこの各損傷のSRRを各々掛け合わせることによってICISSを得る。本指標はneural network computer modelによって症例を積み重ねながらその予測精度を上げていくという特徴をもつ。TRISSよりも予測精度が高いことが報告されているが、症例数を多く必要とする点やハード面でのコストが高い点などが問題とされている。近年、ICD-10によるICISSの有用性に関する報告も認められている[8]。

5）A Severity Characterization of Trauma(ASCOT)による予後予測[9)10)]

TRISS法同様に、鈍的外傷と穿通性外傷を予め区別し、AISスコア3、4、5点の損傷数、

年齢(54歳以下、55〜64歳、65〜74歳、75〜84歳、85歳以上)、RTSを変数因子として多重ロジスティック解析を行い、予測生存率(Ps)を算出する方法である。

　TRISSではISSを説明因子にもつために、同一部位に多くの損傷があっても最高点のみ計算する点に問題があったが、本指標では損傷数を加味することによって予測式精度向上を図っている。またTRISSの年齢の二分割の問題点を改善すべく年齢のカテゴリーを増やしている。しかし依然としてAISの二乗値を式に取り入れており、問題点も残している。

(森村尚登)

【文　　献】

1) McSwain, Jr. NE : Kinematics of Trauma. Trauma 4 th ed, Feliciano DV, Moore EE, Mattox KL(eds), pp127-151, Appleton & Lange, 1999.
2) Billiar TR, Peitzman AB : Patterns of Blunt Injury. The Trauma Manual, Peitzman AB, Rhodes M, Schwab CW, et al(eds), pp 6 - 11, Lippincott-Raven, 1998.
3) 日本外傷学会, 財団法人日本自動車研究所：AIS90(The Abbreviated Injury Scale 1990 Revision)Update 98 日本語対訳版. へるす出版, 東京, 2003.
4) Boyd CR, Tolson MA, Copes WS : Evaluating Trauma Care ; The TRISS Method. J Trauma 27 : 370-378, 1987.
5) Champion HR, Sacco WJ, Copes WS : Injury severity scoring again. J Trauma 38 : 94-95, 1995.
6) Osler T, Baker SP, Long W : A modification of the injury severity score that both improves accuracy and simplifies scoring. J Trauma 43 : 922-926, 1997.
7) Tay SY, et al : Comparison of the New Injury Severity Score and the Injury Severity Score. J Trauma 56 : 162-164, 2004.
8) Kim Y, Jung KY : Utility of the international classification of disease injury severity score ; Detecting preventable deaths and comparing the performance of emergency medical centers. J Trauma 54 : 775-780, 2003.
9) Champion HR, et al : A new characterization of injury severity. J Trauma 30 : 539-545, 1990.
10) Champion HR, et al : Improved predictions from A Severity Characterization Of Trauma(ASCOT)over Trauma and Injury Severity Score(TRISS) ; results of an independant evaluation. J Trauma 40 : 42-49, 1996.

3. 外傷患者のプレホスピタルケア

[1. 総　　論]

　外傷においては緊急手術のみが救命手段であることが少なくない。このような患者では、その緊急手術が受傷後1時間以内に開始されたか否かで救命率に有意差があることが知られている。このことから重症外傷においては受傷後最初の1時間をgolden hourという。救急初療に携わる救急隊員、医師、看護師などすべての関係者には、受傷後1時間以内の手術開始を目標とした活動が求められる。また、そのことを可能ならしめる体制(外傷センターやドクターヘリなど)の整備が求められる。

　救急隊員の現場活動も時間との戦いである。受傷後1時間以内の手術開始という目標から逆算すれば、現場活動のために許される時間は極めて少ない。事故発生から救急隊現場到着までの時間、現場離脱から病院到着までの時間、病院救急処置室で費やされる時間、これらの時間を1時間から差し引いた時間が救急隊の現場活動の許容時間である。JPTECなどの病院前外傷診療ガイドラインでは現場活動時間は5分、受傷から現場出発まで10分という目標での活動を求めており、platinum 10 minutesという標語が掲げられている。重症の可能性が疑われたならば、この時間目標を達成するため、現場での観察・処置は生命に関係する事項のみに留め、生命に無関係の観察・処置はすべて省略する。この考え方をLoad & Goといい、JPTECの根幹を成している。

Trauma bypass

　従来、救急患者は重症度・緊急度とは無関係に、最も短時間で到着できる救急告示病院に搬入されることが多かった。重症外傷も例外ではなかった。しかしながら、「1時間以内の手術開始が生死を分ける」というのであれば、病院到着後、手術が開始されるまでの時間も考慮した病院選定がなされなければならない。

　5分で病院に到着しても手術開始まで2時間もかかるのでは助かる患者も助からない。少々遠くても、あるいはヘリコプターを用いてでも、速やかに手術を開始できる、外傷についての専門性の高い医療機関へ搬送すべきである。この考え方をTrauma bypassという。

　Trauma bypassを実践するためにはそのための基盤が整備されていなければならない。すなわち、外傷診療について高い専門性を有する施設(外傷センター)を全国に計画的に配置すること、ヘリコプターを救急車なみに救急活用するシステムを普及させることなどである。これらの社会基盤(=外傷システムという)の整備が外傷患者の救命率や社会復帰率を大幅に改善し、社会コストの面でも大きな見返りがあることは欧米先進諸国の経験から既によく知られていることであるが、わが国では大きく立ち遅れ、やっとその緒に就いたに過ぎない。

[2. JPTEC(Japan prehospital trauma evaluation and care)]

A. JPTEC誕生の経緯

　外傷救急においては初期診療の標準化が救命率や社会復帰率の向上に極めて大きな役割を果たすことが知られている。米国において1980年頃に相次いで開発されたATLS(医師向け外傷研修プログラム)、BTLS／PhTLS(救急隊員向け外傷研修プログラム)の普及はPTD(preventable trauma death)の減少に大きな成果を挙げた。このようなことからわが国でも外傷診療標準化研修プログラムの必要性が認識され、2003年に救急隊員向けのプログラムJPTEC(日本救急医学会)、医師向けのプログラムJATEC(Japan advanced trauma evaluation and care：日本外傷学会)が相次いで開発され、活発に普及活動が展開されるようになった。

B. JPTECの位置づけ

　JPTECには3つの重要な位置づけがある。まずわが国の救急隊員あるいは救急救命士の専門性に適合するプログラムであること。次に、医師向けのプログラムであるJATECとの整合が計られていること。そしてわが国のメディカルコントロール体制の基盤と位置づけられるものであるということである。

C. JPTECの組織と普及活動

　日本救急医学会は2003年6月26日、JPTECの運営、質の管理、コース開催のための組織JPTEC協議会を立ち上げた。また、日本救急医学会各地方会に対しJPTEC支部の設置を求めた。現在JPTECは図5の組織図に従い、運営、質の管理は本部協議会において、実際のコー

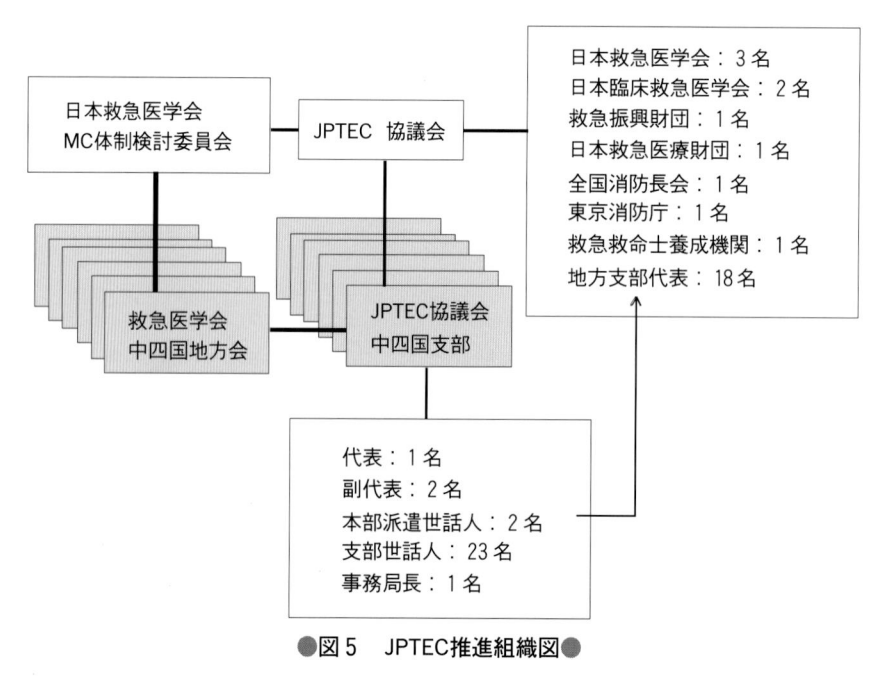

●図5　JPTEC推進組織図●

ス開催は協議会地方支部が担当することとされ、既にで全国JPTECコースが活発に展開されているところである。

D. JPTECに準拠した外傷現場活動

1）外傷現場の観察・処置の基本的考え方
外傷の救急活動は「現場活動」と「車内活動」からなる。
「現場活動」は「状況評価」「初期評価」「全身観察／重点観察」からなる。

（1）「状況評価」
資器材のチェック、感染防御、安全確保、傷病者数の確認、応援要請の要否、受傷機転（高エネルギー事故、表17参照）の確認からなる。高エネルギー事故であればLoad & Goを念頭におく。

■表17 高エネルギー事故■
- 同乗者の死亡
- 車から放り出された
- 車に轢かれた
- 5m以上跳ね飛ばされた
- 車両大破
- 救出に20分以上
- 車の横転
- バイクと患者の距離が大
- 歩行者対自動車の事故
- 機械に巻き込まれた
- 体幹部が挟まれた
- 6m以上からの墜落

（2）「初期評価」
患者を生理学的観点から評価することである。すなわち、意識、気道、呼吸、循環を評価し、患者が生命の危険に晒されているか否かを判断する。いずれかに異常があればLoad & Goの適応である。隊員に蘇生処置（気道確保、換気補助、圧迫止血）を指示する。

（3）「全身観察」
解剖学的観点から、どの部位にどのような損傷を受けたかを頭部から大腿にかけて素早く観察するものである。生命を脅かす可能性のある損傷（後述）があればLoad & Goの適応とする。また、必要な処置（後述）があれば隊員に指示する。

以上の観察・評価は隊長が中断することなく2分で完了する。
必要な処置があればすべて隊員に指示し、観察と同時進行で行う。
「心肺停止」または「気道確保困難」と判断したときは、その後の観察・処置を中断し、直ちにCPRを開始するとともに搬送にかかる。
「重点観察」は、損傷が明らかに局所に限局しているときに「全身観察」の代わりに行うものである。

2）Load & Goの適応全例に実施すべきこと
・患者接触時から用手頸椎保護開始
・酸素投与（リザーバーマスクで10*l*／分）
・全身固定
・三次施設選定（三次施設まで30分以上かかるときはヘリ搬送を考慮）

3)「車内活動」は「詳細観察」「継続観察」からなる
(1)「詳細観察」
　損傷部位の詳細な観察は車内活動時間に余裕がある場合にオプションとして実施するもので、Load & Go適応においては現場では行わない。
　明らかな軽症例では現場で行ってもよい。
(2)「継続観察」
　車内収容後の観察事項である。病院選定と連絡、患者からの情報聴取、モニター装着、バイタルサイン、現場で行った処置の確認などからなる。保温に努める。

E. JPTECに準拠した観察・処置の流れ
1）状況評価
(1) 感染防御
　外傷の現場活動においては必ず血液と接触するという前提で、あらかじめバリアー（手袋、ゴーグル、ガウン、マスク）を装着する。
(2) 資器材のチェック
　現場で必要となる資器材は、救急車へ取りに帰ることのないよう、あらかじめ準備して携行する。呼吸管理セット（吸引、酸素、エアウエイ、BVM、LMなど）、外傷セット（ガーゼ、タオル、包帯、絆創膏、ビニールシート、アルミホイル、駆血帯、その他）、全身固定具（バックボード、ストラップ、バスタオル、頭部固定具など）を分担を決めて準備する。
(3) 安全確保
　まず救急隊員、次いで傷病者、関係者などを二次災害の危険から守らなければならない。必ず傷病者に取り付く前に周囲の状況を観察し、安全を確保する。必要に応じ、他隊（消防、救助、警察など）の応援を要請する。
(4) 傷病者数の確認（複数？多数？）
・傷病者の見逃しはpreventable deathにつながる。夜間や悪天候時は特に注意する。
・重症患者1人につき救急隊1隊が必要である。
・集団災害であると判断すればそのプロトコルを発動する。
(5) 受傷機転
　受傷機転から高エネルギー事故か否かを判断する。高エネルギー事故であればLoad & Goを念頭におく。

2）初期評価
(1) 意識と気道の評価
　振り向かせないように顔の正面から近づき、呼びかけと同時に用手頭部固定を開始する。
　呼びかけに対する反応から意識と気道を評価する。この時点での意識評価はJCSの桁数のみでよい。声が出せれば気道はOK。ゴロゴロ音や狭窄音があれば吸引、エアウエイ挿入（禁忌に注意）、下顎挙上などを指示する。また、この時点で全例酸素投与を開始する（リザーバーマスクを用いて10*l*／分）。
　＊気道確保が困難であると判断した場合は、以下の観察・処置を中断し、直ちに搬送にか

かる。
(2) 呼吸の評価
患者の鼻に耳を近づけ、横目で胸の挙上を観察し、患者の呼吸を見て、聞いて、感じる。
呼吸の有無、深いか浅いか、多いか少ないかを瞬時に判断する。
必要に応じてBVM(バッグバルブマスク)による換気補助を指示する。
(3) 循環の評価
橈骨動脈で脈の強さと速さを診る。触れなければ頸動脈でチェックする。次いで前腕などで皮膚の性状(色、湿り、温度)を観察する。脈が速く、皮膚が冷たく湿っていればショックである。

明らかな外出血の有無を観察する。あれば直ちに圧迫止血を指示する。この際、当該部位の着衣を裁断して創を露出させ、直視下に正確に圧迫することが重要である。頸動脈で拍動が触れなければ以下の観察処置は中断し、直ちにCPRを開始し固定・搬送に移る。

　＊意識、気道、呼吸、循環のいずれかに異常があればLoad & Goを宣言する。

3) 全身観察
頭部から下半身に向かって以下の項目について素早く観察する。観察は隊長が中断することなく実施し、必要な処置があれば隊員に指示する。
(1) 頭　　　部
視診：陥没、脳実質の露見
触診：愛護的に行う。陥没や圧痛を観察
瞳孔：(意識が正常なら省略)、サイズ、左右差
(2) 顔　　　面
視診、触診にて上顎下顎の変形、腫脹、動揺性、轢音、圧痛を診る。上顎下顎骨折は気道閉塞に進展する可能性が大きい。
(3) 頸　　　部
視診、触診にて、頸静脈怒張、気管偏移、皮下気腫、項部(後頸部)の圧痛を診る。
皮下気腫は気胸や気管損傷を示唆する。頸静脈怒張、気管偏移は気胸が緊張性であることを示唆し、極めて緊急度が高い状態である。
項部の触診は頭部と同様、愛護的にやさしく行う。
　＊頸部の観察が済んだところで胸腹部前面の着衣を裁断し、頸椎カラー装着を指示する。
　＊胸部腹部の観察は着衣裁断下に実施するのが原則であるが、気象状況、見物人などの状況を勘案し臨機応変に対処する。羽毛入りジャンパーは裁断しない。

(4) 胸　　　部
視診：呼吸運動の左右差、胸郭動揺(flailing)、奇異呼吸、変形、腫脹、開放創(sucking chest)の有無を診る。
触診：圧痛、動揺性、轢音、握雪感を観察する。非損傷側から実施する。
聴診：呼吸音の左右差の判断が最も重要である。損傷がないと思われる側から先に聴診し、それを対照として反対側を聴く。気管音に惑わされず肺胞音のみを聴取するため両腋下

第1部 外傷総論

(第4肋間腋窩中線)で聴く。
* フレイルチェスト：呼吸性の胸郭動揺があれば痛みを和らげる目的で、創部に折りたたんだタオルなどを当てがい半周テーピング法と呼ばれる手技で固定する。
* 開放性気胸：胸壁に開放創があり、呼吸性に空気が出入り(sucking wound)していれば開放性気胸である。創部にビニールシートを当てがい、その3辺をテーピングする。1方弁機能をもたせるため他の1辺は開放とする。血液が貯留しないよう最も低い辺を開放する。

(5) 腹　　部
視診：腹壁損傷、開放創、膨隆を観察。
触診：左右上腹部、左右下腹部の概ね4ヵ所程度を触診し、圧痛、腹膜刺激症状を観察する。痛みがなさそうな部位から行う。体重をかけてはいけない。
* 腸管脱出の処置：脱出腸管は還納させてはならない。腸管をサランラップなどで覆い、さらにガーゼやタオルを被せてテープで固定する。この処置の目的は、乾燥・汚染・損傷を防止することにある。

骨盤：下肢長差、変形などの視診に加え、圧痛、動揺性、軋音などを愛護的に1回だけチェックする。骨盤環を開排する方向に力を加えてはならない。
* 用手的骨盤動揺性チェックは出血を助長する可能性がある危険な行為とされている。プレホスピタルにおいて敢えて実施する理由は、①Load & Goの適応判断、②ログロール(バックボード固定のため側臥位にすること)の禁忌を認識するため、の2点である。

両大腿：下肢長差、変形、腫脹、圧痛、動揺性、軋音をチェックする。両側の大腿骨折があればそれだけでLoad & Goの適応である。

　以上の全身観察で生命を脅かす可能性があると判断される損傷があればLoad & Goを宣言する。

4) 重点観察
　以下の条件をすべて満たす場合には「全身観察」を省略し損傷部位を重点的に観察する。
・状況評価の結果、受傷機転が重大ではない(高エネルギー事故ではない)。
・初期評価で異常所見がない。
・創傷が明らかに局所に限局している。
・患者の状態が安定している。

5) 背部観察、全身固定、車内収容
　全身固定に先立ち、原則として仰臥位にて「気をつけ」の姿勢とする。変形四肢の肢位を戻すときは末梢側に位置し、関節を支え牽引をかけながら地面を滑らせるように移動する。開放骨折があり、まっすぐにすると、突出骨折片が還納されそうなときはそのままの位置で固定する。

脱臼の場合も変形のまま固定する。
　四肢先端の運動能と知覚をこの時点でチェックしておく。
　ログロールの手技に従い患者をバックボード上に固定する(全身固定、packaging)。

　ログロールができないとき(骨盤骨折、胸腹部の穿通異物など)はログリフト法による。全身固定の目的は脊柱の安定化のみならず、潜在しうる実質臓器や大血管の損傷の保護も期待するものである。全身固定により、その後の搬送や移動のリスクが減少する。病院搬入後も手術室やICUへ収容するまで固定を継続することが推奨される。
　＊全身固定された患者は嘔吐に対して無防備となる。固定を実施したものは、嘔吐を予見できなければならない。嘔吐があればボードごと横向きにして対処する。

6)車内収容直後の活動
　車内に収容したならば以下の手順で活動する。

1．病院選定と病院連絡
・Load & Goの適応であれば三次施設を選定する(地域事情による)。
・「受傷機転」「初期評価」「全身観察」の要点および行った処置につき簡潔に連絡する。
・この時点で詳細なバイタルサインの報告は不要である。医師側もそれを求めてはならない。

2．情報聴取
　以下の事項についてできるだけ情報を得る。患者の意識が変化する可能性があり、病院搬入後には聴取できなくなる可能性がある。
・事故の原因
・症状、訴えの問診
・最後の食事時刻
・病歴
・服薬歴
・アレルギーの有無

3．モニターの装着

4．保温
　重症外傷患者は体温が低下しやすい。また、体温低下は確実に転帰の悪化を招く。積極的に保温に努めなければならない。

7)詳細観察
・バイタルサイン：血圧、脈拍数、呼吸数、SpO_2を経時的に記録する。
・神経学的評価：意識レベルをJCSで評価し経時的に記録する。瞳孔径のサイズ、左右差、対光反射の有無を観察する。四肢の運動・感覚機能をチェックする。
・既に行った処置の再確認：酸素は適切に投与されているか、圧迫止血は奏効しているか、3辺テーピングははがれていないか、などを確認する。
・全身の詳細な観察：全身観察に加え、現場活動で省略した事項についてもさらに詳細な観察

を行う。また、骨折の固定や軽微な損傷の被覆などを、余裕に応じて行う。
　　＊以上の詳細観察は全身状態が落ち着いており、時間的にも余裕があれば行うものである。軽症例であれば、現場で行ってもよい。

8）継続観察
以下の項目については医療機関収容までの間、繰り返し実施する。
・既に行った処置の再確認
・意識状態とバイタル
・その他、患者の病態に応じて必要とされる観察
　　＊患者に状態変化があれば必ず初期評価（意識、気道、呼吸、循環の評価）に戻る。

F. メディカルコントロールとJPTEC

　メディカルコントロール（MC）とは救急救命士が実施する医療行為の質を担保するための制度的枠組みである。以下の3相からなる。
・prospective MC（準備段階のMC）：養成教育、活動プロトコルの作成、救急車搭載医療資機材の選定など。
・online MC（現場、搬送途上への直接のMC）：電話などを用いての指示・指導・助言。
・retrospective MC（事後のMC）：検証、症例検討など。
　外傷についていえば、これらすべての時相においてJPTECがMCの根拠となる。すなわち教育内容、活動プロトコル、指示・指導・助言、検証作業などはすべてJPTECに準拠するものでなければならない。またJPTECに基づいた現場活動が実践できるよう資機材が搭載されなければならない。
　何よりも重要なことは、検証や指示・指導・助言を担当する医師もまたJPTECを理解していることが必須であるということである。

　救急振興財団（総務省消防庁の外郭団体）はMC体制整備の一貫として「救急搬送における重症度緊急度判断基準（委員会報告書：平成16年3月）」を発表した。
　ここで26項目の病態について現場処置のプロトコルを示している。外傷についてのプロトコルは「JPTEC」に準拠した旨が明記され、JPTECが外傷のMCの基盤であるという位置づけが示されている。

　　　　　　　　　　　　　　　　　　　　　　　　　　　　　　　　　　（石原　晋）

4. 外傷患者の診療体制

　はじめに

　多発外傷など、重症外傷の診療の質を確保するためには、他の救急傷病と比べ、より複雑で体系的な体制整備が必要である。残念ながらわが国では、そのことに対する認識の度合いと努力の程度の差によって、救命救急センターを含め、重症外傷の診療レベルには大きな地域間較差、施設間較差が厳然として存在している。

　概ね、ほとんどの領域において、欧米先進諸国と遜色ないレベルの医療が普く提供されるようになったわが国にあって、ひとり重症外傷の診療体制整備が取り残されているかの感がある。

　体系的な診療体制とは、119番通報、救急隊員の出動、現場処置、搬送（救急車、ヘリコプター）、救急初療、手術、集中治療、リハビリテーションなど、受傷から社会復帰に至る全過程の体制を意味するが、これは、大きく「プレホスピタルの体制」と「医療機関の体制」に分かれる。

　「プレホスピタルの体制」については前章に述べられたので、本稿では特に、医療機関の初療体制について述べる。

［1．救命救急センターの外傷診療体制］

A．救命救急センターの配置

　現在、救命救急センターは全国に約150施設、概ね人口100万人に1ヵ所以上配置されている。この救命救急センターにおける外傷診療機能を確保し、一方で、医療圏内の重症外傷が速やかに救命救急センターに収容されるよう、プレホスピタル体制を充実する必要がある。

　米国では、人口100万人あたり年間約1,000人の重症外傷が発生するという統計に基づいて、計画的に外傷センター（レベル1.2.3）の整備が進められてきた。米国の重症外傷の60％は銃創、刺創などの穿通外傷であるから、これが10％程度しかないわが国の重症外傷発生件数は、人口100万人あたり年間500人程度と思われる。救命救急センターあたりの医療圏人口は概ね100万人程度であるから、もしも医療圏内の重症外傷のほとんどが救命救急センターに収容されれば、1施設あたりの重症外傷症例が年間500例程度となり、首都圏、近畿圏のような十分な人員配置も可能となるし、診療の質も保証され、教育・研修機能も大いに期待されるのである。

　救命救急センター（新型救命救急センター）を人口30万人ごとに1施設設置するなどのことも推進されているが、施設数の増加は1施設あたりの症例数減少、ひいては診療の質の低下、効果/コスト比の低下をもたらすことから、得策ではない。

　搬送体制の整備こそ急務である。ヘリコプターを駆使するなど、救命救急センターへ迅速に収容する搬送体制の整備が急がれなければならない。

B. スタッフ

　一般に救命救急センターに搬入される外傷症例の多くは多発外傷をはじめとする重度外傷である。多発外傷とは、生命予後に影響する可能性のある損傷（AIS値が3以上）が身体の2部位以上にあるものをいう。通常、単独の診療科で処置にあたることは困難である。かといって、全診療科がそろっていれば診療可能というものでもない。

　多発外傷の診療のためには、①外傷の蘇生・全身管理のできる医師が受け入れにあたる、②検査・処置の優先順位に従い、戦略を決定するチームリーダーが常駐する、③必要な手術や動脈塞栓術などの決定的処置が直ちに可能、の3項目が常時満たされなければならない。

　症例数の圧倒的に多い首都圏や近畿圏などの人口密集地域においては、外傷外科医集団の常駐により、これら3項目のかなりの部分を自己完結する体制を採用し、成功している施設が少なくない。一方、それほどの背景人口をもたない救命救急センターでは、脳血管障害、急性心筋梗塞などの内因性疾患も、外傷、熱傷、中毒などの外因性救急もすべて受け入れるのが通常で、外傷など外因性救急に特化した人員配置（外傷外科医集団の常駐）は効果/コスト比の面から、またスタッフの習熟という面からも困難である。さらに人口集積度の低い地方に行けば、救命救急センターといえども、一次、二次救急患者も扱わざるを得ない。

　このように、救命救急センターの有様は地域性に大きく影響されるのであるが、だからといって、診療の質が異なってよいわけではない。

　人口密集地域における外傷初療システムとしては、外傷外科医集団による自己完結型も、あるべき1つの形態であろうことは、このシステムをとる多くの救命救急センターの実績が証明している。

　さて、地方において、これら自己完結型の施設と遜色ない外傷診療レベルを担保するためにはどのようなシステムが考えられるであろうか。

　重症外傷患者の受け入れにあたる医師は、重症外傷の初期評価、蘇生、全身管理を理解しそれらを実施できることが必須である。つまり、そのような専門性を有する医師が24時間、365日救命救急センターに常駐していなければならない。

　蘇生・全身管理とは具体的には、気道確保（気管挿管、ファイバー挿管、左右肺分離、輪状・甲状靱帯切開）、頸椎保護、人工呼吸、輸液・輸血、胸腔ドレナージ、心嚢ドレナージ、開胸、大動脈遮断、肺門遮断の適応判断と実施、体温保持の重要性の理解と実践などを指す。

　これに加えて、緊急に実施すべき検査・処置・手術の適応がわかり、かつ優先順位に従って、戦略を決定するチームリーダーとしての能力が求められる。

　いわばこれらは外傷診療における「救急医のminimal requirement」であって、救命救急センターはこのような専門性を有する医師を常時、最低1名はおかなければならない。また、このような専門性を教育、研修できる場でなければならない。

　さて、重度外傷を診療するためには、必要な処置や手術が直ちに実施できなければならない。すなわち、脳外科、口腔外科/形成外科、胸部外科、血管外科、腹部外科、整形外科、小児外科、耳鼻科、泌尿器科、産婦人科の手術チームを常時速やかに召集できる体制が必須である。

　麻酔科医は常時、院内に常駐しているべきである。というよりも麻酔科医は元来、蘇生・全身管理を専門としているのであるから、救急搬入の時点から外傷初療に参加することをルーチ

ン化すれば、やがて麻酔科医は非常に有力な戦力になる。逆に、緊急手術となる場合は救急医も手術室に入り麻酔科医と協力して全身管理にあたるのである。蘇生・全身管理を担当する救急医にとって、麻酔科医の協力体制を構築することは、双方にとって、ひいては外傷患者にとって極めてメリットが大きい。さらに、救急医がメスを持ち、全身管理を担当できない状況では、麻酔担当医が外傷特有の病態や戦略を理解していることの重要性は論を俟たない。

首都圏、近畿圏などのいくつかの救命救急センターでは、救命手術の多くの部分をセンター専従の外傷外科医集団で自己完結するシステムを採っているが、上記のような速やかなオンコール体制が構築できれば、必ずしも救急医が自ら執刀者となる必要はない。但し、外傷緊急手術は独自の専門性を有する分野であり、外傷を専門としない胸部外科医や腹部外科医が執刀する場合には、外傷学の体系に基づいて手術戦略を指揮できる救急医が手術室内にいなければならない。外傷外科医不在の環境で外傷緊急手術の質を確保するためには、この指揮者の存在が必須であり、また、執刀医は指揮者の戦略を尊重しなければならない。

外科系各科、麻酔科の召集体制に加え、放射線科医のオンコール体制も動脈塞栓術などのため必須であるが、さらに欲をいえば、画像診断の段階からの参加が望ましい。

画像診断部門、検査部門の技師や手術部の看護スタッフも常時院内待機の体制でなければならない。

守衛など保安要員も必須である。米国の外傷センターでは警察官の常駐も珍しくなく、院内に留置場をもつ病院さえある。

C. 施　　　設

外傷診療のためには、救急車で搬入しやすい場所に初療室(救急外来)があり、そこから近い場所に移動しやすい導線で、放射線部門、手術部門、ICUが設置されていなければならない。外傷症例が特に多い施設では、初療室に隣接して、あるいは初療室内にCT室、手術室を設置することも考慮されるべきである。

D. 設備、器材

初療室に必要な器材は以下のとおりである。
・感染防御器具(紙タオル、液体石鹸、手袋、マスク、ガウン、廃棄ボックスなど)
・気道確保(含：輪状甲状靭帯切開)・人工呼吸の設備、麻酔器
・静脈確保の設備(中心静脈を含む)
・輸液・輸血加温装置、電子レンジ、暖房設備
・多用途超音波診断装置
・ポータブルX線撮影装置
・胸腔ドレナージセット、心囊ドレナージセット
・開胸セット、開腹セット
・大動脈遮断カテーテル挿入キット
・モニター(SpO_2、ECG、非観血血圧、観血血圧、体温、その他)、除細動器
・骨折固定副子各種
・全脊柱固定具(頸椎カラー、バックボード、ベルト、頭部固定具)

患者名　○○○○　　ID NO　　性　◎男　○女　年齢　43

指示系統　◎1　○2　　CCM受持医　金子　　所属科受持医　　　CCM受持Ns
入室日　2000/3/27　入院棟　◎ICU　○HCU　○救急外来

受入時刻　◎深　○日　○準　　　扱い　○一二次　◎救命救急　○集中治療
来院方法　◎救急隊　○紹介転院　○家族など　○ヘリコプター　○その他　○院内術後　○院内救急

所属科　◎救命　○胸外　○整形　○児外　○循内　○消化　○内分　○小児　○耳鼻　○他
○脳外　○外科　○透析　○総診　○呼吸　○神経　○産婦　○精神　○泌尿

大分類　○意識障害、脳　○心大血管　○熱傷　○大手術後　○他の内因性
○呼吸不全　○急性中毒　○消化器疾患　◎外傷　○他の外因性

外傷症例では、2ページ目の入力を忘れないこと！

自殺企図疑　○有　◎無

病名　□CPA（含蘇生後）　□動物咬傷　□心疾患　□喘息重積　□腎不全　□脱水　□精神疾患
■外傷　□溺水　□大動脈　□肺不全　□肝不全　□脊椎髄救急　□大手術後
□熱傷　□熱中症　□末梢血管　□急性腹症　□DIC 凝固異常　□血液疾患　□悪性新生物
□急性中毒　□偶発低体温　□肺血塞栓　□消化管出血　□重症膵炎　□神経筋疾患
□アナフィラキシー　□縊頸　□気道異物　□産婦科救急　□横紋筋融解　□内分泌代謝
□出血性ショック　□脳血管障害　□喀血　□重症感染症　□電解質異常　□MOF

病名病態補足　交通外傷、脳挫傷、びまん性軸索損傷、大動脈損傷、右膝蓋骨骨折

直腸温　0　平均血圧　0　心拍数　1　呼吸数　1　酸素化　0　pH　0　Na　0　K　0
クレアチニン　0　ヘマト　0　WBC　0　GCS点　9　年齢点　　CHP　0

APACHE II　12

処置　□CPR　□胸腔ドレナージ　□開胸心マ　□胃洗浄　□硬膜外麻酔
■人工呼吸器　□BAL　□心臓ドレナージ　□wash out　□消化器内視鏡
□分離肺換気　□IABP　□冠 intervention　□CHDF　□胃瘻造設
□BiPAP/maskCAPA　□PCPS　□TAE　□HD　□DPL
□高頻度換気　□緊急ページング　■脳低温療法　□血漿交換　□脳死判定
□気管切開　□IABO　□髄液ドレナージ　□PMX/免疫吸着/DHP　□臓器提供

処置補足

手術　○無　◎有　→手術室入室時間　○9時～17時　◎17～9時
↓
□開頭／穿頭　□顔眼鼻顎喉　□開胸　□腹壁　□腹腔鏡　□経尿路　□脊椎脊髄　□骨盤
□非開頭脳外　□乳腺、胸壁　□胸腔鏡　□開腹　□経腟肛門　□躯幹体表　□四肢　□体外循環

手術補足　大動脈ステント

●図6-1　救命救急センター台帳（CCM医師入力用）－1ページ目－●

E. 記録と評価

重症外傷の診療の質の維持向上を図るため、救命救急センターはデータベースを作成しなけ

```
外傷データベース
  大区分    ◎鈍的   ○鋭的   （鋭的→銃創、刺創、切創、割創）
  受傷機転  ◎交通事故  ○転落・滑落  ○重量物落下  ○挟圧   ○殴る、蹴る  ○銃創
            ○墜落      ○転倒        ○生き埋め、圧挫  ○刺・切・創  ○杙創  ○スポーツ
  受傷機転概要  歩行中乗用車にはねられた

  AIS 最大値   頭頸部 4    顔面 2    胸部 4    腹部 0    骨盤四肢 1    体表 0
       ISS  36    （手計算）   多発外傷 ◎有 ○無 （AIS ≥ 3 二ヵ所以上）
       GCS  2     SBP  4    RR  3    →    RTS値  5.6764
       PS   .80309571565
  受傷内容
       □頭蓋骨折       □胸腰椎髄     □肺裂傷      □直腸損傷      ■下肢損傷
       □頭蓋底骨折     □肋骨骨折     □心臓損傷    □腹内血管損傷  □躯幹体表損傷
       ■脳挫傷         □胸骨骨折     □膵損傷      □尿管膀胱損傷  □外傷性 asphyxia
       ■頭蓋内出血     □血胸         □胃損傷      □妊娠子宮損傷  □crush 症候群
       ■顔眼顎         □気胸         □十二指腸損傷 □会陰肛門外性器 □脂肪塞栓症候群
       □喉頭気管食道   ■心嚢内出血   □小腸損傷    □骨盤骨折
       □頸椎頸髄       □肺挫傷       □結腸損傷    □上肢肩甲鎖骨
  受傷内容概要

  備考
```

●図6-2 救命救急センター台帳（ＣＣＭ医師入力用）－2ページ目－●

ればならない。コンピュータ患者台帳には、重症度評価の章で述べられたTRISS、RTS、Psなどの重症度指標が含まれなければならない。そしてpreventable trauma deathの可能性ありと算出された症例についての検討を行い、診療の質の向上にフィードバックさせることが重要である。

　日本外傷学会では、外傷データベースのためのテンプレートを作製し、将来的に全国版外傷データベースの構築を計画している。現在、これに向け、全国37施設が参加して重症外傷登録（trauma registry）の試行が行われているところである（詳細はⅡ章を参照されたい）。

　図6に著者らの施設で用いているデータベース入力画面を示した。

[2. 診療所における外傷診療体制]

　全身麻酔手術、動脈塞栓術などの実施が困難な診療所にあっては、それらが必要な患者はそれらを実施できる施設へ速やかに転送することになる。診療所には、転送までの間、全身状態を良好に維持するに必要な設備と能力が求められる。

　また、速やかに搬送するため、普段から直近の救命救急センターとの連携を確保し、最適な搬送手段(ヘリコプターなど)の手配の方法などを熟知しておかなければならない。

A. 診療所に求められる設備と能力

　気道確保(気管挿管、輪状甲状靭帯切開)器具、胸腔ドレナージ器具、輸液器具、パルスオキシメーター、多用途超音波診断装置、単純X線撮影装置、電子レンジ(輸液加温)などが設置され、実施できることが求められる。

B. 救命救急センターへの転送

　気道確保や胸腔ドレナージを要するほどの重症患者はそれらを実施した後に救命救急センターへの転送を考慮する。また、第2部．鈍的外傷「1．診療所における初療の流れ」54頁図3に引用した「米国外科学会の定める、外傷センターへの搬送基準」に該当する重症外傷は転送を考慮すべきであろう。

　重度外傷を転送する場合は、迅速であるに越したことはない。できるだけgolden hourのうちに転送を完了したいからである。

　救命救急センターまで陸路搬送で30分以上を要するときはヘリコプターの利用を考慮すべきであり、普段から地域におけるヘリコプターの利用システムを知っておくことが重要である。ヘリコプターに搭乗する医師や看護師は収容する病院側から迎えに来るのが原則である。

　陸路搬送でも30分以内であるときは救急車での搬送で可だが、本来、陸路30分圏内に救命救急センターがあるのであれば、最初から救命救急センターに搬送されるべきである(trauma bypass)。

　　　　　　　　　　　　　　　　　　　　　　　　　(石原　晋)

第2部
鈍的外傷

1. 診療所における初療の流れ

> **ポイント**
> - Primary survey＋蘇生術→Secondary survey→最終治療の流れをつかむ。
> - A＆C：Airway & Cervical spine immobilization（気道および頸椎保護）➡いつ挿管すべきか適応を知る。頸椎保護を忘れない。
> - B：Breathing（呼吸）➡超致死的な6つの胸部外傷病態の早期発見・治療に努める。
> - C：Circulation（循環）➡①ショックの認識・鑑別。②内出血「MAP（胸・腹・骨盤の出血）」を探せ。③外出血の圧迫止血。外傷＋頻脈＋冷汗ならショックがあるものとみなす。
> - D：Dysfunction of CNS（神経）➡切迫するD（頭蓋内圧亢進）を同定できる。
> - E：Exposure & Environmental control➡脱衣および低体温予防。
> - Secondary survey：頭の先から足の先まで素早く診察。すべての穴に指と管を入れ診察する。
> - FIXESの呪文を唱えて見逃しのないようにする[1]。
> - 搬送基準を知り、早期に高次病院に転送する。

はじめに

　残念ながら多発外傷のすべてが最初に三次救命救急センターに搬送されるというわけもなく、多くの外傷がまず近くの実地医家のところに搬送される。むしろ田舎では当然のようにまず診療所にあらゆる患者が搬送され、その地域の救急を一手に担っているといっても過言ではない。多発外傷など数年に一度ぐらいしかこないという診療所も多いであろう。また診療所では手術ができなかったり、CTなどの最先端の機器がなかったり、日々の外来では多発外傷には精通していなかったりなどと、多発外傷を診るにあたり数々の制限がある。しかし受傷早期の死亡の約35％は、気道の確保、呼吸管理、止血などの基本的なポイントを押さえることで予防することができるといわれている[2]。最先端の機器を備えていない診療所でも、致死的な外傷を同定または除外しながら総合的に診察・処置を行い、バイタルサインを安定させて早期に搬送することに集中して初期治療の1時間を効率よく戦えば、患者の受傷早期の死亡率を減少させることができる。アメリカをはじめ諸外国では1人でも多発外傷に対峙できるような外傷の標準的な対処法を教育するトレーニングコースを行っている[3]。日本ではエコーがより普及していること、搬送時間が諸外国に比べ比較的短いことなど諸事情が異なることから、独自のコースが開発された。2003年より日本救急医学会、日本外傷学会によりJATEC（Japan Advanced Trauma Evaluation and Care）が開始されている[4,5]。

[1. 診療所での最初の30分～1時間の戦略]

　救急を専門としない医師が多発外傷に遭遇したときのストレスはかなりのものがある。まして診療所で自分1人で戦わなければならないという場合はなおさらである。多発外傷患者に遭遇したときに多いミスは、まず自分1人では何もできないと思い込み、初期治療をおろそかにしてとにかく搬送してしまえというミスである。多発外傷の目の前に見えている派手な外傷に気を取られ、基本的なABCをおろそかにすると、搬送中に死亡してしまうことになる。多発

第2部　鈍的外傷

外傷の予防できうる死亡例の35%が基本的なA：Airway 気道、B：Breathing 呼吸、C：Circulation 循環、の不備によるといわれる。また気道に異常がある場合適切な処置がなされないと患者は数分で死亡し、呼吸や循環に異常がある場合に適切な処置がなされないと約30分で死亡してしまう。頭部外傷は多発外傷の死因の半数を占めるが、その予後の最大の決定要因はむしろ低酸素とショックであり、初期治療における十分な酸素化およびショックの是正が大きなカギを握るということを知っておきたい。換言すれば、脳外科の手術ができない診療所であっても、ABCがきちんとできれば、頭部外傷の予後の改善に貢献できるのである。また、頭部外傷＋意識障害で、すぐ頭部CTを思い浮かべるのではなく、まずABCをチェックし、ショックを伴っていたら、まずそのショックの原因を究明し加療することが肝要である。救命不能な脳幹損傷以外の頭部外傷ではショックにはならないのが普通であり、ショックが存在するなら、そのショックの原因を頭部以外に求めなければならない。特に胸腔、腹腔、骨盤内などの出血や緊張性気胸、心タンポナーデなどは見逃してはならない。とにかくABCを繰り返し評価・処置することが救命につながると考え対処する。診療所ではもちろん、その対応能力に限界があるのは当然であり、常に正確な診断を求めても無理であろう。しかし、外傷早期の戦い方として、最終診断はわからなくても、当面見逃すとすぐ死んでしまうような超致死的な外傷を鑑別していくような姿勢をもてばいい。

多発外傷患者が搬送されたときの対処法の流れを図1に示す[6]。まずprimary surveyで超致死的な病態を探し、同時に蘇生術を開始する。続いてsecondary surveyで頭の先から足の先

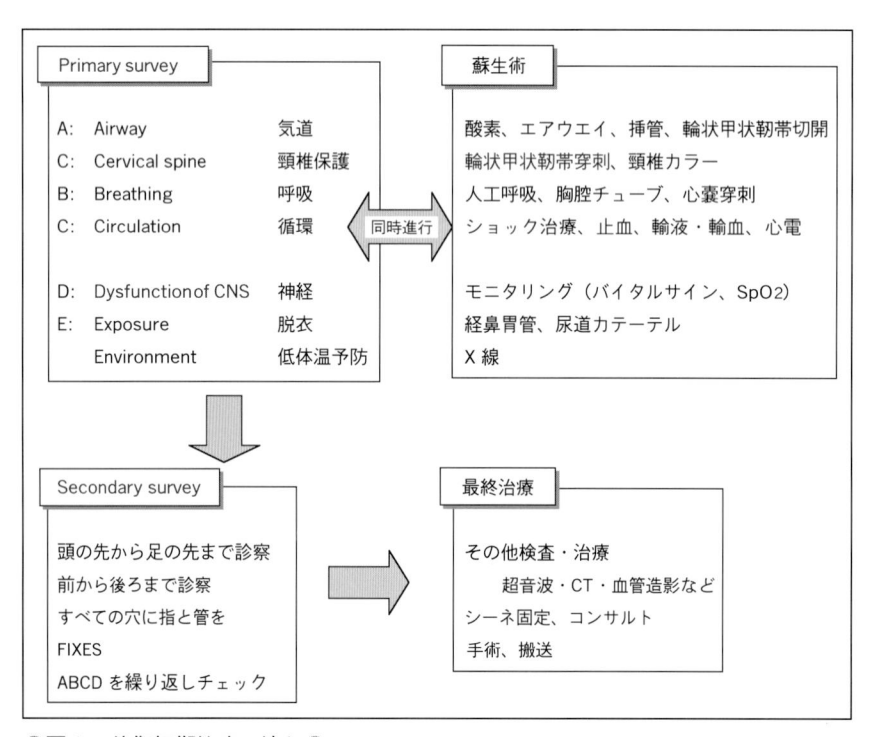

●図1　外傷初期治療の流れ●
（日本外傷学会外傷研修コース開発委員会：外傷初期診療ガイドラインJATEC．日本外傷学会，日本救急医学会（編），へるす出版，東京，2003より一部改変して引用）

まで見落としなく検索し、検査を進めていけばよい。但し、診療所の対処しうる許容範囲を超えると判断した場合、また高次病院への搬送の対象となる外傷を発見した場合は、悠長に時間を浪費することなく、primary surveyと蘇生術が終わり次第、バイタルサインを安定させる努力をしつつ早期に搬送すべきである。

[2．Primary surveyと蘇生術]

　診療所では急に患者が担ぎこまれることも多いだろう。もし事前に連絡が入ったら、酸素、蘇生キット、モニター類の準備は当たりまえだが、加えてエコーの準備（電源を入れておく）、温めたリンゲル液の準備、感染予防（手袋、マスク、ガウンなど）も必須である。診療所にポータブルX線装置があればいいが、ない場合には、とりあえず胸部X線と骨盤X線はすぐに撮れるように準備をしておく。

　多発外傷患者の診察ではまず超致死的な病態を同定し、すぐ治療することがカギになる。Primary surveyは患者の生理学的な異常に着目しアプローチするのが特徴である。まず、患者が担ぎこまれたら、玄関から診察ベッドに移すまでの間（約15秒）に、患者の大まかな状態を第一印象として把握しておく。経験の多い医師には一目でわかることであるが、「お名前は？」「どうされましたか？」と聞くことで、患者がすぐ返事をすれば、意識、気道は問題ないことがわかる。続いて、呼吸の仕方をみながら、橈骨動脈を触れると、大まかな呼吸、循環の状態も把握でき、患者をベッドに移した瞬間から、すぐに処置が開始できる。患者がベッドに移ったら、まず深呼吸して目の前の派手な外傷に目を奪われることなく、ABCの順に見ていけばよい。通常のABCと異なり、外傷ではA（C）BCDEとアプローチしていくので注意したい（表1）。Primary surveyは特に問題がなければ3～5分で評価できる。

A．A&C：Airway & Cervical spine immobilization 気道と頸椎保護

　まず気道の開通性を確認する。基本的に患者がスムーズに話せれば問題ない。外傷患者は全例100％酸素（リザーバー付きマスクで10～15lの酸素）投与する。特に不穏患者の場合、低酸素で暴れている場合もあるので注意されたい。吐物や血液で口腔内の閉塞音が聞こえるなら適切に吸引などの処置をすべきである。意識障害患者は舌根沈下により気道閉塞している場合があるのでエアウエイなど考慮する。またエアウエイを入れても咽頭反射がまったく出ないような場合には、自分で自分の気道を確保できない、つまり嘔吐時に誤飲する危険が非常に高いので挿管の適応になる。以上のことより、昏睡患者（GCS≦8、JCS Ⅱ‐30以下）は原則的に気管挿管の適応となる。気管挿管の適応は気道の閉塞がある場合（血腫、気道熱傷など）、呼吸不全がある場合、受傷早期の頭蓋内圧亢進症状のコントロールのために過換気を要する場合などであ

■表1　Primary surveyのA（C）BCDE■

A & C：	Airway & Cervical spine immobilization	気道と頸椎保護
B：	Breathing	呼吸
C：	Circulation	循環
D：	Dysfunction of CNS	神経
E：	Exposure & Environmental control	脱衣と低体温予防

■表2　頸椎固定の適応■
頸部痛
頸髄損傷を疑わせる神経所見あり
鎖骨より上に外傷がある場合
受傷機転から疑われる場合(高エネルギー外傷：49頁)
頸部痛を訴えられない患者群
・意識障害
・中毒患者(アルコール、薬物)
・精神疾患患者
・他の部位にかなりの疼痛を伴う外傷がある場合

■表3　超致死的な胸部外傷(TAFな3X)■
・cardiac Tamponade	心タンポナーデ
・Airway obstruction	気道閉塞
・Frail chast	フレイルチェスト
・tension PTX(pneumothorax)	緊張性気胸
・open PTX	開放性気胸
・massive HTX(hemothorax)	大量血胸

る。また、高度ショックは原則として気管挿管の適応である。頸椎を無理やり過伸展しないように介助者に首を正中位に固定してもらいながら挿管しないといけない(in-line immobilization)。気管挿管が不可能な場合は外科的な気道確保(輪状甲状穿刺・輪状甲状切開)を施行する。気管挿管などのテクニックの詳細は別項を参照されたい。

　日本でも近年では欧米並みに外傷症例では頸椎カラーを装着し、バックボードに固定して搬送されてくるようになった。外傷患者の頸椎・頸髄損傷の25％はプレホスピタルにおける不適当な頸椎の扱いにあるという報告が以前された影響が多分にある。頸髄損傷が見逃されてしまった場合の後遺症の悲惨さは筆舌し難い。少しでも頸椎損傷を疑う場合は、治療早期に予防的に頸椎を保護しておく方がよい。頸椎損傷を疑わせるような神経所見がある場合や、頸部痛がある場合は当然頸椎保護を行うが、鎖骨より上に外傷がある場合も全例首は振られたものと考え、とりあえず頸椎は固定しておく。また、急速減速性外傷など受傷機転から疑われる場合も頸椎を固定する。頸部の痛みを訴えられない患者も念のため固定し予防しておく(表2)。

B. Breathing　呼吸

　呼吸の評価は見る(Look)、触れる(Feel)、聞く(Listen)、が原則である。胸部のみならず、介助者に頸椎を固定してもらいながら頸椎カラーを一時的に取りはずし、頸部の診察(努力様呼吸、頸静脈怒張、皮下気腫、気管偏位)も行う。Primary surveyの段階では、超致死的な6つの胸部外傷をいち早く除外していく必要がある。「TAFな3X」と覚える(表3)[1)7)]。各疾患の診断法、治療法は各論を参照されたい。生理学的なアプローチをするPrimary surveyのB(Breathing)では、実際にはこの「TAFな3X」のうち、大量血胸、心タンポナーデは次のCで同定する作業になる。

　どれも重要であるが、特に緊張性気胸と心タンポナーデは早期に同定・治療しないと30分で死亡してしまうので注意してほしい。胸部外傷があり、難治性のショックをみたらこれら2つの病態を必ず除外診断しておかなければならない。緊張性気胸の診断はあくまで臨床診断で行動を開始する必要があり、胸部X線を撮影しているとレントゲン室で死亡してしまうことになりかねない。緊張性気胸を疑ったら(難治性ショック、患側肺呼吸音減弱・打診上鼓音、皮下気腫、頸静脈怒張、胸骨直上での気管の健側への偏位、特に陽圧呼吸で状態が悪化し、アンビューバッグが固く抵抗がある)、まず胸腔穿刺(第2肋間鎖骨中線に14～16Gの静脈留置針を2～3本刺す)をして少しでも圧を逃がしておく。勢いよく空気が出てくるが、多くの場合それだけでは不十分なので胸腔ドレナージ(乳頭の高さで中腋窩線よりやや前方：ちょうど第4～

5肋間に相当する)を続いて行う。この順番を間違え、胸腔穿刺をせずに胸腔ドレナージに挑戦すると、時間を浪費してしまいショックが進行してしまうので、先に胸腔穿刺をすることを忘れないようにしたい。また緊張性気胸が同定されたにもかかわらず、胸腔穿刺のみ施行し、他の処置を優先して胸腔ドレナージを後回しにしてもいけない。十分な胸腔内圧の減圧を得られない。診療所では持続吸引器がないから、ドレナージができないと考えるのは間違いである。トロッカー挿入後、管の先にゴム手袋を被せ、その先端にハサミで切れ目を入れる。あるいは管の先を水の中に約10cm沈めるなどで急場はしのげる。

　頸静脈怒張をみたら、緊張性気胸、心タンポナーデ、心原性ショックを疑うが、大量の出血を伴う場合には、同疾患があっても頸静脈は怒張してこないので注意する。この場合むしろprimary surveyが終わり、蘇生が進んで循環血液量が回復するにつれて、頸静脈怒張が出てくるので、後で発見されることもあり、常にこの病態を頭の片隅において診察を続けていく必要がある。

　Primary surveyで異常を同定したら、絶対次のステップに進むことなく、その異常を治してから次のステップに進まなければならない。

C. Circulation　循環

　Primary surveyのC循環では、①ショックの認識・治療、②外出血の圧迫止血、③内出血の原因を探す、がポイント。

1)ショックの認識・治療

　ショックを認識するのに血圧計は必ずしも必要ない。どこで脈が触れるかをチェックすれば大かたの予想はつく。頸動脈で触れれば60mmHg以上、大腿動脈なら70mmHg、橈骨動脈なら80mmHg以上はあると判断してよい。ほとんど血圧が触れない患者に血圧計で繰り返し測定するような時間の浪費は避けたい。また外傷性ショックのほとんどを占める出血性ショックなら、頻脈、冷汗、蒼白になってくるので視診、触診でも予想はつく。原則的に外傷＋頻脈＋冷汗があればショックがあるものとみなす。今は血圧低下がみられなくても、躊躇せず早期に輸液路を確保すべきである。出血性ショックでも循環血液量の約30％を超えて出血しないと血圧は落ちてこないので、血圧低下がないからといって安心していてはいけない。輸液路は後で抜くのは簡単だが、悪くなってから確保するのは困難であり、人手の少ない診療所ではリスクを考え早めに手を打っておく方が賢明である。

　輸液路は太いラインで最低でも2〜3本は確保する。輸液は肘静脈でリンゲル液(乳酸または酢酸)か生理食塩水をつなぐ。低体温予防のために輸液を温めておくとよい。腹部外傷が疑われる場合は輸液路を下肢には取らないようにする。また胸部外傷を疑う場合は、下肢にも輸液路を確保するようにしたい。外傷早期の戦い方として、輸液製剤はなるべく血管内に残る組成のものを使用すべきであり、維持輸液やブドウ糖液は適切ではない。これらは浸透圧の関係でほとんど血管内に残らず、循環血液量改善の役には立たない。維持輸液をつないで搬送するようなことは自殺行為である。また外傷後ストレスで高血糖になることが予想されるので、なるべくブドウ糖負荷をかけないようにする。特に頭部外傷の場合は、糖負荷は避けなければならない。ヒトアルブミン製剤は、リンゲル液との比較検討でアルブミン製剤がより優れている

という根拠はない。その投与はむしろ予後に悪い影響が出たとの報告もあるので、診療所では安くて効果のあるリンゲル液または生理食塩水を使用すべきである[8]。

2）外出血の圧迫止血

体表面への活動性外出血は早期にガーゼで直接圧迫止血しておく。出血部より近位を強く縛るのは末梢組織の虚血を招き好ましくない。縛り方が弱いとむしろ静脈性の出血を助長してしまう。ほとんどすべての出血が直接圧迫止血で当面は用は足りる。むやみに鉗子でつまむと神経など健常組織を損傷するので、鉗子は条件の整った手術室で使用することに限る。

3）内出血を探せ（「MAP」を探せ）

外傷でショックをみたら、1に出血、2に出血、3に出血、次に緊張性気胸や心タンポナーデ、そして心原性ショックや神経原性ショックなどを考慮する。とにかく目の前には見えていなくても、どこかに出血がないかどうかを考えなければならない。外傷性ショックの原因の9割以上が、出血が原因であり、特に目に見えないところで出血し見逃しの原因になりやすい胸腔（大量血胸 Massive hemothorax；HTX）、腹腔（Abdomen）、骨盤腔内（Pelvis）の出血を見逃さないようにしなければならない。頭文字を合わせ、輸血のMAPにひっかけて、「MAP（Massive hemothorax, Admonen, Pelvis）を探せ」と覚える。大量血胸、骨盤腔内出血に対しては素早く胸部X線、骨盤X線を撮影して、それぞれ胸部X線で大量血胸像がないか、大きな骨盤骨折がないかを探す。腹腔内出血に対しては、腹部エコーでFAST（Focused Assessment by Sonography on Trauma、詳細は別項を参照）を行う。エコーは6ヵ所（心窩部、モリソン窩、脾周囲、膀胱周囲、両側胸腔）チェックし、腹腔内のecho free space（腹腔内出血を示唆）の同定と同時に、心嚢液貯留（心タンポナーデを示唆）、および胸腔液体貯留（血胸を示唆）を探す。胸部大動脈損傷で大量血胸を伴っていたとしても胸部表面に明らかな外傷を認めない場合も多く、体表面の外傷に気を取られていると見逃すので注意を要する。大腿骨が2本骨折すれば十分ショックになることも覚えておきたい。ショックの治療をしながら原因検索をし、早期の止血を行う、または止血手術ができる施設に搬送する。

Primary surveyでは、ショックを認めた場合、胸部X線、骨盤X線、エコー（FAST）が必須である。ポータブルX線撮影装置があればいいが、診療所で自分がレントゲン室に赴いて、X線撮影しなければならない場合は、決してバイタルサインの安定しない時期にはレントゲン室には行かない。レントゲン室で蘇生しなければならなくなるほど悲惨なことはない。血胸はエコーでもある程度予測はつく。ショックがある場合は、原則骨盤の触診よりも、骨盤X線が優先され、動揺性チェックによって骨盤出血を助長しないように心がける。診療所で簡単に骨盤X線が取れない状況では、とりあえず骨盤骨折があるものとして愛護的に扱う。骨盤部の激しい痛み、骨盤周囲の腫脹、下肢の外転・短縮を認める場合は、骨盤骨折を強く疑う。骨盤X線を撮影できない状況で、どうしても触診するなら、愛護的に1回だけ、腸骨翼を内側に絞り込むように圧迫し、恥骨結合を前後方向に圧迫して動揺性を調べてもよい。動揺性がある場合は、骨盤をシーツやバストバンドでラップして、骨盤腔を小さくしておくと出血量を減少することができる。

4）出血性ショックの輸液・輸血の実際

　出血性ショックの場合、まずリンゲル液または生理食塩水を 1～2 l (小児では20ml/kg)急速輸液し、血圧や脈の反応をみる。これを初期輸液療法という。急速輸液に対する反応により3群に分類する。

（1）急速反応群(responder)
　初期輸液療法で血圧が上昇し、頻脈が治ってくれば、出血量は循環血液量の20％以内と予想され、輸液のみで対処できると予想できる。

（2）一過性反応群(transient responder)
　初期輸液療法で一時的に正常になるもののすぐまた血圧が低下してくるものは、20～40％の循環血液量の喪失を疑い、なるべく早く輸血を準備し、必要最小限の検査で手術室へ運ばないといけない患者であると予想される。

（3）無反応群(non-responder)
　初期輸液療法にまったく反応しない、または不十分な反応しか示さないショック患者は循環血液量の40％以上の出血または非出血性のショックを考え対処しなければならない。出血に対しては輸液のみでは戦えず早急に輸血が必要になる。交差試験が間に合わない場合は、O型を盲目的に輸血(妊娠可能な女性ならRhマイナス、その他はRhプラスでいい)することもやむを得ない。検査を省略しても開胸、開腹などを要する患者であり、診療所ではやや肩の荷が重い。遅滞なく搬送に移らなければならない。

　原則的に出血性ショックの治療は喪失循環血液量の回復、および早期の出血部位の止血である。目の前の出血性ショックが進行してくるからといって、安易に昇圧剤を使用してはならない。出血性ショックの場合、既に内因性昇圧剤であるカテコラミンが大量に放出され、末梢の臓器を犠牲にしてまでも中枢部の血流を維持しようと末梢血管を収縮させている。そのうえに昇圧剤を使用するのはあまり意味がなく、むしろさらに末梢の血流を減少させ臓器不全を助長してしまうので、出血性ショックでは昇圧剤は禁忌である。血液が足りないなら、まず出血源を止めて、輸液や輸血で早期に循環血液量を回復することが肝要である。輸液、輸血はあくまで止血までのつなぎであると心得る必要がある。不十分な輸液のみに留まり、昇圧剤を使用するのは出血性ショックの治療の理にかなわない。それではどれくらいの血圧になるまで輸液をするかは現在議論の余地があり、穿通性外傷においては比較的低い血圧に保つ方がよいという報告があるが、鈍的外傷ではまだ立証されていない(輸液・輸血の具体的な方法、目標は別項参照)。

　受傷早期の外傷性ショックの鑑別は、①出血性ショック(胸腔・腹腔・骨盤腔・多発骨折)、②閉塞性ショック(緊張性気胸、心タンポナーデ)、③心原性ショック、④脊髄損傷に伴う神経原性ショック、などがある。詳細は各論を参照されたいが、胸部外傷を伴う難治性ショックをみたら、緊張性気胸、心タンポナーデだけは忘れないようにしたい。これらは見逃すと直接死につながり、疑わないと簡単に見逃されてしまう。脊髄損傷に伴う神経原性ショックはバイタルサイン(血圧低下、徐脈)や身体所見(対麻痺)、皮膚が温かい、尿量が保たれるなどの点から鑑別できるが、脊髄損傷が明らかでも、同時に他部位に出血を合併している場合があり、その見逃しは重大な結果になるため、やはり出血部位の検索をおろそかにしてはいけない。

原則的に頭部外傷ではショックにならないということも当然ながら知っておきたい。反対にショックのある頭部外傷患者が来院した場合は、必ず頭以外にショックの原因を求めなければならない。但し、例外として乳児は頭皮からの出血でも出血性ショックになることがあり、早急な圧迫止血を要する。もう1つの例外として脳幹の外傷もショックになるが、救命の対象にならない。常に頭部外傷＋ショックなら、ショックの治療を優先しなければならない。

D. Dysfunction of CNS　神経

　Primary surveyでは、神経所見は詳細にとる必要はなく、簡単に意識レベルと瞳孔、および四肢の左右差を見て、頭蓋内圧亢進症状の有無(切迫するD)をチェックする。意識レベルはできればGlasgow Coma Scale(GCS)で記録する。GCSは特にその後の変化(2以上落ちる)が重要な指標になる。GCSに慣れていないなら、JCS(Japan Coma Scale 3-3-9度)でもよい。ショックの治療に専念していても、大まかなDの評価は素早く行う。

　瞳孔は対光反射および瞳孔不同の有無をチェックする。急速な意識レベルの低下、麻痺の進行、瞳孔不同、対光反射消失の出現、クッシング徴候(血圧上昇、徐脈、呼吸数低下)などは頭蓋内圧亢進に伴う脳ヘルニアの存在、すなわち切迫するDを疑う。頭蓋内圧亢進が強く疑われるときは、決して低換気を放置してはならない。ベッドを傾けて頭部をやや高めとし、軽度の過換気を行う(あるいは正常換気を行う)。過換気で体内よりCO_2を排出することで脳への血管が収縮し、脳への血流を減少させることができ、結果的に脳圧が下がっていく。これで瞳孔不同も改善していくのがわかるときがある。バッグマスクで換気をしてもよいが、できれば気管挿管をして換気をしたい。挿管の際には手荒な操作で頭蓋内圧亢進をより招かないようにする。頭部外傷を伴う場合の急速導入法は第2部-2.「救急外来での初療の定期的流れ」62頁を参照。診療所から高次病院へ搬送中の救急車内でも頭蓋内圧亢進症状がみられる場合は、低換気にならないよう適正な換気を維持しなければならない。但し、あまり過剰な過換気をすると脳への血流が減少し過ぎて脳の虚血を招くので換気し過ぎないように気をつける。また頭蓋内圧亢進症状がないのに意識障害というだけで予防的に過換気をするのは、効果がないばかりか、脳虚血を招きむしろ予後を悪くする。予防的過換気は禁忌である。

　頭部外傷だけが存在し、頭蓋内圧亢進があるなら、血圧は上昇し、脈は遅くなり、呼吸数は遅くなる(クッシング徴候)はずである。頭蓋内圧亢進症状が顕著であるにもかかわらず、ショックが存在する場合は、必ずショックの原因検索および加療を優先しなければならない。頭部外傷の予後悪化因子として低酸素とショックが大きく関与するため、これらの改善に努めなければならない。ショックがない場合の頭蓋内圧亢進症状の治療としては、状況が許せば頭部を30°挙上するだけでも頭蓋内圧をある程度下げることができる。輸液は維持量の2/3程度に制限した方がよい。ショックを伴う場合は決して輸液を制限してはならない。マンニトールなどの浸透圧利尿剤はCTで頭部外傷の局在をはっきりさせ、脳外科医が手術をするということが決まってから、脳外科医の指示のもとに使用すべき薬剤であると考えた方がよい。もし既に頭蓋内出血が止まっているときにマンニトールを使用すると再出血を招きかねないので、CTが撮れず手術もすぐできない診療所ではマンニトールは使わない方が賢明であろう。

　多発外傷の死因の半数は頭部外傷が原因である。もしABCが安定している状態で、切迫するDを同定したなら、早急に脳外科医との連携を図るべきであり、primary surveyが終了し

た時点で、CT撮影のできる高次病院へ患者を転送しなければならない。決してsecondary surveyで時間を無駄に費やすことがないように気をつける。

E. Exposure & Environmental control　脱衣と低体温予防

　多発外傷患者は見逃しなく診察するためにも早期に全身脱衣をする必要がある。この際、衣服の裁断は状況が許せば了解をとるように心がけたい。また脱衣後すぐにバスタオルをかけるなどの配慮も忘れない。多発外傷患者は着衣を除去し、大量輸液や処置をすることが多く低体温になりやすい。加えて低体温が合併するとショックの救命率は低くなるので、早期から低体温の予防に努める必要がある。毛布をかけるだけでなく、輸液・輸血も温めて投与する。ちなみにリンゲル液や生理食塩水を電子レンジで約50～60秒温め、39～42℃に加温して輸液するとよい。輸血の場合は加温した生理食塩水に混ぜて投与する。糖を含む輸液や血液製剤を電子レンジで加温してはいけない。

F. その他Primary surveyに伴う蘇生段階で必要なこと

1）モニタリング

　バイタルサインは経時的に評価する必要がある。血圧、脈、呼吸数、体温だけでなく第五のバイタルサインと呼ばれるパルスオキシメーターも診療所にあれば測定したい。次に心電図モニターをつける。尿道カテーテルを挿入し尿の性状、尿量のモニターをする。肉眼的血尿や強拡大で1視野50以上赤血球がある場合は尿路系の精査が必要になる。尿量は循環血液量の重要なモニターであるが、糖尿病があったり、造影剤を使用することでみかけ上尿量が多くなることがあるので注意したい。

2）経鼻胃管の挿入

　経鼻胃管は禁忌がなければ、診断・治療に有用である。経鼻胃管を挿入することで、①胃内容物を確認し出血の有無を確認できる、②胃内容を排出することで外傷に伴う急性胃拡張を解除できる、③経鼻胃管を挿入して胸部X腺を撮影することで、胸部大動脈損傷や外傷性横隔膜ヘルニアの診断に役に立つことがある。篩骨洞天板骨折を疑う場合は経鼻胃管は禁忌である。

■表4　経鼻胃管および尿道カテーテルの禁忌■

経鼻胃管の禁忌
・顔面の潰された外傷
・パンダの目（racoon's eye）
・髄液鼻漏

尿道カテーテルの禁忌
・尿道口よりの出血
・陰嚢血腫
・前立腺高位浮動（直腸診）
・大きな骨盤骨折
・大きな会陰裂傷

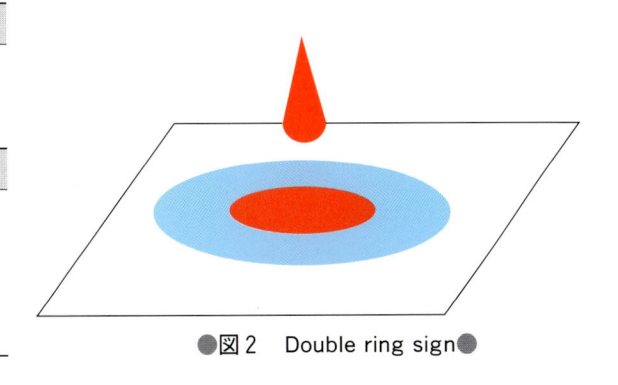

●図2　Double ring sign●

その存在を疑う所見を表4に示す。篩骨洞天板骨折があるときに経鼻胃管を挿入すると直接頭蓋内に胃管が入ってしまう恐れがある。外傷に伴う髄液鼻漏では出血を伴っていることがほとんどで、鼻出血だけなのか髄液の混入があるのかどうかの鑑別を要する。その鑑別には鼻からの血性液を濾紙に垂らし、中央が血液、周囲が髄液というように二重丸に分離するのを確認できれば髄液の混入が証明できる（double ring sign, bull's eye sign）（図2）。

3）尿道カテーテル

尿量モニターのための尿道カテーテルもその禁忌を知っておかなければならない（表4）。もし尿道の不全断裂がある場合、無理やり尿道カテーテルを挿入すると完全断裂をつくってしまう。尿道断裂を疑う場合は、安易に尿道カテーテルを挿入しないで、尿道造影をしてから尿道カテーテルを挿入するか、愛護的に尿道カテーテルを挿入しても入りにくいときは無理やり挿入しないようにする。診療所では無理に尿道造影ができなければ省略してもよいが、エコーで膀胱が腫大しているなら、直接腹壁から膀胱穿刺をすることも考慮する。

［3．Secondary survey］

Primary surveyと蘇生術で当面まず生命を脅かす病態を検索した後、次にsecondary surveyに入り、すみずみまで診察・検査し見逃しのないようにする。もちろんprimary surveyの段階で重大な外傷をみつけた場合は、その処置を進めつつ、早期に搬送し、このsecondary surveyを省略する。また、このsecondary surveyの途中において高次病院搬送が適当と判断した時点で、早めに転送の準備をしなければならないのはいうまでもない。完璧なsecondary surveyに固執し、検査に時間をかけ過ぎて、救命のタイミングを失うようなことがあってはならない。ABCがクリアできて状態が安定しているからといって、切迫するDがあるのに、ダラダラとsecondary surveyをしていてはいけない。primary surveyで同定した切迫するDとは、secondary surveyの一番最初に頭部CTを撮らなければいけないということである。診療所では転送の適応と考える。

A．AMPLEヒストリーを忘れない

Secondary surveyで患者情報をしっかり取ることも重要である。例えば、生理学的に頑健な若者は少々の出血では血圧は落ちてこない。妊婦も循環血液量の30％ぐらいまで出血しないと血圧は落ちてこないことが多い。またβブロッカーやCa拮抗剤を服用している老人の場合は生理的な頻脈は起こらないので注意を要する。AMPLEヒストリー（表5）は患者、家族、友人、救急隊などからできるだけ短時間に効率よく情報を得る方法である。

■表5　AMPLEヒストリー■

A：	Allergy	アレルギー
M：	Medication	薬
P：	Past history	既往歴
	Pregnancy	妊娠、生理
L：	Last meal	最終経口時間・物
E：	Event	状況、受傷機転
	Environment	事故の場所・環境

B．受傷機転をチェックする

前述のAMPLEのうち「E」のEventに当たるものである。外傷治療で重要なのは、明らかな

■表6　高次病院搬送適応を考慮すべき外傷受傷機転（高エネルギー外傷）■

・患者が車外に放り出された	・バイクと運転手が離れてしまった
・車からの救出時間＞20分	・同乗者の死亡
・ハンドルの変形	・車の横転
・速度の変化＞30km/h	・時速60km以上の事故
・患者の座席の横のドアの変形＞30cm	・車の変形＞50cm
・時速＞30km/h以上のバイク事故	・転落事故＞6m
・人が車やバイクに跳ね飛ばされたまたは轢かれた事故	・人が時速8km/h以上で跳ねられた

　外傷が早期に同定できなくても、外傷機転から重大な外傷の合併を予想できる場合には、やはりすぐに手術ができる施設で一定時間は経過観察をしなければならない。診療所に手術設備がない場合には、外傷機転が重大な場合にはバイタルの安定をはかった後、やはり高次病院に転送すべきである。実際の臨床の場では、診療所医師は患者搬入後、まずprimary surveyと蘇生術を施行し、その後救急隊から受傷機転を聞くという順番になる。つまり、搬入後すぐ救急隊を帰すのではなく、primary surveyが終わるまで待ってもらうように頼む、そして手伝ってもらう方が賢明である。救急隊が帰ってしまうといざprimary surveyが終わっても何も情報を得られなくなってしまう。また、primary surveyを後回しにして、受傷機転を聞くのは順番が逆である。救急隊も表6に挙げる外傷受傷機転のキーワードを認識しておく必要がある。
　これらキーワードは重大な外力がかかったと予想され高次病院の転送の基準となる（表6）。

C.「頭の先から足の先まで、前面から背中まで」素早く診察

　Secondary surveyは頭の先から足の先まで、前面から背中まですみずみを系統立てて診察し見逃しのないように心がける。背中を特に忘れやすいので注意したい。

1）頭　　部

　疼痛、圧痛部位を触診しながら診察する。後頭部の診察に必要以上に首を屈曲しないように気をつける。目や耳の診察、顔面の診察も行う。頭蓋底骨折は頭部X線やCTでもわからないことがあり、注意深くそのサインをチェックする。頭蓋底骨折を疑わせる所見は、パンダの目（受傷早期に現れることは少ない）、髄液鼻・耳漏、鼓膜内出血、バトルサイン（耳介後部の血腫でこれも受傷早期には出現しにくい）がある。鼓膜内出血の有無を調べるためには耳鏡検査をする必要がある。顔面骨骨折、吹き抜け骨折、視神経管損傷、眼外傷などは各論に譲る。基本的に顔面外傷は気道閉塞以外は慌てない。
　診療所において、頭部外傷でもう1つ重要なのは頭部CTの適応を考えることである。頭部CTの適応があり、診療所にCTがない場合は搬送の適応になる。表7で、高度危険群は当然CTの適応になり、早期に脳外科コンサルテーションを要するが、中等度危険群もCTの適応と考えた方がよい。受傷早期の頭部CT検査では異常がひっかからないことがあり、後になって初めてCTで血腫を認めることがある。特に受傷早期（2時間以内）の頭部CTは当てにならないと考える。もしCTが撮れるなら、受傷早期のCTに異常がなくても、経過を追ってCTを再検しなければならない。外傷後嘔吐は1回でもあれば、ない場合に比べて3倍頭蓋内病変の可能

第2部　鈍的外傷

■表7　頭部外傷のCTの適応■

低危険度群	中等度危険群	高度危険群
無症状 頭痛（激痛を除く） めまいのみ 頭皮裂創、血腫（たんこぶのみ） 打撲	意識レベルの低下・変化 進行性の頭痛 中毒・泥酔患者 病歴の信憑性のない場合 2歳以下 外傷後痙攣 嘔吐 外傷後健忘（>5分） 多発外傷 重篤な顔面外傷 頭蓋底骨折のサイン 穿通性頭部外傷の疑い 陥没骨折の疑い 小児虐待の疑い	昏睡（GCS≦8） 神経学的欠落症状 意識レベルの進行性低下 穿通性頭部外傷 触知可能な陥没骨折
経過観察のみ 頭部外傷後の注意書きを渡して帰宅させる 慢性硬膜下血腫の説明 付き添いをつけること	厳重な経過観察を要する CTおよび脳外科コンサルト考慮 頭部X線は必ずしもあてにならないが、撮影は有用	直ちに脳外科にコンサルト 緊急CT

■表8　頭部外傷　中等度危険群　「TRAUMA ABCDEs」■

覚え方　「TRAUMA ABCDEs」			
Toddler	（<2歳）	**A**ltered level of consciousness	意識障害（GCS<15）、意識消失
Repeated vomiting	頻回嘔吐	**B**attered child **B**leeding	小児虐待 出血傾向（ワーファリンなど）
Accelerated headache	増強する頭痛	**C**onvulsion	外傷後痙攣
Unknown mechanism	受傷機転不明	**D**rug, EtOH	中毒、アルコール
Multiple trauma	多発外傷	**E**lderly	高齢者
Amnesia	健忘	**s**kull fx	頭蓋骨骨折 頭蓋底骨折（疑）、陥没骨折（疑）

性が高くなる。また、頭部X線で骨折を認める場合には、その約10%においてなんらかの頭蓋内病変（必ずしも外科的処置を要しないものも含める）を認めるので頭部CTの適応と考える。3-3-9度方式のI-1はどことなくおかしいと分類されるが、見当識障害がなくても患者が同じことを言ったりするような場合は頭部CTを撮った方が賢明である。アルコールの入った患者の場合、意識障害はむやみにアルコールのせいにしてはいけない。アルコール血中濃度が200mg/dl以上あればアルコールのせいで意識がおかしくなっても仕方がないが、診療所ではアルコールレベルをチェックできるわけもなく、原則的にアルコール患者の頭部外傷は頭部CTを撮影する方がよい。中等度危険群の覚え方「TRAUMA ABCDEs」を表8に示す[9]。

2）頸　　部

　頸椎を用手固定してもらいながら、頸椎カラーをはずして、頸部を診察する。頸部の圧痛、疼痛、変形の有無をチェック。胸鎖乳突筋も圧痛がないか調べる。頸静脈怒張をみたら、緊張性気胸、心タンポナーデ、心原性ショックなども考慮する。ほかに皮下気腫や気管の偏位などにも注目する。来院時には所見がなくても、受傷時に電気が走るような痛みが首から上肢にかけてあった場合には、損傷が否定されるまで頸椎を固定する。頸椎に明らかな骨折を認めないのに脊髄損傷になっていることがあるので、おかしいと思ったらX線上正常であっても高次病院へ転送すべきである（Spinal Cord Injury Without Radiographic Abnormalities；SCIWORA）。このSCIWORAは欧米では小児に多いとされるが、日本では中高年に多い。臨床所見で脊髄損傷を疑っても、頸椎X線に異常を認めない場合は頸椎のCTやMRIの適応である。頸椎X線は表2に該当する場合（"鎖骨より上の外傷"は除く）は全例撮影するようにJATECでは推奨されている。鎖骨より上の外傷の存在は頸椎固定の適応ではあるが、それ単独では頸椎X線の適応にはならない。不必要なX線の撮り過ぎになってしまうため、他の所見をより重視すべきである。北米の頸椎X線適応の基準であるNEXUS（National Emergency X-Radiography Utilization Study）と比べて、適応が広いので注意されたい[10)11)]。　頸椎X線は原則として側面、正面、開口位の3方向を撮影する。中でも頸椎側面は一番情報量が多く、側面だけで7〜8割が診断可能なので、読影できるようになっておきたい。但し頸椎X線3方向をもってしても92〜96％の診断精度であり、疑わしい場合は頸椎CTを追加し、骨折を探す必要がある。頸髄損傷を思わせる神経学的異常を認めた場合は、MRIの適応になる。

　後頭部自発痛も圧痛もなく、意識清明で、他部位に激痛を伴う外傷がなく、頸椎X線上異常なく、自分で首を動かしても痛みがない場合は、頸椎カラーを除去してよい。しかし、このように頸椎保護を解除できるのは外傷の初療がある程度済んで落ち着いたときが多いので、診療所では疑わしきはとりあえず頸椎を固定して、高次病院に搬送し、そこで頸椎保護を解除してもらう方が賢明であろう。頸椎損傷を強く疑う場合は、頸椎カラーのみでは固定性は弱いので、バックボードがあればそれを利用するに越したことがないが、ない場合は、頭部の両横に丸めたバスタオルなどを置き、患者の前額部と顎をテープでベッドに固定する。この場合、体幹も必ず固定しなければいけない。頭部だけに固定された状態で体幹が動くと頸椎が危険にさらされるからである。

3）胸　　部

　Secondary surveyの際に、見逃してはいけない6つの致死的な胸部外傷を表9に示す。「PATBED2X」と覚える。胸部X線撮影後、必要に応じて検査を追加するが、診療所でその存

■表9　致死的な胸部外傷「PATBED2X」■

・Pulmonary contusion	肺挫傷
・Aortic disruption	胸部大動脈断裂
・Tracheo-bronchial disruption	気管気管支断裂
・Bluntl cardiac injury	鈍的心外傷
・Esophageal disruption	食道断裂
・Diaphragmatic herniation	外傷性横隔膜ヘルニア
・2X　　PTX、HTX	気胸、血胸

在を疑ったら、早急に搬送した方がよい。12誘導心電図もとる。治療に関しては各論を参照のこと。

4）腹　部

多発外傷に伴う腹部外傷で最も多く見受けられるミスは特定臓器の損傷、および損傷形態を同定するために時間をかけ過ぎることである。基本的には診療所では手術が必要になるかならないか、入院し厳重に経過観察を要する病態かどうかを見極めるだけに専念した方がよい。診察は腹腔内出血の有無と腹膜刺激症状の有無に絞り込む。再度、腹部エコーで6ヵ所を1〜2分でecho free spaceの有無をチェックする。echo free spaceの量が少なくても経時的に観察を要するため、それを認めた場合は高次病院へ搬送する。血液そのものはそれほど強い腹膜刺激症状を呈さないので注意を要する。脾損傷で腹腔内出血があっても、腹膜刺激症状が陽性となるのは僅か40％のみである。また腸管損傷では腹膜刺激症状が数時間〜数日してから出てくる場合があるので、受傷早期に腹膜刺激症状がないからといって安心はできない。特に腹部のシートベルト跡がある場合には要注意である。

腹部エコーは多発外傷の全例に施行する。腹膜刺激症状に頼っていると見逃すことがある。腹部所見があてにならない患者群には、①意識障害、②アルコール・薬物中毒、③脊髄損傷、④他の部位に激痛を伴う外傷がある場合、⑤小児、老人、妊婦、などがある。

また下位肋骨骨折をみた際には、必ず腹部エコーをして、腹腔内臓器の損傷の合併を鑑別する。特に右の下位肋骨なら、肝臓・腎臓損傷、左なら脾臓、腎臓損傷の鑑別を要する。

5）骨　盤

骨盤の診察はショックがある場合は原則として骨盤X線を優先する。骨盤X線で大きな骨折をみた場合は、触診を行ってはならない。骨折を認めない場合は、腸骨翼に手を当て左右から絞り込むように動揺性をチェックする。そして恥骨結合に手を当てて圧痛をチェックする。骨盤骨折の診断には骨盤X線よりも触診の方が感度が高い。骨盤X線で明らかな大きな骨折を認めない場合はきちんと入念に診察する。一方、骨盤骨折は2〜4ℓもの大量出血になることがあり、診療所で骨盤X線がすぐに撮れずに、骨盤骨折を疑う場合は、診察は愛護的に1回に限らなければならない。骨盤骨折は骨盤周囲の腫脹、下肢の短縮・外転変形がある場合は強く疑う。

骨盤X線で前方骨盤環骨折をみた場合には膀胱尿道損傷を、後方骨盤環骨折をみた場合には出血を疑う。特に出血しやすい骨折(仙腸関節の離開＞1cm以上、恥骨結合の離開＞2.5cm、5mm以上の骨盤の偏位、Malgaigne骨折、Open book骨折など)を認めた場合は、大出血になるので、骨盤をシーツやバストバンドでラッピングし、できるなら早期に輸血の準備をしつつ、高次病院に速やかに転送し、最終治療(TAE、創外固定など)までの時間を短くするようにする。転送にあたっては2〜3本以上の輸液路を確保し、十分な輸液をしつつ搬送する。搬送時の体位はなるべく骨盤を絞り込むようにラッピングを行い、足先を揃え、足関節、膝、大腿を紐で縛っておく。仙腸関節をなるべく寄せておくことで出血を最小限に抑えるように努力する。救急車の要請時にショックパンツがあれば救急隊に持ってきてもらう。搬送に20分以上要する場合はショックパンツを使用した方がよい。搬送時間が20分以内で済むようなら、

ショックパンツの装着にむやみに時間をかけるのは意味がない(ショックパンツの適応、禁忌に関しては別項参照)。

6) 会 陰 部

尿道カテーテルの禁忌はないかチェックする(表4)。直腸診を忘れないようにする。直腸診のチェックポイントは、①直腸内出血・直腸壁損傷、②前立腺高位浮動、③肛門括約筋の収縮、④骨盤骨折の触知、などである。前立腺高位浮動があれば尿道損傷を疑い尿道カテーテル挿入は控える。肛門括約筋が弛緩している場合は脊髄損傷を考慮する。また脊髄損傷が明らかでも、肛門括約筋が収縮するなら不全脊髄損傷であり、積極的な加療を要すると判断できる。骨盤骨折を直腸から直接触れることができることがあるが、骨盤骨折に伴い直腸損傷がある場合は、骨盤の開放性骨折があるものとみなして抗生剤を早期に投与する。また、人工肛門造設の適応となる場合が多いので早期転送を考慮する。

7) 四 肢

骨折をみたら、その上下の関節を含めてシーネ固定する。骨折部位より末梢の神経・血管損傷がないかをチェックする。骨折の近傍に裂創がある場合はそうでないとわかるまで開放骨折と考えて対処する。脱臼は早期に整復すべきである。大きな変形、神経・血管損傷、開放骨折、関節骨折は専門医に搬送する。創部の汚染度合いによっては破傷風のトキソイドとグロブリンを考慮する(その適応や抗生剤の使用の仕方は各論参照)。

8) 背 部

背中の診察も忘れてはならない。この際、安易に腰を捻って背部を診察することは慎まなければならない。看護師や救急隊員に手伝ってもらって、患者の体を1本の丸太に見立てて、かけ声とともにゴロッと横に向ける(Log roll)。1人は首を捻らないように頭を保持しておく(in line immobilization)。骨盤骨折を伴う場合は、そのまま持ち上げる(Flat Lift)か、背面の診察は状態が落ち着いてからすることにして高次病院に委ねる。

9) 神 経

Glasgow Coma Scale(GCS)や3-3-9度分類(JCS)方式で意識レベルを再度チェックする。神経所見は神経学的欠落症状や特に左右差に注意して診察する。Secondary surveyの時点でより詳細な神経学的診察をとるようにする。

D.「すべての穴に指と管を」

Secondary surveyの際、「すべての穴に指と管を」と繰り返し、頭の中で言って見逃しのないようにする。耳→耳鏡、鼻→経鼻胃管、口→エアウエイ、気管挿管、尿道→尿道カテーテル、肛門→直腸診のチェックを怠らない。

E.「FIXES」を繰り返しチェック

Secondary surveyでのアプローチで見逃しがないようにするために、頭の中で「FIXES」の

呪文を唱えながら、対処するとよい（表10）。

Secondary surveyの最中に患者の状態が急に悪化した場合は、慌てずprimary surveyのABCに戻ることが肝要である。

以上でsecondary surveyが終了し、必要な諸検査を行ったり、搬送を行う。繰り返すが、生命を脅かす病態をみつけ、高度な医療が必要と判断した場合は、primary surveyと蘇生術のみ行って、早急に搬送する。Secondary surveyの手順を終えるまで待つ必要はない。

■表10 「FIXES」 見落としのないSecondary survey■

F :	Finger & tubes into every orifice	すべての穴に指と管を 耳鏡、経鼻胃管、尿道カテーテル、直腸診など
I :	iv、im	輸液、輸血、破傷風予防、抗生剤
X :	X線、CT	胸部、骨盤X線はルーチン
E :	ECG	12誘導心電図、心電図モニター
S :	Splint	シーネ

［4．搬送のタイミング］

診療所で多発外傷に遭遇したときに最も大事なのは施設の能力を知ることである。またその反対に臆病になり過ぎて何もしないでただ搬送するのでは搬送中に患者は死亡してしまう。図

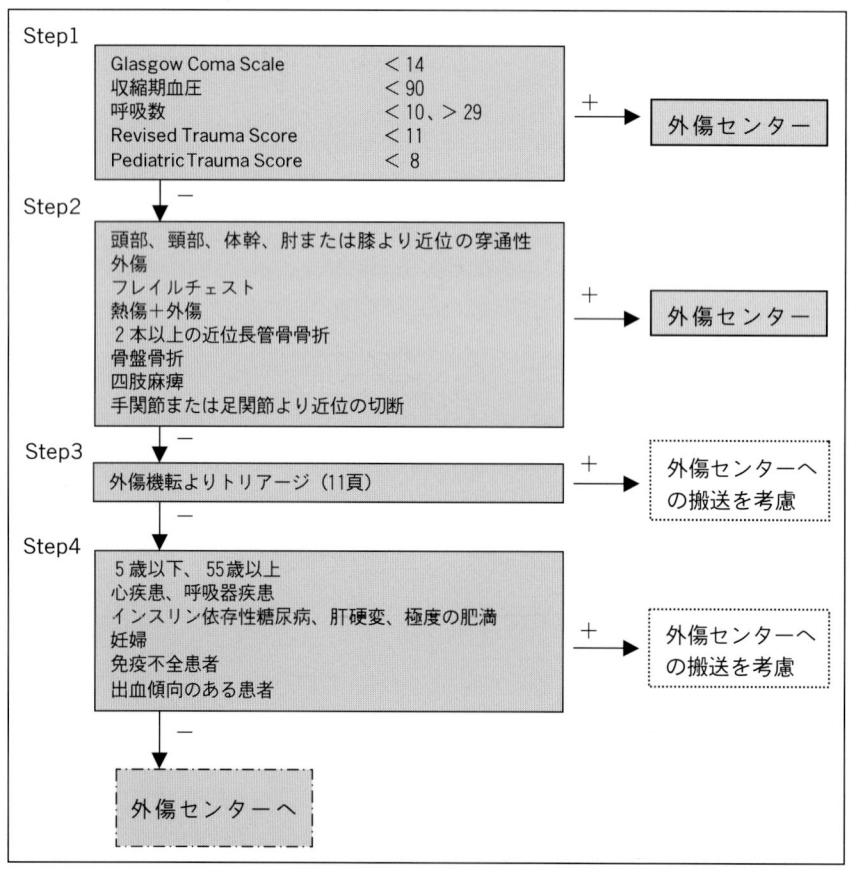

●図3 外傷センター搬送基準●

Step1
- Glasgow Coma Scale　＜14
- 収縮期血圧　＜90
- 呼吸数　＜10、＞29
- Revised Trauma Score　＜11
- Pediatric Trauma Score　＜8

＋→ 外傷センター

Step2
- 頭部、頸部、体幹、肘または膝より近位の穿通性外傷
- フレイルチェスト
- 熱傷＋外傷
- 2本以上の近位長管骨骨折
- 骨盤骨折
- 四肢麻痺
- 手関節または足関節より近位の切断

＋→ 外傷センター

Step3
- 外傷機転よりトリアージ（11頁）

＋→ 外傷センターへの搬送を考慮

Step4
- 5歳以下、55歳以上
- 心疾患、呼吸器疾患
- インスリン依存性糖尿病、肝硬変、極度の肥満
- 妊婦
- 免疫不全患者
- 出血傾向のある患者

＋→ 外傷センターへの搬送を考慮

－→ 外傷センターへ

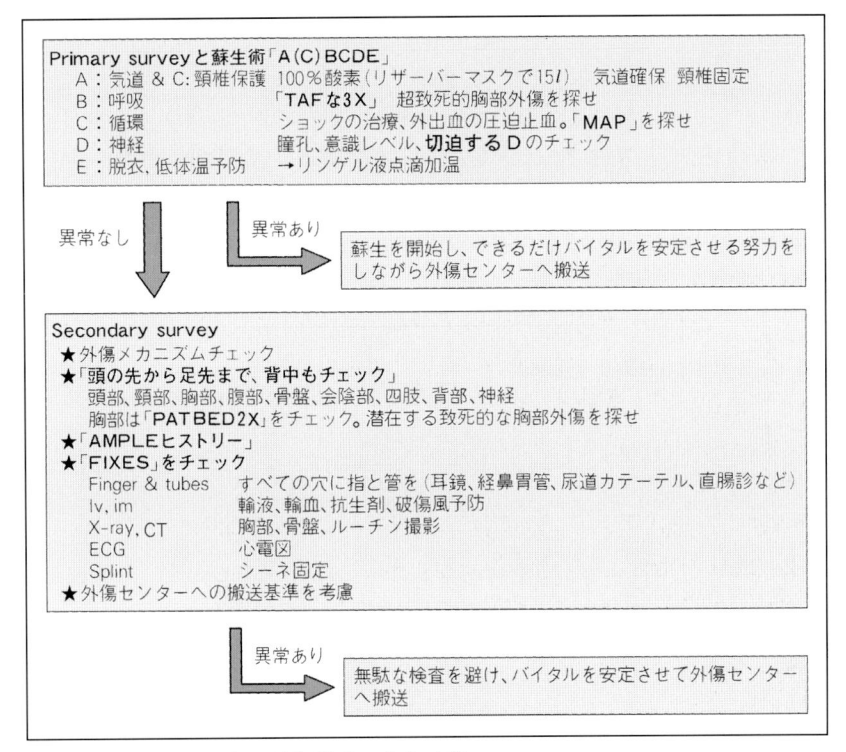

```
Primary surveyと蘇生術「A(C)BCDE」
 A：気道 & C:頚椎保護  100%酸素（リザーバーマスクで15l）　気道確保　頚椎固定
 B：呼吸          「TAFな3X」　超致死的胸部外傷を探せ
 C：循環          ショックの治療，外出血の圧迫止血．「MAP」を探せ
 D：神経          瞳孔，意識レベル，切迫するDのチェック
 E：脱衣，低体温予防  →リンゲル液点滴加温
```

異常なし ↓ 　異常あり → 蘇生を開始し，できるだけバイタルを安定させる努力をしながら外傷センターへ搬送

```
Secondary survey
 ★外傷メカニズムチェック
 ★「頭の先から足先まで，背中もチェック」
   頭部，頚部，胸部，腹部，骨盤，会陰部，四肢，背部，神経
   胸部は「PATBED2X」をチェック．潜在する致死的な胸部外傷を探せ
 ★「AMPLEヒストリー」
 ★「FIXES」をチェック
   Finger & tubes   すべての穴に指と管を（耳鏡，経鼻胃管，尿道カテーテル，直腸診など）
   Iv, im           輸液，輸血，抗生剤，破傷風予防
   X-ray, CT        胸部，骨盤，ルーチン撮影
   ECG              心電図
   Splint           シーネ固定
 ★外傷センターへの搬送基準を考慮
```

異常あり → 無駄な検査を避け，バイタルを安定させて外傷センターへ搬送

●図4　診療所での多発外傷戦略のまとめ●

3に揚げる外傷センターへの搬送基準のいずれかに該当する場合は，primary surveyと蘇生術を行った後，速やかに高次病院に搬送した方がよい[12]．

[5．診療所での戦い方のまとめ]

診療所で戦う場合は以上のprimary surveyと蘇生術が最も大事であり，その過程で生命を脅かす病態をみつけた場合，その病態を治療しつつ，早期に高次病院に搬送するのが賢明である．Primary surveyと蘇生術のみ頑張って次に高次病院へ搬送してもかまわない．Primary surveyで特に大きな外傷がひっかからない場合にはsecondary surveyに移り，より詳細に患者の状態を診察すればよい．

Primary survey＋蘇生術，およびsecondary surveyのポイントを，覚え方を含め図示したので，是非覚えて頂きたい（図4）[6]．

（林　寛之）

【文　献】
1) 寺沢秀一，島田耕文，林寛之：研修医当直御法度．第3版，三輪書店，東京，2002．
2) American College of Surgeons Committee on Trauma：Advanced Trauma Life Support manual. 1997.
3) 林　寛之．ATLSコースのすすめ．救急医学 18(7)：879-883, 1994．
4) 箕輪良行，ほか：プライマリケア外傷初期診療（Primary-care Trauma Life Support, PTLS）コースの開発．日本外傷学会雑誌 14(1)：6-13, 2000．
5) 日本外傷学会外傷研修コース開発委員会：外傷初期診療ガイドラインJATEC．第2版，日本外傷学会，日本救

第2部　鈍的外傷

　　急医学会(監修)，へるす出版，東京，2004.
6) 林　寛之：重症多発外傷のPTLS Primary surveyと2次評価. 治療 81(11)：81 - 87, 1999.
7) 林　寛之：外傷初期診療のABCとは何か？(忘れてはいけない外傷のmnemonics；記憶術). 救急総合診療 Basic 20問, 箕輪良行，林　寛之(編)，医学書院，東京，2000.
8) Lucas CE, et al : Initial evaluation and Management of Severely Injured Patient. management of Trauma 2 ed, Willson RF, et al(eds), p13, Williams & Wilkins, 1996.
9) 林　寛之. 頭はやっぱり大事だよ(頭部外傷). レジデントノート 5：113 - 122, 2003.
10) Hoffman JR, et al : Validity of a set of clinical criteria to rule out injury to the cervical spine in patients with blunt trauma. N Engl J Med 343：94 - 99, 2000.
11) 林　寛之. 急所を押さえる(頸椎外傷). Part1, レジデントノート 5(11)：105 - 119, 2004.
12) American College of Surgeons Committee on Trauma : Resources for the Optimal Care of the Injured Patient. American College of Surgeons, Chicago, 1993.

2. 救急外来での初療の定型的流れ

はじめに

　交通外傷や墜落外傷など、重症の鈍的外傷は多発外傷であることが多い。したがって、これら鈍的外傷の受け入れにあたっては、多発外傷があるものとして扱うことが肝要である。ところが、多発外傷患者の搬入時に、直ちに損傷の全貌を把握することは不可能である。そこで、存在しうる損傷のうち緊急度の高いものから順次ルールアウトしてゆくという外傷学の基本原則を身につけなければならない。顔面からの大量出血や大腿部の高度な変形など、見た目に派手な損傷があると、ついこれらに捕らわれがちであるが、これは必敗のパターンである。

[1. 初療の基本原則(図5)]

　大切なのはまず命、次に機能、最後が整容である。治療の優先順位は当然これに従う。まず一番に対処すべきことは生命にかかわる事態である。これに余裕があれば機能予後に関連する処置を、さらに余裕があれば美しく修復するための処置、という手順になる。

　直ちに生命を脅かす事態とは中枢神経(脳、頸髄)、胸部および腹部の損傷であるが、これらについても攻める順序は決まっている。その順序は①胸部→②腹部→③中枢神経でなければならない。

　胸部は呼吸循環を直接司るバイタルオルガンを内蔵しており、それらの損傷は極めて短時間のうちに致命的な事態をもたらしうるが、それらの多くはドレナージなどの単純な処置で救命できることが多いから、最も優先順位が高いのである。

　では、胸部では何を攻めるか。

　生きて救急外来にたどりついた鈍的外傷患者が、短時間のうちに心停止の危機に陥ることがある。その原因のほとんどが以下の6項目に集約される(TAFな3X→42頁参照)。

①気道閉塞
②緊張性気胸
③開放性気胸
④血胸
⑤心タンポナーデ
⑥フレイルチェスト

　この6項目を見逃さず、直ちに適切な処置を実施できることが、外傷の受け入れに当たる医師の最初のminimal requirementである。

　これら6項目のうち、気道閉塞、フレイルチェスト、開放性気胸は、外見からすぐにそれとわかるから見逃すことはない。ところが、血胸、緊張性気胸、心タンポナーデについては外からみただけではわからないので、その存在を疑って診察しなければ見逃す恐れがある。

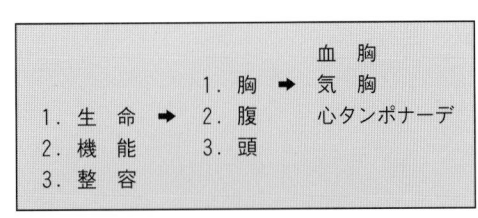

```
                              血 胸
                       1. 胸 → 気 胸
  1. 生 命 →  2. 腹      心タンポナーデ
  2. 機 能     3. 頭
  3. 整 容
```

●図5　多発外傷救急診療の大原則●

すなわち、鈍的外傷患者の初療において、血胸、緊張性気胸、心タンポナーデの3項目は必ず念頭におかなければならないのである。それらを疑うという鉄則を知らなければ、それで患者を失うことになる。救急外来におけるpreventable trauma death(PTD)（20頁）の多くがこの3項目による死亡であるから、この3項目「血胸、気胸、タンポナーデ」は念仏のようにして頭にたたき込んでおかなければならない。

[2．患者搬入まで]

　救急隊から外傷患者の収容依頼を受けたら直ちにYESかNOを即答しなければならない。救急隊員が自施設を選定した以上、答えはYESが原則であるが、やむを得ずNOという場合も即答しなければならない。救急隊の現場到着から病院到着までの時間を極力短縮するためである。細部にわたって情報を聴取した挙げ句に「収容できません」というのは最悪で、犯罪的ですらある。事故概要、バイタルサイン、損傷部位などの情報収集は重要であるが、これらは救急車が走り出してからでよい。これらの情報によって、病態や重症度が正確に判断できるわけではない。搬入後に、まず行う処置は定型的手順(primary survey)に従うのであって、この手順が現場からの情報によって左右されることはない。事故発生から病院収容までの時間をいたずらに引き延ばす要因を極力排除することの方がはるかに重要なのである。

　救急隊員(特に救急救命士)にとって、外傷患者の取り扱いはその他の傷病の場合と大きく異なる。現場での観察や処置のために許容される時間が圧倒的に限られているのである。救急隊員向けの外傷ガイドラインであるJapan prehospital trauma evaluation and care(JPTEC)では、重症外傷の現場での観察処置時間は5分以内とするよう求めている。このことから「重症外傷はscoop and run！」「何もしないで直ちに運べ！」と誤解されている向きがあるが、これは大きな誤りである。なすべきことを決められた手順で5分以内にやり、省略すべきことはしないというのが救急救命士の専門性というものである。現場でなすべき処置は気道管理、頸椎保護、酸素投与、換気補助、外出血の圧迫止血、開放性気胸の3辺テーピング、フレイルチェストの固定、脱出腸管のラッピング、穿通異物の安定化、脊柱の固定に限られる(米国ではこれに緊張性気胸に対する穿刺除圧が含まれる)。これらの処置の必要性を2分で観察評価し、5分以内に処置を終えて救急車内に収容する。収容に先立ちバックボード、ストラップ、頭部固定具を用いて脊柱を固定する。これがJPTECのエッセンスである(図6)。医療機関の選定も極めて重要な救急救命士の専門性である。選定にあたっては、直近ということではなく、「準備の整った手術室」へ到達するまでの時間を判断基準としなければならない。緊急手術の適応症例では、受傷から手術開始までの時間が1時間以内のものと、それ以上の場合で救命率が大きく異なる。1時間以内に手術が開始されなければならないのである。手術準備ができるまで1時間も救急外来で待たされる病院へ10分で運ぶよりも、搬送に20～30分かかっても直ちに手術を開始できる病院を選ばなければならない(trauma bypass)。また、適切な医療機関まで陸路で30分以上かかるようであれば、ヘリコプターの出動要請も考慮しなければならない。

A. 救急外来の準備

　鈍的外傷の受け入れにあたっては、これから行うことになるであろう処置をイメージしなが

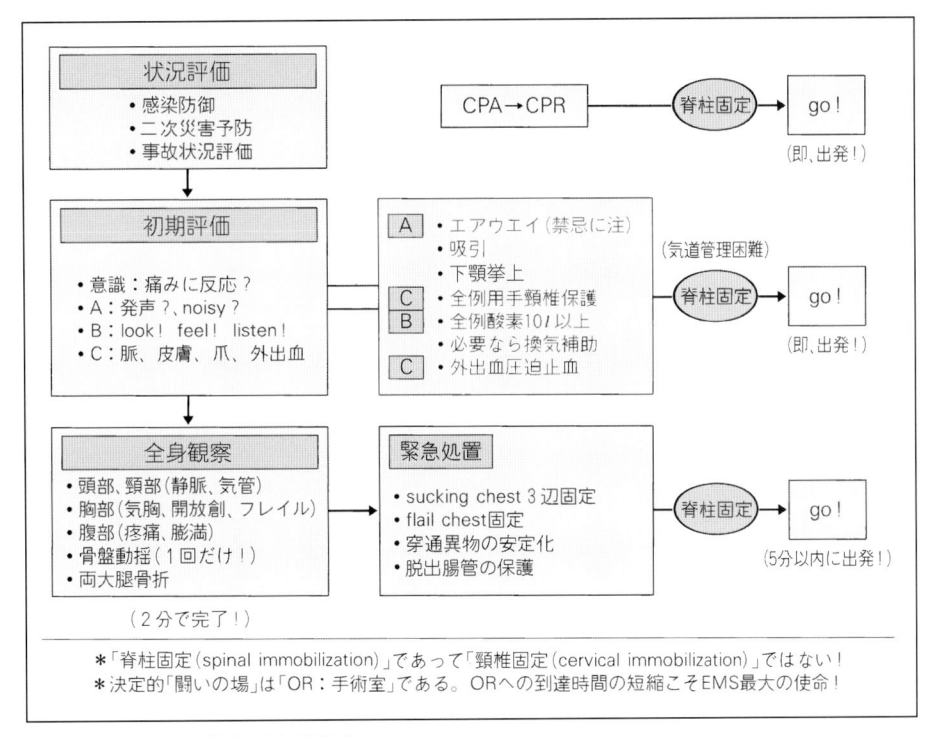

●図6　JPTEC：鈍的重症外傷●

ら準備を進める。
　①守衛への連絡
　②部屋の暖房
　③超音波診断装置の立ちあげ
　④患者監視装置の立ちあげ
　⑤聴診器の所在確認
　⑥乳酸(または酢酸)リンゲル液を3本加温(電子レンジ)
　⑦吸引準備
　⑧酸素吸入準備
　⑨麻酔器点検
　⑩気道確保器具の確認(喉頭鏡、気管内チューブ、カフ注射器、絆創膏)
　⑪気道確保補助器具の確認(緊急気管切開セット、経皮気管切開キット、気管支鏡、ジェットベンチレーター)
　⑫輸液回路のセットアップ(2本)
　⑬胸腔、心嚢ドレナージの器具の所在確認
　⑭開胸、開腹セットの所在確認

B. 感染防止対策

　外傷患者の初療では、必ずといっていいほど血液を浴びるため、標準予防策(standard precautions[注1])に準じて手袋、カウリング付きマスク(またはマスク＋ゴーグル)、ガウンを

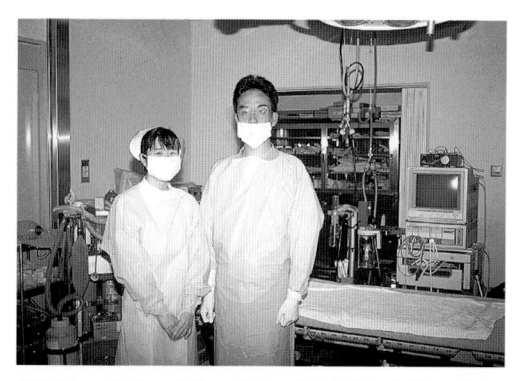

第2部 鈍的外傷

●図7 患者の血液、体液、湿性生体物質に曝露される可能性があるときはバリアー(手袋、マスク、ガウン、ゴーグル)を使用する●
これは一処置一手洗い、針刺し事故防止策とともに標準予防策の要である。

●図8 著者らの施設の救急外来に常備されたバリアー予防策のための物品●

> **Note 1　標準予防策（standard precautions）**
>
> 　米国のCDC(center for disease control and prevention)が策定したガイドライン「病院感染のための隔離予防策1996」の一部。すべての患者の体液、血液、便、尿、分泌物などには感染性があるとの前提に立ち、手洗いの励行、バリアー(手袋、マスク、ゴーグル、ガウン)の使用基準、針刺し事故防止策などを定めたものである。
> 　著者らの施設ではこのガイドラインに準拠した感染防止対策を実施している(表11)。

■表11　救命センターにおける標準予防策(県立広島病院)■

感染防止のため当センター内では以下のガイドラインを遵守して下さい(救命救急センター長)

通常の手洗い	手袋着用時の注意
・入室時	・複数の患者さんの処置をしない
・処置の前後、その都度	・公共物(ドアノブ、電話機など)に触れない
・手袋をはずしたとき	・はずすときは内側を外に出し、直ちにMCB箱に廃棄
・退室時	・はずしたら直ちに手洗い
消毒薬を用いた手洗い	未滅菌ガウン、マスク
・中心静脈確保の前後	・血液、体液、湿性生体物質に触れるとき
・観血的処置時の前後	・救急外来で外傷を受け入れるとき
・ガーゼ交換前後	・胃洗浄、気管支鏡
・血液、体液、湿性生体物質に触れたとき	・接触予防対象の患者さんの処置時
未滅菌手袋	マスク
・注射針を患者さんに刺入するとき	・飛沫予防対象の患者さんの処置時
・血液、体液、湿性生体物質に触れるとき	
・気管挿管	滅菌ガウン、マスク、敷布
・救急外来で搬入を受け入れるとき	・観血的処置時
・接触予防対象の患者さんの処置時	・中心静脈確保時
滅菌手袋	N95マスク
・観血的処置時	・空気予防対象の患者さんの処置時
・創処置、ガーゼ交換	・化学物質中毒、化学熱傷患者さんの搬入時

着用し搬入に備える（図7）．これら感染防止用具は救急外来に常備されていなければならない（図8）．

［3．患者搬入］

「血胸、気胸、タンポナーデ」と念仏を唱えながら搬入を待つ．救急車が到着したら、後部ドアは自分で開けよう．気合いというものである．救急車から救急外来へ移動する十数秒の間に患者の第一印象を把握する．すなわち、呼びかけに対する反応はどうか、呼吸状態を診て聴いて感じて気道狭窄や呼吸促進はないか、橈骨動脈は触れるか、皮膚は冷たいか、湿っているか、外出血はないかなどを観察しながら、いわゆる「やばい状態」かどうかを判断する．

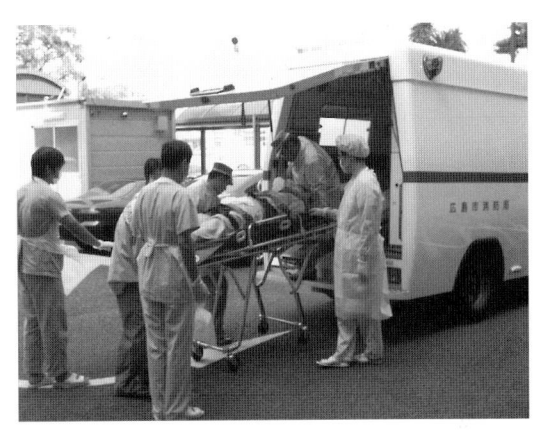

●図9　全脊柱固定での搬入●

救急隊員が重症（Load & Go）と判断した患者はほとんどの場合、頸椎カラーとバックボードで全脊柱固定されて搬入される（図9）．とりあえずそのままバックボードごと処置台の上に移す．処置台に移したならば以下に述べる処置を分担しながら同時進行で進めてゆく．上級医が司令塔となって指示を出してゆくが、一方、すべての医師、看護師、救急隊員は全体を見渡しながら、自分のなすべきことを判断し、自主的、能動的に動かなければならない．このとき、JPTECやJATECがスタッフ間に共通言語化されていれば各人の動きが有機的で統合されたものになる．

固定はいつ解除するか

全脊柱固定で搬入された患者の頸椎カラーやバックボードをいつ何を根拠にはずすかについては多くの研究があるし、JATECでもそのことに言及している．しかしこれらは「根拠が揃えば、はずしてもよい」ということであって、「根拠が揃い次第、直ちにはずせ」というわけではない．診療の妨げにならない限り、固定されている方が安全である．実質臓器や大血管が皮1枚でつながった状態にあるかも知れず、このような患者の移動や搬送には大きな危険が伴うからである．但し、固定を2時間以上続けると苦痛や褥瘡が問題になるため、できれば1時間以内に解除するのがよい．このようなことから、救急隊の固定具をそのまま預かり、代わりに病院のものを救急隊に貸し出す方式をとる病院も少なくない．われわれは初期評価が一段落したところでログリフト法またはログロール法で患者を持ち上げ、当院のバックボードと差し替えている．固定をはずすのはICUや手術室のベッドに載せたときとしている．

［4．気道の評価と確保］

搬入後直ちに「お名前はどういわれますか」と聞く。

まともに発声できれば気道はとりあえず保たれていると判断してよい。したがって、気道確保は急務ではない。名前が正しければ意識レベルは一桁(JCS)である。

外傷患者の気道閉塞の主な原因は以下の3項目である。
①意識障害に伴う舌根沈下、誤嚥
②上気道の損傷、破壊
③肺挫傷による大量喀血

三桁の意識障害があれば(あるいはGCS≦8であれば)すべて直ちに気管挿管を行う。三桁とは「強い痛み刺激に対して開眼しないこと」であるが、このことは同時に「気道閉塞を自力で解除できない状態」であることを意味するからである(つねっても開眼しない患者は、鼻をつまんでも開眼しない→試してはいけない)（参考：JATECではJCSⅡ-30以下を挿管適応としている）。

A. in-line immobilization

意識障害のある外傷患者に気管挿管を行う場合、頸椎損傷を否定できないので顔をぐらつかせたり、頭部を過伸展させないように挿管操作を行わなければならない。難しければ介助者に顔面頭部を保持してもらう。この配慮をin-line immobilizationという。

一般に、挿管操作を容易にする目的で、介助者が頭部を伸展させたり、枕を使って鼻を突き出す体位(sniffing position)としたりすることがあるが、外傷患者の場合、これらはすべて行わない。頸椎損傷がある場合、最悪の結果をもたらすからである。

B. rapid sequence intubation（急速導入法）

さらに、意識障害を根拠に気管挿管をするときは、ことのほか脳圧への配慮も必要である。

気管挿管操作は脳圧を亢進させる。愛護的かつ速やかな操作がこれを回避するうえで最も重要である。鎮静薬(ミダゾラムなど)、鎮痛薬(ブプレノルフィンなど)、筋弛緩薬(サクシニルコリン)をタイミングよく併用すれば脳圧亢進の予防に有用であるが、この方法には常に誤嚥の危険が伴うので、同時に誤嚥に対する予防策を併用しなければならない。血行動態が許すなら軽度ファーラー位とし、マスクで十分酸素を吸入させる。次いで、先の薬物を静注し、同時に喉頭部を圧迫して食道入口部を塞ぎ胃内容の逆流を防止する(セリック法)。換気の補助はせず筋弛緩薬が効くのを待つ。筋弛緩が得られるやいなや挿管操作を開始し、速やかに終了する。カフを膨らませたら喉頭の圧迫を解除する。

上記一連の操作をrapid sequence intubationという。

C. 顔面外傷の気道確保

顔面外傷によって上気道の変形や出血をきたし、これにより気道が閉塞された場合の気道確保は極めてchallengingであるが、瞬時に決めなければならない。挿管困難との理由で鎮静薬や筋弛緩薬を投与するのは極めて危険である。口腔咽頭の軟部組織が弛緩し気道閉塞が決定的

となる恐れがあるからである。challengingだなという印象を感じたら迷わず輪状甲状靱帯切開crycothyrotomy(84、354頁)に踏み切るのが安全である。その自信がなければ、輪状甲状靱帯から14Gのテフロン針を気管内に穿刺留置し、ジェットベンチレーターに接続する。これで、とりあえず起死回生の手段となりうるが、ベンチュリーの原理で咽頭の血液を肺内に吸入することになるので長くは持たない。こうやって時間をかせいでおいて、気管挿管あるいは気管切開を行う。気管穿刺に用いる針は必ずテフロン針でなければならない。金属針だと、少し深さが変わるだけで気管後壁を破り、瞬時に致死的縦隔気腫をきたすからである。ジェットベンチレーターがなければ高流量酸素を接続してもよい。この場合1秒接続4秒解放とする。外傷症例の多い施設ではERにジェットベンチレーターを常備することが望ましい。

　穿刺法による気管切開(経皮的気管切開キット™、Blue Rhino™など)は5分以内に気道確保ができることから、われわれは少し時間的余裕があるときはよい適応と考え実施しているが、秒を争う蘇生の場面で本法を実施することは推奨できない。

　上気道損傷については次章の「1．上気道損傷」の項(80頁)で詳細に記載されている。
　気道に問題がない場合も全例酸素を投与する。SpO$_2$の値にかかわらず、気前よくたくさん流す(10l/分以上)。

[5．頸椎保護]

　鈍的外傷において頸椎/頸髄損傷の合併は稀ではない。特に、鎖骨よりも高位に損傷がある場合、意識障害をきたしている場合は頸椎損傷を合併している可能性が高い。その存在を知らずに頭頸部を粗暴に扱うと、本来社会復帰できたはずの患者を車椅子依存者にしたり、本来自分で呼吸できていた患者を人工呼吸器依存患者にしてしまう恐れがある。

　鈍的外傷患者は、その存在が否定されるまで、とりあえず頸椎/頸髄損傷があるものとして愛護的に扱わなければならない。搬入時既に救急隊員によって頸椎固定カラー(図10)が装着されていることが多い。これは、その後の診察によって頸椎/頸髄損傷が否定されるまで、そのままにしておく。但し、サイズは適正か、正しくフィットしているかの点検は重要である。頸椎固定カラーを装着すると、それを見たものは直ちに「この患者は頸椎/頸髄損傷があるのかも

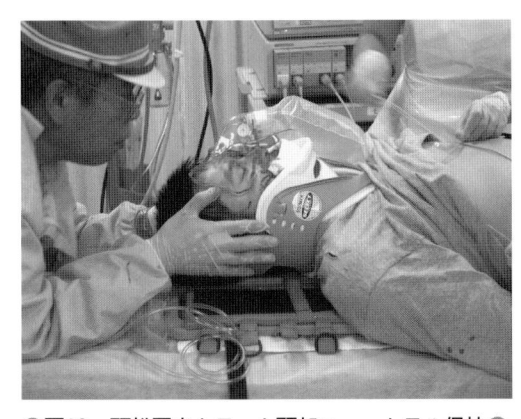

●図10　頸椎固定カラーと頭部ニュートラル保持● 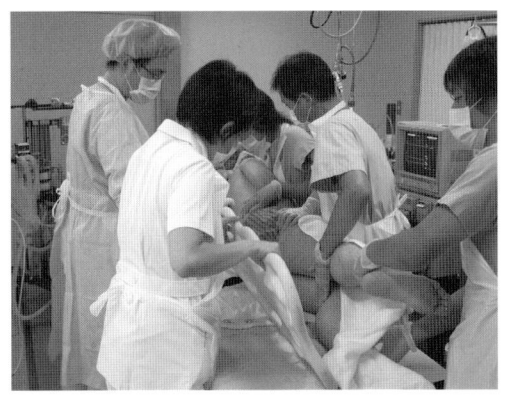　　●図11　ログロール法によるボードの入れ替え●

第2部　鈍的外傷

知れないのだな」と認識できる。また、患者に意識があるときは「私は頸を動かしてはいけないのだな」と思い出させるなどの効果がある。頸椎を安定させるという本来の効果については多くを期待できるわけではない。したがって、頸椎固定カラーを装着していても愛護的取り扱いは必須である。頸部の観察や処置にあたり頭部の固定を解除するときは、用手的に頭部をニュートラル位に保つ（図10）。

　CT検査などのため移動や移し換えが必要な間はバックボード固定をそのままにしておく。バックボード固定をはずしたり、再固定したりするときも、脊柱軸を捻ったり曲げたりしないよう、1本の丸太状態の維持に配慮した操作［ログロール（図11）、ログリフトなど］が求められる。

［6．換気の評価と処置］

A．深呼吸

　気道を確認したならば換気を評価する。意識があるなら深呼吸を促す。普通にゆっくり大きく深呼吸ができれば重大な換気障害はまず否定できる。

B．視診

　着衣を除去し、胸壁を露出して正面から（患者のへその上からのぞき込むように）呼吸を観察する。頻呼吸ではないか、十分深いか、左右差はないか、奇異呼吸（シーソー呼吸）ではないか、flail chestはないか、sucking chest（後述）はないかを評価する。

C．聴診

　呼吸音は腋下の側胸部で聴取する。前胸壁で聞くと気管音を肺胞音と誤診し、気胸を見逃すことがあるからである。左右対称に聞き比べる。明らかに左右差があれば、呼吸音の弱い側に気胸、血胸あるいは肺挫傷が存在している可能性が高い。

D．打診／触診

　胸壁の打診により、呼吸音の減弱した側の血胸と気胸を鑑別する。気胸であれば鼓音（tynpanitic）、血胸であれば鈍い（dull）音がする。
　胸壁全体を素早く触診する。皮下気腫を示唆する握雪感、多発肋骨骨折や胸骨骨折のふにゃふにゃした感触が重要である。

E．開放性気胸

　胸壁の損傷により、胸腔が外気に開放された状態である。通常、刺創、銃創など鋭的外傷によるものが多いが、交通事故や墜落でも突起物の穿通などで発症する。胸腔内の陰圧

> **Key Word**
> 肺破裂→内臓側肋膜の連続性が絶たれたもの
> 肺挫傷→内臓側肋膜の連続性が保たれたもの

が失われ、肺破裂（→Key Word）合併の有無にかかわらず損傷側の肺は虚脱する。胸壁損傷部から空気が呼吸性に出入りするものをsucking chestといい、この場合、開放性気胸が存在す

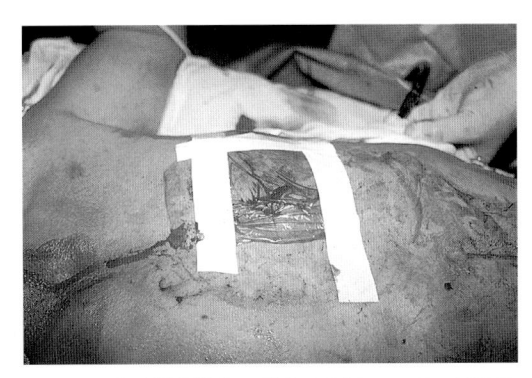

●図12 胸壁開放損傷に対する3辺テーピング法●

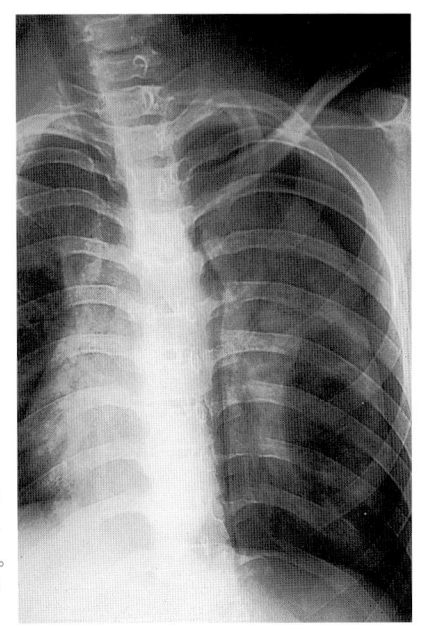

●図13 緊張性気胸●
このような立派な緊張性気胸のX線写真を持っていることは恥ずかしいことと認識しなければならない。適切で速やかな診断と処置が行われたならば、このような写真は存在し得ない。

ることは明らかで、確定診断となる。

胸腔ドレナージと創閉鎖を速やかに実施しなければならないが、創閉鎖は必ずドレナージのあとにする。肺破裂を合併していると緊張性気胸になるからである。ドレーンは創とは別の部位におく。ドレナージができるまでの間、3辺テーピング法を行ってもよい。創に四角のシールを貼り、その3辺をテープで閉鎖、1辺を開放しておく（図12）ものである。この処置により、シールが一方弁として機能し、それ以上の換気の悪化が防止できる、あるいは改善する。この方法は救急現場や搬送途上の処置として極めて有用である。

換気不全が高度であれば気管挿管、人工呼吸が優先される。

F. 緊張性気胸（図13）

肺破裂部が一方向弁となり、肺から胸腔へ空気が出てゆくが戻れない、出てゆくが戻れない、これを繰り返すうち、胸腔内圧が高度に陽圧となり、肺や心臓を圧迫し、その拡張を妨げることで急速に致命的事態をもたらす。通常、X線写真のできあがりを待っている余裕はないため、視診、聴診、打診、触診のみで診断し、疑えば直ちに胸腔ドレーンを挿入する。

1）緊張性気胸の診断
・視診：患側の胸の呼吸運動がない。胸骨上窩で気管が健側に偏位。頸静脈の怒張。
・聴診：患側の呼吸音がない〜弱い（側胸部で聴くこと！）
・打診：鼓音
・触診：皮下気腫（握雪感）

緊張性気胸ではしばしば皮下気腫を合併する。というよりも、皮下気腫があれば気胸を疑わなければならない。皮下気腫は触診により握雪感として捉えられる。

以上の所見に加え、循環動態が不安定であれば、緊張性気胸である。

第2部　鈍的外傷

> **MEMO**
> 気管挿管・陽圧換気開始直後の循環虚脱
> これはほぼ間違いなく緊張性気胸である。直ちに脱気しないと極めて危険！

2）ドレナージの方法

　緊張性気胸の多くは胸腔ドレナージのみで急速に呼吸、循環が安定する。稀に、引いても引いても脱気し切れない大きな肺破裂のことがある。気道から入った空気のほとんどがそのままドレーンから出てくるため、酸素化の改善は得られない。この場合どうするか。教科書的には、直ちに損傷側を肋間開胸し、破裂部または肺門を鉗子で遮断して手術室へ移送、破裂部を修復する、という記載が一般的である。

　われわれは開胸せず、ダブルルーメンの気管チューブを挿管し、これにより健側での換気を確保して手術室へ向かう。

> **MEMO：胸腔穿刺**
> 胸腔ドレナージが間に合わないと判断したら、ドレナージに先立って胸腔穿刺を実施する。患側の第2肋間鎖骨中線上に14Gのテフロン針を穿刺・留置する。14Gテフロン針はERの必需品！

G. 血　　胸

　胸壁あるいは肺、心臓、大血管などの損傷により胸腔内に血液が貯留したものである。出血性ショックとともに、肺や心臓が圧迫されて換気不全、心不全をきたす。患側の呼吸音がない、打診音が鈍い(dull)ことで疑い、エコーで胸腔内にフリースペースがあれば診断は確実である。エコーのプローベは側胸部のできるだけ背側に当てて探索する。血胸と診断したら胸腔ドレーンを挿入する。

　鈍的外傷による血胸症例の85%は胸腔ドレナージだけで経過観察可能である。これらは、浅い（深さ3cm未満の→Key Word）肺破裂や、肋間動静脈からの出血なので自然に止血することが多いからである。

　一方、胸腔ドレーン留置とともに一気に800ml以上（JATECでは1,000ml）の血液排液があるときや、ドレナージ開始後、200ml以上の血液排液が2時間以上続くときは自然止血は期待できないから、経過観察としてはいけない。これらは3cm以上の深さの肺破裂や心臓大血管の損傷の可能性があり、緊急開胸手術の適応である。

　胸腔ドレーンからの大量出血が、損傷横隔膜経由の腹腔内出血であることが稀でないので要注意である。この場合、安易に側臥位で開胸すると対処できないことになる（鈍的外傷急性期の開胸は仰臥位が原則である）。

> **Key Word**
> 肺破裂の深さ→肺の表面から3cmまでは毛細血管しか存在しないから、これよりも浅い破裂なら自然に止血する。3cmよりも深いと、太い血管損傷を伴うことが多く手術的修復を要する。

H. フレイルチェスト

　連続する3本以上の肋骨が2部位で骨折した場合にみられる。骨折部に囲まれた胸壁が呼吸

性に奇異運動を呈する。すなわち、島状の胸壁部分が吸気時に陥没し呼気時に突出するものである。

　従来、フレイルチェストによる呼吸不全の本態は、この奇異運動によって横隔膜の動きが相殺され、胸腔に陰圧が形成されない、あるいは空気が右肺、左肺を振り子のように行き来する(Pendel Luft)のみで、気道からの空気の出入りが不十分であることにあると説明されてきたが、現在、この病態が主役ではないと考えられている。

　現在は、肋骨骨折の痛みによる息こらえと、肺挫傷が呼吸不全の本態であると考えられている。したがって、フレイルチェストに対する処置としては疼痛管理が重要で、軽度の呼吸不全は除痛だけで解消する。除痛しても改善しない呼吸不全には気管挿管、人工呼吸を行う(これを内固定という)。

　除痛法としては、胸部硬膜外ブロックが確実であるが、鈍的外傷の急性期に硬膜外刺入の体位をとることは危険が大きい。他の合併損傷を含め全貌が把握できるまでは行わない方がよい。われわれは原則として、硬膜外ブロックを行うときは受傷後48時間以上経過したあととしている。それまでは胸腔内ブロックが有用である。

1）胸腔内ブロック(intra pleural block)

　損傷のない前胸壁から中心静脈用カテーテルを胸腔内に留置し局所麻酔薬を注入する。初回1％リドカイン10mlを注入し、以後5ml/h程度を持続する(欧米の成書には、この倍量程度の記載があるが、日本人ではこのくらいで十分。胸腔は吸収面積が広いため血中濃度が上がりやすく、むしろ中毒への懸念から、注入は必要最少量とすべきである)。

2）固　　定

　内固定(人工呼吸管理)とする場合は、気道閉塞や呼吸抑制に配慮する必要がないため、遠慮

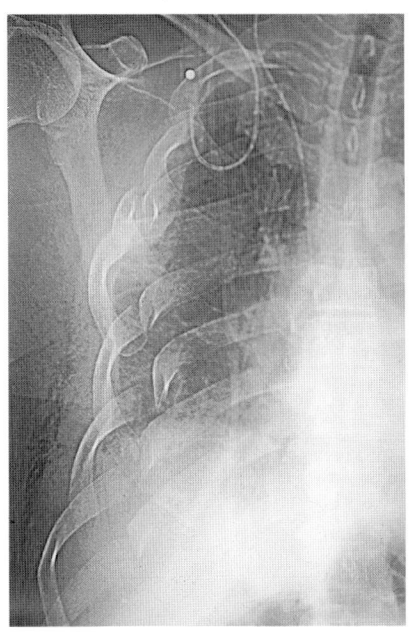

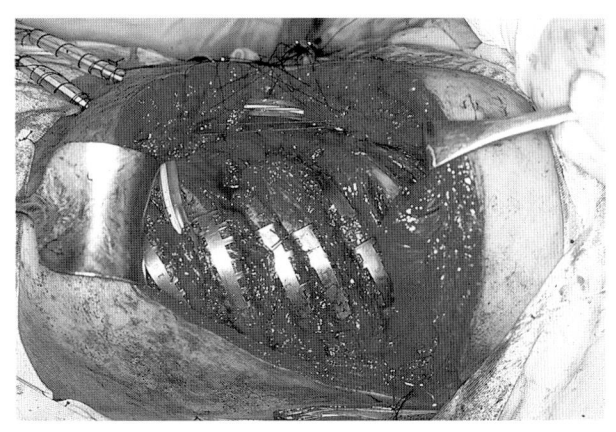

●図15　Judetのステープルによる肋骨固定●
肋骨固定にはさまざまな術式があるが、著者らの施設では固定が強固、逸脱が少ない、などの理由で、もっぱら本法を施行している。

●図14　多発肋骨骨折●
このように、側方型で転位の大きいものは手術を要することが多い。

なく鎮痛薬(麻薬、ブプレノルフィン)の経静脈投与による疼痛管理を行ってよい。
　フレイルチェストに対し、チェストバンド、屋根瓦状絆創膏固定、砂嚢などで安静や固定を図ることは無意味である。むしろ無気肺を増悪させるため禁忌と考えてよい。
　骨折の転位が大きく、胸郭の変形が高度で、内固定が長期化しそうであれば、肋骨固定術を考慮する(図14、15)。肋骨固定術が救命目的で緊急に行われることはない。肺破裂などで緊急開胸手術となったときは、閉胸時についでに固定してもよい。

[7. 静脈確保]

　患者が搬入されたら直ちに上肢の静脈を確保する。手背よりも前腕、前腕よりも上腕が望ましい。損傷の少ない側の上腕の腋窩近くで駆血し、できるだけ中枢の静脈を選んで穿刺する。こうして、とりあえず末梢静脈を確保しておいて、内頸静脈または大腿静脈に太いルートを確保する。大腿静脈に留置するカテーテルはできれば横隔膜を越えうる長いものを選ぶ。
　上肢に比べ、下肢の静脈ルートは不利である。その理由は、出血性ショックにおいては脳血流や冠血流を確保するため、腹部の末梢血管は収縮している(centralization)が、下肢から投与された輸液、輸血の多くの部分が、この腹部末梢血管床の再充満(recruitment)に消費されてしまい、前負荷の改善に寄与できないからである。
　とはいえ、両上肢の損傷が激しいときは迷わず下肢の静脈を穿刺しなければならない。幼児で静脈確保困難のときは脛骨の骨髄穿刺を行う(383頁)。
　輸液はすべて加温したリンゲル液(乳酸加、酢酸加)を用いる。
　患者搬入に先立ち3本程度を電子レンジで加温しておく(電子レンジはERの必需品!)。
　収縮期血圧が80mmHg以下ならばとりあえず全開で急速輸液を行う。
　過剰な輸液は禁物である。止血されていない状態で輸液、輸血をするのはザルの中に水を入れるようなものであることはいうまでもないが、さらに、輸液輸血をすればするほどザルの目が粗くなる(出血速度が増加する)ことが知られているからである。
　収縮期血圧は90mmHgあればよい。平常血圧を目標とした攻撃的輸液輸血は出血の増加に拍車をかけるばかりである。

[8. ショックの処置]

　外傷患者が搬入されたら直ちに動脈の拍動を触知する。橈骨動脈で触れが弱く、頻脈、冷汗があればショックである。ショックをみたら、まず大量出血を疑うが、他の原因も念頭におかなければならない。
　鈍的外傷にみられるショックはS.H.O.C.Kの5項目、すなわちSpinal cord injury(脊損)、Hemorrhagic(出血性)、Obstructive(閉塞性)、Cardiogenic(心原性)、Kusuri(アナフィラキシーや循環抑制薬)が代表的なものである。

A. 脊損によるショック

　脊髄が損傷されると、損傷レベルよりも下位の交感神経が遮断され、血管平滑筋の緊張が失

われることで相対的hypovolemiaとなる。輸液や昇圧剤によく反応するため、ショックのコントロール自体はさほど困難ではない。

B. 出血性ショック

直ちに静脈を確保し急速輸液を開始する。

1）外　出　血

明らかな外出血があれば圧迫止血をはかる。その場にいる最も専門性の低いスタッフが出血部の圧迫を担当し、押さえ続ける。ほかに重大な損傷がなくバイタルがよほど落ち着いていれば洗浄、止血、修復にとりかかってもよいが、これはとりあえず圧迫しておけばよく、イの一番にやるべき処置ではない。

2）内　出　血

内出血する部位としては頭蓋内、胸腔内、腹腔内、後腹膜骨盤骨折周囲などがあるが、頭蓋内出血は出血性ショックの原因とはならない。ショックになる前に脳ヘルニアになるからである。

胸腔内出血は出血性ショックをもたらしうるが、ショックに先行して、あるいはショックと併行して心臓の充満や肺の拡張の障害による症状が前面に出る。但し胸腔ドレーン挿入後は出血性ショックが主体となる。

致死的大量の内出血は腹腔内あるいは後腹膜腔への出血により、もたらされることが多い。

出血性ショックの症状があるのに出血部位がわからないというときは、腹腔、後腹膜腔への出血を疑うべきである。既にエコーやCTで腹腔、後腹膜腔の大量出血が否定されていても、繰り返しエコーでの検索を継続しなければならない。

腹腔内出血に対しては「輸液、輸血」で循環血液量を維持しつつ、「経過観察 or 動脈塞栓術 or 手術」のいずれかの方法で止血を図ることになる。

さて、腹腔、後腹膜腔への大量出血に対し、救急外来から直接手術室へゆくべきか、あるいはCTへゆくべきか、さらにCT室から手術室、造影室のどちらへ向かうべきか、これらの判断は外傷初療における最も重要な決断である。この判断は、全身状態のみならず、各施設のレイアウトにも、ある程度左右される。救急外来、手術室、放射線部門の導線、位置関係である。外傷急性期の患者の病態はダイナミックに変動するものであるから、いつどのような急変が起こってもおかしくない。術者の「CTをとって下さい」という要望に「ハイハイ」と素直に応じてはならない。CT検査や血管造影/塞栓術など、その実施の間、無防備になってしまう検査、処置の選択には経験と覚悟を要するのである。一般的には、迷ったら手術室、少しでも不安があれば手術室ということを原則とするのが安全である。

3）腹腔、後腹膜腔への大量出血に対するわれわれの方針

救急外来でのエコー(FAST)で腹腔、後腹膜腔の出血があり、出血性ショックであれば直ちに手術チームを召集し手術室へ搬入する。われわれは、出血性ショックとは「注射器でのポンピングや急速輸血装置などを用いての輸液、輸血を強いられるもの」と定義している。

出血性ショックのために緊急開腹手術となる場合は、必ず大腿動脈にシースを挿入留置し、大動脈遮断カテーテル（IABO）の挿入に備える（後述393頁）。

　一方、輸液、輸血の自然滴下で循環の安定が得られる場合はCT室に向かう。鈍的外傷の場合は原則として頭部から骨盤まで全身を撮影する。頭部、頸部の撮影が終了したところで造影剤を注入し、胸部以下は造影CTとする。単純、造影と両方撮影すれば得られる情報は多くなるが、無防備な時間はできるだけ短縮しなければならない。どちらかということであれば、胸部、腹部については造影CTの方が圧倒的に情報量が多いから、こちらを選択する。造影CTで実質臓器（肝臓、腎臓、脾臓）の損傷からの造影剤漏れ（extravasation）があれば、また、引き続いてバイタルサインが安定していれば動脈塞栓術を考慮する。

　骨盤骨折による出血であれば、造影剤漏れの有無にかかわらず動脈塞栓術を行う。動脈塞栓術については第2部第4章（270頁）に詳述される。

　いずれの戦略を採るにせよ、処置台、ストレッチャー、検査台などへの患者移動に際しては、体動によって大量出血を誘発する恐れがあるから、十分な人員で愛護的に移動させなければならない。移動させる検査や処置が残っている間はバックボード固定を継続する方がよい。また、体温の保持への配慮も怠ってはならない。また、片時たりともバイタルサインの観察をおろそかにしてはならない。

C. 閉塞性ショック

　心臓の周囲の圧が高くなることで心臓への静脈帰来が減少する、あるいは心臓の充満が妨げられることによるショックを閉塞性ショックという。緊張性気胸、大量血胸、心囊内出血がこれに該当する。この3つの病態は救急外来において最も重要な位置づけにあることは既に述べた。これら3項目については患者搬入後、直ちにルールアウトすることを習慣づけなければならない。見逃せば速やかに致命的となるが、みつけてドレナージを行えば、とりあえず起死回生の手段となることが多いからである。

　緊張性気胸、血胸については既に「6．換気の評価と処置」の項で述べたので、心囊内出血について述べる。

【心囊内出血】

　心囊内への出血がある程度以上になると心臓の充満が阻害され、心拍出量が低下する。これを心タンポナーデという。心外膜炎、甲状腺疾患、悪性腫瘍などの内因性疾患による心囊液貯留と異なり、短時間で発症する外傷性心タンポナーデにおいては、少量（100ml以下）の血液貯留でもショックを招来しうるし、急速に進行する可能性があることから、心囊内出血があればドレナージするのが原則である。

　救急外来搬入後、直ちにFASTの一環として必ず心エコー検査を行う。心囊にecho free spaceがあれば診断は確定する（図16）。気胸や皮下気腫があると見えにくいことがあるが、胸骨の右側や心尖部から覗くなどの工夫をすれば診断できることが多い。

　心囊液貯留はベックの3徴（頸静脈怒張、血圧低下、心音減弱）、頻脈、奇脈などが診断の手がかりになるとされているが、鈍的外傷の場合は修飾因子（大量出血、緊張性気胸など）が多いので、これらの徴候もあてにならない。これらの観察は重要ではあるが、その有無にとらわれ

ることなく、ルーチン検査として心エコーを行うのである。

心エコーで心嚢内出血を認めれば心嚢ドレナージを行う(369頁)。米国の成書(FelicianoやTrunkey)では、ドレナージは手術への時間稼ぎと位置づけられている。すなわち、心嚢ドレーンを留置したならば速やかに手術室に搬入し、排液量の多寡にかかわらず全例開胸すると記載されている。わが国の外傷専門医もこの意見に従う者が多い。われわれは150mlあたりに分岐点があると考えている。心嚢内出血の多くは右心房近傍(右心房、右心耳、大静脈合流部など)の破裂か、または心筋挫傷部からのにじみ出しである。200ml以上の排液があるのは前者で、この場合はまず自然止血は期待できないから、緊急開胸とすべきである。一方、心嚢ドレーンを挿入すると、はじめ100ml程度排液があって、その後はほとんど出ないものがある。開胸すると心筋挫傷部に血餅が張り付いており、それを剥がすと血液がにじみ出る。こういうタイプの心嚢内出血は保存的に診てよいのではないかと考えられる。これがわれわれの方針であるが、これはまだ少数意見である。

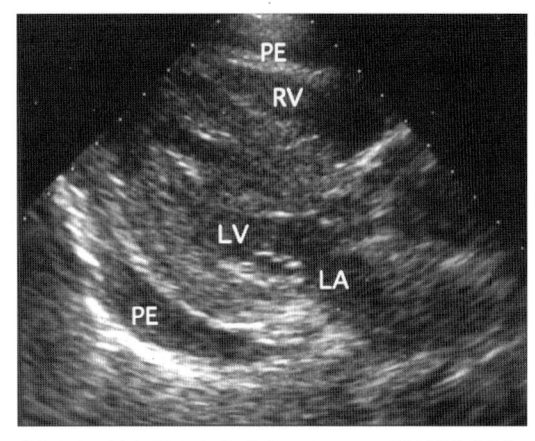

●図16 外傷性心嚢内出血の心エコー長軸断層図●
PE：心嚢内出血、RV：右心室、LV：左心室、LA：左心房

D. 心原性ショック

　交通事故や墜落などの衝撃で心臓の構築が破壊されるものである。心筋梗塞と同様に、自由壁破裂、中隔穿孔、乳頭筋断裂などが起こりうる。これらは鈍的外傷において決して頻度の少ないものではないが、多くが現場で即死となるため、生きて救急外来にたどり着く症例は多くはない。救急外来までたどり着く心臓損傷は、心室よりも心房、左心系よりも右心系の損傷が多い。これは多分、右心系が前面に位置していること、および、より構築がしっかりしている左心系が損傷されるのは大変な衝撃で、即死となることが多いからであろう。右心房周辺の破裂、三尖弁の損傷、右心室心筋挫傷などがよくみられるものである。これらは、心タンポナーデを制御してやれば手術に持ち込めることが多い。

　幸いにしてというべきかどうか、生きて救急外来にたどり着く心臓損傷症例には、左心系や高圧系のメジャーな損傷、すなわち修復に体外循環の補助を要するものは少ない。もしもこのような症例が搬入されれば極めて困難なchallengeになる。鈍的外傷の急性期に、抗凝固(ヘパリン投与など)を行うことは極めて危険であるからである。近年、抗凝固不要のPCPS回路を用いてこのようなchallengeを行った報告が散見されるが、依然成績は不良である。ショック患者ではほとんどの場合、PCPS回路への脱血が不十分で、効果的体外循環の実施が困難であることによると思われる。

　緊急手術の適応となる心臓損傷は、先の心嚢内出血の項で述べた右心房近傍や心筋挫傷からの出血で、これらの修復に体外循環の補助を要することは稀である。出血を指先でコントロールしながらの修復(心室壁)や、破裂部をピンセットで把持して血管鉗子を掛ける(心房壁)など

の手技が可能であることが多い。体外循環をスタンバイした方がよいが回路の充填は不要である。三尖弁やその乳頭筋、腱索などの損傷は時にみられる。修復には体外循環補助を要するが、三尖弁逆流は多くの場合、外傷に起因する出血や凝固異常が収束する3日目以降までもちこたえさせることができるので、その修復はさほどchallengingではない。

E. 薬剤によるショック

救急外来におけるショックの原因として、投与薬物による医原性のものがありうることを認識しておく必要がある。

高度の痛みを放置することは、人道上問題があるばかりでなく、呼吸・循環に悪影響を及ぼすから適切な疼痛管理が必要である。通常われわれはブプレノルフィンを使用することが多いが、骨折の牽引やCクランプ（145頁）の装着など、高度の痛みを伴う処置時に際してはケタラール®を使用する。これらの薬物の使用がショックを誘発することがあるから、使用に際しては、呼吸循環への影響の観察を怠ってはならない。

また、救急外来では破傷風予防薬や抗生剤、消毒薬、血液などアナフィラキシーを起こしやすい薬物も使用する。

外傷患者の初療にあたっては、外傷そのものがショックの原因と考え、それにとらわれがちであるが、薬物の影響を忘れてはならない。

[9. 着衣裁断、全身観察]

多部位損傷が疑われる外傷患者が救急外来に搬入されたら、直ちにすべての着衣を裁断除去する。意識の有無にかかわらず裁断する旨を簡単に説明し、また陰部をバスタオルで覆うなどの配慮や保温を忘れないこと。裁断には身体を傷つけないよう特別なハサミを使用する。着衣を除去したならば、胸部の視診、聴診、打診、エコーによる胸部、腹部の診察（FAST）を行う。バイタルサインが安定していれば、引き続き全身を隈なく観察する。バイタルサインが安定していなければ、その安定化が全身観察に優先する。

四肢の拍動をすべて触れて比較することは、大動脈損傷や四肢の血管損傷の診断のきっかけとして重要である。

・骨盤部・四肢の変形、長短の左右差、開放損傷・外出血などを観察する。
・神経学的所見の左右差、四肢の腫れや循環の観察。
・頸椎損傷に配慮しつつ背中も観察する（ログロール法）。

> **MEMO：骨盤動揺のチェック。する？しない？**
>
> JPTECでは事故現場での全身観察において「1人が1回だけ愛護的に骨盤の動揺性をチェックする」よう指導している。一方JATECでは、「Primary surveyの段階では骨盤動揺をチェックしてはならない。代わりに骨盤部のX線写真をルーチンに撮影する」と教えている。プレホスピタルでは、Load & Go適応（三次選定）の判断と、ログロール禁忌の認識のためにやむを得ず動揺性をチェックするのである。X線写真撮影のできる病院内では、大量出血を助長する、危険なこの操作を敢えて実施する理由はない。

[10. 保　　　温]

　重症外傷患者の初療においては体温の保持が極めて重要である。一般に外傷が重度であるほど低体温に陥りやすく、また、体温が低下するほど救命が困難になる。

　34℃以下への体温低下は極めて危険であるから、極力これを回避しなければならない。救急車から救急外来への導線がよい施設ほど、搬入時に室温が低下しやすい。ドア1枚向こうは屋外という救急外来では、特に冬季や寒冷地では室温への配慮が重要である。患者の体温低下を防ぐためにはスタッフが汗だくになる室温を要する。患者の体温を保持し、かつスタッフも快適に働けるようにするため、スポットで患者を暖める遠赤外線ストーブが有用である。われわれはこれを救急外来の天井に取り付けている（図17）。

　すべての輸液、輸血は加温して投与しなければならない。乳酸加リンゲル液、酢酸加リンゲル液は電子レンジで39℃前後に加温する。救急外来に電子レンジを設置し、3本なら何分で39℃ということをあらかじめ調べてレンジに記載しておく。糖質を含む輸液剤、血液製剤をレンジで加温することは禁忌である（電子レンジで加温するのはリンゲル液と生理食塩水のみと決めておく方が安全）。

　腹腔内出血などで引き続き大量に輸液、輸血を要するときは、専用の高性能加温器（レベル1社のシステム1000など：図18）を使用する。

　手術になったときはこれらの方法に加え、温風式加温装置や温湯循環マットを用いるなど、あらゆる手段を駆使して総合的に体温保持を図る（このような積極的、総合的体温保持戦略を実施すると、時に37℃以上に上昇することがあるが、これは臓器保護の立場から避けなければならない。この場合、もちろん加温を中止する）。

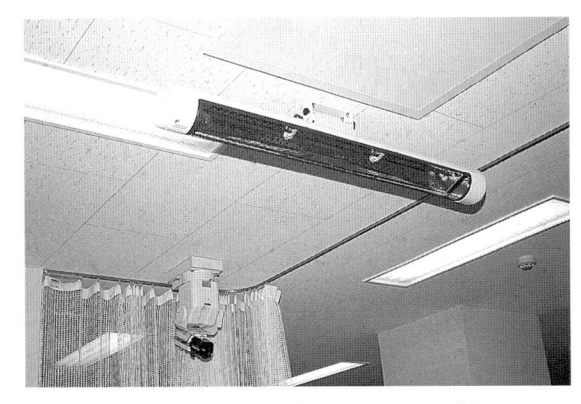

●図17　救急外来天井に設置されたストーブ●

●図18　高性能輸血輸液加温器●
強力な熱交換器と、外側を温湯が流れる二重管回路により、効果的な加温が達成される。重度の外傷や出血性ショックを多く扱う施設では極めて有力な武器である。

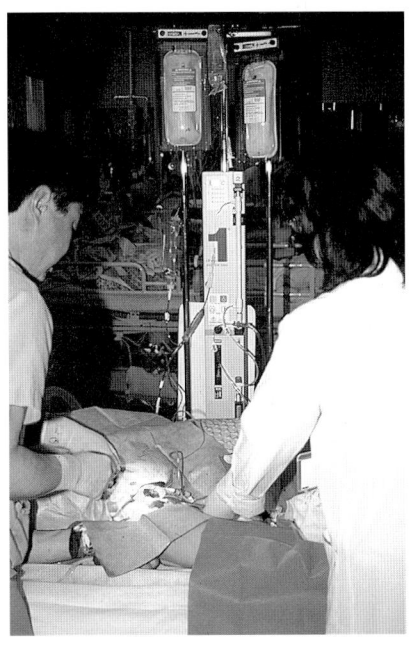

[11. モニター]

モニター装着の順序は、①パルスオキシメーター、②非観血血圧、③心電図（3点）、④その他必要に応じて、となる。

パルスオキシメーターは瞬時に装着でき、しかも得られる情報は呼吸循環の総合的指標である。はっきり脈波が描出され、96％以上の酸素飽和度があれば、とりあえず呼吸・循環全般が保たれていることを意味し、心停止は逼迫していない。装着した途端にそう判断できるモニターはほかにない。だから一番に装着する。

続いて非観血血圧を測定するが、これに先立ち、搬入後直ちに脈拍の触知によって血圧が危機的状態か否かを判断しておかなければならない。

鈍的外傷では心電図モニターが必須である。心筋挫傷に伴う不整脈、心タンポナーデに伴うPEA（pulseless electrical activity）、血圧低下によるwide QRSなどを見逃さないためである。

【心筋挫傷】
かつて、心筋挫傷について、急性心筋梗塞と同様に12誘導心電図のST-Tの変化や心筋逸脱酵素の推移、エコー、心筋シンチなどから重症度診断を行う試みがなされたが、現在、このような考え方はない。これらの検査はいずれもポンプ機能や予後を反映しないとされている。また、胸部外傷の患者についてこれらの検査値で心筋挫傷の経過を追うことも意味がないとされている。

観血的動脈圧は、重症であればあるほど、早期にモニターを開始する。特に腹部膨満患者では、引き続くIABO（後述）の挿入を想定し、左大腿動脈にカニューレーションする。

これらの生体情報はCTや血管造影の最中も、移動中も継続してモニターしなければならない。すなわち、ポータブルタイプの監視装置が必要不可欠である。

[12. 情報収集]

鈍的外傷においては、患者を診察するだけではわからない大きな落とし穴が隠されていることが少なくないが、事故現場の状況、受傷機転などを知れば落とし穴のありかをある程度類推できるため、情報収集は重要である。

例えば乗用車運転中の正面衝突事故の場合（図19）、顔面頭部をフロントガラスで、胸部・上腹部をハンドルで、大腿・骨盤をダッシュボードで損傷する。シートベルトを装着しているとハンドル外傷は和らげられるが、ベルトによる腹部臓器損傷をきたす。このような受傷機転がわ

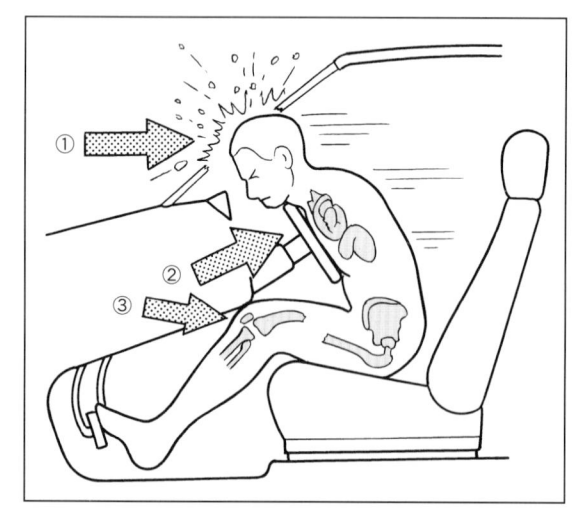

●図19 乗用車運転中の正面衝突の受傷機転●
①フロントガラス外傷、②ハンドル外傷、③ダッシュボード外傷。シートベルトを着用していない運転手が正面衝突により受ける損傷形態。

かっていれば、フロントガラス外傷、ダッシュボード外傷があれば、たとえ胸部、腹部に体表から明らかな損傷がなくても、ハンドル外傷があるものと推察できるのである。

JPTECでは以下に列挙した事故状況を「高エネルギー事故」とし重症度・緊急度が高いものとして扱うこととしている。
① 車外へ放出された場合
② 同乗者が死亡している場合
③ 救出に20分以上を要した場合
④ 車が横転した場合
⑤ 次のような高速での事故や衝突の場合
　　＊事故前のスピードが時速65km以上
　　＊車体の潰れ変形が50cm以上
　　＊乗車席への車のボディ陥没が30cm以上
⑥ 歩行者が車に轢かれたか、跳ね飛ばされた場合
⑦ 単車の衝突事故で次のような場合
　　＊時速32km以上のスピードで衝突した場合
　　＊事故現場で単車から離れた場所に発見された場合
⑧ 6m以上の高所からの墜落事故

[13. 画 像 診 断]

A. 超音波診断

多用途超音波診断装置は救急外来に必要不可欠の武器であり、これを省略してはならない。多くの致死的胸腹部損傷を直ちに確定できるからである。

鈍的外傷患者が搬入されたら、直ちに視診、触診、打診、聴診に続いて超音波検査を行う。これら理学所見で血胸と診断されれば直ちに胸腔ドレナージを施行するが、この場合も、ドレナージの準備の間に30秒程度で超音波検査を行う。ERT（救急室開胸）という局面ででもない限り、超音波検査は絶対に省略してはならない。

検査の順序は以下のとおりである。

1）心　　　臓
心嚢内の液体貯留の有無。

2）血　　　胸
両腋窩背側で肋間にプローブを当てれば直ちに診断できる。

3）腹腔内出血
モリソン窩→脾腎境界→膀胱周囲

ここまでの検査は2分程度で可能であるから、全身状態が悪くても、手術室に直行するときも必ず行う。というよりも手術へ直行か、外来で開胸あるいは開腹かなどの重大な判断の根拠を2分間の超音波検査が提供するといっても過言ではないのである。

> **MEMO：FAST(focused assessment with sonography for trauma)**
> 外傷患者に対し救急外来で、心嚢、両胸腔、モリソン窩、脾周囲、膀胱周囲の液体貯留の有無だけを数分でチェックすること。

4）気　　胸

気胸を超音波で診断できることはあまり知られておらず、教科書でも記載を見ない。直ちにドレナージを要するほどの気胸は聴診打診で診断できるため、超音波での気胸診断能力が直ちに救命に結びつくわけではないが、知っていて損はない。

前胸壁の肋間にプローブを当てると胸壁が見える。その向こうに空気のシャドウで何も見えない肺実質がある。注意深く観察すると、この胸壁と肺実質の境界部に臓側胸膜が呼吸性にスライディングするのを観察できる。気胸では、この臓側胸膜が観察できないことから、それと診断できる。臓側胸膜が見えるか見えないかがわかるだけであるから、重症度やドレナージの要否はわからない。

5）腹腔内実質臓器損傷

ICU入室後においては、肝、腎、脾、膵などの損傷の経過観察に超音波検査が欠かせないが、救急外来では、出血以外の情報収集に時間を消費すべきではない。

バイタルサインが安定しているなら、さっさとCTに行くべきである。安定していないなら手術室へ直行である。実質臓器損傷の診断には超音波よりもCTの方が格段に優れているし、また、腹腔内出血によるショックであれば直ちに開腹するのであって、この場合どの臓器からの出血であるかの情報はあまり必要ない。開ければわかる。

6）後腹膜出血

膀胱周囲に大量出血をみた場合、それが腹腔内か後腹膜かの鑑別は重要である。開腹か、血管造影かの戦略を分ける重要情報となるからである。一般に後腹膜腔に限局した出血は、純粋なecho free spaceとはならない。

膀胱の偏移や、尿道カテーテルの位置異常などが診断の手がかりとなる。

B．X線診断

一般に単純X線写真はポータブル装置での撮影よりも、放射線部へ出向いて撮影したものの方が格段に鮮明である。しかし頸椎、胸部、骨盤だけは移動の前に救急外来で撮影しておきたい。たとえ不鮮明であっても、移動という冒険を少しでも安全なものにすることに寄与するからである。

頸椎については第2部−3「16．頸椎損傷、脊髄損傷」の項（217頁）で詳述されるため、ここでは省略する。

1) 胸部単純X線写真

　全身状態の許す範囲で、やや上半身を起こして撮影する。仰臥位では気胸が前面、健常肺が中央、血胸が後面に位置し、前後方向の撮影ではこれらのdensityが相殺され診断が難しいことが多い(図20)。また、胸部大動脈損傷や鎖骨下動脈損傷の診断の重要な手がかりであるapical cap(図21)も仰臥位撮影ではわかりにくい。座位が無理でも、少し上半身を起こせば、これらの問題が解決され重大な見落としを防止できる。

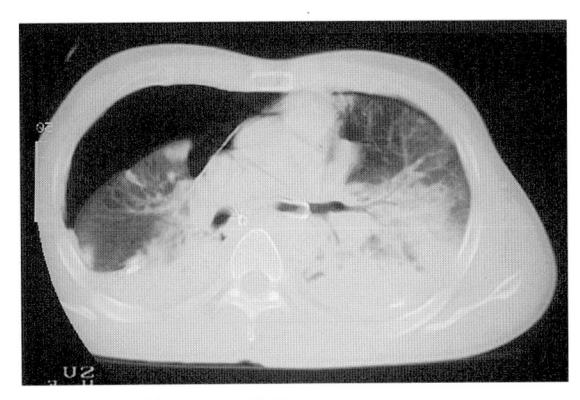

●図20　仰臥位でのCT像●

2) 救急外来での胸部X線写真で確認しておくべき事項

　救急外来での外傷診療において最も緊急度の高い6つの病態は、気道閉塞、緊張性気胸、解放性気胸、大量血胸、フレイルチェスト、心タンポナーデであることは既に述べた。このうち、気胸、血胸に関連した読影がまず行われなければならない。

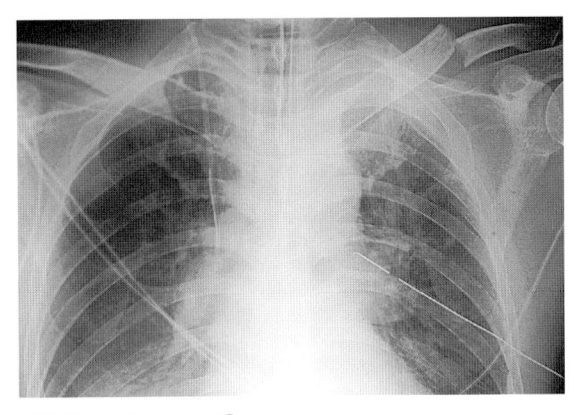

●図21　apical cap●
左後上縦隔血腫により、肺尖が押し下げられている。

①気胸：理学所見で見逃した気胸はないか。
②血胸：エコーで見逃した血胸はないか。
③チューブ類は適切な位置に留意されているか、ドレナージは奏効しているか。

　次いで、胸腔に存在し、それが損傷を受けると生命にかかわる6つの重要臓器についての損傷をチェックしておく。診断確定のための精査(CTなど)は呼吸・循環の安定が得られてからである。

①肺損傷：肺挫傷、仮性嚢胞。
②大動脈損傷：上縦隔拡大、apical cap、気管の右方偏移、左血胸、左上位肋骨骨折。
③気管損傷：気管の変形、気管周囲の縦隔気腫。
④心筋挫傷：X線では診断できない。12誘導心電図、心エコーを行う。
⑤食道損傷：食道周囲の縦隔気腫。
⑥横隔膜損傷：横隔膜損傷そのものは診断できない。腹腔内臓器の胸腔内進入(ヘルニア)で診断される。

　次いで、撮影されたすべての骨(肋骨、鎖骨、肩甲骨、肩関節、胸椎)について骨折の有無を

検索しておく。肋骨の単骨折を見逃したとしてもほとんど大勢に影響ないが、あとで指摘されるのも愉快なものではない。胸椎の損傷は見逃しやすいので要注意である。上位肋骨や肩甲骨の骨折はしばしば大動脈や鎖骨下動脈損傷を合併する。下位肋骨骨折があれば肝臓、脾臓の損傷を念頭においておかなければならない。

軟部組織の腫大(血腫)も要チェックである。

最後に、気管チューブ、ドレナージチューブ、中心静脈カテーテルなど医原性に留置された管類の位置が適正か否かをチェックする。

C. CT診断

これまでも述べたように、鈍的外傷急性期のCT検査にはかなりのリスクを伴う。移動そのものが危険である。また、撮影中は患者の急変を察知し難く、急変への対処も困難である。したがってCT検査の実施にあたっては、リスクと利益の兼ね合いを正しく判断しなければならない。この判断には経験と知識を要する。判断に迷うときは、手術室への直行が安全である。

CT撮影中も患者、およびモニターを観察し、バイタルサインの監視を怠ってはならない。急変があればいつでも検査を中断する。

鈍的外傷のCTは頭部から骨盤まで連続的に撮影することを原則とする。頭部、頸椎は単純撮影とし、胸部以下は造影CTとする。胸腹部CTは単純、動脈相、静脈相と3種類そろえば十分な情報量となるが、外傷急性期にそれを望むのは贅沢というもので、バイタルサインに極めて余裕がある例外的場合に限られる(そのような軽症例ではCTを撮ること自体、疑問ではあるが…)。

外傷急性期の病態にあまり馴染みのない外科医に手術を依頼するときは、特にこのことを忘れてはならない。外傷に馴染みのない外科医は、術前の画像情報が多ければ多いほど安心する傾向がある。画像情報量は全身状態との兼ね合いで決まるものであることを了解してもらわなければならない。

CTで読影すべき事項は、次の戦略(手術か、動脈塞栓術か、経過観察か)の決定につながる事項である。これらの事項の読影に適した画像をプリントしなければならない。

頭部：骨折の陥没度、出血、midline shiftなどのmass effect。
胸部：血胸、気胸、肺挫傷、仮性肺嚢胞、大動脈、血腫、胸椎。
腹部：腹腔内出血、実質臓器損傷(程度とextravasation)、free air、腸・腸間膜の浮腫・血腫・extravasation、腰椎、尿路。

D. 血管造影、動脈塞栓術

腹部実質臓器、骨盤骨折、上顎骨骨折などによる出血は動脈塞栓術のよい適応であるが、実質臓器損傷の場合は自然滴下の輸液輸血で血圧が保たれる(ショックではない)ことが前提である。

肝、腎、脾などの実質臓器では、血管造影でextravasationがあれば、その部位に、できるだけ超選択的に塞栓術を行う。extravasationがみつからなければやらない。

骨盤骨折の場合はextravasationの有無にかかわらず、骨折とそれに伴う血腫があって輸血を強いられるものは適応である。左右の内腸骨動脈の分岐、4本すべてに対して塞栓術を行う。

塞栓術については第2部-4「動脈塞栓術の適応と手技」(270頁)において詳述される。

[14. 救急外来から直ちに手術室へ直行すべき病態]

1）胸　　部
・開胸下に胸部大動脈や肺門を遮断したとき（心拍動が保たれている場合）。
・胸腔ドレーン挿入と同時に、800ml以上の血性排液あったとき（JATECでは1,000ml以上）。
・心嚢ドレーンから150ml以上の血性排液あったとき（著者ら）。
・心タンポナーデ（心嚢内出血＋閉塞性ショック）があればすべて（Trunkeyら）

2）腹　　部
・エコーで腹腔内大量出血があり、輸液、輸血をポンピングしなければ血圧を保てない場合。

（石原　晋）

第2部 鈍的外傷

3. 救急処置各論

1 上気道損傷

はじめに

顔面から葉気管支に至る"肺外気道"の損傷は、窒息死に直結する緊急度の高い外傷である。本稿のタイトルにある"上気道"は、口鼻腔から喉頭までの上部気道を示す慣習的な用語であるが、ここでは気管・気管支の損傷にも範囲を広げ、超急性期の救命処置について述べる。

[1. 顔面から頸部気管までの気道損傷]

A. 損傷機序

顔面から頸部気管までの気道損傷は、鋭的損傷と鈍的損傷に大別される。症例の大部分は鈍的損傷である。車の正面衝突などで前頸部をハンドルやダッシュボードに強打すると、下顎骨の保護を受けない部位の喉頭や気管が頸椎との間で圧迫され、損傷を受けることがある(padded dash syndrome)。

B. 病態

顔面・頸部外傷は、多発外傷の一環として発生することが多い。頸部の狭いスペースには気道をはじめ、生命維持に必要な重要構造物が複雑に納められているので、外傷時には、これらが同時に損傷を受ける。

1)気道閉塞

顔面・頸部外傷に伴う気道閉塞は、さまざまな原因が複合して引き起こされる(表12)。軟部組織の腫脹や血腫は急速に進行し、短時間内に窒息をもたらす危険がある。

顔面から頸部の気道に高度の損傷を受けた意識のある患者は、救命処置に必要な仰臥位を取れないことが多い。座位で努力呼吸を呈する。これは、舌根部をできる限り前に突き出し、口腔内の血液を排出しやすくするための防御姿勢である。また、高度の気道損傷例では、自発呼吸と筋緊張の存在が極めて重要な意味をもつ。不用意に筋弛緩薬や鎮静薬を投与すると気道が急激に閉塞し、患者が窒息死することがある。

■表12 顔面〜頸部損傷における気道閉塞の原因■

- 外傷による気道支持構造の破綻
- 舌根沈下
- 軟部組織の腫脹
- 血腫
- 口腔内出血、鼻出血
- 喀痰(血痰)
- 異物(損傷歯牙、義歯、吐物)
- 意識障害(頭部外傷、アルコールなど)

2)合併損傷

顔面から頸部気管にかけての気道損傷

では、頭部外傷や胸腹部外傷のほかにも、以下の合併損傷に注意する。

(1) 頸髄損傷

患者が昏睡状態にある場合、血圧低下と徐脈に加えて、胸郭筋麻痺を伴う腹式奇異呼吸が頸髄損傷を疑わせる所見となる。上気道損傷では、この症状が気道閉塞や他の原因によるショックに隠蔽されて判別し難い場合もある。重度外傷初療の基本として、頸髄損傷は「あるもの」として扱う。

(2) 頸部大血管損傷

頸動脈の裂傷や断裂は、出血性ショックをもたらすと同時に、軟部組織に血腫を形成して気管を圧排・閉塞する。頸動脈損傷に伴う上気道閉塞は、極めて短時間内に進行するので緊急気道確保が必要となる。また、頸動脈内膜が損傷すると、解離や閉塞の原因となる。頸動脈内膜損傷の好発部位は総頸動脈分岐部よりやや末梢の第1～2頸椎レベルで、遅発性に脳梗塞をきたすことがある。頸静脈損傷では空気塞栓の可能性があるため、創の密封が必要となる。

(3) 神経損傷

頸部の気道損傷では、腕神経叢の引き抜き損傷や横隔神経損傷、反回神経損傷を合併することがある。横隔神経損傷は、外傷に伴う呼吸不全の一因となる。

C. 損傷の種類と分類

顔面外傷のうち、上顎骨骨折はLe Fortの分類に従って3タイプに分類される。詳細は「15. 顔面外傷」(205頁)の項に譲る。

下顎骨骨折は頻度の高い顔面損傷で、好発部位は関節突起(36%)、下顎体(21%)、下顎角(20%)、頤(オトガイ)孔(14%)である。直達外力による損傷が多いが、介達力による対側関節突起の骨折も頻度が高い。下顎骨犬歯部の両側性骨折では、支持を失った舌が、骨折片と一塊になって口腔内に落ち込むため、患者は仰臥位になることができない(図22)。起座位になって顎を突き出し、努力呼吸をする。

喉頭損傷では、甲状軟骨前面の矢状方向骨折の頻度が高く、声帯前縁付着部の損傷を合併しやすい。甲状軟骨との接合部で気管が完全に横断裂することもある。

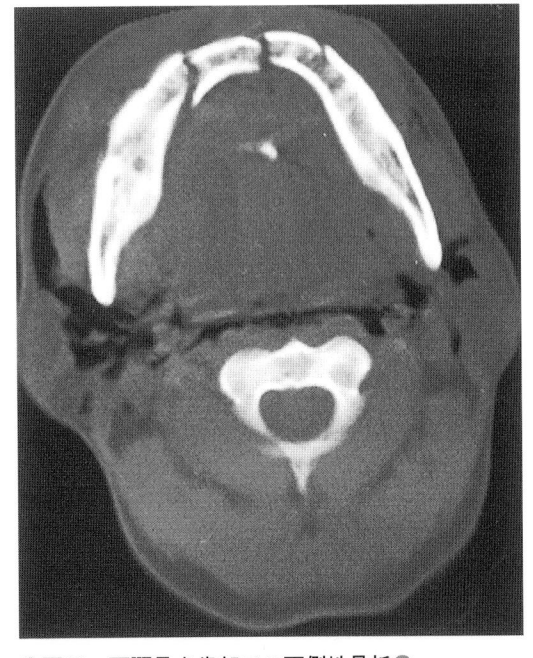

●図22 下顎骨犬歯部での両側性骨折●

D. 診 断

1) 症状、徴候、理学所見

上気道損傷は極めて緊急度の高い外傷なので、蘇生により生命維持をはかりながら、症状・徴候・理学所見に基づいて診断を進めることが重要である。

まず、患者に接触すると同時に、頸椎

保護を継続しながら、五感を活用して会話(発声)の可否、呼吸困難・努力呼吸・胸郭異常運動・ゴロゴロ音の有無を素早くチェックする。気道が開放されていれば、リザーバー付きマスクで酸素を10〜15l/分投与し、気道を確保しつつ、JATECのprimary surveyの手順に従って、頸静脈怒張・前頸部皮下気腫・喉頭変形・気管偏位の有無と呼吸音および動脈血酸素飽和度(SpO_2)をチェックする。Secondary surveyでは、血痰、嗄声、嚥下困難、喘鳴、顔面・項部の疼圧痛の有無に注意する。聴診で呼吸音の左右差を認めた場合は、気胸などの胸部外傷に加えて、横隔神経損傷の可能性も念頭におく。診療中に患者が吃逆を始めたときは、胃内に嚥下した血液を一気に嘔吐する前兆のことがあるので、誤嚥に注意する。

2)画像検査

頸部X線写真では皮下気腫と深頸部気腫に特に注意する。胸部X線写真では気胸、縦隔気腫、心嚢気腫、胸部合併損傷の有無をチェックする。頸部CTは2mmスライスで撮影する。

超音波で腹部外傷をスクリーニングする際は、横隔膜運動の左右差にも注意し、横隔神経損傷にも注意を払う。

3)内視鏡検査

軟性ファイバーは喉頭損傷の診断に威力を発揮する。形態学的な損傷のみならず、声帯の動きもよく観察する。

E. 初期治療

上気道損傷の初期治療で何よりも重要な点は、迅速かつ確実に気道を確保し、出血をコントロールすることである。これと併行して、他部位合併損傷の評価と処置を行う。重篤な上気道損傷例では、気道確保に困難を極めることが多い。病状が進行したギリギリの状態ではなく、まだ余裕のある段階で気道確保に踏み切ることが救命のポイントとなる。上気道損傷の初期治療に必要な物品は、緊急時をイメージして平素から準備しておく。

1)緊急気道確保
(1)気道確保に取りかかる前に

用手的に頸椎保護を継続しながら、リザーバー付きマスクで酸素を10〜15l/分投与し、パルスオキシメーターを装着する。必要に応じてSellick法を行い、嘔吐時の誤嚥を防止する。上気道損傷に対する気道確保は、JATECのガイドラインに示されるように、「簡便法による気道確保」と「確実な気道確保」に大別できる。気道確保の基本は、経口気管挿管法による確実な気道確保であるが、これが不可能な場合は、輪状甲状靭帯穿刺や輪状甲状靭帯切開による外科的気道確保を実施する。重篤な上気道損傷の場合、熟練者が試みても手技が成功するとは限らないので、必ず複数の気道確保方法を準備する。1つの手技にこだわり過ぎると、処置中に軟部組織の腫脹や出血を増強させ、取り返しのつかない気道閉塞を招く。切り替えの判断が重要である。スムーズに手技を施行できるか否かは、周囲との連携にかかっている。緊急気道確保の基本操作は他の外傷と同じなので、第4部-2「気道確保」(348頁)を参照されたい。

(2) 緊急気道確保の方法

a) 簡便法による気道確保

① 口腔・咽頭の吸引と異物除去：口腔内に血液や分泌物の貯留がみられた場合は、太めのカテーテルで吸引する。義歯などの異物も速やかに除去する。

② 用手的気道確保：まず、下顎挙上法により用手的気道確保を試みる。下顎挙上は可能な限り二人法で行い、介助者は、頭側もしくは尾側から両母指で下顎を挙上しながら、手掌全体で頭頸部を保持して頸椎保護に努める。頤に動揺を認め、両側下顎骨折が疑われる症例では、頤挙上もしくは口の中から頤を引っ張り上げるような方法で気道を確保する。但しこの際に、口の中に入れた指を噛まれないように注意する。

③ 経口・経鼻エアウエイ：経口あるいは経鼻エアウエイは、重度の上気道損傷では無効なことが多く、むしろ気道閉塞を悪化させる要因となる。また、鼻出血があり、頭蓋底骨折や顔面骨折が疑われる症例では、経鼻エアウエイは原則禁忌となる。ラリンゲアル・マスクは、うまく挿入できれば、両側下顎骨折時の気道確保に有効で、咽頭内の血液からも喉頭を保護できると考えられるが、定まった評価はない。

b) 確実な気道確保

① 気管挿管

ⅰ）経口気管挿管法：顔面から頸部にかけての上気道損傷においても、経口気管挿管法は気道確保の基本となる。喉頭展開時の注意点は、①preoxygenationを十分に行うこと、②用手的な頸椎保護下に行うこと、③長めのブレードを用いること、④必要に応じて直型ブレードなどを使用すること、⑤気道が確保されるまでは自発呼吸・筋緊張・反射を温存すること、⑥Sellic法を併用すること、などである。気管チューブは通常よりも細いサイズを2～3通り用意し、挿管後、不隠の著しい患者や調節呼吸が必要な患者に対しては筋弛緩剤や鎮静剤を投与する。陽圧呼吸開始後は緊張性気胸の出現に注意し、呼吸状態を頻回にチェックする。

ⅱ）経鼻気管挿管法：経鼻気管挿管法には、喉頭鏡を用いて直視下に行う方法、喉頭鏡を用いない盲目的方法、気管支ファイバー下に行う方法があるが、経口法に比べて高度の技術を要し、頭蓋底骨折や顔面損傷を伴う症例では原則禁忌なので、上気道損傷時の緊急気道確保には適さない。しかし、症例によっては、他の方法でどうしても気道確保できない場合があるので、参考までに、盲目的挿管法と気管支ファイバー下の挿管法について述べる。

盲目的経鼻挿管は喉頭鏡を使用しないため患者への負担が少なく、自発呼吸を残したまま覚醒下に行うことができる。外傷例における成功率は66％、合併症発生率は13％と報告されている。挿管時には少し硬めのチューブを用いた方がよい。経鼻挿管用の軟らかいチューブも市販されているが、チューブが軟らか過ぎると、鼻腔で圧迫されて内腔が狭窄しやすいからである。上気道損傷例では、気管チューブの自己・事故抜去が致命的となるので、チューブは粘着テープに加えて、太めの糸で皮膚に縫合固定する。縫合針の刺入痕が美容的問題を残さぬよう、固定部位に注意する。

経鼻気管挿管法に気管支ファイバーを併用すると、喉頭や気管の異常を直視下に観察しながら処置が行える。しかし、出血や喉頭偏位が著しいと操作は容易でない（図23）。気管支ファイバー下の挿管に固執し過ぎると、却って軟部組織の腫脹や出血を増強させる結果となる。盲目

第2部　鈍的外傷

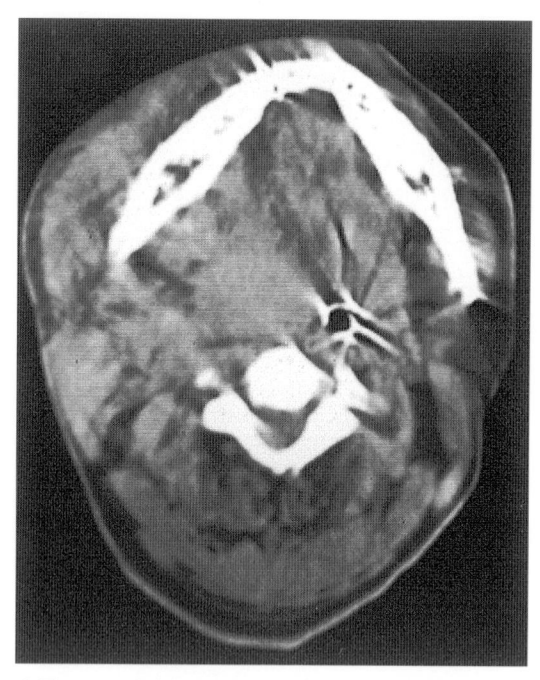

●図23　口腔底軟部組織の腫脹による気道偏位●

的挿管の要領で、呼吸音を頼りにチューブ先端をまず声門に近づけ、その後にファイバーを通すと挿管がしやすくなる。ファイバーが楽に通過できる気管チューブの内径は7.5mm以上である。内径7.0mmのチューブでもファイバーを挿入することができるが、処置中の換気が不可能となる。また、気管チューブにファイバーを通したとき、摩擦でファイバーが抜去できなくなることがあるが、このようなときは慌てずに、チューブの隙間から少量の生食水を流し込むとファイバーを容易に引き抜くことができる。

ⅲ）逆向性気管挿管法：輪状甲状靭帯穿刺法で気管内に留置したカニューラから、声門に向けて逆向性にガイドワイヤーを挿入し、これをガイドに経口気管挿管を行う方法であるが、口腔内の損傷や喉頭偏位が著しい症例では困難である。

②外科的気道確保法

上気道損傷例において、声門経由の気管挿管が不可能な場合は、以下の方法により外科的気道確保を試みる。なお、実際の手技については本書の第4部を参照されたい。

ⅰ）輪状甲状靭帯穿刺：14G程度の血管留置針を用いて輪状甲状靭帯を穿刺し、気道を確保する方法で、ジェット換気を併用する。本法では、血液の酸素化は得られるが、二酸化炭素の蓄積が生じるため、30〜45分以内に他の確実な気道確保法に切り替える必要がある。カフがないので誤嚥を予防することはできないが、輪状甲状靭帯切開と異なり、12歳以下の小児にも施行可能なことが特長である。

ⅱ）輪状甲状靭帯切開：挿管困難例に対する確実な気道確保の手段として、JATECのガイドラインでは、輪状甲状靭帯切開が推奨されている。緊急用の専用キットが各種販売されているが、曲がりペアンを含む小手術セットと、内径5〜7mmのカフ付き気管チューブがあれば、短時間で気道を確保することができる。しかし、高度の上気道損傷例では、処置に必要な安静仰臥位が取れない場合があり、喉頭も高率で偏位するため、手技的困難を伴うことが多い。また、12歳以下の小児では、術後に声門下狭窄をきたす危険があるため、輪状甲状靭帯切開は禁忌とされる。輪状甲状靭帯よりも末梢に気道狭窄の原因がある場合や、切開部位に血腫を伴う場合（気道内に血液が流入する）も本法は禁忌となる。

ⅲ）緊急気管切開：声門を経由した気管挿管が不可能で、輪状甲状靭帯よりも末梢に損傷部位が存在するときは、緊急気管切開の適応となる。気管切開を手際よく実施するためのポイントは、頸部を後屈した"気管切開体位"であるが、頸髄損傷が完全に否定できない場合は、用手的に頸椎を正中固定しながら手術を行わざるを得ない。但し、緊急時には、気道確保が頸椎保

護に優ることを忘れてはならない。執刀後は出血には目を向けずに、気管カニューレの留置を第一に考える。経皮的に穿刺できる気管切開キットも販売されているが、高度の気道損傷例に対してどの程度有効かは不明である。気管切開は創部からできる限り離して行うのが原則であるが、あまり胸骨切痕寄りで気管切開を行うと、短頸や小柄な患者ではカニューレ先端が気管支内に迷入することがある。このよう症例では、短めのカニューレを使用するか、カニューレに"ハカマ"をはかせる。手術創を閉鎖するときは、気管カニューレの周囲に少し隙き間を残すと、皮下気腫の"逃げ道"となる。

　気管と創部が交通した開放性損傷では、創部から直接、細いチューブを挿入し、ジェット換気を行うことも可能である。創部からカフ付きの気管カニューレを挿入する際は、いきなり挿入を試みるのではなく、適当な長さに切った"こし"のあるネラトンカテーテルをまず気管内に留置し、これをガイドとして気管カニューレを慎重に進める。ネラトンカテーテルが気管内に留置されたことは、バッキングの出現で確認できる。気管カニューレが挿入しやすいよう、ネラトンカテーテルの表面にはリドカインゼリーを塗布しておく。頸部気管の完全横断裂では、手術中に、気管断端が周囲組織による支持を失って、縦隔内に落ち込むことがあるので注意する。

c）その他の補助的治療法

　軽度の気道損傷では、エピネフリン入りネブライザーやステロイドが浮腫軽減に有効なことがある。気道確保が物理的に困難な症例では、PCPSが最後の救命手段となる。

2）出血のコントロール

(1) 局 所 止 血

　顔面・頸部の動脈性出血に対しては、まず圧迫止血を試みる。頸部頸動脈損傷による大量出血に対しては、頸動脈遮断を余儀なくされることも多いが、約半数に重篤な脳梗塞をきたす。頭蓋底骨折に伴う拍動性の大量鼻出血に対してタンポン止血を行うと、行き場を失った血液が頭蓋内に流入して致命的となることがある。

(2) T A E

　外頸動脈系からの活動性出血は、TAEの適応となる場合がある(図24)が、手技に習熟していないと、塞栓物質が脳血管に迷入して脳梗塞をきたす可能性がある。専門家による治療が必要である。頭蓋底骨折に伴う偽性動脈瘤や動静脈瘻もTAEの対象となる。

第2部　鈍的外傷

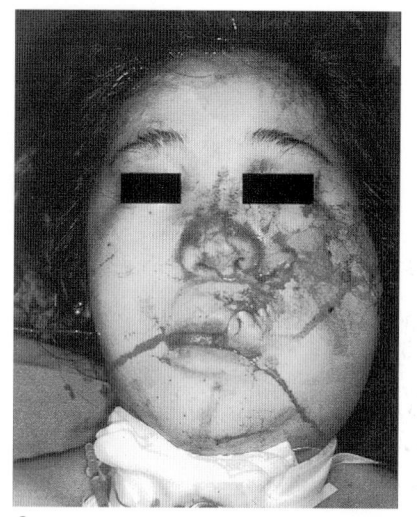

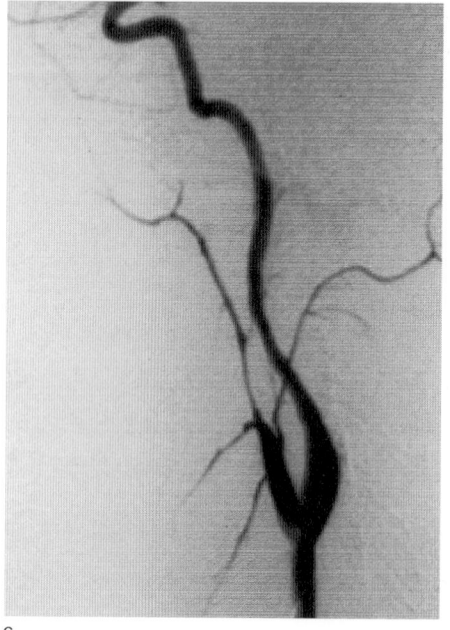

●図24　顔面外傷に対するTAE●
a：軟部組織の血腫を伴う顔面外傷
b：頸動脈撮影（左顎動脈の分枝から造影剤の拍動性漏出を認めた）
c：TAE後

[2．気管・気管支損傷]

A．損傷機序

　気管・気管支損傷は、鋭的損傷と鈍的損傷に大別される。鈍的損傷は、声門が閉じた状態で胸郭が圧迫され、気道内圧が急激に上昇したときに生ずることが多い。気管・気管支損傷の好発部位は、気管分岐部を中心とする2cmの範囲内である。損傷形態には以下に示す如く、膜様部の部分的損傷から全周性の完全断裂までさまざまなタイプがある。

■表13 日本外傷学会　胸郭・肺損傷分類■

B. 気管、気管支損傷分類
Ⅰ型　裂傷　Laceration
a．内膜損傷型　Intimal laceration
b．全層裂傷型　Transmural laceration
Ⅱ型　不完全断裂　Incomplete transection
a．部分断裂型　Partial transection
b．気管支鞘被覆断裂型　Transection with bronchial sheath
Ⅲ型　完全断裂型　Complete transection
a．単純型　Simple transection
b．複雑型　Complex transection

Appendix：食道損傷はESと表記し、付加する。

B. 分　　類

　胸骨切痕部から葉気管支までの気管・気管支損傷は、日本外傷学会胸郭・肺損傷分類に従って以下の3タイプに分類される(表13)。

1) Ⅰ型：裂傷
　損傷が気管・気管支内膜に限局しているものをⅠa(内膜損傷型)、気管・気管支が全層性に損傷されているものをⅠb(全層裂傷型)とする。Ⅰbの全層裂傷型は、主に膜様部の縦方向の損傷であるが、軟骨部の縦方向の損傷や、半周以下の横方向の損傷も含める。

2) Ⅱ型：不完全断裂
　気管・気管支の全周あるいは半周以上に及ぶ全層性の損傷であるが、気管または気管支自体の連続性は保たれている。半周以上の横断裂をⅡa(部分断裂型)、気管・気管支が全周性に断裂しているが周囲組織により連続性が保持されている場合をⅡb(気管支鞘被覆断裂型)とする。

3) Ⅲ型：完全断裂型
　気管・気管支が全周性、かつ非連続性に断裂している損傷形態である。断裂断端が比較的整っている場合をⅢa(単純型)、断裂断端が複雑に損傷されているものをⅢb(複雑型)とする。

C. 病　　態

　気管の連続性が断たれると換気不能になり、患者は窒息死する。気道内出血に伴う気道閉塞も問題となる。気管・気管支損傷の死亡率は約30％と高く、約半数に他部位の合併損傷を認める。鋭的損傷では、食道損傷を合併することもある。

D. 診　　断

1) 症状・徴候
　頸部から始まり、急速に顔面、胸腹部に進展する皮下気腫が特徴的である。気管・気管支損傷に伴う気胸は、1本の胸腔ドレーンで対処できない場合が多い。裏を返せば、ドレーンの追

加挿入が必要な気胸は、気管・気管支損傷を疑う手がかりとなる。気管・気管支損傷では血痰や呼吸困難もみられるが、損傷の程度とは必ずしも一致しない。

2）胸部Ｘ線写真・CT

　深頸部気腫、皮下気腫、縦隔気腫、気胸、心嚢気腫を認める。深頸部気腫を見落とさないよう、胸部Ｘ線写真は頸部を含めて撮影する。気管支の完全断裂では、損傷部位の末梢に無気肺や肺炎像を認めることがある。

3）気管支ファイバー

　気管分岐部付近は長軸方向に、それ以外の部位では短軸方向に損傷が起きやすい。断裂像が認められる場合もあるが、軽微な損傷では、異常所見が凝血塊付着や粘膜の段差、発赤に留まり、気管支ファイバーでとらえにくいこともある。

E. 治　　療

　気管・気管支損傷に対する救命処置の第一歩は、気道の確保である。気管損傷では、損傷部位を越えた位置で気管チューブのカフを膨らませることが第一目標となる。気管支損傷では、ダブルルーメンチューブを用いて非損傷側の片肺換気を行い、外科的修復まで患者の生命を維持する。気管チューブの位置決定には、気管支ファイバーが有用である。気管・気管支損傷のうち、全周の1/3を超えない裂傷は、気管挿管下に気道内圧をコントロールするだけで保存的に治療可能とされる。いかなる方法でも気道確保が困難な場合は、ヘパリンコーティング回路を用いたPCPSが救命手段となる。

　陽圧呼吸により、気胸や心嚢気腫が急速に増強する可能性があるので、気道確保後も呼吸循環状態の変化に細心の注意を払う。

　気管内吸引は愛護的に行い、必要に応じて気管支ファイバー下に喀痰を除去する。気管損傷部位に張力がかからぬよう、頸部の伸展は避ける。気管チューブの位置のズレは死につながる恐れがあるので、チューブの固定は確実に行う。

　気管・気管支損傷の外科的処置として、鋭的損傷では創を一時的に閉鎖することも可能である。この際、縫合糸が気管内腔に露出せぬよう、粘膜下に糸を通すのがポイントである。保存的治療例では、癒着のため外科的修復が後に困難となる場合がある。

［3．診療所では・・・］

　上気道閉塞は、極めて緊急度の高い病態で、医師としての存在価値を問われる試練の場である。外傷による気道閉塞では、初療の適・不適によって、患者が死亡するか、もとどおりの生活に戻れるかが決まる。もし、人里離れた「診療所」で外傷性上気道閉塞に遭遇したとき、人手も器材もない状況で何をなすべきか、以下に要点をまとめる。

A. 呼吸・循環の維持と全身評価

　患者が既に窒息している場合、あるいは窒息が切迫している場合は、まず緊急気道確保を

試みる。患者の気道が開放している場合は、リザーバー付きマスクで酸素10〜15l/分を投与しながら、JATECの手順に従ってprimary surveyと蘇生を行う。同時に、診療の介助ができる者を可能な限り呼び集める。消防機関に連絡を取り、救急救命士や近隣の医師に応援を求めることも1つの方策である。

B. 緊急気道確保

本稿で述べた方法を参考に、緊急気道確保を試みる。救命の場面では厳密な禁忌事項にとらわれずに、自分が得意とする手技、自分ができそうな手段を用いて気道確保を試みる。

これは余談であるが、設備も器材も不十分な戦時中、陸軍の軍医がどのようにして緊急気道確保を行っていたのか、興味深い資料があるので図25に紹介する。日華事変から太平洋戦

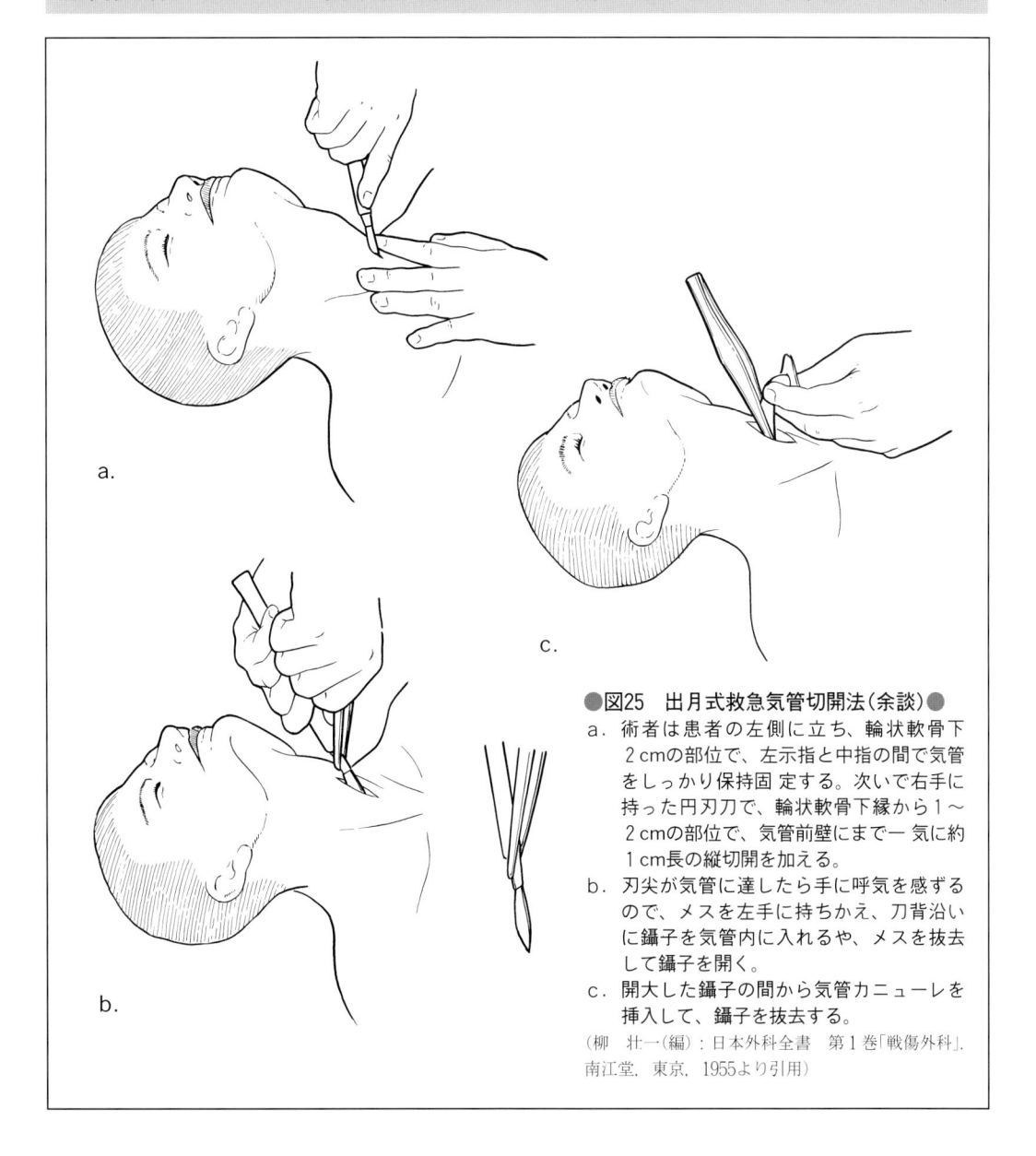

●図25 出月式救急気管切開法（余談）●
a. 術者は患者の左側に立ち、輪状軟骨下2cmの部位で、左示指と中指の間で気管をしっかり保持固定する。次いで右手に持った円刃刀で、輪状軟骨下縁から1〜2cmの部位で、気管前壁にまで一気に約1cm長の縦切開を加える。
b. 刃尖が気管に達したら手に呼気を感ずるので、メスを左手に持ちかえ、刀背沿いに鑷子を気管内に入れるや、メスを抜去して鑷子を開く。
c. 開大した鑷子の間から気管カニューレを挿入して、鑷子を抜去する。

（柳 壯一（編）：日本外科全書 第1巻「戦傷外科」．南江堂，東京，1955より引用）

争にかけて軍医として前線外科に従事した著者の出月三郎氏は、最前線の薄暗い"包帯所"で、次々と運び込まれる戦傷兵に対して、メス1本と鑷子1個を用いて、救急気管切開を1分以内に完了したという。

C. 高次施設への転送

外傷による高度の気道閉塞は、すべて高次施設に転送すべき病態である。気道閉塞は急激に進行するので、搬送中の病状悪化を想定して、可能な限り予防的に気道を確保する。搬送中に気管チューブが抜去すると患者は窒息死するので、チューブは強固に固定し、鎮静剤などで患者を非動化する。転送中は医師の同乗が不可欠で、多発外傷を念頭におきながら呼吸・循環管理に努める。搬送時間を短縮するため、ヘリコプター搬送も考慮する。転送先の病院で専門医による治療がスムーズに受けられるよう、連携を密にする。

D. 平素からの心構え

緊急気道確保は、気道損傷のみならず、餅などによる上気道閉塞に対しても必要な救命処置である。症例が運び込まれてから準備を開始しても間に合わないので、平素から周到な準備に心がける。

(吉田　哲)

【参考文献】
1) Stene JK, Grande CM : Trauma Anesthesia. Williams&Wilkins, Baltimore, 1991.
2) Merrick C : Pre-Hospital Trauma Life Support. Mosby, St.Louis, 1994.
3) Turney SZ, Rodriguez A, Cowley RA : Management of Cardiothoracic Trauma. Williams & Wilkins, Baltimore, 1990.
4) 金子高太郎, ほか：呼吸器緊急手術と周術期管理. 救急医学 23：1735 - 1741, 1999.
5) 吉田　哲, ほか：両側性下顎骨折を伴う顔面外傷例の緊急気道確保. 日本災害医学会誌 45：752 - 757, 1997.
6) 日本外傷学会外傷研修コース開発委員会：外傷初期診療ガイドラインJATEC. 日本外傷学会, 日本救急医学会(監修), へるす出版, 東京, 2002.

2 喀血と肺実質損傷

はじめに

　外傷による喀血は、肺実質や気道の損傷により肺動静脈または気管支動静脈から出血した血液が気道を経由して喀出されたものである。このような患者では重度肺挫傷、気管・気管支損傷（断裂）を強く疑わせる。また、喀血量の急激な増加により気道閉塞をきたすことがあるので、症状の急変に注意しながら先手を打って気道確保することが重要である。

[1. 受傷機転]

　肺実質や気道の損傷は鈍的外傷（交通事故、墜落外傷、挟圧外傷など）、穿通外傷（刺創、銃創など）いずれの受傷機転でも発生しうるが、わが国では圧倒的に鈍的外傷によるものが多い。当院では肺実質や気道の損傷に占める穿通外傷の頻度は1.7〜7.9%である。このほかに爆薬や可燃性ガスを原因とする爆風肺で広範囲な肺実質損傷を呈するが非常に稀である。

[2. 分　　類]

A. 肺挫傷

　受傷直後は強い衝撃による肺胞毛細血管構造の損傷で起こる肺間質と肺胞への出血・浮腫が主体で、炎症細胞浸潤により時間の経過（数時間〜24時間）とともにこれらが増悪され、周囲の肺組織のうっ血や浮腫を起こし、無気肺へと進展する。

B. 肺内血腫と外傷性仮性肺嚢胞

　肺内血腫は、強い衝撃により生じた肺内の裂傷の中に血液または滲出液が貯留したものである。外傷性仮性肺嚢胞は弾性に富む胸壁に急激な外力が作用して胸郭変形が起こり、細い気管支や肺胞などの肺実質に小さな切れ目をつくり、空気や血液の貯留を認めるものである。気道と交通すれば喀血をきたす。外傷性仮性肺嚢胞は発症の機序からも胸郭の弾性に富む小児から若年者に多い。

C. 肺破裂、肺裂創

　急激な気道内圧の上昇により肺実質と臓側胸膜が裂けたものを肺破裂といい、肋骨の骨折端や刃物などにより臓側胸膜の損傷を受けて肺が裂けたものを肺裂創という。

D. その他

　稀な外傷性喀血の機序として、肺動脈の仮性動脈瘤、肺動静脈瘻、爆風肺などがある。爆風肺は爆発時の衝撃波により広範な損傷を生じ、両側で高度な肺挫傷と肺破裂が起こる。

[3. 病態と評価]

　鈍的胸部外傷において、肺挫傷は極めてありふれたものである。肺挫傷の病態は瞬間的に強い外力が加わることにより肺胞毛細血管構造が損傷されることで肺間質や肺胞への出血や浮腫をきたすことが主体となる。範囲が狭く中等症以下の肺挫傷では胸部聴診上ラ音を聴取する以外は自覚症状を認めないことが多い。また、軽症の場合は胸部X線撮影による浸潤影も確認が困難でCTによって初めて気づかれるものも多い(図26)。しかしながら、肺挫傷はその病態から肺実質における出血や浮腫が進行し、受傷後24～48時間までは低酸素血症や呼吸困難が悪化することがあるので注意を要する。特に抗血小板薬や抗凝固薬の内服、基礎疾患や他の外傷部位からの出血により凝固能が異常をきたしている患者では十分注意しなければならない。

　また、受傷直後から呼吸困難や低酸素血症や血痰、喀血が出現するものは挫傷範囲が広く重症である。このような症例ではしばしば肺実質内の出血による血腫が囊状に貯留しており、このような状態を外傷性仮性肺囊胞(traumatic pneumatocele)という。この場合の囊は出血が肺実質を押し広げたものであるから、外壁を構成する囊胞は存在しないので、仮性囊胞となる。外傷性仮性囊胞の場合にはある程度出血すると仮性囊胞内の圧力が上昇して自然に止血することも少なくないが、仮性囊胞は外壁がないため、出血の増大により気道と交通した場合は大量喀血となり窒息する。当初、気道との交通は認められなくても、陽圧呼吸により交通して大量喀血することがあり、PEEPを用いた場合はその危険性はさらに増大する。しかしながら、外傷性仮性肺囊胞を合併するような重症肺挫傷では低酸素血症を呈し陽圧呼吸管理を必要とすることが多い。以上から外傷性仮性囊胞の発見は重要である。具体的には立位の胸部X線撮影では囊内に鏡面像(ニボー)を呈するが、外傷性仮性肺囊胞を合併するような高エネルギー外傷の初療では臥位でのX線撮影となり、周囲の肺挫傷や血胸の陰影の中に埋没して明らかでないことが多い。したがって早期発見にはCTが最も優れてい

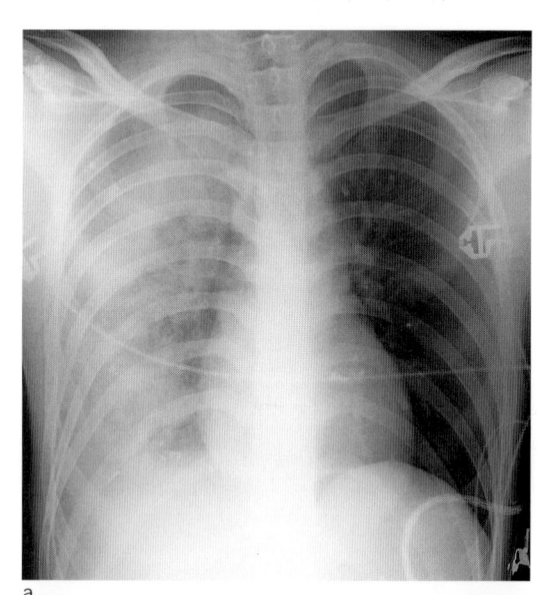

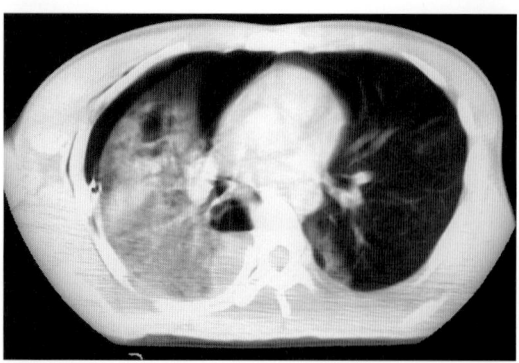

● 図26　気胸と仮性肺囊胞を伴う肺挫傷 ●
a：胸部X線画像：広範囲な浸潤影を認める。
b：胸部CT画像：広範囲な肺挫傷、気胸、仮性肺囊胞を認める。

る。CTでは明瞭に囊状影から塊状影として認められる(図27)。囊内には血液貯留のほか、しばしば空気を含む鏡面像(ニボー)を呈する。単純CTでも診断可能であるが、出血の活動性の有無を含めて詳細に判断するには造影CTの方が有用である。また外傷初療時にはCT室在室時間の長期化を避けなくてはならないので造影CTのみの撮影とするのが原則である。その後の経過観察には胸部単純X線で十分である(図28)。大出血や重大な感染を伴わなかった仮性嚢胞は数週間で次第に退縮し、やがて瘢痕となる。形成された瘢痕は肺癌などと誤って読影されることがあるので、退院時にその旨を説明しておく必要がある。

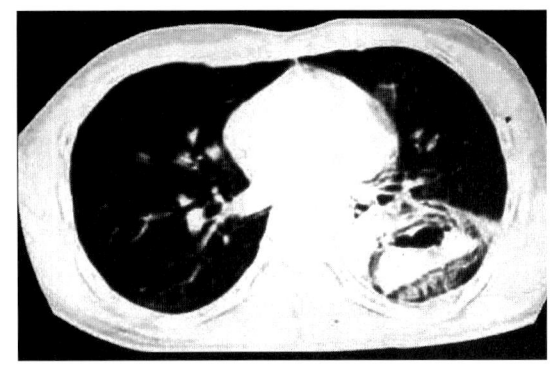

●図27　外傷性仮性肺囊胞の胸部CT画像●
左側肺背側に血液による鏡面像を伴う囊胞様陰影を認める。

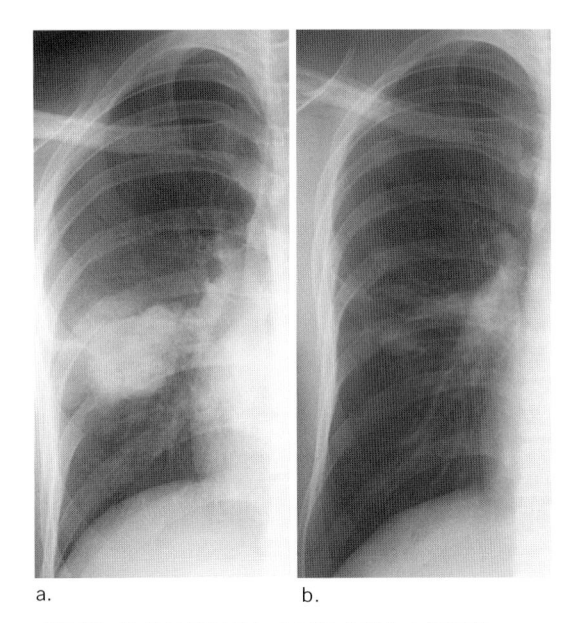

●図28　胸部X線画像による肺内出血の経過●
a:受傷直後:中肺野に比較的明瞭な境界を呈する透過性の低下を認める。
b:1ヵ月後:透過性の低下した部分は縮小している。

[4. 治　　療]

外傷による肺実質損傷では大量喀血による窒息とガス交換能低下が問題となるが、病態の急変により患者を失うことになるのは大量喀血による窒息である。

大量喀血をきたした場合、通常の気管挿管では換気を確保できない。片肺からの出血であれば、ダブルルーメン気管内チューブの挿管により左右肺を分離することで救命のチャンスが生まれる。すなわち、出血側は閉塞することでタンポナーデ効果による止血を期待し、非出血側で片肺換気を行うのである。この際、不運にも両側気管支からの大量出血であった場合にはECLA(extracorporeal lung assist)によるしか救命の手段はない(後述)。また、もともと肺機能が不良で呼吸予備能の乏しい高齢者や肺疾患を合併する外傷患者では片肺換気に耐えられないこともある。このような患者では片肺だけの喀血であっても致命的となろう。出血肺を分離する方法としては、ダブルルーメン気管チューブ(図29)のほか、ブロッカー付き気管チューブ(図30)による方法がある。外傷患者の初療に携わる医師はいずれかの挿入方法および管理方法に習熟しておく必要がある。当救命救急センターでは、患側止血の有無の確認、血液や痰の吸引や気管支鏡を用いたトロンビン注入などが可能であることから、ダブルルーメン気管チューブを選択している(図31)。

出血の勢いが弱いときは気管支鏡で出血源を探しトロンビンを注入する。

第2部　鈍的外傷

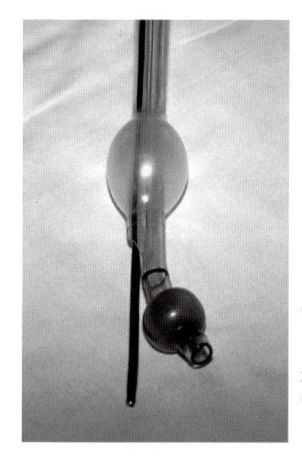

●図29　右換気口に気管支ファイバーを通したダブルルーメン気管チューブ（左用）●
近位端のバルーンと先端のバルーンをそれぞれ気管内と左主気管支内で膨らまし、分離肺換気を行う。左主気管支内のバルーンの位置は気管支ファイバーを用いて行う。

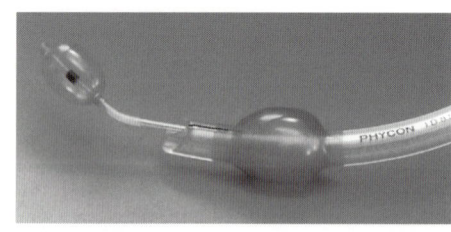

●図30　ブロッカー付き気管チューブ●
先端のバルーンを出血側の主気管支に挿入して膨らませ、止血を行う。近位のバルーンは気管内で膨らませ健側肺の換気を行う。

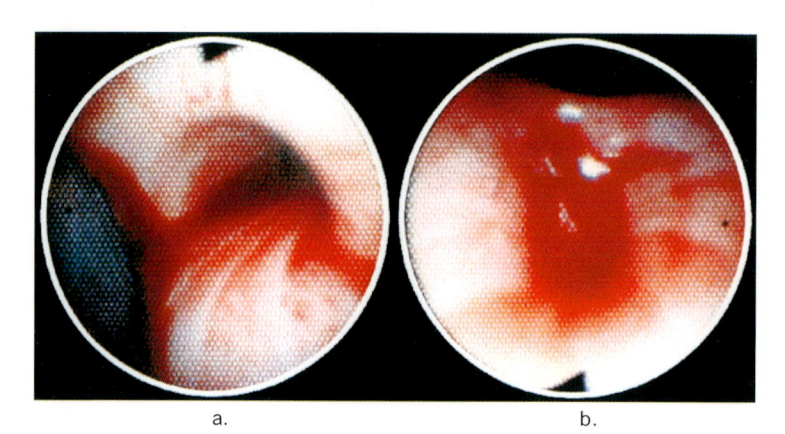

a.　　　　　　　　　　　　b.

●図31　ダブルルーメン気管チューブ（左用）による左右分離肺換気と出血部の確認●
a：右主気管支からの出血に対してダブルルーメン気管チューブ（左用）を挿入して左肺への血液流入を防止している。左端に見えているのは左主気管支内で膨らませているバルーンの一部。
b：右肺に気管支ファイバーを挿入し出血源の気管支を同定（右S6）し、トロンビン製剤の塗布により止血した。

MEMO ①
出血側にPEEP（positive end-expiratory pressure）をかけるとの意見があるがPEEPは嚢胞と気道の交通を拡大し大量出血や空気塞栓を引き起こすので推奨できない。TRAUMA 5 th edでも肺挫傷の人工呼吸管理の1つとしてPEEPをかけるとの記載があるが、喀血を伴う急性期の管理に関しては記載が認められない。

ダブルルーメン気管チューブで左右肺を分離したならば、出血側のチューブをクランプする。これによりタンポナーデ効果による止血を期待する。肺の血管系は肺循環系と体循環系(気管支動静脈)からなるが、損傷を受けやすいのは、構築がより脆弱な肺循環系であり、その血圧はせいぜい30mmHg程度であるから、タンポナーデ効果が期待できるのである。クランプで止血が得られない場合は気管支動脈からの出血の可能性が高い。クランプを継続すると出血側の肺が膨張し、心臓の拡張障害からショックに至る。手術や塞栓術を考慮する必要がある。
　気管支動脈塞栓術は、悪性腫瘍や結核腫など疾病による出血に対しては1970年代から用いられ、即時的止血効果と、ある程度の長期予後改善効果が得られている。しかしながら、外傷症例ではあまり報告がない。疾病に伴う喀血の場合、責任血管領域は拡張し比較的同定しやすいが、外傷性喀血では領域血管は攣縮し技術的に困難であることによると考えられる。今後、器材や技術が進歩すれば外傷領域での適応も拡大するだろう。
　喀血が急速大量で分離肺換気でもコントロール困難な場合には緊急開胸術を行って肺門遮断をしなければならない。手術室への搬入が間に合わない場合には救急外来での開胸を躊躇してはならない。
　出血が制御困難のときは手術が絶対適応であるが、酸素化不全の手術適応については慎重を要する。以前は酸素化を保つことが困難な場合にも直ちに損傷肺の修復や摘除を行うべきとされていたが、近年ヘパリン化を必要としない体外循環回路の開発に伴い、外傷急性期にも比較的安全にECLAが使用できるようになったことから、ECLA下に損傷肺の修復や摘除を行う方がより安全と考えられる。また、ECLAの管理によって急性期に開胸術を行わず、保存的に損傷肺の改善を待つこともできる。
　著者らの救命救急センターにおける外傷性喀血のプロトコールに従った治療戦略を紹介する(図32)。
　①患側肺から健側肺への出血の流れ込みによる窒息予防にダブルルーメン気管チューブを気管挿管し、左右分離肺換気を行う。このとき換気確保ができなければECLA(PCPS)を導入する。
　②患側からの出血が大量の場合は患側のルーメンを遮断し、タンポナーデ効果による止血を期待する。
　③止血できない場合は出血源が肺循環ではない可能性があり、ショックでなければ気管支動脈塞栓術を行う。
　④ショックの場合や気管支動脈塞栓術で止血できない場合は開胸手術となる。

> **MEMO ①**
> 大量喀血の稀な原因として仮性肺動脈瘤や肺動静脈瘻があるが、これらは血管造影で診断が可能である。

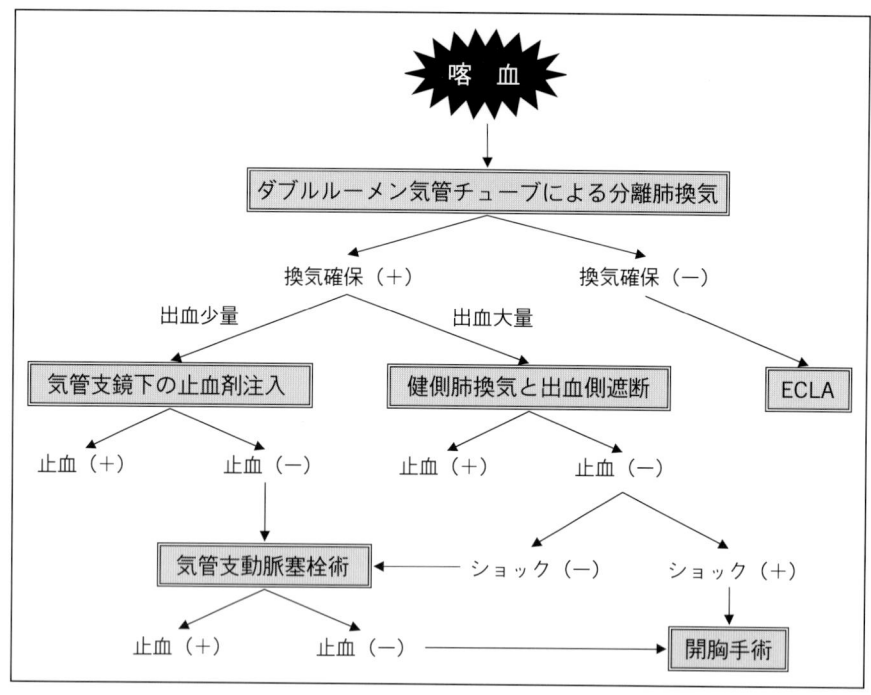

●図32 県立広島病院救命救急センターにおける外傷性喀血の治療戦略●

[5. 診療所では]

　胸部鈍的外傷後の血痰、喀血は肺挫傷、気管・気管支損傷を疑わせ、三次救急の適応である。JATECに従って気道、胸部の評価を行い、必要な処置を行った後、速やかに高次医療機関へ転送する。全例に高濃度酸素投与、必要に応じて気管挿管、胸腔ドレナージなどは搬送に先立って実施する。

　JATECでは大量の気道内出血に関する項目において、①健側の主気管支まで気管チューブを進め、健側のみを換気する、②ダブルルーメンの気管チューブを用いて左右分離肺換気を行う、③気管チューブはそのままにしておき、チューブの中にブロッカーバルーンを挿入し、出血部位を圧迫する、とある。①の気管チューブは一般的に盲目的に押し込めば右気管支に入るため右側が健側の場合は有用であるが、左側が健側の場合は気管支ファイバーによる誘導が必要となる。②ダブルルーメンの気管チューブの挿入および適切な位置への留置は高度な手技であり、これも一般的に気管支ファイバーが必要である。③ブロッカーバルーンの挿入にも気管支ファイバーが必要である。以上のように大量の喀血が発症した場合には気管支ファイバーが必要不可欠であり、小規模な診療所での対処は困難である。したがって診療所では気管挿管が可能な場合は施行し、不慣れである場合には胸壁損傷(骨折など)に注意しながら患側と思われる肺を下側にする体位で搬送されることが推奨される。何よりも、大量喀血の可能性のある患者は重症化する前に三次医療機関への搬送を決断することが重要である。

（須山豪通）

【参考文献】
1) Athanassiadi K, Gerazounis M, Kalantzi N, et al : Primary traumatic pulmonary pseudocysts ; a rare entity. Eur J Cardiothorac Surg : 23(1) : 43 - 45, 2003.
2) Norrashidah AW, Henry RL, Hartman S : Hemoptysis following blunt trauma ; case report. Pediatr Pulmonol : 34(5) : 395 - 397, 2002.
3) Jean-Baptiste E : Clinical assessment and management of massive hemoptysis. Crit Care Med 28 : 1642 - 1647, 2000.
4) Chu CP, Chen PP : Tracheobronchial injury secondary to blunt chest trauma ; diagnosis and management. Anaesth Intensive Care 30(2) : 145 - 152, 2002.
5) 安達普至, 石井賢造, 金子高太郎, ほか : 喀血を伴う重篤な肺挫傷に対し分離肺換気 ; ECLAにて救命し得た1例. 日臨救医誌 7(1) : 41 -44, 2004.

第2部　鈍的外傷

3　気胸・血胸

はじめに

　気胸・血胸は外傷、とりわけ鈍的外傷において最も多く経験される損傷の1つであるといってよく、その損傷程度も軽度のものから致死的なものまでさまざまである。外傷初療においては致死的胸部損傷を迅速に判断し治療することが求められるため、本稿では初療室における気胸・血胸、特に緊張性気胸と大量血胸を中心に、診断と治療についてJATECの初期診療理論の視点を交えて解説する。

[1．気胸の病態と評価]

A．気胸の病態

　外傷による気胸の原因は、肺実質あるいは気管・気管支損傷、後述する胸壁損傷などであるが、そのほとんどは肺実質損傷に起因する。大気や肺胞内圧に比べ陰圧である胸腔内が、上記の損傷により外気や気道と交通すると、圧較差が消失するまで胸腔内に空気が流出(入)し肺虚脱が生じるのが気胸である。

　外傷診療において最も重要な問題は、気胸が緊張性気胸へと進展することである。肺の損傷部がチェックバルブとなり胸腔内への空気の流出が止まらなければ、胸腔内が陽圧になり健側への縦隔の偏位と患側肺の著しい虚脱が生じる。縦隔の偏位により上・下大静脈は圧排され、胸腔内の陽圧環境も加わって静脈還流を障害させ心拍出量が低下する。また、患側肺の虚脱が換気障害を及ぼし、呼吸・循環不全に陥るのが緊張性気胸である。これは、迅速に診断し適切な処置が行わなければ短時間で心停止にまで至る病態であることを、外傷診療に携わる医師は理解しておかなければならない(preventable trauma deathの多くに、この緊張性気胸が含まれていると思われる。救急現場で、あるいは初療室内で確実に脱気できていれば救命できる症例が数多く潜在しているであろう)。

B．気胸の診断

　気胸の診断は通常、身体所見と胸部X線写真で可能である。患側の呼吸音の減弱や消失、皮下気腫の存在は気胸を疑ううえで重要な身体所見である。また外傷患者の初療では、胸部X線写真は仰臥位のポータブル撮影で行われることが一般的であるため、肺虚脱の大きい気胸以外では肺の外側や肺尖部の陰影を追うことが困難であることが多い。このような場合には横隔膜や縦隔陰影との境界に注意して読影することが必要である(図33)。胸部CT検査は、画像をwindow幅を広くした肺野条件にすることで、空気に対する感度が鋭敏になるために、気胸の存在診断には極めて有用となる(図34)。

　緊張性気胸の場合には、胸部X線写真撮影をしている間にも循環動態は悪化するために、X線写真を待って診断していてはいけない。ましてや胸部CT検査で、初めて緊張性気胸を認識することなどはもってのほかである。ショック症状、呼吸切迫、進行する皮下気腫、呼吸音の

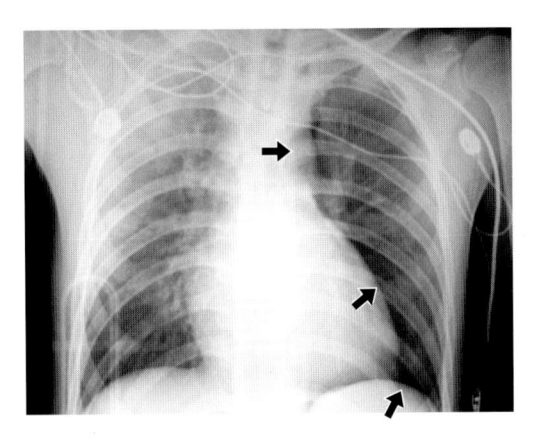

●図33 気胸の胸部ポータブルX線写真●
横隔膜や縦隔陰影の境界が鮮明であることに注目する（矢印）。

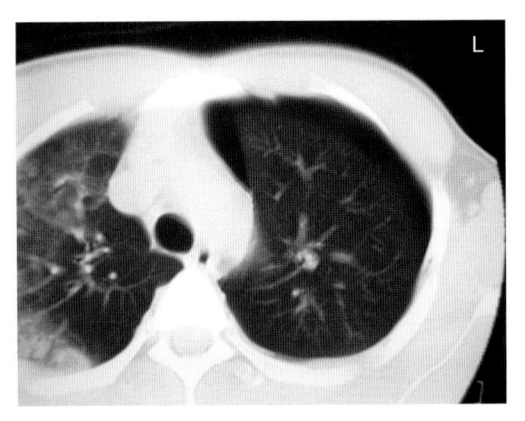

●図34 胸部CTでの気胸の診断●
僅かな気胸でもCTであれば診断は可能である。

左右差、胸郭の左右差、頸静脈の怒張、気管偏位などの身体所見のみからその存在を疑い、疑ったならば迷うことなく即座に脱気や胸腔ドレナージを行わなければならない。緊張性気胸を疑い胸腔ドレナージを行って、結果的に緊張性気胸でなかったとしてもその否を問うてはいけない。

［2．血胸の病態と評価］

A. 血胸の病態

血胸の原因は出血源により、①肋骨骨折や胸骨骨折など胸郭の損傷に伴う、肋間動静脈、内胸動静脈、骨折部などからの出血、②肋骨骨折に伴う肺実質損傷部からの出血、③心大血管損傷に伴う出血、の3つに大別できる。

通常、①は直接外力により生じ、循環動態を脅かすような大量出血に至ることは稀であるが、多発肋骨骨折の場合にはもちろんその限りではない。問題となるのは時間あたりどれだけの出血があるかであり、短時間で大量の出血をきたせば、肋骨骨折といえども当然、循環動態は破綻する。②は直接外力や転位した肋骨骨折断端により生じ、同時に気胸を伴う。肺実質損傷の程度により時に大量血胸の原因となる。③は胸郭の急激な減速により起こる。損傷部位が小さければ出血は縦隔内に留まるが、胸腔内と交通した場合にはタンポナーデ効果もなく、短時間に大量の出血を生じるために致命的となる。これらのほかにも横隔膜損傷と腹腔内臓器損傷の合併により血胸を生じることもある。

B. 血胸の診断

身体所見から肋骨骨折の存在を認知すること（後述）が気胸と同様、血胸の存在を疑う第一歩となる。急速に胸腔内に1,000ml以上の出血が起これば、呼吸音の減弱とともにショックを伴うため大量血胸を疑うことができる。胸部X線写真では、立位正面・側面撮影であれば少量の

血胸であってもcostphrenic angleの鈍化などで検出が可能であるが(図35)、外傷初療の現場ではポータブルによる臥位正面撮影から診断をしなければならないことが多い。大量血胸であればX線診断に苦慮することはないが、血液の貯留が軽度〜中等度の血胸ではX線透過性の左右差が決め手となる(図36)。

初療室内での血胸の診断には超音波検査も行われる。いわゆるFAST(Focused Assessment with Sonography for Trauma)であり、JATECではprimary surveyにおいて腹腔内出血や心タンポナーデの存在診断とともに、血胸の有無についても検索することを指導している[1]。横隔膜を挟んで肝臓や脾臓と胸腔内の検索を行うことにより、胸腔内にecho free spaceの存在を認めれば診断は容易である(図37)。但し、FASTで容易に認識できるような血胸はそれなりの出血量に達していることが多いために、循環動態には注意を払う必要がある。また、胸部CT検査は気胸の場合と同様、少量の血胸に対する存在診断に関しての感度が極めて高く

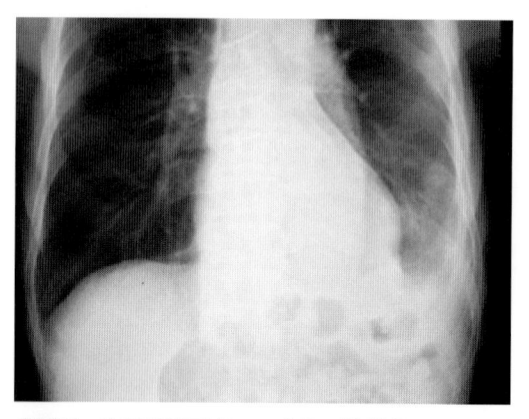

●図35　胸部X線写真での血胸の診断●
Costphrenic angleの鈍化などで検出が可能である。

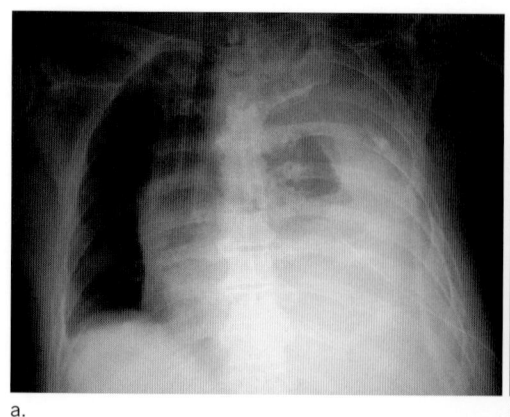

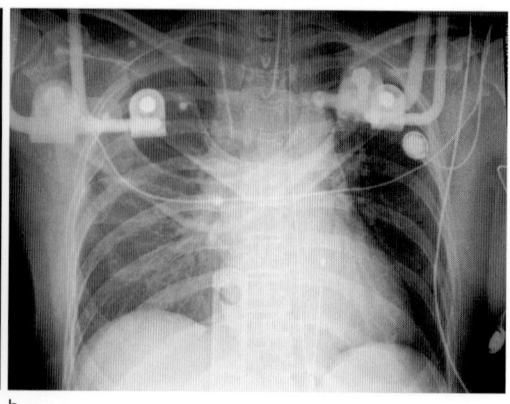

●図36　血胸の胸部X線写真●
a：大量血胸(君津中央病院北村先生提供)
b：血液の貯留が軽度〜中等度の血胸ではX線透過性の左右差が決め手となる。

有用であるが、JATECでも強調されているように、呼吸・循環状態の安定が得られないうちにCT検査を施行してはならない。"ABC"の安定を第一義に考えなければならない外傷初療では、気胸の場合と同様にいたずらに画像診断に頼ることなく、初療室内において詳細な身体所見の把握とポータブルX線写真、FASTにより診断を下さなければならない。

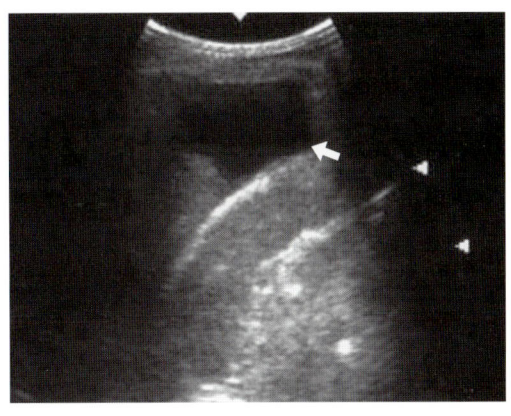

●図37　FASTによる血胸の診断●
横隔膜を挟んで脾臓と胸腔内のfluidが確認できる（矢印）。

[3. 治　　療]

気胸も血胸も治療の基本はtube thoracostomy、いわゆる胸腔ドレナージである。胸部外傷治療の85～90％は鎮痛、気管挿管、胸腔ドレナージなどで可能である[2]。JATECのプログラムの中にも胸腔ドレナージの手技を学ぶスキルステーションが設けられており、外傷診療に携わる医師であれば1人で施行できる基本的手技として身につけておかなければならない（手技については他稿に譲る）。

気胸に対して胸腔ドレナージを行った際には、経時的に胸部X線写真を撮り経過観察をする。特に気胸の消失後、ドレーンを抜去するまでの間は再発が起こらないかの注意を要する。一方、血胸に対しては、胸腔ドレーン挿入時initialに流出する血液量や、その後排泄される血液量を持続的にモニターすることで、循環動態の把握、輸血の是非と輸血量の決定、開胸手術に踏み切る判断などを行う。大量血胸の場合にはclotting hemothoraxに注意が必要である（図38）。胸腔内やドレーン内に凝血塊をつくるためにドレーンからの血液流出が少なくなり、見かけ上、出血が止まっているように見誤ることがある。バイタルサインの監視とドレーンチューブをよく観察し、必要に応じてドレーンの交換や迅速な開胸の決断をしなければならない。

開胸手術の適応は、生理学的パラメータの評価と胸腔ドレーンからの血液量で判断する。一般的には、①胸腔ドレナージ施行時、1,000m*l*以上の血液を吸引、②胸腔ドレナージ開始後1時間で1,500m*l*以上の血液を吸引、③200m*l*/時以上の出血が4時間以上持続、④持続する輸血が必要、などの項目があれば開胸手術を決断しなければならない[1)2)]。但し①については、体格の小さな日本人の場合には、経験的に700m*l*以上で開胸術を決断した方がよさそうである。

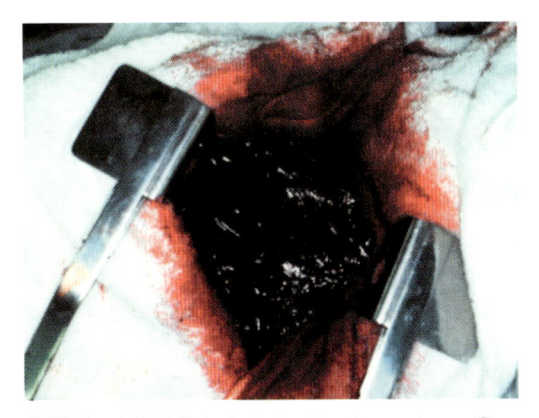

●図38　大量血胸によるclotting hemothorax●
胸腔内に凝血塊がみられる。

第2部　鈍的外傷

[4．診療所では・・・]

　診療所内での気胸・血胸の対処方法は、それらがどの程度であれJATECで指導するところの"ABCの安定化"が第一義である。JATECにおける初期診療理論では、緊張性気胸と大量血胸の2つに関してprimary surveyでの確実な診断と治療を要求している。いうまでもなく、これらはともにBあるいはCの異常として来院時に認知できる病態であり、それを見逃すことは即座にpreventable trauma deathに直結することを再度強調しておく。

　CTはもとより、X線写真も撮ることのできない環境下であれば、身体所見のみからこの2つの病態を診断しなければならない。基本的なバイタルサインの把握や、胸郭の不安定性、呼吸音の左右差、皮下気腫、頸静脈の怒張などの所見を見逃さない診察技術、また積極的にこれらの損傷の存在を疑う態度が求められる。

　修得しておくべき手技としては、胸腔穿刺と胸腔ドレナージであると考えてよい。緊張性気胸と診断し、胸腔ドレナージを行う時間的余裕のないときに限り、第2肋間鎖骨中線上で16Gの静脈内留置針を用いて胸腔穿刺を行う[1]。但しこれだけでは十分なドレナージ効果が期待できない場合もあるため、引き続き胸腔ドレナージを行う必要がある。

（松本　尚）

【文　献】
1）日本外傷学会外傷研修コース開発委員会：外傷初期診療ガイドラインJATEC．日本外傷学会，日本救急医学会（監修），へるす出版，東京，2002．
2）Pryor JP, Schwab CW, Peitzman AB : Thoracic injury. The trauma manual, Peitzman AB, Rhodes M, Schwab CW, et al(eds), pp203-223, Lippincott Williams&Wilkins, Philadelphia, 2002.

4 胸壁損傷

はじめに

　胸壁の損傷で最も多く経験されるのは単純な肋骨骨折であるが、穿通性外傷による開放性気胸と鈍的外傷によるフレイルチェストについては迅速に診断し、適切な治療を行なわなければ致命的となる。本稿では肋骨骨折とこの2つの致命的な胸壁損傷を中心に概説する。

[1．肋骨骨折と胸骨骨折]

A．肋骨骨折の診断と治療

　肋骨骨折は最も一般的にみられる胸壁損傷である。通常は第3から第10肋骨までの骨折が多い。当然のことであるが、肋骨骨折の存在から同時に胸腔内臓器の損傷を疑わなければならない。注意しなければならないのは、骨性胸郭の下部1/3は腹部内臓を容れているため、下位肋骨骨折では上腹部内臓、特に肝臓、脾臓の損傷を見逃さないようにしなければならない。

　第1、2肋骨は体表面から離れ、かつ鎖骨により保護されているために、また第11、12肋骨は遠位端が固定されていないために、それぞれ骨折しにくいという特徴がある。但し第1、2肋骨骨折が認められる場合には(図39)、胸郭に加わった外力の大きさを反映しているため、胸部臓器損傷、とりわけ胸部大動脈損傷の存在を強く疑う必要がある。

　肋骨骨折1本であっても前項の気胸・血胸が生ずる可能性はあるが、多発肋骨骨折の場合にはこれらの合併の可能性はさらに高くなる。触診にて骨折部の圧痛や叩打痛、皮下気腫などからその存在は容易に疑え、胸部X線写真にて大部分は診断可能である。骨折部位の転位がないような場合には肋骨撮影などの特殊条件でのX線写真が必要となる。マルチスライスによるCT画像であれば、多発肋骨骨折の状態をよく把握することができるために、後述するフレイルチェストの診断などには有効である(図40)。

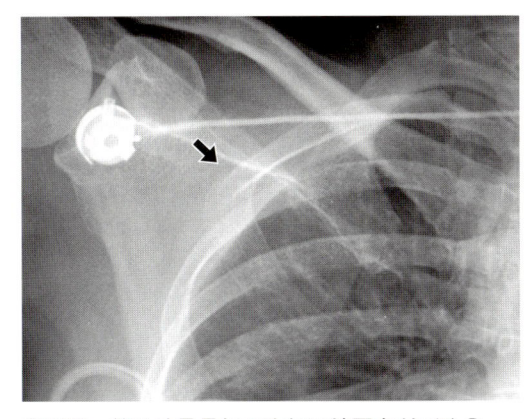

●図39　第2肋骨骨折の胸部X線写真(矢印)●

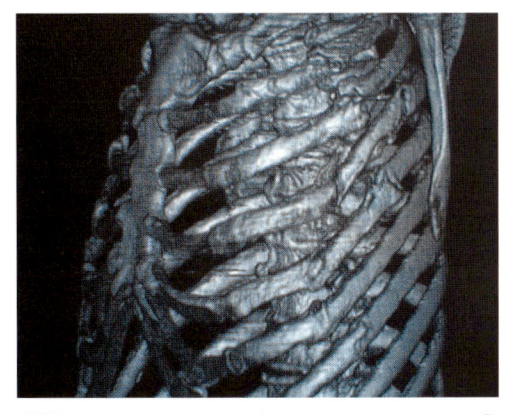

●図40　マルチスライスCTによるフレイルチェスト●
Flail segmentをよく観察できる。

第2部　鈍的外傷

　治療は肋骨骨折に合併する気胸・血胸の方が問題となるために、肋骨骨折に関しては開放骨折でなければ保存的に経過観察することがほとんどである。多発肋骨骨折の場合には、疼痛により呼吸運動、体動、喀痰排泄などが制限されるために肺炎の合併をきたしやすく、鎮痛剤の投与、肋間神経ブロック、持続硬膜外麻酔などのペインコントロールを考慮しなければならない。

B. 胸骨骨折の診断と治療

　胸骨骨折は前胸部に強い外力が加わった場合に生ずる。交通事故でのハンドル外傷などはその典型例である。前胸部正中での局所的な圧痛により胸骨骨折の存在を疑うことは容易であり、X線写真や胸部CTにて診断できる。前縦隔に血腫を伴うこともあり、やはり大血管損傷の存在を疑う指標ともなりうる(図41)。胸骨のすぐ裏面は右心室が接しているため、心損傷や心筋挫傷などの合併にも注意が必要となる。胸骨骨折で外科治療を行わなければならないのは、開放骨折や骨折端の転位が著しく疼痛の制御が困難な場合であり、それ以外には保存的経過観察となる。

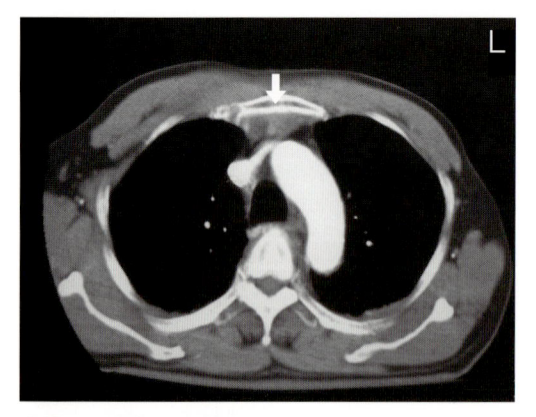

●図41　胸部CT所見●
胸骨骨折に伴う前縦隔の血腫が確認できる(矢印)。

［2．開放性気胸］

　鈍的外傷によって胸壁が損傷し開放性気胸となることは稀なようである。一般的には穿通性外傷が受傷機転としては多い。わが国では刺創による受傷がほとんどであるが(図42)、欧米では銃創もかなりの割合を占めることは周知のとおりである。

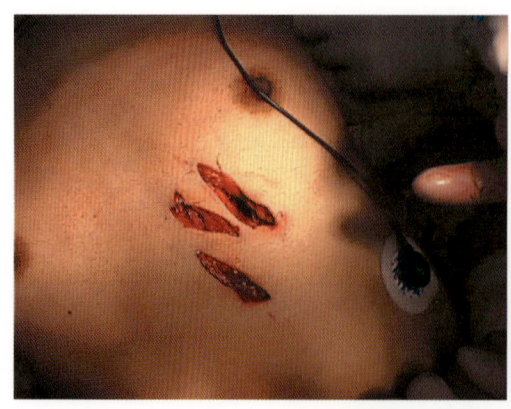

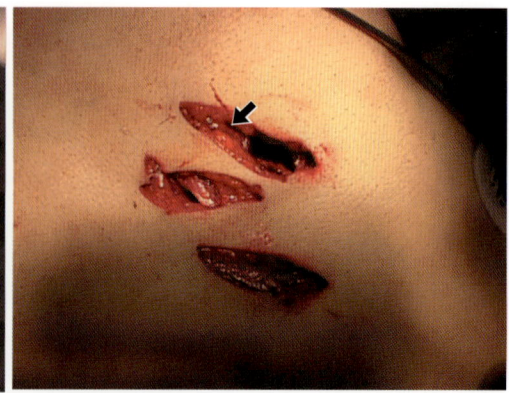

●図42　刺創による開放性気胸●
肋軟骨を貫通して胸腔内が確認できる(矢印)。

開放性気胸が問題とされるのは、いわゆるopen sucking woundとなるからである。大気と胸腔内が交通している場合、その孔の大きさが(患者の)気管の直径の約2/3以上であるときは、呼吸時に抵抗の低い開放創を通して胸腔内へ空気が出入りする[1]。これがopen sucking woundであり、肺内での有効な換気が得られず呼吸状態は切迫することになるため、速やかな処置が必要となる。開放性気胸では、通常、損傷による出血を伴っているために、呼吸による空気の流入出によって開放創から泡沫状の血液がプシュプシュと沸きあがる様子が観察されるのが特徴的である。

開放創からの空気の流入出をみて、慌てて創を完全に閉鎖してはいけない。もし同時に肺破裂が存在していれば、開放創の閉鎖によって緊張性気胸へと進展する可能性があり危険である。救急現場などの特別な医療設備のない環境下での開放性気胸の処置法には3辺テーピング[2]がある。四角いセロハン紙などによって開放創を覆うが、4辺すべてを閉鎖せずに1辺だけを開放しておけば、開放創からの空気の流入は防げ、胸腔内からの空気の流出を妨げないために安全である。この場合、血液の溜まりを避けるためにドレナージしやすい辺を開放しておくことがコツである(図43)。初療室などでの処置では3辺テーピングを行う必要は原則的になく、速やかに胸腔ドレナージを行うとともに開放創を閉鎖することが重要である。

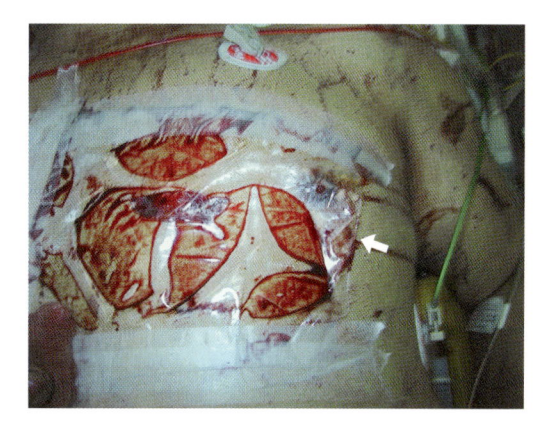

●図43　開放性気胸に対する3辺テーピング●
矢印の辺を開放することでドレナージが可能となる。

[3. フレイルチェスト]

フレイルチェストとは、隣接する肋骨の分節骨折によって胸壁の一部(flail segment)が呼吸運動を支持できなくなる状態である。このためflail segmentは呼吸の際には健常な胸壁とは逆の動き、すなわち吸気時には陥没し、呼気時には膨隆する胸壁の運動(奇異呼吸)をするのが特徴である(図44)。Flail segmentが生じても、周辺の胸壁との連続性が維持されていれば奇異呼吸が起こることはない。奇異呼吸が起こりやすいのは側胸部や前胸部、胸骨部であり、背部は頑強な筋群により肋骨が強固に固定されているためにフレイルチェストは生じにくい。

フレイルチェストが臨床的に問題となるのは、その著しい低酸素血症のためである。低酸素血症の原因は奇異呼吸にあると考えられがちであるが、flail segmentを生ずるだけの強い外力が胸壁に加わったことによる同部位の肺挫傷を第一に考えなければならない(図45)。もちろん、奇異運動そのものや、多発肋骨骨折に起因する疼痛による低換気も低酸素血症の一因として存在するが、血液ガス分析上、大部分の症例ではPaO_2の低下は認めるが、$PaCO_2$の上昇はみられないことが多い。このことはフレイルチェストの低酸素血症の原因が、合併する肺挫傷による換気血流不均衡(V/Q mismatch)が主体であることを示唆するものである。現在ではこの考え方が支持されている。

第2部　鈍的外傷

　かつて、フレイルチェストの病態は"胸壁の連続性が失われること"と考えられていたために、その治療方針も"胸壁の連続性の回復"が主たる目的であった。このために胸壁再建術（外固定）（図46）が数多く行われていた時期があった。しかしながら今日では、フレイルチェストの病態は前述のとおり、"肺挫傷による低酸素血症"であることが明確となっているため、外科的治療の対象となる症例は少なく、後述するpneumatic stabilizationによっても奇異呼吸が改善しないような場合にのみ適応となる。

　肺挫傷が軽度であれば、たとえ胸郭の奇異呼吸がみられても、十分な酸素投与と厳重なモニタリングにて経過観察が可能である。但し多発肋骨骨折による疼痛は、呼吸抑制と喀痰の排泄を制限し肺炎の合併をきたす恐れがあるため、十分な鎮痛を行う必要がある。肺挫傷が重篤であれば、低酸素血症に対応するため気管挿管下に人工呼吸器管理を行わなければならない。この際、呼吸は陽圧呼吸となるためにflail segmentに対しては常に胸腔内からの支持を可能にし、奇異呼吸を制御できる（pneumatic stabilization、内固定）。

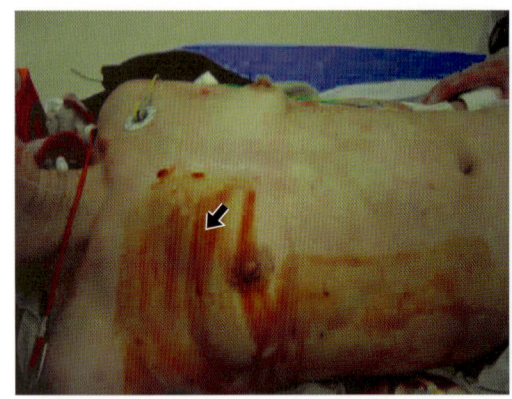

a．吸気時　　　　　　　　　b．呼気時

●図44　フレイルチェストに伴う奇異呼吸●
吸気時の胸壁の陥没が確認できる（矢印）。
（君津中央病院北村先生提供）

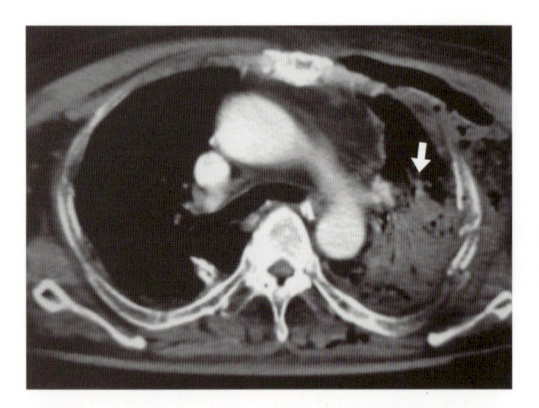

●図45　フレイルチェストに伴う肺挫傷の胸部CT所見●
肋骨骨折の直下に肺挫傷（矢印）が確認できる。

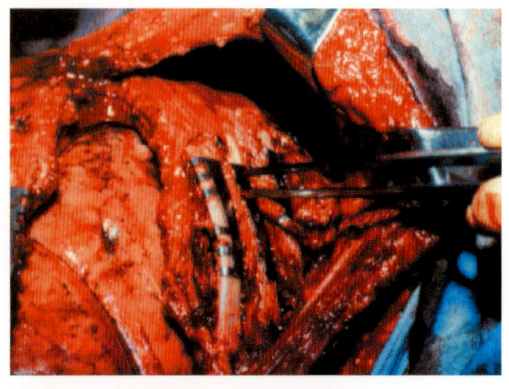

●図46　胸壁再建術の術中写真●
プレートによる肋骨骨折部の固定。

［4．診療所では・・・］

　救急隊員は開放性気胸に対しては3辺テーピングを、フレイルチェストに対してはタオルなどによる胸壁の圧迫処置を、救急現場からそれぞれ行ってきているはずである。かつてはこれらの手技が設備のない診療所での治療と位置づけられていたが、JPTECの普及とともに今ではそれに引き続く段階の治療が行われる必要がある。もちろん医師はこれらの手技についても熟知していなければならない。診療所では医療設備がどの程度かにより対応は異なると思われるが、胸腔ドレナージ、気管挿管、人工呼吸器管理の3つに関しては最低限、確実に行われなければならない時代である。

　これらの治療を行ってもまだ著しい低酸素血症が継続するのであれば、経皮的心肺補助（PCPS）の適応であり、高次の医療機関への転送を速やかに決断し、行動に移らねばならない。可能であれば転送までの時間に大腿動静脈に5～6Frのシースを留置しておけば、その後のカニュレーションの時間を短縮できる。医療資源の乏しい診療所内であっても、自分のできることを最大限に行い次の治療へバトンタッチする臨機応変の行動が望まれる。

(松本　尚)

【文　献】

1) Pryor JP, Schwab CW, Peitzman AB : Thoracic injury. The trauma manual, Peitzman AB, Rhodes M, Schwab CW, et al(eds), pp203-223, Lippincott Williams&Wilkins, Philadelphia, 2002.
2) JPTEC協議会マニュアル作成ワーキンググループ(編)：JPTECプロバイダーマニュアル．プラネット，東京，2003．

5 心臓損傷

はじめに

　鈍的外力による心臓外傷の多くは、交通事故や墜落などの高エネルギー事故で生じる。損傷形態によっては現場死亡となることが多いが、近年では救急搬送システムの改善や病院前救護体制の向上により心停止に至る前に医療機関に搬入される例も増加している。

　鈍的外力による心臓外傷には、軽微な心電図異常を呈するものから心破裂に至るものまであり、その緊急度や重症度はさまざまである。重症例では、心破裂に伴う心タンポナーデや出血性ショックが病態の中心であり、外傷初期診療のprimary surveyの際に循環異常の一因として必ず念頭においておく[1]。さらにsecondary surveyにおいても、身体所見や、心電図、血液検査、画像診断などから心破裂にまで至らない心臓外傷を診断するように心がける。外傷初期診療手順を遵守し、生命を脅かす病態の1つである心臓外傷を的確に診断し、迅速に外科的処置を開始することが重要である。

[1. 心臓外傷の診断名]

　鈍的外力により生じる心臓の形態的変化には自由壁の破裂、中隔破裂、冠動脈の閉塞や断裂、弁損傷がある。これらは「鈍的胸部外傷に伴う心破裂」「鈍的胸部外傷に伴う冠動脈閉塞」などとして報告されており、その内容が明確で診断に際しても混乱を生じることはなかった。しかし一方で、「心筋挫傷」や「心筋震盪」といった診断は、定義が不明瞭で診断基準も報告者によって異なっていた。また入院後モニター監視や治療を必要とする例がほとんどないことから、診断することの臨床的意義が不明瞭であった。このため、1992年、Mattoxらは「心筋挫傷」や「心筋震盪」という用語の使用をやめ、それに代えて損傷形態や機能異常に基づいた以下の診断名を用いることを提唱した[2]。

・中隔損傷を伴う鈍的心損傷
・自由壁破裂を伴う鈍的心損傷
・冠動脈塞栓を伴う鈍的心損傷
・心不全を伴う鈍的心損傷
・軽微な心電図異常または逸脱酵素異常を伴う鈍的心損傷
・複雑な不整脈を伴う鈍的心損傷

　上記の鈍的心損傷は、従来「心筋挫傷」「心筋震盪」として扱われていた外傷を、より明確に定義することを目的としたものである。受傷直後から明らかなショックを呈し、比較的診断も容易な「心破裂」についてはこれまでどおり用いられているようである。

[2. 心破裂]

　心破裂は交通事故や墜落など強い外力が体幹に加わった際に生じる。鈍的外傷に伴う心破裂のメカニズムについては、①胸腔内圧の上昇が直接心室や心房に加わるもの、②腹部や四肢の

静脈に加わった圧が右房圧を上昇させ破裂に至るもの、③急激な減速力が加わることで大静脈と心房の間に裂傷が生じるもの、④心筋挫傷や心筋壊死から破裂に至るもの、⑤骨折した肋骨や胸骨が突き刺さることにより穿孔を起こすもの、などが考えられている[3]。

　心破裂により生じる病態は、心嚢損傷の程度により出血性ショックか心タンポナーデ、または両者の混在するものとなる。心嚢の損傷は直達外力や腹腔内圧の上昇により生じ、損傷の部位としては左側が右側より多い[3]。そのサイズは数mmから、心嚢のほぼ全長にわたるものまである。心破裂とともに大きな心嚢損傷が生じると大量の血液が胸腔内に出血し、容易に出血性ショックに陥る。心破裂が生じても心嚢損傷を伴わないか、あっても小さい場合には心タンポナーデとなる。稀ではあるが、心嚢損傷部から心臓が脱出して重篤な心機能障害を呈する心嚢ヘルニアが生じることもある。心停止に至らずに搬入された心破裂のうち、心タンポナーデを呈する頻度は54.5～71.4％である。

A. 診断と治療

　外傷初期診療において心破裂はprimary surveyの循環の異常として捉えられる。循環異常に対しては、初期輸液療法を開始するとともに胸部、骨盤の単純Ｘ線とFASTを施行して出血源を検索する。さらに、初期輸液に対する血圧と脈拍の反応や、頸静脈の怒張などの身体所見から閉塞性ショックの可能性も考慮する。

　心破裂で出血性ショックに陥るのは、胸腔内に大量出血しているときで、胸部単純Ｘ線やFASTで大量血胸が認められる。また、初期輸液に対する反応は、多くがnon-responderである。胸腔ドレーンからの最初の出血量が1,000mlに達したら直ちに出血側の側方開胸を施行する（図47）。

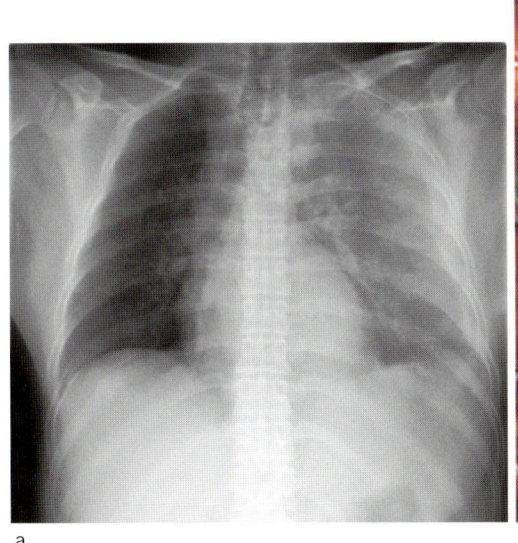

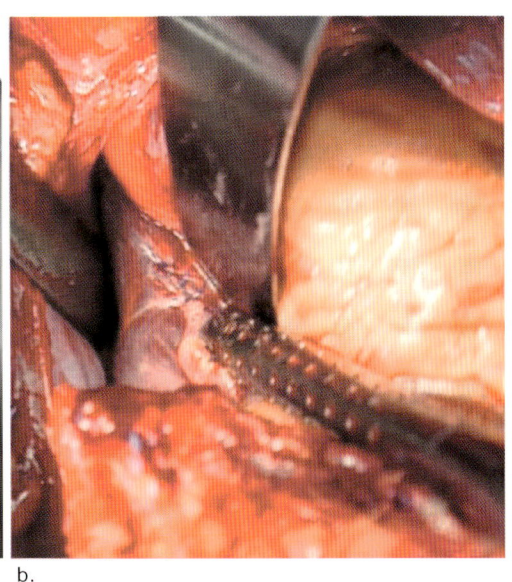

●図47　大量血胸を呈した心破裂●
a：胸部単純Ｘ線写真で左大量血胸を認める。
b：左開胸にて心嚢内からの出血を認め、胸骨正中切開を追加した。上大静脈と右房に裂傷を認め縫合した。

心タンポナーデを伴う患者では、血圧低下、頸静脈怒張、心音の減弱といったBeckの3徴、奇脈(吸気時に脈が弱く呼気時に脈が強くなる)が特徴的とされているが、これらの身体所見は10〜35%にしか認められない。心タンポナーデの診断に対しては、FASTが非侵襲的であること、迅速で繰り返し検査が可能であることから有用な診断手技である(図48)。その特異度は96.9%、感度は100%、正確度は97.3%である[4]。心嚢穿刺は偽陽性や偽陰性が多く、診断を目的として行うべきではない。初期輸液に対する反応が不良で、FASTにより心嚢液貯留が確認された場合には、心タンポナーデの解除のために心嚢穿刺術か心嚢開窓術を施行する。時間的余裕があり、外科的手技に習熟していれば心嚢穿刺術より心嚢開窓術の方が安全である。心嚢穿刺術は心嚢開窓術の準備が整うまでの緊急処置と理解する。心嚢内から血液が排出されれば引き続き胸骨正中切開にて開胸する。

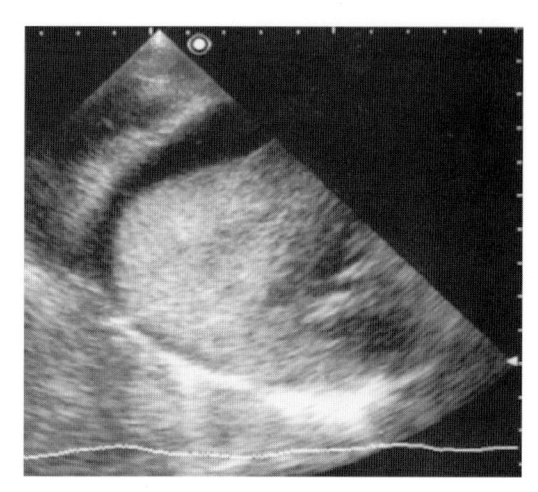

●図48　FASTでの心嚢液貯留所見●

出血性ショックや心タンポナーデに対して開胸した後は、直ちに指での圧迫や、血管鉗子、尿道バルーンカテーテルなどの器具を用いて破裂部からの出血を止める。側方開胸している場合には胸骨正中切開を追加するか、胸骨を越えて反対側まで切開を延長し術野を確保する。心破裂部の縫合にはプレジェット付きのものを使用する。手術に際し体外循環を必要とすることはほとんどない。心破裂の中でも手術により救命できるのは心房破裂が多く、49例の心破裂救命例の内訳では、右房30例、左房13例、右室4例、左室2例であると報告されている。

[3. 心嚢ヘルニア]

心嚢の損傷部から心臓が胸腔内に脱出し、心臓の圧迫や絞扼、捻転が生じ、ショックの原因となることがある。特に、心嚢に8cm以上の損傷が生じると心臓が脱出しやすい。心嚢損傷が急性期に気づかれずに放置された場合には、あとになって心嚢ヘルニアに陥ることもある。

A. 診断と治療

心嚢ヘルニアは心タンポナーデに類似した病態を呈するため、出血性ショックが否定され、頸静脈の怒張などの閉塞性ショックを疑わせる身体所見が認められる場合に

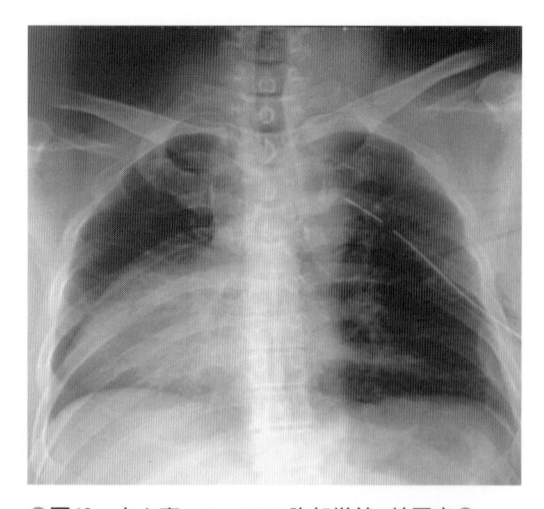

●図49　右心嚢ヘルニアの胸部単純X線写真●
右胸心に類似した所見を認める。

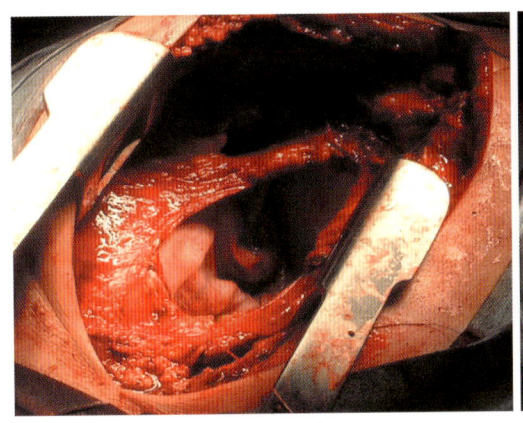

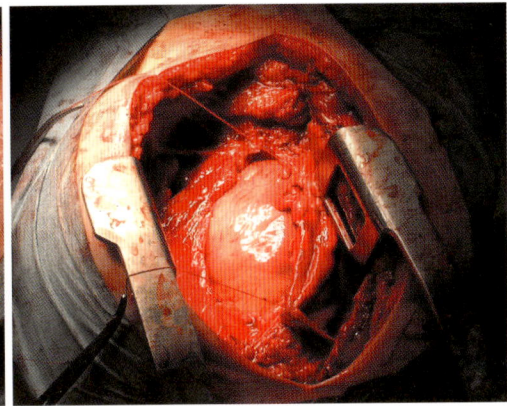

a. 心臓が心囊内から右胸腔に脱出している。　　b. 心囊内に還納された心臓。

●図50　心囊ヘルニアの術中所見●

は心囊ヘルニアも念頭において検索する[5]。胸部単純X線での心囊気腫は重要な所見である。また、心臓が右胸腔に逸脱した場合には右胸心に類似したX線画像となる(図49)。心電図検査では、ヘルニア側への軸偏位を認め、右脚ブロックを呈することもある。

心囊ヘルニアが疑われれば、心囊開窓術を施行するか、確信できるのであれば胸骨正中切開にて開胸術を施行する。手術的には逸脱した心臓を還納し心囊損傷部を閉鎖縫合する(図50)。心臓の還納時に還流血液が急激に増加することで不整脈が生じることがあるので注意する。

[4. 鈍的心損傷]

心破裂以外の鈍的心損傷は、外傷初期診療でのsecondary surveyやtertiary survey、ICUなどでの管理中に診断されることが多い。スクリーニングとして、十二誘導心電図が有用である。その後必要に応じ、心臓超音波検査、心筋シンチ、心臓カテーテル検査といった画像診断を駆使して診断・治療にあたる。

A. 鈍的心損傷のスクリーニングガイドライン

鈍的心損傷の診断は受傷機転からその存在を疑うことから始まる。多くの患者はステアリングなどの打撲痕や骨折を胸部に認める。また、診療経過中の心血管系の反応が異常な場合にも疑って検索する。

米国外科学会外傷委員会が1998年に発表したガイドラインによれば、鈍的心損傷が疑われる患者では来院時の十二誘導心電図をとることが強く推奨されている(level I)。さらに、来院時十二誘導心電図に不整脈、ST変化、虚血、ブロックなどの異常が認められた場合には、入院のうえ24～48時間の持続心電図モニター下におくこと、患者の循環動態が不安定であれば超音波検査などの画像診断を行うこと、核医学検査は、超音波検査に比較し僅かな情報しかもたらさないため、超音波検査ができない場合にのみ有用であることがより推奨度の低いlevel IIとして示されている。

[5. 中隔損傷]

　鈍的外傷に伴う心室中隔損傷は心尖部付近に生じることが多い。損傷機序は、心室拡張末期から収縮早期にかけて弁が閉鎖して心室内が充満している時期に外力が加わることで裂傷が生じるとされている。また、遅発性に生じるものでは中隔への血流障害が原因とする説がある。心雑音や心不全症状を認めた場合には心臓超音波検査にて確認する。さらにドップラー検査や心臓カテーテル検査を行い手術適応について検討する。小さな中隔損傷は自然閉鎖を期待できるため内科的に治療できる。しかし、心不全症状を呈したり、シャント率が2：1以上のものや裂傷が2cm以上のものは閉鎖術が必要となる。手術の時期については患者の状態が許すのであれば、中隔裂傷部の線維化が進み強固にパッチ縫合できるようになる受傷後数週以降がよい。
　また、心室中隔に比較すると頻度は少ないが心房中隔損傷が生じることもある。

[6. 弁複合体損傷]

　弁複合体損傷は鈍的心損傷の中でも稀な合併症で、損傷部位としては大動脈弁、僧帽弁、三尖弁の順に頻度が高い。損傷機序としては弁機能異常が出現する時期により異なった原因が考えられる。受傷時に生じる場合は、弁が閉鎖している時期に急激に心内圧が上昇することが原因であり、遅発性に生じる弁異常は、乳頭筋の挫傷部がその後炎症や壊死に陥り断裂すると考えられている。診断に際しては心雑音、肺うっ血所見、心不全症状が重要である。大動脈弁や僧帽弁損傷、中でも乳頭筋の損傷では心不全症状が強く、早期に診断し治療することが求められる。心電図には特異的な所見はなく、心筋逸脱酵素も正常なことが多い。心臓超音波検査、特に経食道超音波が確定診断に有用である。外科的治療の適応やその時期について統一した見解はないが、心不全症状の程度と外傷治療とのバランスを考慮しながら決定する。

[7. 冠動脈損傷]

　鈍的心損傷に伴う冠動脈損傷としては、動脈解離や内膜損傷に伴う血栓の形成、冠動脈の裂傷や断裂がある。前胸壁の圧迫と急激な減速力の結果生じる冠動脈壁への剪断力が、その原因であるとされている。このため、頻度としては前胸壁に最も近い左前下行枝の損傷が多く、次いで右冠動脈、左回旋枝の順である。
　十二誘導心電図で心筋梗塞に類似したST-T変化を認める場合には、経食道超音波検査や心臓カテーテル検査にて確定診断を行う。治療については議論が多く、血栓溶解療法とそれに続く抗凝固剤による内科的治療でよいとする意見もあるが、その後の冠動脈瘤の形成を予防するため受傷後早期であれば経カテーテル的あるいは外科的血行再建を推奨するものもある。また、鈍的心損傷を伴う外傷患者は多発外傷であることが多く、必ずしも急性期に血栓溶解療法が施行できるわけではない。

[8. 軽微な心電図異常あるいは逸脱酵素の上昇を伴う鈍的心損傷]

受傷後早期の十二誘導心電図でST変化や不整脈といった異常を呈するものや、心筋逸脱酵素の上昇を認めるもので、従来「心筋挫傷」「心筋震盪」と呼称されていたものの多くがこの範疇に含まれる。これらの心損傷では、入院後24～48時間の心電図モニターが必要である。不整脈は鈍的心損傷後に生じる最も頻度の高い合併症であるが、その多くは、治療を必要としない上室性および心室性期外収縮である。心房細動、心房粗動、徐脈、心室頻拍、心室細動などを認めることもあるが抗不整脈剤の投与にて管理可能である。若年者の場合には僅かな心電図異常があっても持続的な心電図モニターは必要としない。

[9. 診療所では・・・]

外傷患者に対する初期診療はすべてJATEC外傷初期診療手順に沿って行う。心臓外傷の多くは、初期診療のprimary surveyで循環の異常として捉えられる。心破裂に伴う胸腔への出血は出血性ショックの原因となり、また心タンポナーデや心嚢ヘルニアは閉塞性ショックを引き起こす。気道と呼吸に対し必要な蘇生を行ったあと、太い輸液路を肘静脈から2本以上確保し初期輸液療法を開始する。初期輸液に対する反応をみる間に胸部と骨盤の単純X線とFASTを施行し出血源の確認をする。また、頸静脈怒張などから閉塞性ショックの有無を確認しFASTで心嚢液の貯留を評価する。心破裂に伴う大量血胸の場合は、速やかに止血処置を行わない限り血圧や脈拍の安定は得られない。急速輸液を継続しつつ直ちに高度医療機関への転送を図るべきである。また、心タンポナーデによる閉塞性ショックが疑われた場合には、心嚢穿刺術を施行することで一時的な循環の改善が認められる。循環動態を観察しつつ適宜心嚢内から血液を排出させ迅速に転送する。以上の処置で循環の改善が得られないときは、引き続き呼吸と循環を安定させることに全力を注ぎつつ速やかな転送を図る。

心破裂以外の鈍的心損傷については、初期診療のsecondary surveyで評価する。頸静脈の怒張や呼吸困難感、頻脈などの心不全徴候の有無を注意して観察し、心雑音を聴取する。中隔損傷や弁複合体損傷の多くは、これら心不全徴候や心雑音で捉えられる。さらに十二誘導心電図で冠動脈損傷に伴う梗塞所見がないか確認する。その他心電図になんらかの異常が認められた場合にも、その後24～48時間の心電図モニターが必要となるため、高度医療機関に転送する。

鈍的心損傷の中には受傷時には診断がなされず、初期医療機関を退院後に突然の心不全症状を訴えて診療所を受診することがある。胸部外傷の既往を有する患者が外来受診した場合には鈍的心損傷の存在を疑って検査を進めることが必要である。

心臓外傷の患者は受傷現場での評価で呼吸・循環・意識に異常を認めることが多い。ほとんどが高エネルギー事故により受傷しており、Load & Goの適応である。このような外傷患者に対しスタッフや医療設備が限られた診療所で対応することは不可能であり、搬送先医療機関として救命救急センターなどの高度医療機関を選定させるべきである。しかし、地域の医療事情により患者を受け入れざるを得ない場合には、搬入までに十分な受け入れ準備を行

うとともに、外傷初期診療に準じて的確な初期診療を行うことが心臓外傷を救命するための唯一の手段である。

(溝端康光)

【文　献】
1) 日本外傷学会外傷研修コース開発委員会：外傷初期診療ガイドラインJATEC. 日本外傷学会, 日本救急医学会(監修), へるす出版, 東京, 2002.
2) Mattox KL, Flint LM, Carrico CJ, et al : Blunt cardiac injury. J Trauma 33 : 649-650, 1992.
3) Fulda G, Brathwaite CE, Rodriguez A, et al : Blunt traumatic rupture of the heart and pericardium ; A ten-year experience(1979-1989). J Trauma 31 : 167-172, 1991.
4) Rozycki GS, Feliciano DV, Ochsner MG, et al : The role of ultrasound in patients with possible penetrating cardiac wounds ; A prospective multicenter study. J Trauma 46 : 543-551, 1999.
5) Collet e Silva FS, Jose Neto F, Figueredo AM, et al : Cardiac herniation mimics cardiac tamponade in blunt trauma. Must early resuscitative thoracotomy be done? Int Surg 86 : 72-75, 2001.

6 大動脈損傷

はじめに

　大動脈損傷は、交通事故や高所墜落といった高エネルギー事故の際に生じる重篤な外傷の1つである。多くは受傷現場で死亡するが、循環が安定した状態で医療機関まで搬送されることもあり、救命のためには迅速な診断と治療が不可欠である。

　診断に際しては受傷機転と身体所見、胸部単純X線から大動脈損傷を疑い、造影CTや動脈造影検査で確定診断をつけるとともに損傷部位や性状を同定する。診断がつき次第速やかに外科的修復術を行うのが原則であるが、他の合併損傷のために待機せざるを得ない場合も多い。この際には血圧を低めに維持し状態の改善を待って手術を行う。また、より侵襲度の低いステントグラフト内挿術が近年可能となり、手術を待機せざるを得ない症例などに対して用いられている。

[1. 受傷機転と疫学]

　大動脈損傷の受傷機転としては自動車乗車中の事故が最も多い。以前は正面衝突時に特に損傷を受けやすいとされていたが、側面からの衝突でも発生頻度は同程度である。また、自動車事故以外でも歩行中の交通事故や墜落などで生じるため、高エネルギー外力が加わったと推定される際には大動脈損傷の存在を疑って診療を進めるよう心がける。

　損傷部位は下行大動脈が最も多く、次いで上行大動脈、大動脈弓、下行大動脈末梢部の順である。特に左鎖骨下動脈を分枝したあとの大動脈峡部が好発部位で、大動脈損傷の約9割を占める。

　大動脈損傷の主要な病態は出血性ショックである。特に全層性損傷では大量の血液が瞬時に胸腔内に失われるため、多くは事故現場で死亡する。しかし、損傷が全層性でない場合には、循環が安定した状態で医療機関まで到達し、初療時に大動脈損傷と気づかれないこともある。損傷部が上行大動脈の場合には心タンポナーデや大動脈弁閉鎖不全がショックの一因となる。

　損傷メカニズムとしては、急速な減速力が作用することにより、胸壁に固定された下行大動脈と固定性の弱い大動脈弓の間の大動脈峡部が損傷するという説が有力である。その他の説として心臓が圧迫を受けた際に大量の血液が大動脈内に流入し内圧が上昇するというものや、大動脈が胸骨、第1肋骨、胸椎の間で圧迫されて損傷するという説(osseous pinch mechanism)などが提唱されている。また、稀なケースではあるが左肋骨が背側で多数骨折していた場合に、体位変換などを契機に鋭利な骨折端が大動脈に突き刺さり損傷を引き起こすこともあるので注意する[1]（図51）。

第2部 鈍的外傷

下行大動脈

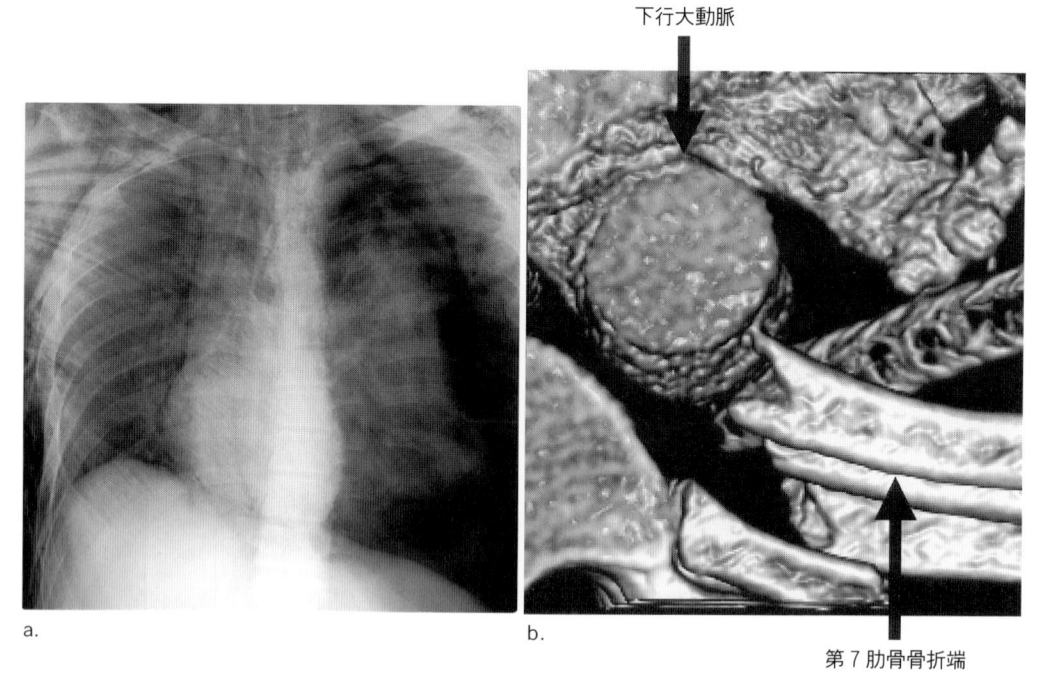

a.
b.
第7肋骨骨折端

●図51　鋭利な肋骨骨折端による大動脈損傷●
来院時胸部単純X線(a)では左背側に多発肋骨骨折と左気胸を認めた。ドレナージ後の胸部CTでは鋭利な肋骨骨折端が大動脈に接している所見が確認できた。本例はその後体交時に骨折端が大動脈に突き刺さり出血性ショックとなったが、緊急開胸術にて救命し得た。

[2．診断と治療]

　大動脈損傷の多くは、primary surveyで循環の異常として捉えられる。大動脈損傷による左大量血胸は胸部単純X線やFASTで容易に確認できる。胸腔ドレナージ施行後すぐに1,000ml以上の血液を回収した場合や、ドレナージ後1時間の合計が1,500ml以上の場合には緊急開胸の適応である。出血性ショックの状態で搬入された例のほとんどは、こうして緊急開胸を行った際に大動脈損傷と診断される。上行大動脈の損傷に伴う心タンポナーデではFASTで心嚢液貯留を認め、心破裂を疑って開胸手術を行った際に大動脈損傷であるとわかる。

　大動脈損傷があっても全層性損傷でないか胸膜により圧迫止血されているときには、primary surveyで異常を認めないことが多い。しかし、大動脈損傷は、鈍的心損傷や気管・気管支損傷、食道損傷などとともにsecondary surveyで念頭においておくべき胸部外傷の1つであり、受傷機転と身体所見、胸部単純X線所見からスクリーニングする。特に受傷機転が交通事故や高所からの墜落などの高エネルギー事故の場合には、大動脈損傷の存在を念頭において診察、検査を進めることが重要である。

　身体所見で肩甲間雑音や前胸部の圧痛、上肢血圧の左右差や頸静脈の怒張が認められるときには注意する。胸部単純X線で大動脈損傷を示唆する所見としては、縦隔陰影の拡大、大動脈弓と下行大動脈陰影の不鮮明化、気管や胃管チューブの偏位、apical cap sign(肺尖部の円錐

状陰影)、右気管傍線や左脊柱傍線の拡大、左主気管支の下方偏位、大動脈肺動脈窓の不鮮明化などが重要である(図52)。このうちいずれの所見を特に重要視するかについては議論が多いが、縦隔陰影の拡大と大動脈弓の不鮮明化は最も高頻度に認められる所見である。また、胸部単純X線で大動脈弓と下行大動脈陰影、大動脈肺動脈窓が正常な場合には91%の確率で、胸部単純X線にまったく異常を認めない場合には98%の確率で大動脈損傷が否定できるとされている[2]。

A. 大動脈損傷の確定診断検査

受傷機転や身体所見、胸部単純X線で大動脈損傷を疑った場合には、胸部造影CTや動脈造影検査などにより確定診断を行う。

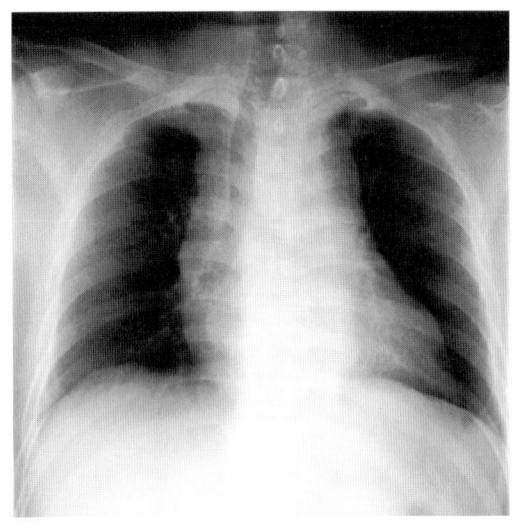

●図52 大動脈損傷の胸部単純X線●
上縦隔の拡大と気管の右方偏位、左傍脊柱線の拡大を認める。

1)胸部造影CT

大動脈損傷の診断においては動脈造影がgold standardとされていたが、近年のヘリカルCTの診断能力は動脈造影を凌駕するものである。特にmulti-planar CTや3D構築画像によりCTでの大動脈損傷の診断は飛躍的に改善し、動脈造影はこれらのCT検査で不明瞭な画像しか得られなかった場合に行えばよいとされている(図53、54)。

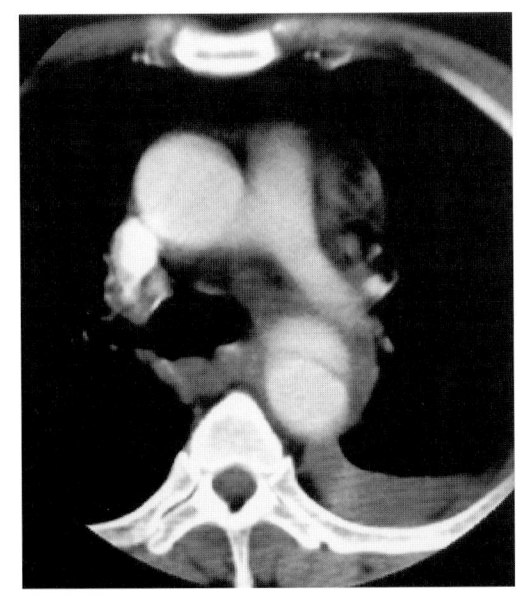

●図53 大動脈損傷の造影胸部CT●
下行大動脈の腹側に仮性動脈瘤を認める。

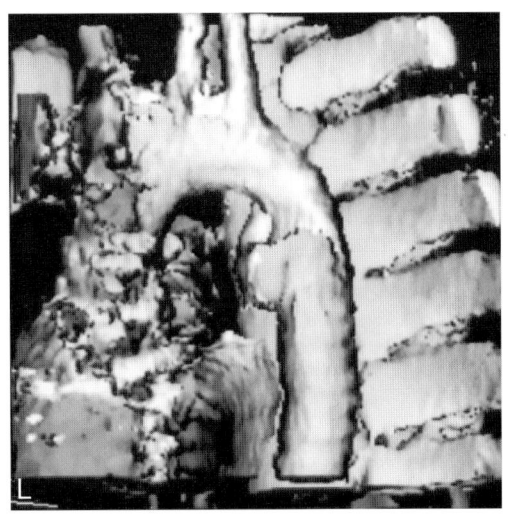

●図54 造影CTでの3D画像●
下行大動脈に仮性動脈瘤を認める。

造影CTでは、仮性動脈瘤の形成、大動脈周囲の血腫による気管や食道の偏位、肺動脈や気管支の圧排所見に注意する。また、損傷部位に一致して内膜の剥がれや凝血塊の形成を確認できることもある。

2）動脈造影

過去30年間にわたり動脈造影は大動脈損傷の診断のgold standardとされていた。動脈造影は感度、特異度ともに優れているが、CTに比較して侵襲的であることや、ある程度の技術を必要とすることから、最近では施行されないことも多い。動脈造影の施行方法としては大腿動脈からのセルジンガー法が一般的である。但し、カテーテル操作中の破裂を回避するために上肢からのアプローチやiv-DSAを推奨する施設もある。大動脈損傷と見誤りやすいものとして動脈憩室、動脈硬化性病変、憩室状分枝などがあるので診断に際し注意が必要である。

3）経食道超音波

経食道超音波は、動脈造影に比較して施行時間が短く安全でベッドサイドで施行できるといった利点がある。しかし一方、上行大動脈や大動脈弓の所見が得難いこと、術者の技量に依存すること、誤嚥や食道損傷、不整脈といった合併症を有することなどからあまり普及していない。経食道超音波では、壁の肥厚や解離、内膜のフラップ、壁内血腫、動脈瘤などが重要な所見である。

B. 治　　療

1）治療法の選択

1958年、Parmleyらは生命徴候を有しながら病院に到着した大動脈損傷のうち40％が24時間以内に、72％が8日以内に、90％が10週以内に死亡していたことを報告した[3]。この報告以来、大動脈損傷は診断がつき次第、可及的早期に手術による修復術を行うべきであるとされている。しかし、この報告は"United States Armed Forces Institute"の剖検ファイル、すなわち死亡例だけを対象としたもので、すべての大動脈損傷における破裂頻度、破裂時期を正確に示すものではない。また、大動脈損傷は多発外傷の1損傷として発生することが多く、頭部外傷や胸腹部外傷に対する頭蓋内圧の管理や出血の制御、呼吸循環管理を優先せざるを得ないことも多い。特に、頭部外傷を伴う患者では大動脈修復中の体外循環のために使用するヘパリンは致死的な頭蓋内出血を引き起こす。また、呼吸循環が安定した後に修復術を行う方が死亡率が低いとする報告[4]や、動脈硬化が著しい高齢者では外科的に修復するよりも保存的に治療する方がよいとする考えもある。実際、安全に手術待機できた症例や、手術せずに数年にわたり保存的治療を行った報告が近年増加している[5]。このように、大動脈損傷に対して非手術的に治療する試みが広がりつつあるが、大動脈損傷は一旦破裂してしまうと救命することが極めて困難であるため、保存的治療の安全性が十分に評価できていない現状では診断がつき次第修復術を施行するべきである。

手術までの待機中の急激な血圧上昇は損傷部を覆っていた凝血塊を飛ばし、重篤な出血を引き起こす危険性がある。このためβブロッカーとニトロプルシッドを使用して収縮期血圧を100mmHg程度に保つように循環管理を行う。

2）ステントグラフト内挿術

　ステントグラフト内挿術は低侵襲で迅速に施行でき少量のヘパリン投与で行えるため、近年大動脈損傷に対する治療手段として注目されている（図55）。しかし、技術を有する医師や、手術室としても使用できる血管造影室、すぐに使用できるステントグラフトを確保する必要があり、いまだ限られた施設でしか施行できていない。

　Fujikawaらは6例の大動脈損傷に対しステントグラフト内挿術を行い、処置に要した時間が159分、出血量はわずか105mlであったと報告している[6]。上行大動脈の破裂により1例を6日目に失ったが、3年間の経過観察の中で重篤な合併症は生じていない。

　大動脈損傷に対するステントグラフト内挿術は、高齢のため動脈硬化の強い症例を除きほとんどすべてに施行できる。合併損傷の治療を優先せざるを得ない症例では、まずは迅速で低侵襲なステントグラフト留置を施行し、全身状態の安定化を待って人工血管置換術を施行するという戦略をとることも可能である。この際、手術までの厳重な血圧管理が不要となるため合併損傷に対する治療も行いやすくなる。若年者では大動脈弓や大動脈径が加齢とともに変化するためステントグラフトの使用が躊躇されるが、受傷早期の破裂を回避するために一時的にステントグラフト挿入を行い、その後置換術を施行することも可能である。

3）外科的修復術

　大量血胸により出血性ショックに陥っている場合には仰臥位での前側胸開胸を選択する。開胸後出血部位を同定し、血管鉗子などでクランプ止血する。一時的な止血が得られればその間に複数の輸液路確保、体外循環の準備、よりよい術野確保のための切開の追加を行い、修復術

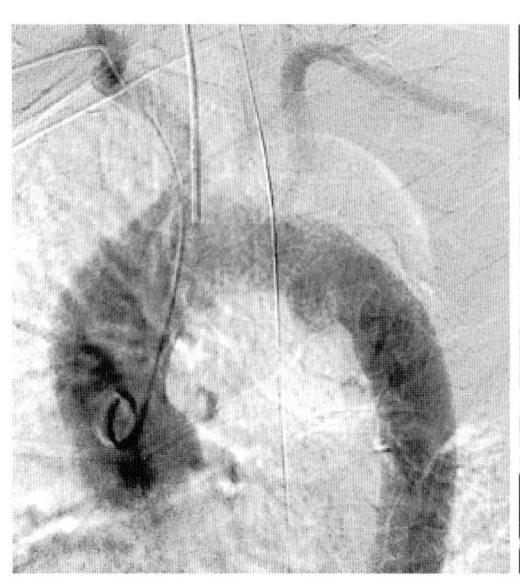

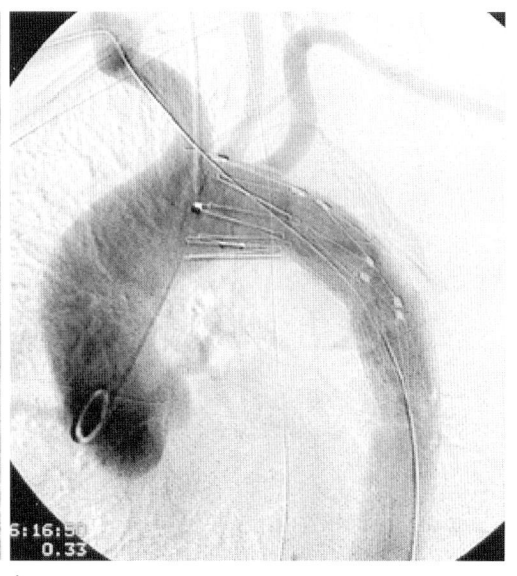

●図55　ステントグラフト内挿術●
左鎖骨下動脈分枝直後に仮性動脈瘤を形成していたため(a)、ステントグラフト内挿術を施行した。挿入後は仮性動脈瘤への血流は消失している(b)。

を施行する。循環が安定している患者では術前の部位診断から開胸方法を選択するが、第4肋間後側方開胸が最も好まれる。大動脈修復に人工血管を用いるか単純縫合するかについては、損傷の範囲のみでなく、損傷形態から判断する。動脈壁が解離している場合には人工血管を用いる。

外科的修復に際しては、大動脈を遮断しなければならず、その際の重篤な合併症として対麻痺に気をつける。予防のためにはシャントや体外循環を使用する。特に遮断時間が30分を超える場合には体外循環により末梢血流を確保することが必須である。体外循環に伴う合併症として、ヘパリンを使用することによる他の損傷部位からの出血や、下腿コンパートメント症候群などがある。特に、ヘパリン投与による出血傾向は、他に損傷を有する症例では早期の修復術を躊躇させる一因となっている。近年では体外循環の回路にヘパリンをコーティングしたものがあり、術中のヘパリン使用量を少なくすることも可能となっている。

[3. 診療所では・・・]

外傷患者に対する初期診療は必ずJATEC外傷初期診療手順に沿って行う。

大動脈損傷に伴う大量血胸は容易に出血性ショックを引き起こし、primary surveyで循環の異常として捉えられる。気道と呼吸に対し必要な蘇生を行ったあと、太い輸液路を肘静脈から2本以上確保し初期輸液療法を開始する。初期輸液に対する反応をみる間に胸部と骨盤の単純X線とFASTを施行し出血源の確認をする。大動脈損傷に伴う大量血胸の場合は、速やかに止血処置を行わない限り血圧や脈拍の安定は得られない。急速輸液を継続しつつ直ちに高度医療機関への転送を図るべきであるが、直ちに開胸手術ができない状況では既に胸腔内に大量出血している大動脈損傷を救命することは困難である。

初期診療のsecondary surveyにおいては、重要な胸部外傷の1つとして鈍的大動脈損傷を念頭において診察する。受傷機転、身体所見、胸部単純X線の所見から大動脈損傷をスクリーニングするようにする。大動脈損傷が疑われた場合には収縮期血圧を100mmHg程度に保つようにしつつ、迅速に高度医療機関に搬送する。自施設での手術が不可能な場合には、いたずらに胸部CTなどのために時間を浪費してはならない。特に僅かでも血胸を認める症例では、破裂の危険性が高いため厳重に血圧管理を行いながら一刻も早く転送する。

大動脈損傷の患者は受傷現場での評価で呼吸・循環・意識に異常を認めることが多い。ほとんどが高エネルギー事故により受傷しており、Load & Goの適応である。このような外傷患者に対しスタッフや医療設備が限られた診療所で対応することは不可能であり、搬送先医療機関として救命救急センターなどの高度医療機関を選定させるべきである。しかし、地域の医療事情により患者を受け入れざるを得ない場合には、搬入までに十分な受け入れ準備を行うとともに、外傷初期診療に準じて的確な初期診療を行い、早期に高度医療機関に転送することが必要である。

(溝端康光)

【文　献】
1) 高原　建, 溝端康光, 横田順一朗, ほか：鋭利な左背部肋骨骨折端が原因となった胸部下行大動脈損傷の1例. 日外傷会誌 14：25-29, 2000.

2) Mirvis SE, Bidwell JK, Buddemeyer EU, et al : Value of chest radiography in excluding traumatic aortic rupture. Radiology 163 : 487 - 493, 2000.
3) Parmley LF, Mattingly TW, Manion WC : Non-penetrating injury of the aorta. Circulation 17 : 1086 - 1101, 1958.
4) Maggisano R, Nathens A, Alexandrova NA, et al : Traumatic rupture of the thoracic aorta ; Should one always operate immediately? Ann Vasc Surg 9 : 44 - 52, 1995.
5) Fisher RG, Oria RA, Mattox KL, et al : Conservative management of aortic lacerations due to blunt trauma. J Trauma 30 : 1562－1566, 1990.
6) Fujikawa T, Yukioka T, Ishimaru S, et al : Endovascular stent grafting for the treatment of blunt thoracic aortic injury. J Trauma 50 : 223 - 229, 2001.

7 腹腔内出血

はじめに

　腹腔内出血は鈍的外傷による病院内死亡の中で、非常に重要な位置を占める。最もその医療機関の力量を問われる病態といっても過言ではない。来院時は安定していた血圧が初めは次第に、やがて急速にコントロール困難となり、開腹したときは既に出血傾向が高度で手がつけられず、台上死、というような後手後手の対処では救命は困難である。先手先手で攻める姿勢がなければ腹腔内出血には勝てない。臨床症状が明らかになる前に腹腔内出血の存在を知り、ショックや出血傾向が制御可能のうちに止血を成功させなければならない。

　鈍的外傷においては、腹部症状、腹部所見、ショックの有無にかかわらず腹腔内出血の存在を疑い、初療段階での腹部超音波検査（FAST）をルーチンに実施することが重要である。但し、救急外来での検査の目的は腹腔内出血の有無を診断することであって、出血部位を特定することではない。ショック状態の患者に正確な診断をつけようと、超音波検査やCT検査のためにいたずらに時間を浪費してはならない。

　超音波検査で腹腔内出血と診断され、かつ出血性ショックを呈していれば緊急開腹手術の絶対適応である。速やかに手術室へ直行しなければならない。

　腹腔内出血と診断されても循環が安定していればCT検査を行い、その情報に基づいてその後の方針を決める。

　「循環が不安定で、どこかに出血しているはずなのに、どこかわからない」ということが少なくないが、このような場合、出血部位はまず腹腔内または後腹膜腔である。出血部位が特定できるまで、しつこく腹部超音波検査を繰り返すことが重要である。

[1. 出血部位]

　出血部位は、実質臓器損傷（肝臓、脾臓、腎臓の順に多い）または腸間膜動静脈損傷によるものがほとんどである。肝損傷が最も死亡率が高い（25%）。鈍的腎損傷で開腹手術が必要な症例は、ほとんどの場合、腎臓以外の損傷を伴うので注意を要する。

　時に下大静脈損傷がみられるが、ほとんどは肝損傷に伴うもの（肝後面）で、単独損傷は稀である。

　鈍的外傷で腹部大動脈損傷を診ることは稀である。

[2. 診　　断]

　救急外来における腹腔内出血診断の決め手は腹部超音波検査（FAST）であるが、他の所見も含めて総合的に判断することを習慣づけておくと、超音波診断装置がなくても慌てずに済む。

A. 受傷機転

　受傷機転は損傷部位や損傷形態を類推するうえで重要な情報である。Primary survey、ini-

tial resuscitationが一段落した段階で、救急隊員やbystanderから手際よく情報を得、腹部に対する衝撃を推定する。
　受傷機転によってprimary surveyの手順が変更されるわけではないから、この順序、聴取するタイミングを間違えてはならない。

B. バイタルサイン

　Primary surveyにおいて出血性ショックと判断された場合は、腹腔内出血をまず念頭におく。2*l*程度の急速輸液に反応しない場合(non-responder)、あるいは反応してもすぐに血圧が低下する場合(transient responder)は緊急開腹の心構えをする。

C. 問診、理学所見

　腹痛の訴え、腹部体表の打撲痕、腹部膨隆所見などをチェックする。次いで聴診で腸雑音が聴こえるか、打診で肝濁音界が消失していないか、波動はないか、触診で圧痛、筋性防御、Blumberg徴候はないかなどの手順となるが、腹腔内出血は腹部超音波検査を行えば確定できるのであるから、超音波診断装置を使えるときは、問診、理学診断にいたずらに時間をかけるべきではない。但し、普段から問診、理学所見を画像診断所見と対比させる癖をつけておくことは、画像診断機器のない環境におかれたときの診断能力を養ううえで重要である。

D. カテーテル挿入

　胃管、膀胱カテーテルを挿入し、胃内容・膀胱内容の減圧と内容物の確認を行う。
　胃管からの出血は上部消化管損傷を、肉眼的、顕微鏡的血尿は、いずれも腎尿路損傷を示唆する。

E. 腹部単純X線

　Primary surveyの段階で腹部単純X線仰臥位正面像を骨盤がすべて含まれるように撮影する。骨盤骨折に伴う後腹膜出血の診断の手がかりとするためである。
　左側臥位前後像は腹腔内遊離ガスの検出を目的として撮影されていることがあるが、外傷の場合、その診断感度は決して高くはないので、引き続いてCT撮影を予定しているときは省略する。また、血行動態が不安定なときも出血を助長する恐れがあるため、側臥位をとらない方がよい。
　腹腔内出血については超音波検査の方が、腹腔内遊離ガスについてはCTの方が診断能力に優れているため、これらの検査が実施できるときは腹部単純X線検査の出血や遊離ガスの診断における意義は少ない。少なくともprimary surveyにおいて実施する検査ではない。
　下部肋骨、胸腰椎、骨盤などの骨折には腹部単純X線検査が優れている。
　腹部単純X線により損傷臓器を推定することができる(表14)。

F. 腹部超音波検査(FAST)

　救急外来で、あるいはベッドサイドで、腹腔内出血の有無を診断する最良の方法は腹部超音波検査(Focused Assessment with Sonography for Trauma；FAST)である。機器さえあれ

■表14　腹部外傷の単純X線と損傷臓器の推定■

単純X線所見	損傷臓器
左側臥位前後像free air	消化管（陽性率30％）
後腹膜腔ガス像（右腸腰筋、右腎周囲気腫像）	十二指腸
横隔膜挙上	横隔膜、肝損
傍結腸溝拡大（＞4cm）	腹腔内出血
骨盤内液体貯留	腹腔内出血
腸腰筋陰影消失	腎
右下部肋骨骨折	肝、胆嚢
左下部肋骨骨折	脾、左腎
腰椎横突起骨折	腎、尿管
骨盤骨折（恥骨、坐骨）	膀胱、尿道
小腸ガス像	腹膜炎、腹腔内出血による麻痺性イレウス

（Boone DC, Peitzman AB : Abdominal injury. The Trauma Manual, Peitzman AB, Rhodes M, Schwab CW, et al（eds）, pp226-274, Lippincott-Raven, New York, 1998より引用）

ば非侵襲的に迅速に診断を確定できるため、救急外来には必須の武器である。鈍的外傷が搬入されたらルーチンに実施すべき検査である。

　超音波検査により大まかな出血量と損傷部位（肝・脾・腎）を推定することができるが、損傷臓器の特定や損傷形態の診断に時間をかけてはいけない。救急外来では腹腔内出血の有無がわかれば十分である。肝周囲、Morison窩～右腎周囲、脾周囲～左腎周囲、膀胱周囲の順に手早くスキャンする。

　腹腔内出血があり、かつ急速輸液にもかかわらずショックが遷延するようであれば超音波検査の情報のみで、直ちに開腹手術を行う。バイタルサインが安定していれば、損傷臓器の特定や損傷形態の診断のため腹部CTを行う。腹部超音波検査で出血量を推定する方法なども紹介されているが、感度はあまり高くない。緊急開腹の決断は血行動態によるのであって、超音波検査上の推定出血量ではないからである。

G. 腹部CT

　バイタルサインに余裕があれば、全身CT検査を行う。これにより腹腔内出血や後腹膜出血の量、損傷臓器や損傷形態を明らかにする。単純、造影両方の検査を行えば得られる情報は多いが、無防備な時間が長くなる。限られた時間でどちらかを、となると造影CTの方が格段に情報が多い。出血が活動性か否かも判定できる。

　近年スパイラル高速CTの登場により、迅速に全身のスキャンが可能となった。また造影剤の注入と撮影のタイミングを合わせることにより、動脈相、門脈相、静脈相で各臓器の血流や造影剤の血管外漏出（extravasation）を確認することが可能となった。従来であれば血管造影が必要な症例でも簡便に類似の情報が得られる。しかしながら、短時間で施行可能な検査とはいえ、バイタルサインの不安定な患者に行うことは禁忌である。

[3. 治　　療]

A. 開腹か、IVR(interventional radiology)か、保存的治療か

　腹腔内出血があると診断されれば、他の臓器損傷に対する緊急度との兼ねあいを勘案しつつ、バイタルサインに基づいて治療方針を決定する。この方針決定は生命予後をも左右しうる極めて重大な決定であるが、迅速に下されなければならない。救急医としての力量を問われる場面である。

　いったん方針を決定しても、経過中に急変があれば、柔軟にかつ瞬時に方針を変更しなければならない。例えば、CTや血管造影を直ちに中断し手術室へ向かう、などの決断である。このような臨機応変の対応は、片時も油断せずバイタルサインを観察し続けることによってのみ可能である。

　腹腔内出血があり、それによりショックを呈するものは速やかに緊急開腹手術とする。われわれは、輸液・輸血が自然滴下では間に合わず、ポンピングを強いられるものをショックと定義し、手術室直行の絶対適応としている。

　バイタルサインがある程度落ちついているときは腹部造影CT検査を行う。CTで実質臓器の活動性出血がみられた場合は、血管造影検査とTAE(transcutaneous arterial embolization：動脈塞栓術)か開腹止血術かをバイタルサインに応じて選択する。

　実質臓器損傷や腹腔内出血があっても、それが活動性でなくバイタルサインが安定(2l程度の初期輸液、または時間200ml以下の輸血で安定)しているときは、経過観察としてよい。

　但し、経過観察とは、腹部外傷に多くの経験を有する医師がintensiveに観察することを意味するのであって、自宅で急変の報告を待つことではない。

　開腹か否かの判断が悩ましい境界領域の症例を経過観察とするのは、外傷診療に関して高度の専門性を有する施設にのみ許されることである。そうでない施設では、悩ましければ開腹とするのが安全である。

　経過観察とする場合も、繰り返し数時間ごとに腹部超音波検査を実施しなければならない。

【保存的治療のピットフォール】
　腹腔内出血は、実質臓器の損傷によるものが多いが、腸管の損傷を合併するものも少なくないので、保存的治療、経過観察とするときは、腹部所見やSIRS所見を繰り返しチェックし、腹膜炎の出現を見逃さないようにしなければならない。意識障害や頸胸髄損傷の合併などで腹部所見が判定しにくい症例では腹腔内洗浄液検査(DPL)が有用である(「10. 腹膜炎(管腔臓器損傷、膵損傷)」の項、156頁参照)。時間が経過し過ぎているものでは、腹腔内洗浄液検査の白血球分画が増加し信頼性が落ちてくるので要注意。

B. 開腹手術のための戦略

　出血性ショックに対して緊急開腹手術を行うことはかなりchallengingなことである。このchallengeを救命に結びつけるためには、いくつかの重要な戦略を理解しておくことが必須である。

1）大動脈遮断（aortic clamp/occlusion）
（1）大動脈遮断とは
　ショックを伴う腹腔内大量出血は緊急に開腹し手術的に止血する必要がある。ところが、いきなり開腹すると腹壁緊満によるタンポナーデ効果によって辛うじて保たれていた後負荷が失われ、心停止に至る危険がある。このため、開腹に先立って、胸部下行大動脈の血行を遮断することが推奨されている。この操作により脳血流、冠血流が確保され脳機能低下と心停止を免れる。また腹腔内へのさらなる出血を減少させることが期待される[1,2]。

（2）開胸による大動脈遮断
a）方法
　開腹に先立ち、左第4または5肋間において大きく開胸する。皮膚切開の後、肋骨の上縁に沿って肋間筋をクーパー鋏で切開する。ここまでの出血は、このような患者（重度のショック）ではほとんど無視できる。開胸器にて肋間を拡げる。抵抗があるときには肋間筋の切離を前後に追加する。次いで、肺を前方かつ上方に圧排すると後縦隔に胸部下行大動脈がみえるので、壁側胸膜を破り、食道を前方に胸椎筋膜を後方に鈍的に剥離する。全周性に剥離すると大動脈からの分枝を損傷するので、クランプに必要な最小範囲の剥離に留める。剥離できたらサテンスキー鉗子で大動脈をクランプする。ここまでの操作を5分くらいで完了させる。大動脈遮断時間は、通常30分以内を目標とする。

b）禁忌、合併症
　患者の救命という最大限の目標を前にして躊躇すべき禁忌はない。
　合併症としては、前脊髄動脈の重要な枝が損傷され麻痺を後遺する恐れがある、損傷されたいくつかの肋間動脈がショック離脱後に頑固な出血源となるなどが挙げられる。
　また、開腹＋開胸となるので、侵襲は極めて大きく、特に高度の低体温から生命の危機に陥りやすい。

（3）バルーンカテーテルによる大動脈遮断（intra-aortic baloon occlusion）
　詳細は第4部-8「胸部下行大動脈遮断バルーンカテーテル」（393項）を参照のこと。
　開胸による大動脈遮断は侵襲が過大で、かつ、より修練を必要とすることから、われわれはもっぱらバルーンカテーテルによる大動脈遮断を選択してきた。いずれの方法にせよ、従来このような手技の併用を余儀なくされる緊急開腹術の成績は不良（救命率17.8〜56%）[3,4]で、われわれはこの成績を改善するため、この目的専用の大動脈遮断カテーテル（intra-aoritc baloon occluder；IABO）を作成した[5,6]〔ブロックバルーン™：アイシンヒューマンシステムズ〕。
　従来の市販品（Fogarty™、Percluder™、Meditech™）によるIABOでは血圧が回復するとカテ先が押し戻されてしまうので、いったんinflateすると止血が完了するまでdeflateできない。自作IABOは、血圧が回復してもinflateやdeflateの反復が可能で、また半遮断の状態にし

ても押し戻されないように改良したものである。すなわち、血管壁との接触面積を大きくするため高コンプライアンスの円筒形バルーンを採用し、またシャフトに剛性をもたせた。その結果、本自作IABOカテーテルの最大の特徴として総大動脈遮断時間の短縮が図れ、救命率が向上した(72%)。またIABPカテーテル用のイントロデューサーを用いて簡単に経皮的に挿入できることも重要な利点である。

救急外来に重症患者が搬入された時点であらかじめ留置針で左大腿動脈穿刺を行っておけば、このバルーンカテーテルによる胸部下行大動脈遮断が随時、簡便に実施可能である。予防的にカテーテルを挿入し、必要な局面でのみバルーンを拡張させればよい。

(4)大動脈遮断の適応と限界

出血性ショックのため緊急開腹手術となるすべての鈍的外傷症例に適応がある。

腹部外傷により腹腔内大量出血をきたし、約2lの初期輸液療法に反応せず血圧維持のためロータリーポンプや注射器でのポンピングによる輸血・輸液を強いられるときには必ず考慮する。

大量出血に起因する心停止では、開胸心マッサージを行いながら胸部下行大動脈を遮断すると心蘇生のチャンスが生まれる。救命できるか否かは、引き続き出血に対して有効な止血手段が取られ、循環血液量を回復維持できるか否かにかかっている。

また、手術に際して輸血が間に合わずに心停止が切迫した場合、大動脈遮断を行ったうえで緊急開腹し、出血源周囲にガーゼパッキングを行って用手的に圧迫しながら輸血の到着を待つことが望ましい。腹圧によるタンポナーデ効果よりもこの方法がより高い止血効果を有するからである(ダメージコントロール手術)。

鋭的腹部外傷(特に銃創)によるショックでは、大動脈が損傷されている可能性があるので、IABOよりも開胸による方法を選択する。

腹腔内への出血を減少させることのみを目的として大動脈を遮断し続けてはならない。遮断時間は、開胸による方法では30分[7]以内、専用バルーンを用いて総遮断時間の短縮に努めても45分[6]程度が限界と思われる。

これ以上、総遮断時間が延長すると救命が不可能となる。

2)ダメージ・コントロール

太平洋戦争では、航空母艦(空母)戦力、制空権が戦場を支配した。しかし空母は広い飛行甲板が攻撃目標になりやすく、被弾すると戦闘機や爆撃機の離着艦が不能となる。また、積載する航空機燃料や魚雷・爆弾などの誘爆が被害を大きくする。そこで米軍では、空母が被弾した場合は、空母の損失を最大限避けるという考え方で消火作業や応急修理が行われた。米海軍はこの方針を"damage control"と呼称した。

1942年5月の珊瑚海海戦は史上初の空母機動部隊同士の対戦となった。米空母レキシントンはdamage controlの不備でガソリンタンクから漏れた気化ガスに引火・爆沈した。この教訓を生かし、同年6月のミッドウェー海戦では赤城以下の日本空母4隻を沈め、開戦以来の制空権の劣勢を一挙に挽回し、以後の空母戦を有利に戦える立場を確保した。同海戦の勝利は、情報戦の優位に加えて、前月の珊瑚海海戦で被弾した空母ヨークタウンを、本土に回航させることなく3日間で応急修理し使用できるようにしたdamage controlの成功も一因とされる。

転じて1993年Rotondoら[8]により、重症外傷に対する治療戦略として紹介された。肝後面下

大静脈損傷や、肝右葉を含む二葉以上の損傷、多発性腹腔内実質臓器損傷、多発外傷や巨大後腹膜出血を伴う場合などの重症腹部外傷においては、一期的な止血と修復を目標とした手術を敢行すると、後述する低体温、deadly triadや輸血の供給不足などにより救命が困難となることが少なくない。そこで緊急手術では、とりあえずの止血と腸内容漏出防止のみにとどめ、臓器の機能や形態の修復などの根治的手術は、全身状態の回復を待って二期的に行うという戦略である。この考え方をstaged celiotomyあるいはdamage control strategyという。

実質臓器(主に肝)損傷部に対するタオルパッキング、ガーゼパッキング(perihepatic packing；PHP)や、後腹膜出血に対する内腸骨動脈クランプなどを行い、とりあえず止血が得られたならば、これらを腹腔内に残したままいったん閉腹するのである。

ダメージコントロール手術後はICUにて体温と末梢循環の回復、循環血液量の是正に努める。

手術後も持続する出血に対しては、手術室から血管造影室に直行し、動脈塞栓術を追加することも時には必要である。

deadly triadから離脱しoxygen debtが解消すれば(通常8〜48時間)速やかに再開腹し、パッキング除去、凝血塊や壊死組織のデブリドマンと修復を行う。

3)体温管理とdeadly triad
(1)体温と予後

諸家の報告によれば、鈍的外傷患者の66%が、救急外来搬入時に既に36℃以下の低体温を呈し、23%が34℃以下の重度低体温に陥っているという[9]。また別の報告では、緊急手術となった外傷患者のうち、57%が受傷から手術室退室までの間に36℃以下の低体温になり、ISS25以上の患者で32℃以下になったものはすべて死亡した[10]とされる。

すなわち、重症外傷患者は搬入時から既に低体温に陥っていることが多く、さらに搬入後はすべての衣服を裁断され、そのうえ室温輸液・4℃冷蔵保存血の急速投与を受け、これに開腹開胸などの操作が加わると、体温は容易に救命困難なレベルにまで低下しうるのである。

鈍的外傷患者の診療にあたっては、プレホスピタルの段階から初療を経て、ICUに落ちつくまでの間、極めて積極的な体温保持の努力が求められる。漫然と管理していると必ず体温は低下し続ける。

体温が低下すると、酸素解離曲線の左方移動、凝固因子や血小板機能低下による出血傾向、乳酸やクエン酸代謝の低下によるアシドーシス、電解質異常、不整脈、心収縮力の低下などがもたらされる。とりわけ出血傾向が重大で、これが外傷患者の手術中に出現すると台上死も稀ではない。

(2)deadly triad

重症腹部外傷、中でも日本外傷学会肝損傷分類Ⅲb型や、これに肝静脈損傷や肝後面下大静脈損傷を伴うといった重症型肝損傷では、一期的に根治的手術を行うと、術前からの出血性ショックや術中大量出血・低体温により、臓器代謝不全が生じ、ある一定の蘇生限界点(point of no return)を超えると患者は死亡する。患者を救命するためには、この限界点に至る前に速やかに手術をdamage control celiotomyに変更し終了しなければならない。

34℃の低体温、pH7.2のアシドーシス、凝固障害(術野の出血傾向)をdeadly triadと呼び、この蘇生限界点に近づいたことを示す予兆とされている[8]。また、葛西ら[11]は1998年、Ⅲb型肝

損傷の自験42例の50％予測死亡率から深部体温34℃、BE －13mmol/l、PT 13秒をより明確なdeadly triadとして提唱したが、さらに早期に手術収束に向かうことで患者の予後が向上すると考え、25％死亡を予測する基準がよいとする研究者もある。

(3) 体温とdeadly triadを意識した周術期管理[12]

著者らの救命救急センターでは、外傷患者の救急外来搬入時から総合的に、積極的に体温保持を図っている。以下にそれらの戦略を列挙する。

① 救急外来の天井に、野外テラスなどで使われる遠赤外線ストーブを設置
② リンゲル液はすべて電子レンジで40℃に加温
③ 温水マット、温風式加温装置（ベアハッガー™）（手術室）
④ 高性能輸血加温器（レベル1社製システム1000™）

特に遠赤外線ストーブと高性能輸血加温器を導入した1998年5月を境にして、それ以降は術前、術中を通じて、体温低下を示す症例が激減した。

［4．診療所では・・・］

　直ちに緊急開腹を要する出血性ショック患者の救命は極めて困難であろうが、気道確保、換気確保、静脈確保ののちfluid resuscitation（輸液、できれば輸血も）を実施しつつ、速やかに救命救急センターなどへ搬送することになろう。
　できれば、バイタルサインの安定している間に転院搬送したいものであるが、最初からショックでは仕方がない。目安として2l程度の細胞外液による初期輸液に反応しないもの（non-responder）がある。
　心停止に至った鈍的外傷症例に救命のチャンスはほとんどなく、多くの場合、転送は無意味である。
　ある程度大きな受傷機転、頻脈、爪床圧迫試験でのrefilling遅延、腹部超音波での僅かな出血などの情報から、早い時期に開腹の可能性を予測し、バイタルサインが安定しているうちに転院搬送とするのがよい。
　ヘモグロビン値やヘマトクリット値は、初療段階での出血量とは無関係である。これらは濃度の指標であって、循環血液量を表すものではない。出血に対する代償機転としての体液の移動が平衡に達して初めて指標となりうるのである。
　急変したから転送するのではなく、急変を予測し、急変する前に転送することが重要である。
　転院にあたり体表損傷の修復や四肢骨折のギプス固定などはまったく不要である。腹腔内出血で転送しようというときに、そのような処置に時間をとられてはならない。
　呼吸、循環の管理以外になすべきことは、脊椎固定、外出血の圧迫止血、体温保持だけである。
　転送中も輸液（乳酸/酢酸リンゲル）の継続が必須であるが、必ず加温すること、血圧90mmHgを維持するに必要な最低速度にとどめることが重要である。
　PASG（MAST、ショックパンツ）のこのような場面での有用性は重症骨盤損傷以外は否定的である。

（金子高太郎/石原　晋）

第2部　鈍的外傷

【文　　献】

1) Sankaran S, Lucas C, Walt AJ : Thoracic aortic clamping for prophylaxis against sudden cardiac arrest during laparotomy for acute massive hemoperitoneum. J Trauma 15 : 290-296, 1975.
2) Ledgerwood AM, Kazmers M, Lucas CE : The role of thoracic aortic occlusion for massive hemoperitoneum. J Trauma 16 : 610-615, 1976.
3) 大友康裕, 辺見　弘, 山本保博, ほか：超大量腹腔内出血に対する胸部大動脈遮断の有用性. 日外傷研会誌 3 : 133-138, 1989.
4) 葛西　猛, 尾身　茂, 長谷部正晴, ほか：腹腔内出血に対する大動脈血流遮断の応用効果について. 腹部救急診療の進歩 6 : 63-66, 1986.
5) 石原　晋, 加藤節司：動脈遮断バルーンカテーテル. 救急医学 19 : 1222-1223, 1995.
6) 石原　晋, 金子高太郎：鈍的腹部外傷の出血制御を目的とした専用大動脈遮断カテーテルの臨床応用. 日外傷会誌 12 : 11-16, 1998.
7) Read RA, Moore EE, Moore JB : Emergency department thoracotomy. Trauma, 3rd ed, Feliciano DV, Moore EE, Mattox KL(eds), pp193-206, Appleton & Lange, Stamford CT, 1995.
8) Rotondo MF, Schwab CW, McGonigal MD, et al : "Damagecontrol" ; An approach for improved survival in exsanguinating penetraitng abdominal injury. J Trauma 35 : 375, 1993.
9) Jurkovich GJ, Greiser WB, Luterman A, et al : Hypothermia in trauma victims ; an ominous predictor of survival. J Trauma 27(9) : 1019-1024, 1987.
10) Jurkovich GJ, Greiser WB, Luterman A, et al : Hypothermia in trauma victims ; an ominous predictor of survival. J Trauma 27(9) : 1019-1024, 1987.
11) 葛西　猛, 木庭雄至, 亀井陽一, ほか：重症型肝損傷におけるdeadly triadの再検討. 日外傷会誌 12 : 149S, 1998.
12) 金子高太郎, 新井正康, 右田貴子, ほか：外傷性出血性ショックにおける体温保持のための戦略. 日外傷会誌 13 : 131, 1999.

8 腎尿路損傷、後腹膜出血

はじめに

尿路系の外傷は、腎損傷、尿管損傷、膀胱損傷、尿道損傷の4つに大別される。いずれの損傷も、大量出血を伴わなければ、単独で受傷後1時間以内に生命を脅かす可能性は低い。バイタルサインに注意しながら他部位の合併損傷をチェックし、腎血管損傷や尿溢流などの病態を見落とさないことが初療のポイントである。

[1. 腎 損 傷]

A. 損傷機序

腎損傷の大多数は鈍的損傷である。腎損傷のうち単独損傷は約1/3で、残り2/3が他臓器との合併損傷とされる。腎の単独損傷は、背部を突起物に殴打して発生することが多い。墜落などのため急激な加速度を受けると、剪断力によって腎門部の動静脈が損傷されることがある。

B. 分 類

腎外傷は、日本外傷学会の腎損傷分類に従ってⅠ～Ⅳ型までの4タイプに分類される（表15）。Ⅰ型損傷は腎皮膜の連続性が保たれている損傷形態で、画像検査で捉えにくいこともある。Ⅱ型損傷は裂傷が集合管に達しない表在性の裂傷で、尿漏を伴わない。Ⅲ型損傷は裂傷が集合管

■表15　日本外傷学会　腎損傷分類■

```
Ⅰ型 腎被膜下損傷  Subcapsular injury
    a. 挫  傷  Contusion
    b. 被膜下血腫  Subcupsular hematoma
    c. 実質内血腫  Parenchymal hematoma
Ⅱ型 腎表在性損傷  Superficial injury
    表在性裂傷  Superficial laceration
Ⅲ型 腎深在性損傷  Deep injury
    a. 深在性裂傷  Deep laceration
    b. 離  断  Transection
    c. 粉  砕  Fragmentation
Ⅳ型 腎茎部血管損傷  Pedicle injury
    a. 腎動脈閉塞  Renal artery occlusion
    b. 茎部動静脈損傷  Avulsion or disruption of renal pedicle vasculature
Appendix 1：腎周辺への血腫の拡がりを付記する
    (H1)：腎周囲腔の血腫  Perirenal hematoma
    (H2)：傍腎腔の血腫  Pararenal hematoma
    (H3)：Contralateral pararenal type あるいは central type の血腫  Extended hematoma
Appendix 2：腎周辺への尿漏の拡がりを付記する
    (U1)：(H1)と同様の尿漏  Perirenal extravasated urine
    (U2)：(H2)と同様の尿漏  Pararenal extravasated urine
    (U3)：(H3)と同様の尿漏  Extended extravasated urine
```

に及ぶ深在型の裂傷で、離断や粉砕の判別は画像検査で困難なことがある(図56)。IV型損傷は、腎実質外の腎血管損傷である。同分類ではAppendixとして、腎周辺における血腫の拡がり(H)と尿漏の拡がり(U)を各3段階に評価して付記する取り決めとなっている。

C. 病　　態

腎周囲の出血は、腎筋膜(Gerota筋膜)の破綻がなければ、タンポナーデ効果によって自然止血することが多い。腎筋膜内圧と動脈圧が平衡に達して止血が完了するまでの出血量は、通常1,000～1,500mlとされる。腎筋膜が破綻して後腹膜腔や腹腔内に出血が拡がる場合、尿路内に血尿が持続する場合、腎茎部血管損傷(IVb型腎損傷)の場合は、腎の単独損傷でも大量出血をきたす。腎組織は自然治癒力が旺盛であるが、偽性動脈瘤を生じて遅発性に出血することもある。外傷後、腎機能の回復につれて尿溢流が増すと、2～3日後に尿嚢腫(urinoma)が形成されることがある。尿嚢腫に感染が合併すると後腹膜膿瘍となり、敗血症に進展する。後腹膜膿瘍は尿管狭窄の原因ともなるので、腎外傷後は尿溢流に注意する。

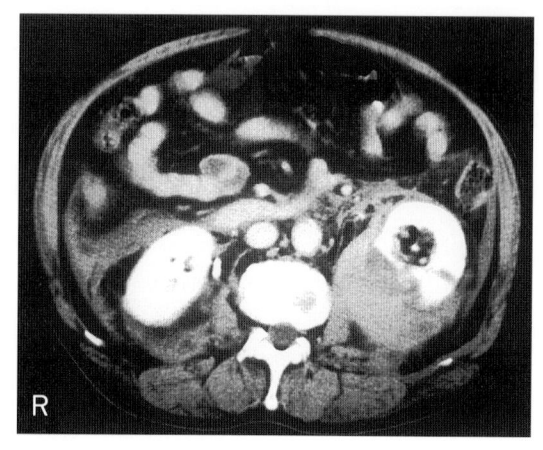

●図56　III型腎損傷●

D. 診　　断

1) 症状・徴候

すべての着衣を除去し、脊椎保護下にログロールもしくはフラット・リフト法により背面の異常も観察する。

肉眼的血尿は腎外傷の約9割に出現するが、血尿の程度と腎損傷の重傷度は必ずしも一致しない。腎茎部血管損傷(IV型損傷)では血尿を認めない場合が多い。腹腔内に尿が溢流すると、背部痛や腹痛・腹膜刺激症状が出現する。

2) 腹部単純X線写真

損傷程度に応じて、腎陰影拡大や腸腰筋陰影の不鮮明化を認める。下位肋骨骨折や腰椎横突起骨折は、腎損傷合併を疑わせる間接的所見である。

3) CT

造影剤に対する禁忌がなければ、必ず造影CTを撮影する。単純CTでは、腎茎部血管損傷(IV型損傷)をチェックできない。CTでは腎の損傷形態ばかりでなく、血腫や尿漏の拡がりも評価する(表15)。CTで腎門部〜大動脈周囲に血腫や造影剤漏出を認めたときは、腎茎部動静脈損傷(IVb型腎損傷)の可能性がある。CT nephrogramの消失は、腎動脈閉塞(IVa型腎損傷)を疑わせる所見である(図57)。造影CTは腎損傷の診断のみならず、腎機能の評価と、他部位合併損傷のスクリーニングにも有用である。CT検査は、受傷後のfollow upとして、第3、7、

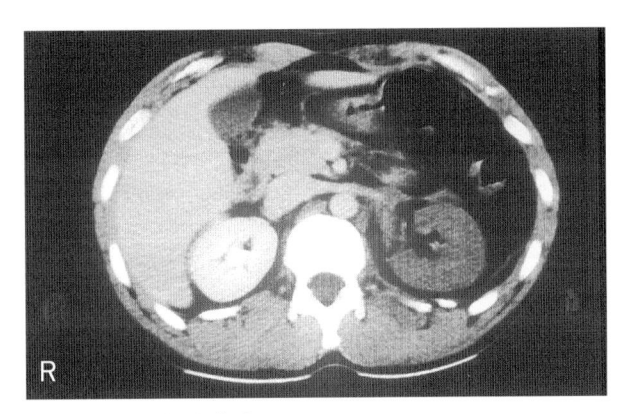

●図57 Ⅳa型腎損傷●

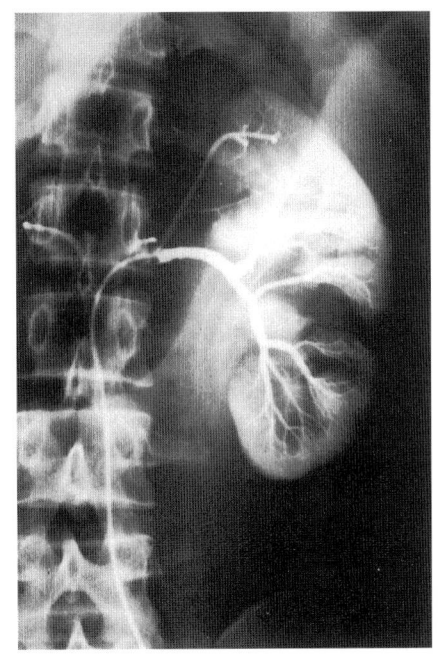

●図58 Ⅲ型腎損傷の腎動脈造影所見●

14病日を目安に繰り返す。

4）超音波検査

　超音波検査では、腎の損傷形態に応じて腎辺縁不整、腎内血腫、腎周囲血腫などの所見を認める。CTと異なり、超音波では腎血流や尿路系損傷に関する情報が得られない。超音波検査は、ベッドサイドにおける経時的評価と、合併損傷の診断に有用である。

5）排泄性尿路造影

　腎外傷の初療時に排泄性尿路造影を行う意義は少ない。造影CT後に腹部単純X線を撮影し、その代用とする。

6）腎動脈造影

　腎動脈造影はTAEを前提に行う（図58）。腎動脈造影は、腎実質と主要動脈の評価に有用であるが、約30％の症例にaccessory renal arteryがみられるので、腎動脈損傷を完全には否定できない。損傷した腎動脈が血腫に被われて血流が保たれている場合も、造影所見は一見正常を呈する。また、腎静脈損傷は、腎動脈造影で評価困難である。

E. 治　療

　腎損傷急性期治療の基本は、大量出血による生命危機を回避し、腎を可能な限り温存することである。日本外傷学会分類のⅠ型腎損傷は保存的治療の対象で、Ⅱ型とⅢ型腎損傷のうち大量出血を伴うものが外科的治療あるいはTAEの対象となる。大量出血とみなされるものは、日本外傷学会腎損傷分類のH3および一部のH2に該当する腎周囲血腫である（表15）。腎茎部血

管損傷(Ⅳ型損傷)は緊急血行再建術の適応となるが、その成功率は20％程度と低い。腎温存のための"golden time"は、受傷後12時間以内とされる。腎茎部動静脈損傷(Ⅳb型腎損傷)による大量出血は、諸検査を省略して手術室に直行すべき病態である。

TAEは止血に有効であるが、終動脈である腎動脈を塞栓すると組織壊死のため癒着が生じ、腎部分切除が困難になる。外科的治療が後で必要になる事態も想定し、TAEは可能な限り区域的に行う。TAEは、腎動静脈瘻や偽性動脈瘤の治療にも有効である。

尿溢流に関しては、U3とU2の一部が手術適応となる。腎損傷後に尿嚢腫を併発した場合は経皮的ドレナージの適応となる。

F. 合併症

腎損傷後の合併症として、腎周囲膿瘍、尿管狭窄、腎動脈閉塞、腎性高血圧、尿貯留腫(urinoma)などが知られている。

[2. 尿管損傷]

尿管損傷の発生頻度は低いが、このような損傷形態があることを念頭において診療を進めることが大切である。鈍的尿管損傷の好発部位は腎盂尿管移行部で、受傷数日後に背部痛、腹膜刺激症状、感染症状などが出現したときは尿溢流を疑う。診断には、造影CTと排泄性尿路造影が有用である。

尿管損傷は外科的治療の対象となるが、専門的手技が必要なので、手術は泌尿器科医に任せた方がよい。

[3. 膀胱損傷]

A. 損傷機序

膀胱損傷の大半は、恥骨骨折の骨折端による。膀胱充満時に下腹部に外力が加わり、膀胱頂部が破裂する損傷機序もみられる。膀胱損傷では、腹腔内臓器損傷を高頻度に合併する。

B. 分類

膀胱損傷は以下の4タイプに分類される。

1) 膀胱挫傷
膀胱壁の挫傷で、壁の連続性は保たれている。

2) 腹膜外破裂
腹膜外破裂とは、骨盤腹膜の連続性が保たれ、漏出物が後腹膜下に留まる場合で、膀胱損傷全体の約60％を占める。原因として恥骨の骨折端による損傷が多い。尿溢流や血腫形成が著しいと、膀胱は周囲から圧迫されて"涙滴状"を呈する。

3）腹膜内破裂

破裂による漏出物が骨盤腹膜を越えて腹腔内に拡がる場合で、膀胱損傷の約30％を占める。膀胱充満時に下腹部に外力が加わって膀胱頂部が破裂するケースが多い。

4）内外同時破裂

腹膜外破裂と腹膜内破裂の合併で、膀胱損傷の約10％を占める。

C. 病　　態

大量出血を伴う場合はショックとなる。腹腔内に溢流した高浸透圧尿は、腹膜を刺激して腹膜炎を引き起こす。膀胱損傷から時間が経過すると、細菌感染合併の可能性が高まる。直腸損傷を伴うと敗血症を併発して予後不良となる。

D. 診　　断

1）症状・徴候

肉眼的血尿、下腹部痛、恥骨上部の圧痛性硬結、強い尿意に反する尿量減少（仮性無尿）などがみられる。誤って膀胱洗浄を行ったときは、注入した洗浄液を全量回収することができない。高浸透圧尿が腹腔内に溢流すると、刺激によって上腹部痛や腹膜刺激症状が出現する。直腸診で出血を認めたときは直腸損傷を疑う。

2）単純X線写真とCT

腹部打撲や血尿、ショックや意識障害を伴う外傷例において骨盤X線撮影は必須である。また、外傷例で腹部単純X線を撮影する場合は骨盤輪全体が含まれるようにし、骨盤損傷の有無をチェックする。CTは膀胱損傷のみならず他臓器損傷の評価にも有用で、禁忌がなければ造影CTを基本とする。造影CTに先立って、Foleyカテーテルをクランプしておくと膀胱造影の代用となり、造影CT後に腹部単純X線写真を撮影すると、排泄性腎盂造影の代わりとなる。

3）逆行性膀胱造影

膀胱損傷の診断には逆行性膀胱造影が有用である。2～3倍に希釈した水溶性造影剤150～300mlを注意深くゆっくりと注入し、造影剤充満時と排出後に前後像ならびに斜位像を撮影する。斜位像を追加する目的は、膀胱の背面を評価するためである。CTや透視が利用できればさらによい。骨盤骨折を伴う症例では、まず先に尿道造影を行う。

膀胱破裂では、漏出した造影剤が膀胱周囲に「火炎状」に描出される（図59）。膀胱は、血腫などにより圧排・偏位を受

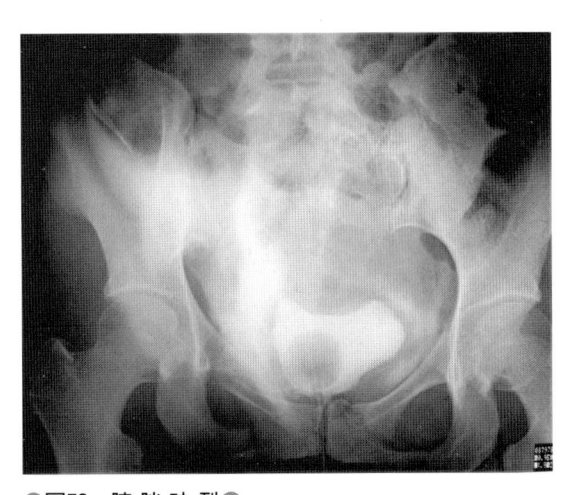

●図59　膀胱破裂●

けることが多い。腹膜内破裂では、膀胱が上縁不明瞭な砂時計状に造影されることがある。造影剤が腹腔内に流出すると、腸管係蹄がレリーフ像として描出される。

E. 治　　療

腹膜外破裂のうち、活動性の出血や感染がなく、緊急開腹術の対象となる他部位の損傷がない症例は、10日間前後Foleyカテーテルを留置して保存的に治療しうる。腹膜内破裂では、溢流した尿により腹膜炎が引き起こされるので、開腹下に膀胱修復術を行う。

[4．尿道損傷]

A. 損傷機序と分類

尿道損傷は、損傷部位が尿生殖隔膜より中枢にあるか末梢にあるかで、以下の2タイプに分類される。

1）後部尿道損傷
尿生殖隔膜よりも中枢側の損傷で、全尿道損傷の約6割を占める。骨盤骨折に伴う損傷が大部分である。

2）前部尿道損傷
尿生殖隔膜よりも末梢側の損傷で、騎乗型の受傷機転により球部尿道が損傷されることが多い。

B. 病　　態

尿道損傷単独で超急性期に問題となるのは、尿閉のみである。尿道損傷は骨盤骨折など他部位の損傷を合併することが多く、患者の重傷度と緊急度は合併損傷に左右される。開放性骨盤骨折を伴う場合は致死率が約50％と高い。

C. 診　　断

1）症状・徴候
外尿道口からの出血と尿閉（仮性無尿）が特徴的である。会陰部や下腹部に蝶形の皮下出血をみることがある。後部尿道損傷の場合、直腸診で前立腺の高位転位あるいは触知不能を認める。外傷患者の外尿道口に血液がみられたときは、直ちに導尿せず、以下に述べる尿道造影を行う。Foleyカテーテルの不適切な挿入は、尿道の不全断裂を完全断裂にする恐れがある。

2）腹部単純X線写真・CT
骨盤骨折や腹腔内の他臓器合併損傷を高率に認める。

3）逆行性尿道造影

浣腸用注射器を外尿道口に当て、生理食塩水で2倍希釈した水溶性造影剤を、透視下に20～30mlゆっくり注入する（図60）。Foleyカテーテルが既に挿入されている場合は、カテーテルと尿道の間隙に静脈留置針を差し込んで造影する（peri-catheter urethrography）。男性患者では陰茎を牽引しながら横に倒し、45°斜位で撮影を行う。

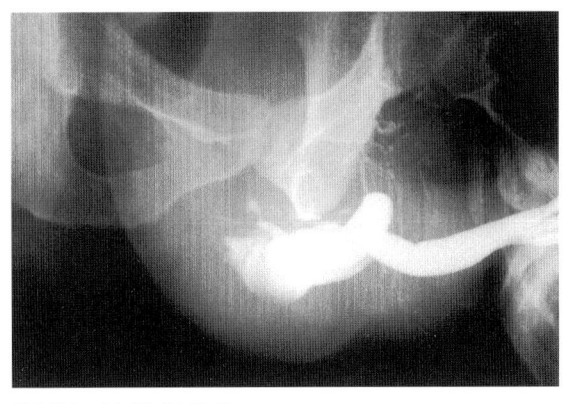

●図60 尿道損傷●

D. 治　　療

1）経皮的膀胱瘻造設

尿道断裂を認めたときは、Foleyカテーテルの挿入を試みずに経皮的に膀胱瘻を造設する。膀胱瘻造設時は、腸管損傷を避けるため患者を軽いTrendelenburg体位にし、超音波下に膀胱充満度を確認して処置のタイミングを図る。さまざまな専用キットが市販されているが、手元にないときは、IVHカテーテルなどで代用する。下腹部を消毒して減菌ドレープをかけ、局麻下に恥骨上縁から1～2横指頭側の正中線上で、背側に向けてほぼ垂直に穿刺する。細いカテラン針で試験穿刺をすると、より安全である。膀胱が緊満しているときは、急速な排尿を契機に自律神経のバランスが崩れ、血圧が低下することがあるので注意する。

2）尿道修復術

尿道修復術は一期的に行う場合と、膀胱瘻造設下に二期的に行う場合がある。損傷した尿道には無理に手を加えず、専門医に治療を委ねる方が賢明である。

E. 合　併　症

尿道狭窄、排尿障害、陰茎勃起障害を残すことがある。

［5．診療所では・・・］

腎・尿路系の損傷は、大量出血や他部位の合併損傷がなければ、緊急度はあまり高くない。バイタルサインに注意しながら、多発外傷の検索を行うことが先決である。診療上、特に気をつけるべき点を以下にまとめる。

A. 体表の詳細な観察

体表の些細な異常が、腎・尿路系損傷を疑う糸口となる。外傷患者では着衣をすべて取り除き、背部や陰部、鼠径部も詳細に観察する。また、血尿や骨盤骨折を認める症例では必ず直腸診を行い、出血と前立腺位置異常の有無をチェックする。

B. 画像診断上の注意点

　外傷の初期診療では必要に応じて骨盤X線撮影を行う。骨盤骨折は、膀胱・尿道損傷を疑う手がかりとなる。CTを撮影するときは、禁忌がなければ造影剤を使用し、腎茎部血管損傷をスクリーニングする。

C. Foleyカテーテル挿入時の注意点

　重度外傷例に対して、慌ててFoleyカテーテルを留置する必要はない。その理由は、

　①尿量は30分前後のオーダーでみるべき指標である。

　②血尿の程度は、腎・尿路系外傷の重傷度の指標とならない。

　③重度外傷では、尿道・膀胱損傷合併の可能性があるので、落ちついてよく観察しながらカテーテルを挿入する方が賢明である。

　④腹部超音波検査時に、膀胱が充満しているとよい解剖学的指標が得られる。特に、膀胱が正中から偏位したり「涙滴状」を呈する場合は、後腹膜血腫の存在を示唆する所見となる（図61）。

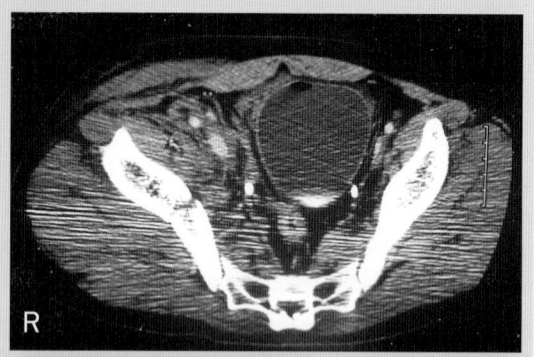

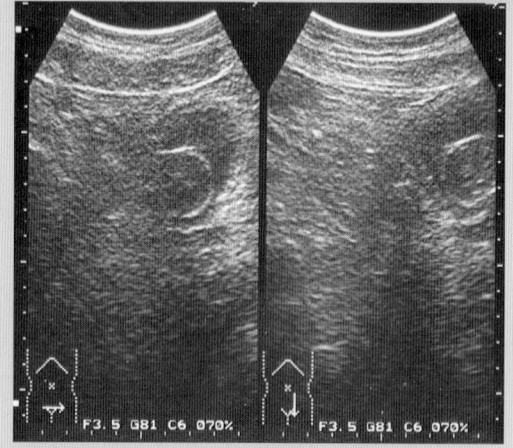

●図61　造影CT像と超音波像の比較●
骨盤骨折に伴う骨盤腔内血腫と膀胱の左方偏位。

D. 尿溢流の可能性

　腎・尿路系外傷で問題となるのは出血ばかりではない。尿が漏出して外傷後に感染を合併することがあるので、尿溢流の可能性を念頭におく。

（吉田　哲）

【文　献】
1) 日本外傷学会腎損傷分類委員会：日本外傷学会腎損傷分類．日本外傷会誌 11：32-33, 1997.
2) WALSH PC et al (eds.)：Campbell's UROLOGY. Saunders, Philadelphia, 1986.
3) 杉本 侃(編)：図説救急医学講座 5　外傷救急．メジカルビュー社，東京，1989.
4) 坂本照夫，加来信雄：腎・尿路系損傷．救急医学 14：1642-1648, 1990.
5) 日本外傷学会外傷研修コース開発委員会：外傷初期診療ガイドラインJATEC．日本外傷学会，日本救急医学会(監修)，へるす出版，東京，2002.
6) 吉田　哲，松原由紀：外傷の初期診療の実際；腎・尿路系損傷．外科治療 86：425-430, 2002.

9 骨盤骨折

はじめに

　骨盤骨折は、骨粗鬆症の強い高齢者が比較的軽微な外力により生ずる骨折、若年者のスポーツ中に発生する筋肉の収縮力による骨盤筋付着部の裂離骨折、股関節部に比較的限局した外力（大腿骨軸方向または大転子部への側方圧迫外力）により生ずる寛骨臼骨折、高エネルギー外力により生じ後腹膜腔に大量の出血をもたらす重症骨盤骨折までさまざまである。

　本稿では、高エネルギー外傷による骨盤骨折に対する初療時の診断と超急性期の治療法について述べる。

[1. 骨盤骨折を理解するための解剖]

　不安定型骨盤骨折は胸腔内出血、腹腔内出血と並ぶ致死的損傷の1つであり、出血性ショックを呈する鈍的外傷患者では常に本損傷の存在を考慮せねばならない。では後腹膜腔に大量の出血をもたらす可能性のある骨盤骨折とは、どのような骨折であろうか？ この理解のためには、骨盤骨折の安定性と不安定性について、そして合併損傷や出血源に関連する骨盤部の解剖について知る必要がある。

A. 骨盤輪の安定性

　骨盤は2つの寛骨と仙骨で形成され、前方は恥骨結合、後方は仙腸関節で連結し輪状構造を呈する。それぞれの骨および関節は周囲の強力な靱帯で支持・補強され、骨盤輪の力学的安定性はこれら軟部組織で維持されているといっても過言ではない。

　骨盤輪の安定性に関与するもう1つの要因として荷重伝導路がある。荷重時に脊椎に加えられた力は、仙腸関節から股関節部にかけての骨盤輪後方部に主として伝えられる。このため荷重伝導部の骨密度は高く、仙腸関節周囲は生体内で最も強靱な靱帯で補強されている。したがって、骨盤後方部の損傷（骨折・脱臼）は、骨盤輪に大きな外力が加わったこと、力学的不安定性が生じたことを示唆する。

　　ポイント：骨盤輪の不安定性には、主な荷重伝導路である骨盤後方部損傷（骨折・脱臼）の
　　　　　　　程度が大きく関与する。

B. 出 血 源

　骨盤骨折に伴う大量後腹膜出血の原因は、①骨折部からの出血、②損傷された骨盤周囲の静脈、③動脈、の3つが主である。実際、骨盤骨折に対する内固定の際に経験する剥離した骨からの出血は侮れないものがある。しかし、骨折部のみからの出血では、高齢者を除き出血性ショックとなることは少なく、ショック状態が遷延する骨盤骨折のほとんどは骨盤周囲の血管損傷を伴っている。

　骨盤周囲の血管として、前方部には閉鎖動静脈、外陰部動静脈、深腸骨回旋動静脈、後方部には仙骨前静脈叢、正中仙骨動静脈、内腸骨動静脈の分枝などが存在し、互いに側副血行路で

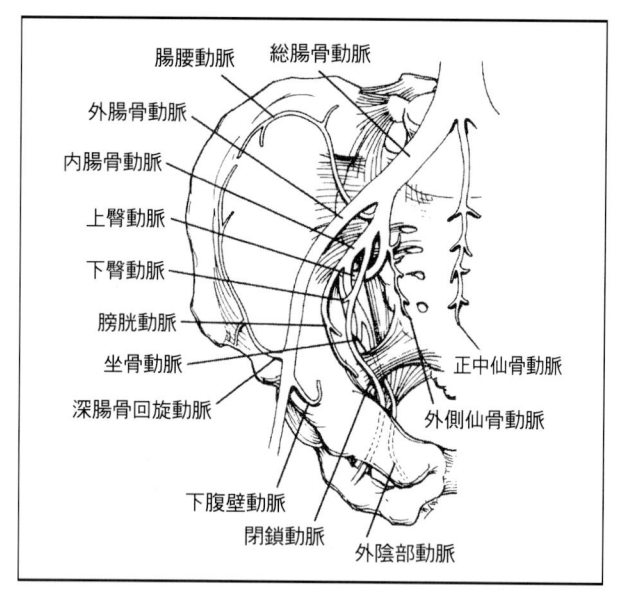

●図62　骨盤周囲の動脈●

密に交通している(図62)。このうち、骨盤後方部の上臀動静脈、仙骨静脈叢などの主要血管は骨の極めて近くを走行している。したがって、骨盤後方部の骨折・転位により損傷されやすい。

　　ポイント：骨盤骨折に伴う出血性ショックの原因の多くは、骨盤輪後方部の損傷(骨折・脱臼)に伴う血管損傷である。

C. 合併損傷

　高エネルギー外力で生じる骨盤骨折は、頭部、胸部、腹部などに種々の臓器損傷を伴うことが多い。特に小骨盤内臓器の損傷頻度は高い。小骨盤内には膀胱や尿道などの下部尿路や直腸、女性では腟、子宮などの臓器のほか、骨盤後方部には重要な神経(仙骨神経や坐骨神経など)が多数存在する。
　したがって、骨盤骨折では常にこれらの臓器損傷の合併を考慮せねばならない。
　　ポイント：骨盤骨折の合併損傷として、小骨盤内の下部尿路、直腸、女性生殖器および神経損傷にも注意しなければならない。

[2. 骨盤骨折の分類と重症度]

　近年用いられている骨盤骨折の分類法としてTile分類、Young and Burgess分類、AO分類などがある。それぞれの分類法の詳細は異なるものの、治療方針の決定や予後の推定に有用であることから、損傷時の外力方向と不安定性の程度という2つの共通した要素から分類されている。

A. 外力の方向

　損傷時の外力方向は、前後圧迫外力(AP compression)、側方圧迫外力(lateral compres-

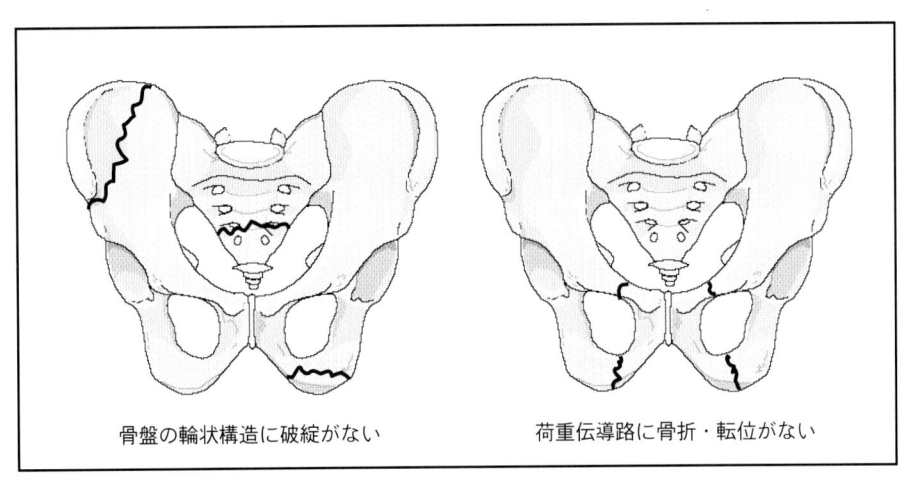

●図63 安定型骨盤骨折●

骨盤の輪状構造に破綻がない　　　荷重伝導路に骨折・転位がない

sion)および垂直剪断外力(vertical shear)に大きく分けられるが、必ずしも明確に区別できず混合外力によると考えられる損傷も少なくない。側方圧迫外力による骨盤骨折は、骨折の転位により小骨盤腔が狭小化するため、タンポナーデ効果による止血効果が得られやすく、他の外力による損傷に比較して重症度が低いことが多い。

ポイント：骨盤骨折をみたら、骨折・脱臼が生じた外力の方向を考える。

B. 不安定性の程度

不安定性についての判断は、骨盤の輪状構造が保たれているか否かが重要である。腸骨翼骨折など骨盤の輪状構造に影響のない部位の骨折や、荷重伝導路である骨盤後方部に骨折・転位のないものが安定型骨折である(図63)。

安定型骨盤骨折では出血性ショックとなることは稀である。しかし、高齢者では結合織が疎であるため出血に対するタンポナーデ効果が得られにくいこと、心循環器系の予備力が低下していることから、安定型骨折であってもショック状態に陥りやすい。

ポイント：安定型骨盤骨折では、高齢者を除き出血性ショックとなることは稀である。

一方、骨盤輪後方部を含めた2ヵ所以上に骨折・転位がみられ、輪状構造に破綻を生じたものが不安定型骨折である。不安定型骨折は安定型に比較して生命予後は不良である。

不安定型骨折は後方構築の損傷程度から、部分不安定型と完全不安定型に分けられる。部分不安定型は後方構築の一部が損傷されているため、回旋(水平)方向のみの不安定性が生じ回旋不安定型(rotationally unstable type)と呼ばれる。完全不安定型は後方構築が破綻し垂直方向にも不安定性が生じ垂直不安定型(vertically unstable type)と呼ばれる。

さらに、部分不安定型(回旋不安定型)は外力の方向により側方圧迫型と前後圧迫型(いわゆるopen book型)に分けられる(図64-a、b)。先に述べたように、小骨盤腔の容積が増加するような垂直不安定型やopen book型は側方圧迫型に比較して生命予後は不良であるとされている。

しかし、実際の臨床では完全不安定型(垂直不安定型)と部分不安定型(回旋不安定型)の鑑別は必ずしも容易ではなく、骨折型と重症度が一致しない例も少なくない。

側方圧迫外力による骨折
（側方圧迫型）

前後圧迫外力による骨折
（前後圧迫型）

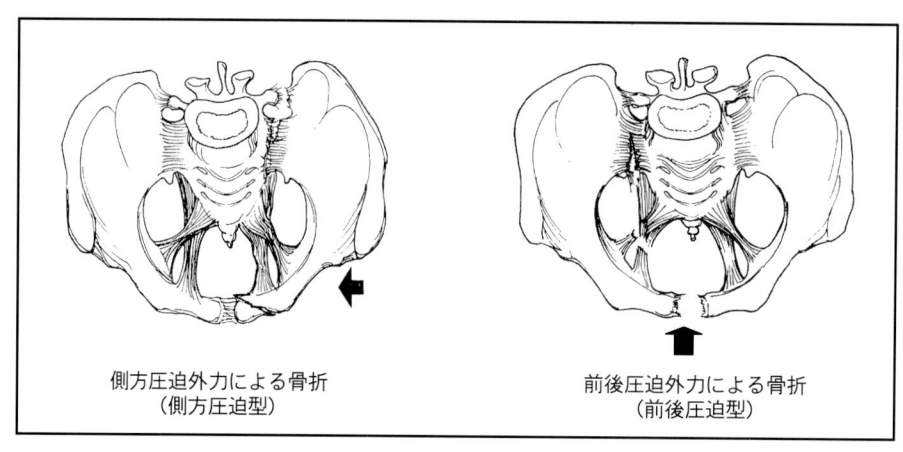

●図64-a　部分不安定型（回旋不安定型）骨盤骨折●

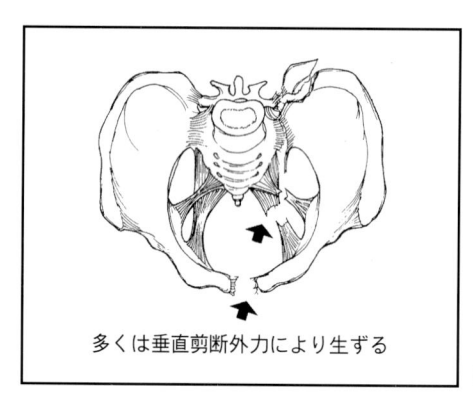

多くは垂直剪断外力により生ずる

●図64-b　完全不安定型（垂直不安定型）骨盤骨折●

　　ポイント：不安定型骨盤骨折の生命予後は、垂直不安定型、open book型、側方圧迫型の
　　　　　　　順で不良である。

C．特殊な骨盤骨折

　骨盤骨折の特殊な型として開放性骨盤骨折がある。骨折部は多くは皮膚、稀に腟や直腸と交通し、開放創からのおびただしい出血によるショック状態を脱し切れないまま受傷後短時間で死亡する例も少なくない。死亡率は50％とも報告されている重症外傷の1つである。
　　ポイント：開放性骨盤骨折は極めて死亡率の高い損傷である。

［3．骨盤輪骨折の急性期の診断］

A．Primary survey

　外傷の初療では出血性ショックとなる可能性の高い不安定型骨折や開放性骨盤骨折を速やかに発見することが大切である。

ショック状態のprimary surveyでは、視診による下肢長差や下肢の肢位異常、骨盤周囲の開放創の有無などを観察するに留める。
　不安定型骨盤骨折を診断する方法として、腸骨翼を内側へ愛護的に1回だけ押す用手的骨盤動揺性検査法がある。この検査はX線単純撮影に先行して行い、不安定型骨盤骨折を診断する方法である。しかし、この検査法は慣れない検者には信頼性に乏しく、骨折部を動揺させて出血を増加させる危険があるため行わない。したがって、患者のバイタルサインが不安定な場合や意識障害を伴う場合には、X線単純写真（前後像）での診断が原則である。
　バイタルサインが安定し、意識が清明で身体所見から確かな情報が得られる例では、素早く骨盤部の叩打痛、圧痛などを確認し、X線単純撮影の適応を決定する。
　　ポイント：意識障害やショック状態の患者では、骨盤骨折の診断はX線単純写真で行うこ
　　　　　　とを原則とする。

B. X線単純写真の読影

　Primary surveyで撮影したX線単純写真では、骨折の発見が容易な骨盤前方部（恥骨、坐骨）の骨折の有無に注目する。前方に骨折・転位がみられたならば、骨盤後方部にも骨折が存在するものとして注意深く読影する。骨盤のような輪状構造に外力が加わり骨折・転位が生じる場合、1ヵ所に骨折が限局することは稀であるからである。
　骨盤後方部の骨折を読影するポイントとして、腸骨や仙骨の辺縁を指で辿りながら不連続部を探すとともに、第5腰椎横突起骨折や仙骨孔の形状の左右差についても観察する。第5腰椎横突起骨折の存在は不安定型骨盤骨折を表す。
　　ポイント：骨盤X線単純写真の読影は、後方部に注目して観察する。

C. Secondary survey

　骨盤部のsecondary surveyの目的は、種々の画像検査の必要性を身体所見でスクリーニングすること、そして合併することの多い下部尿路損傷を含めた小骨盤内の臓器損傷を診断することである。
　問診による自発痛や下肢を動かしたときの疼痛の有無、視診による骨盤周囲の打撲痕、皮下血腫、開放創、肢位異常、下肢長差を観察し、触診による叩打痛や圧痛の有無を観察する。骨盤後方部の触診も忘れてはならない。
　さらに、尿道損傷を疑わせる所見である外尿道口からの出血や会陰部の皮下出血、直腸診での前立腺高位浮動がみられたなら、尿道カテーテルは挿入してはならない。またカテーテル挿入時に抵抗がある場合にも無理して挿入してはならない。
　坐骨神経や仙骨神経損傷を疑わせる肛門周囲～下肢の感覚障害や筋力低下、直腸診による肛門括約筋の弛緩、そして女性の会陰部の出血では直腸損傷のみならず腟損傷も疑わねばならない。
　Primary surveyで既にX線単純撮影が行われいる場合には、身体所見と合わせて再度X線単純写真を見直すことが大切である。転位の僅かな骨折や腸管ガスのため判読が困難な骨盤後方部の骨折、そして高齢者の比較的軽微な外力により生ずる骨折も念頭におき注意深く診察を進める。

ポイント：Secondary surveyの目的は、身体所見による画像診断の適応決定、骨盤周囲の合併損傷の診断と骨折の見逃しをなくすことである。

D．画像診断

　Secondary surveyでの身体所見の結果、骨折や下部尿路損傷などが疑われた場合には、必要に応じてX線単純写真、CTそして逆行性膀胱造影、尿道造影などの画像検査を進める。基本的にはX線単純写真から始めるが、患者の状態と施設の状況に応じて適切と判断した画像診断から行うことになる。

［4．骨盤輪骨折の急性期の治療］

　骨盤骨折に対する超急性期の治療は、後腹膜出血に対する止血に主眼がおかれる。骨盤骨折の出血源のうち動脈性出血の頻度は比較的低く10〜15％とされているため、止血対策としては骨折部および静脈性出血のコントロールを最優先する。
　止血法は骨折部の整復と固定をまず行う。この場合の整復とは骨折部の正確な整復を意味するわけではない。目的はopen book型や完全不安定型（垂直不安定型）骨折に対して、開大した骨盤腔を速やかに狭小化させタンポナーデ効果を高めること、そして骨折部を安定化させ出血をコントロールすることである。
　骨盤骨折に対する整復固定の手段として、以下に示すさまざまな方法がある。

1）簡易固定法
　シーツや抑制帯を用いて骨盤部を緊縛する方法である。最近、この目的のために製品化されたベルト状の装具が市販されている（図65- a、b）。適応はopen book型と完全不安定型（垂直

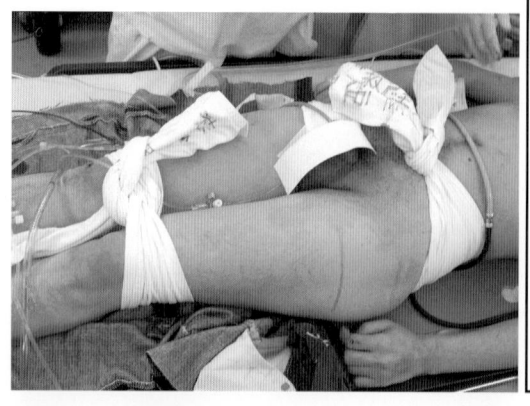

●図65-a　骨盤骨折に対するシーツ・ラッピング●
抑制帯を用いて骨盤周囲を緊縛してもよい。膝部も縛ることで固定力が増す。

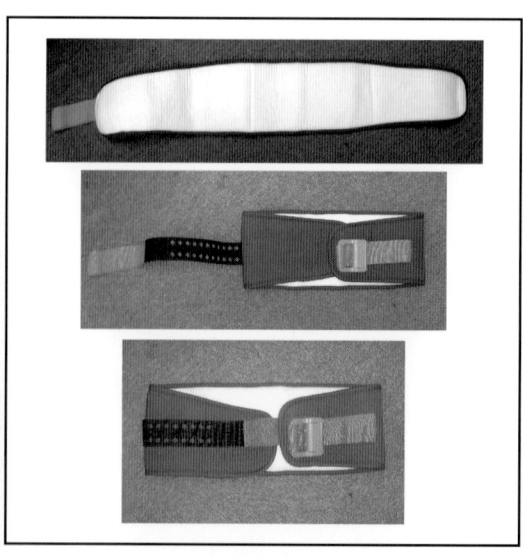

●図65-b　製品化された骨盤骨折用ベルト（SAM sling）●

不安定型）である。側方圧迫型では骨折部の転位を大きくする可能性があるため推奨できない。

2）ショックパンツ（PASG）

腹部〜下肢にかけてショックパンツ（Pneumatic anti-shock garment；PASG）を装着、加圧することにより血液の中心化と骨盤骨折の固定を目的としている。しかし、装着後の胸腔内圧や頭蓋内圧の上昇、コンパートメント症候群の発生などの合併症から現在では病院搬入後にはほとんど用いられることはない。外傷病院前救護ガイドラインJPTECでは搬送時間が20分を超えるときは考慮する、とされており、それ以外では用いない。

3）創外固定

腸骨内に数本のピンを刺入しフレームを組み、骨折部の整復と固定を行う方法である。

4）pelvic C-clamp

創外固定の一種である。骨盤後方部の仙腸関節付近に直接ピンを刺入し圧迫固定する方法で、創外固定よりも整復固定力が強い。

5）経カテーテル的動脈塞栓術（Trans-catheter arterial embolization；TAE）

動脈性出血に対する止血法としてのコンセンサスは得られているが、適応や施行時期についてはいまだ議論がある。

6）外科的止血

内腸骨動脈の結紮術は、骨盤内血管の豊富な側副血行路のため止血効果に乏しく、現在では行われることは稀である。開放性骨盤骨折に対する多数のガーゼによる創内パッキングは有用であり、同様の原理から不安定型骨盤骨折に対する固定と同時に、経腹膜外アプローチによる後腹膜腔へのパッキング法が有用とする報告がみられる。

7）aortic balloon occlusion catheterを用いた大動脈血行遮断

重篤なショック状態の骨盤骨折では、下降大動脈に留置したカテーテルのバルーンを膨らませ、一時的に大動脈の血行を遮断し止血を図ることがある。あくまでも、適切な止血法を選択するまでの緊急避難的手段としてのみ用いられる。

> ポイント：骨盤骨折に対する止血法の選択はショックの重症度、骨盤骨折型、合併損傷の部位と程度、そして施設の状況により最善の方法を選択する。

［5．診療所では・・・］

人員や設備に制限のある診療所では、骨盤骨折の診断治療に限界がある。ショック状態の不安定型骨盤骨折の初期治療にあたる医師にとって最も大切なことは、自らの施設でどこまでの止血法が可能であるかを冷静に判断することである。そして、高次医療施設までの搬送

時間、使用可能な輸血量などを考慮し、前述した止血法のいずれかを選択する。

　病院間搬送を決定したならば、画像検査は必要最小限にとどめ、上肢から2本以上の静脈確保と輸液・輸血を開始しながら、速やかに骨盤骨折の安定化に努める。創外固定やpelvic C‐clampの装着には熟練を要するため、簡易固定法を選択するのが一般的である。しかし、ショックパンツも選択肢の1つとなる。救急車内での呼吸・循環状態の変化に対応できるよう医師が必ず同乗し、転送先の病院まで送り届ける。

（新藤正輝）

【参考文献】
1）Mattox KL, Feliciano DV, Moor EU : Trauma 4 th ed, McGraw-Hill, New York, 1999.
2）日本外傷学会外傷研修コース開発委員会：外傷初期診療ガイドラインJATEC．日本外傷学会，日本救急医学会（監修），へるす出版，東京，2002.
3）Ruedi TP, Murphy WN : AO principle of fracture management. 1 st ed, AO, Switzerland, 2000.
4）Tile M, Helfet D, Kellam J : Fractures of the pelvis and acetabulum. 3 rd ed, Lippincott Williams & Wilkins, Philadelphia, 2003.

10 腹膜炎（管腔臓器損傷、膵損傷）

はじめに

　管腔臓器損傷による腹膜炎は、診断がついた時点で、そのまま開腹適応となる。本稿では、この管腔臓器損傷の診断について、各種検査の意義と限界およびそのピットフォールについて詳述するとともに、膵損傷に関しても、診断とその開腹適応に関して述べたい。

［1．受傷機転］

A. 胃

　胃損傷の大半は穿通性損傷（刺創、銃創）である。胃の鈍的損傷は、漿膜筋層の損傷に遭遇することはあるが、胃の穿孔を伴う鈍的損傷は非常に稀である。発生する場合は、胃前壁側・大彎側に大きな裂創を生じる。成人よりも小児に多い。

B. 十二指腸、膵

　ハンドル外傷が多い。前方からの直達外力が、椎体との間に膵や十二指腸水平脚を挟む形で発生する。

C. 小　腸

　直達外力による損傷とともに、シートベルト損傷ではclosed loopが形成され、その内圧上昇による機序も考えられている。

D. 大　腸

　鋭的損傷が多い。鈍的損傷は比較的少ない。鈍的損傷の場合、伸縮性の乏しい結腸ひもが裂けて発生するものと考えられる。全層性の損傷に至らず、漿膜筋層のみの裂創を生ずる形態もみられ、その場合、基本的には保存的に経過観察可能であるが、中には時間の経過とともに、虚血などから全層性の損傷に進展するものもあるので注意が必要である。

［2．病態と評価］

A. 胃、小腸

　胃または小腸の単独損傷であれば、多少の診断遅延（24時間程度まで）でも、予後への影響は少ない。逆に単独損傷の場合、意識が清明であることから、腹部身体所見からの診断は容易であり、診断遅延に陥ることは稀である。一方、多発外傷においては、胃または小腸損傷の診断遅延は、時に致命的な合併症につながり、予後に大きく影響を及ぼす可能性が高いにもかかわらず、後述するようなさまざまな要因から診断が難しく、診断遅延の危険が高くなるので、

preventable trauma deathや無用な病悩期間の延長につながる危険をはらんでいる。

B. 大　腸

　腸管壁が薄く、受傷直後漿膜筋層損傷であったものが、時間の経過とともに全層性の損傷に移行することもある。ひとたび腸管内容が腹腔内へ漏出した際には、小腸と異なり細菌量の多い腹膜炎となり、比較的短時間で重篤化する。しかし、急性腹症で発生する大腸穿孔と異なり、外傷性大腸穿孔においては、大腸の通過障害を基礎にもたないためか、高度の糞便汚染による急速な敗血症性ショックへの進展はむしろ稀である。しかし、文献的には、受傷から開腹までの時間で、合併症の発生頻度が有意差をもって高くなる境界が8〜12時間とされていることから、外傷性大腸穿孔においても早期診断、早期治療がポイントとなることに変わりはない。

C. 十二指腸、膵

　十二指腸、膵は後腹膜に位置している。このため、外傷により十二指腸穿孔(好発部位は水平脚)が発生してもフリーに腹腔内へ交通していない場合や、膵損傷でも大量出血を伴わない場合には、損傷直後の症状は軽く、患者はしばしば独歩来院してくることがある。その際、腹部所見も強くないため損傷の存在を見逃しがちである。十二指腸損傷の予後不良例の大多数は診断遅延によるものであることから、受傷後早期の診断が患者の予後を決定するといえる。注意深い受傷機転の聴取から、少しでも疑いのある場合には腹部CTを施行しておくことが重要である。

[3. 治療戦略]

　超急性期の治療戦略、すなわち診断から手術適応判断までに限定して述べる。開腹後の判断や術式選択に関しては割愛することとする。

A. 診　断

　腹膜炎・後腹膜炎の病態を引き起こす管腔臓器損傷や膵損傷は、一刻を争う呼吸・循環・神経系の障害を伴う外傷(他項で詳述されているが、具体的には胸腹部の大量出血、低酸素血症を伴う肺損傷、脳ヘルニアまたはこれが切迫している頭蓋内血腫)と比較すると、緊急性は低く、まずはこれらの診断治療が優先されるべきである。

　他の合併する腹部実質臓器損傷による腹腔内出血で緊急開腹された場合などには、管腔臓器損傷は術中に診断されることもある。こういった意味からも、緊急開腹の際には術中見落としを避けるべく、系統的な腹腔内検索を心がけることが重要である。

　腹膜炎・後腹膜炎の病態が存在するか否かの検索は、上記の優先順位の高い損傷の安定化が得られてから行われるのが原則である。外傷蘇生治療によって気道・呼吸・循環の安定化が得られた後に、secondary surveyとして腹部単純X線写真や腹部CTなどの検索を開始する。これらの施行にあたっては、患者の状態が許せば、後述の如く腸管損傷や膵損傷診断のための工夫も施して、検査の診断能を少しでも高める配慮も必要である。

1）腹部身体所見

　鈍的外傷の診療に際しては、衣服をすべて取り去り、体表面の損傷（擦過傷、打撲痕、皮下出血、皮下気腫、シートベルト痕など）をチェックしたり、事故の模様を本人もしくは目撃者より詳しく聴取することにより、加わった外力の場所・方向・大きさを把握する。これは、損傷の可能性のある臓器をある程度推測するとともに、これら損傷の見落としを避けるべく、行うべき検査を取捨選択するうえで重要な情報となる。

　腹部身体所見（腹膜刺激症状、腸雑音など）は、特に腸管損傷診断の決め手となり、これによって開腹適応が決定されるので、丁寧に注意深く診察するように心がける。また、その経時的変化が重要なので、診察した時間とその所見をきちんとカルテに記載しておく。診断で最も重視するべきものは腹膜刺激症状であり、筋性防御と反跳痛の存在を判断するべく全神経を集中させる（このあたりは、god handと呼ばれる老練な外科医の手には勝てない）。これらの所見を、搬入時から経時的にチェックすることが大切である。腹部所見が進行性に増悪する場合は迷わず開腹適応とする。また、これまで多くの成書では、腸雑音減弱も腸管損傷を示唆する重要な所見としているが、著者の経験では腸管損傷症例のうち1/3以上は、開腹直前まで腸雑音が聴取可能であった。「腸雑音が聴取できているから、様子を見てよい」という判断は、誤りである。腸管損傷の腹部身体所見で注意するべきは、「受傷後初期は、進行性に増悪するが、数時間以降は却って所見が軽減する」場合があることであり、麻痺性イレウスにより腹部全体に腸管ガスが発生する頃には、筋性防御は消失してしまっている場合もある。早期診断に失敗すると、腹部所見の判断はますます難しくなるのである。

　頭部外傷やアルコール摂取などにより意識障害を呈している場合や幼児例などでは正しい腹部身体所見がとれず、腹膜刺激症状の診断が困難であり、開腹適応を正しく決定することが難しい。また、既に腹部実質臓器損傷からの腹腔内出血を認めるも、その損傷自体は開腹適応でない場合や腹壁損傷（腹筋群の損傷）を伴う場合も、腸管損傷を伴わなくとも筋性防御などを認めることが多く、腹部所見の評価が難しいため注意が必要となる。こういった場合は、後述する診断的腹腔洗浄法（DPL）の適応である。

2）腹部単純X線写真

　腹部単純X線写真は、手軽に施行でき、なおかつ多くの情報を有していることから妊娠など特別な理由がなければ、すべての腹部外傷患者に施行することが原則である。但し、重篤なショック状態を呈し、腹部超音波（US）で大量の腹腔内出血を認める場合には、この検査をスキップして緊急開腹に踏み切る判断が必要となる。このため、腹部単純X線はprimary surveyに含まれない。撮影方向は、重篤な外傷が潜んでいる可能性を否定できないうちは仰臥位のみの撮影とする。これは、肝損傷症例などでは一見バイタルサインが安定していても、体位変換などにより急激に患者の状態が悪化することがあるためである。したがって、外傷では仰臥位正面像（A-P）が基本となる。必ず、横隔膜・両側腹壁・恥骨が含まれていることを確認し、そうでない場合には取り直しをする。状態が安定しており問題ないと判断した場合には、立位の撮影も追加する。この場合は、腹腔内遊離ガス（free air）の検出が目的であるから、必ず横隔膜が入るように撮影する。立位が不可能で、腹腔内遊離ガス（free air）の有無を見たい場合には、左下側臥位で正面像（Decubitus view）を撮影し、肝臓に重なったair像（図66）の検出に

第2部　鈍的外傷

●図66　Decubitus view●

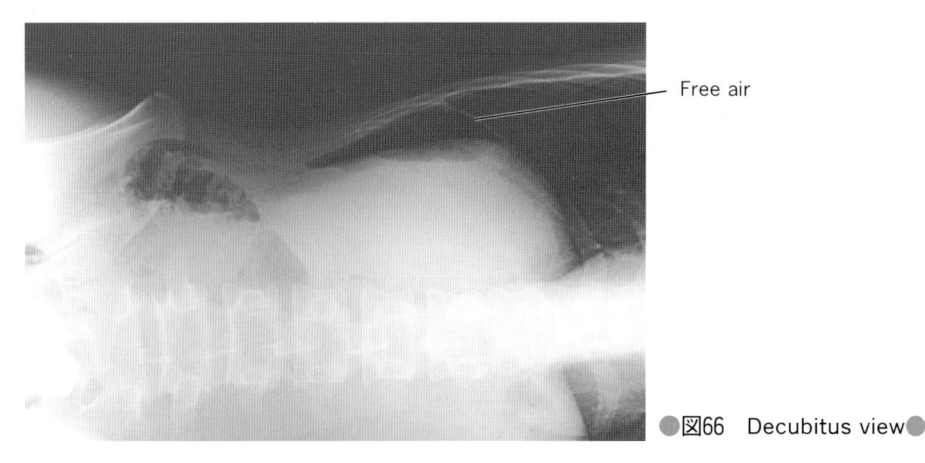

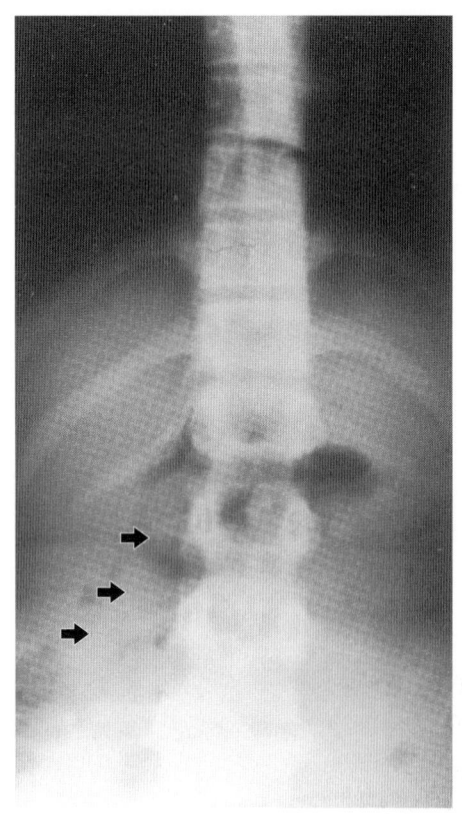

●図67　後腹膜気腫像（矢印）●

努める。左下側臥位としてから数分はそのままとして、free airが右上腹部へ移動するのを待つことが、検出のためのコツである。しかしながら、消化管損傷、特に小腸損傷では腹腔内遊離ガス(free air)の検出率は15～35％程度であり、あまりfree airの検出に固執しても意味がない。もともと小腸はガスを有さない臓器であり、ここからガスが遊出するには、腹膜炎による麻痺性イレウスが発生するという過程を経なければならず、したがってfree airの検出は必ずしも早期診断とは言い難い。free airを検出するべく工夫・努力はするべきだが、free airを検出できないからといって腸管損傷を否定することはできない。

　腸管損傷を示すもう1つの直接所見としては、十二指腸損傷を示唆する後腹膜気腫像がある。右腸腰筋陰影に沿って点々と認められるガス像(図67)もしくは右腎傍腎腔のガス像は、十二指腸損傷を強く示唆する。

3）FAST（Focused assessment with sonography for trauma）

　FASTとは大量血胸、腹腔内出血、心嚢液貯溜の検出のみに焦点を当てた迅速簡易超音波検査法をいう。腹腔内液体貯溜の検出は、腸管損傷・腹膜炎の診断にも有用である。前述の如く、繰り返し行うことが推奨されている腹部診察の際、聴診器と同様に、超音波を活用するよう心がけることにより、少量の腹腔内液体貯溜の出現・量の変化など、重要な情報を得ることが可能となる。

　しかしながら、FASTのみでは腹腔内出血と消化管内容物との鑑別は困難であること、少量

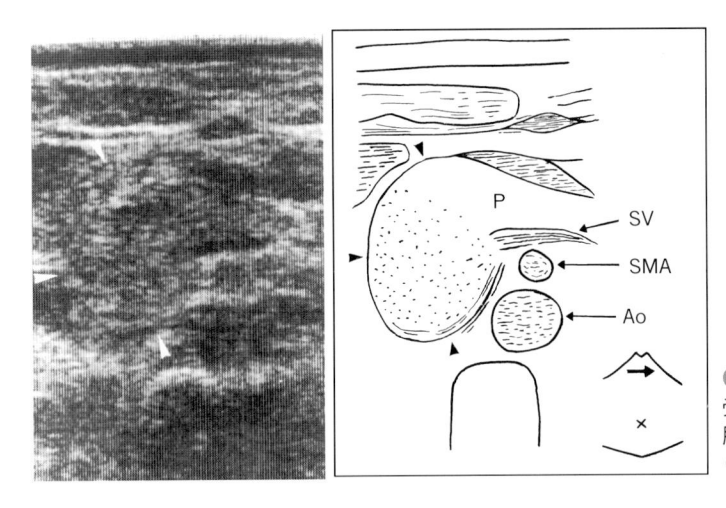

●図68 膵損傷の腹部超音波所見●
受傷早期には、腫大した膵組織や血腫が不均一でisoechoicな腫瘤様（pseudo‐tumor様）に描出される。

の液体貯留のみでは開腹適応を決定する根拠とならないこと、腹部所見が修飾を受ける骨盤骨折や下部肋骨骨折合併例などでは、腹膜外血腫、膀胱周囲血腫、拡張した腸管、皮下気腫等々、FASTによる観察を妨げるさまざまな要因が存在するため、腹膜炎の診断におけるFASTの意義は高いとはいえない。

4）腹部超音波検査

　腹腔、心嚢、胸腔における液体貯留の迅速な評価というFASTの位置づけとは別に、状態の安定した患者においては、損傷臓器の特定およびその損傷形態、重症度を観察・評価する目的に、腹部超音波検査が行われる。腹部CTと勝るとも劣らない診断能を期待することも可能であるが施行者の技術レベルによって大きく診断価値が左右される。free airは、肝前面で確認されやすく、多重反射を伴う高エコーとして捉えられるが、超音波診断に長けた施行者によってもfree airの検出率は単純写真と同程度とされる。膵損傷診断に関しては、腸管ガスによって描出が困難な場合もあるが、腫大した膵実質の不整像や損傷部の血腫がpseudo-tumor様（図68）に描出され、さらに周囲の液体貯留や浮腫像などから、その存在を疑うことは比較的容易である。しかしながら、その損傷程度や膵管損傷の有無などを判別することはできない。

5）腹部CT

　腹部CT施行に際しては、腸管損傷、膵損傷などが疑われ、さらに患者のバイタルなどが安定している場合には、可能な限りガストログラフィン®3mlを水200mlで希釈して患者に飲用してもらうか、胃管から注入しておく。これにより腸管内腔の判別が容易となり、読影の際の大きな助けとなる。

(1) 腸管損傷

　高速・高解像度撮影が可能なヘリカルCTの出現・改良により、実質臓器損傷診断のみならず、以前は非常に困難とされた腸管損傷診断に関しても、その信頼性が向上しつつある。これは自発呼吸下（重症外傷では撮影の際、呼吸を止めることは困難）でも読影に耐える画像を描出することを可能とし、腸管自体の情報（壁肥厚や虚血など）や腸間膜の情報（脂肪組織の変化、血腫、

第2部　鈍的外傷

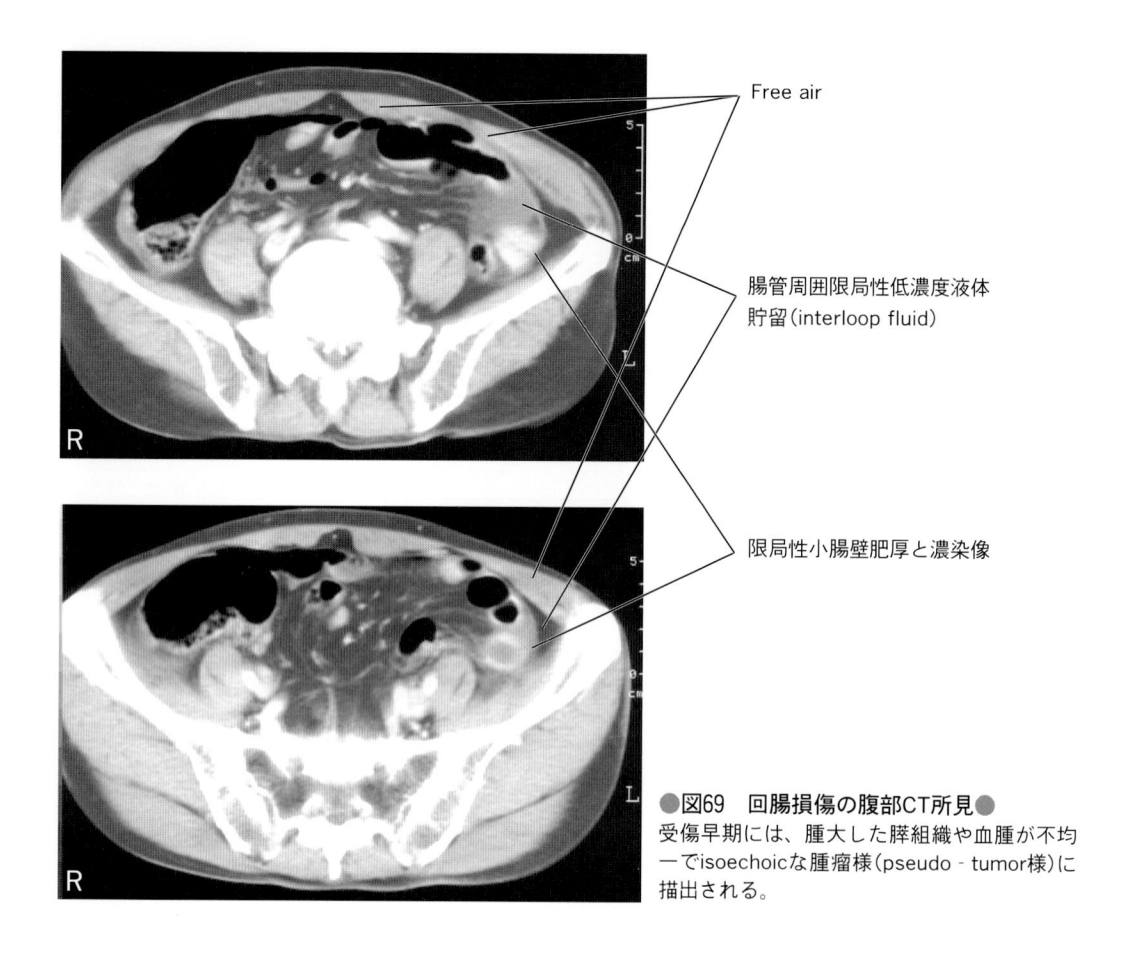

Free air

腸管周囲限局性低濃度液体貯留(interloop fluid)

限局性小腸壁肥厚と濃染像

●図69　回腸損傷の腹部CT所見●
受傷早期には、腫大した膵組織や血腫が不均一でisoechoicな腫瘤様(pseudo‑tumor様)に描出される。

造影剤血管外漏出など)が詳細に得られるようになったためである。以前からfree airの検出には最も優れており(50〜60％程度の感受性)、脂肪と空気が識別できるウィンドウ表示にし、肝前面・正中腹側における腹膜外脂肪層の背側や、腸管周囲における腸間膜脂肪の間に、腸管外airの存在を確認できれば腸管損傷の確定所見といえる。腸管周囲、小腸ループ間の血液よりも低いCT値(20以下)の限局性液体貯留(interloop fluid)も腸管損傷を示唆する重要な所見である。

　腸管外ガス像以外で腸管損傷を強く示唆する所見としては、
①腸管壁の肥厚(図69)：何mm以上という基準はなく、限局した一部の腸管壁が他の部位と比較して肥厚し、なおかつ強く造影される場合。
②腸管周囲限局性低濃度液体貯留(interloop fluid：図69)：上記の壁肥厚腸管周囲。
③腸間膜浸潤濃度(mesenteric infiltration)像、鋸歯状変化。
などが挙げられる。

　しかしながら、これらの有用性を示した論文が、retrospectiveなCT所見のreviewでしかなく、多くが腸管損傷が存在することを知ったうえでの画像読影である。今後は、腸管損傷以外の症例でこれらの所見がないのか(false positive)の検討が必要であるとともに、prospectiveに最終診断を知らない段階(blinded)で診断するといった形でのEvidence Basedな臨床研

究の結果が俟たれるところである。残念ながら、現時点では腸管外airの存在診断以外の所見で、CTによる腸管損傷の診断を正当化するレベルにまでは至っていない。実際、2003年発表されたEAST（the Eastern Association for the Surgery of Trauma）が行った多施設共同研究では、27万5,000例を超える消化管外傷症例の検討の結果、鈍的小腸損傷の画像診断は、現時点では十分な感受性を確保しておらず、今後の診断能向上が望まれると結論されている[1]。一方、スクリーニング検査としての意義を問われる場合に重要となる、腸管損傷の正確な否定（特異性）に関してはさらに多くの課題を残している。今後、症例の科学的な評価の蓄積により、その診断的意義は、着実に高まっていくものと考える。しかしながら、一方で、この腹部CTを正確な診断のもとに実際の臨床症例に応用していくには、高度な読影能力を備えた有能な放射線科医師を24時間体制で確保しなければならないという別の観点からの課題も残されている。

（2）膵損傷

膵損傷の存在診断には、CT（造影）が最も有用である。膵損傷が疑われたならば、スライス厚、スライス間隔をともに5 mmと細かく設定すると、損傷部のより詳細な所見が得られる。膵損傷の所見としては、膵実質の不均一な濃染像や実質を横断する低濃度領域、実質の腫大などが挙げられる。また、膵液・出血の後腹膜への漏出に伴って、膵周囲、傍腎腔、横行結腸間膜内の脂肪層の浮腫像や液体貯留像が出現する。この膵周囲の変化は受傷後時間の経過とともに進行するが、膵実質の所見も時間の経過とともに明瞭化する傾向がある。すなわち、受傷早期には膵実質の損傷所見が明らかでない場合でも、6～12時間後の再検時には明確な断裂像として描出されることがあるので、初回のCTで明らかな所見がなくても、膵周囲に血腫や不鮮明な脂肪組織などを認めた場合には、後述する内視鏡的逆行性膵管造影（ERP）を行っておくことを推奨する。一方、CTで膵損傷が認められた場合においても、直ちに手術適応とはいえない。手術適応となる膵損傷は、主膵管の損傷を認める場合であり、CT上明らかな膵実質の断裂像以外の場合は、やはりERPを行い、主膵管損傷の有無を確認する必要がある。

6）その他の画像診断

（1）内視鏡的逆行性膵管造影（ERP）

膵損傷において、膵管損傷の有無は大きく予後を左右するため、その診断は治療方針を決定するうえで非常に重要となる。そのため、日本外傷学会分類においても、膵管損傷を最重症（Ⅲ型）として分類している。しかしながら、膵管損傷の診断は、解像度が飛躍的に改善した現在のCTをもってしても容易ではないうえに、場合によっては膵損傷の存在診断自体に関してもいまだに限界（特に受傷後早期）があるのが現状である。さらに、この膵管損傷は、開腹下の肉眼所見によっても、これを確実に診断することは困難な場合が多い（図70）。こういった膵損傷の特性や診断上の問題点から、内視鏡的逆行性膵管造影（ERP）が近年非常に重要視されてきている。

ERPの膵損傷診断への応用は、世界に先駆け本邦において急速に普及してきた。症例の蓄積により、以下のことが明らかとなった。

①膵損傷が存在しても、ERPで膵管損傷が否定されれば、保存的治療により、重篤な合併症（後腹膜膿瘍やなんらかのドレナージを要する仮性膵嚢胞など）を認めることなく軽快する。

②ERPで主膵管の断裂を認めた場合には、保存的治療の成績は惨憺たるものであり、さらに

第2部 鈍的外傷

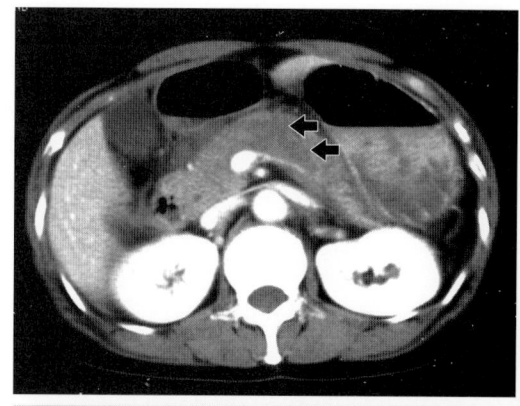

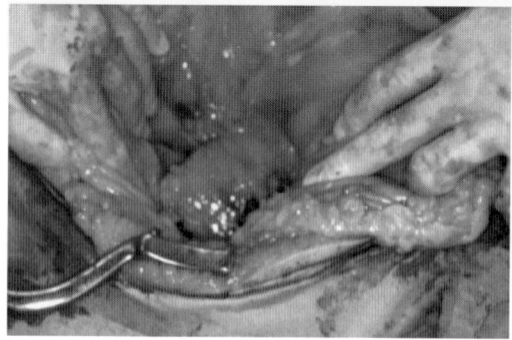

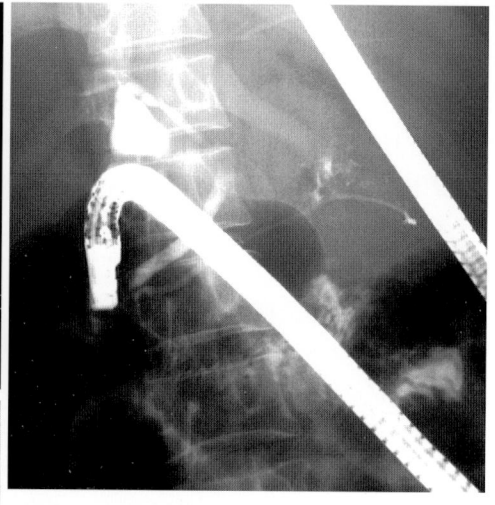

●図70 膵体部損傷●
CT上(左上図)、膵体部実質にLDA(矢印)を認め、緊急ERPを施行。主膵管より後腹膜腔へ造影剤の漏出(矢印)を認め(右上図)、開腹となる。術中所見(左下図)では、膵実質の連続性は保たれ、主膵管損傷の有無は確認できなかったが、ERP所見より膵体部切除が選択された。ERPなしには、手術適応、適切な術式の決定が困難な症例であった。

開腹された場合でも、膵周囲のドレナージなどの術式を選択した場合には高い致死率となる。

②の経験に基づき、主膵管断裂を認めた症例では、膵尾側切除や膵頭十二指腸切除など、適切な膵管処理が行われる術式を選択する必要がある。本間は主膵管損傷のERP所見を4型に分け、Ⅰ型 (irregular type)は保存的治療の適応、Ⅲ型(cut‐off type)、Ⅳ(cut‐off and leak type)型は主膵管断裂を示す所見であり絶対的手術適応とし、一方Ⅱ型(lateral leak type)は相対的手術適応とした[2]。このように、現時点で手術適応に関して一定の見解が得られていないのが、主膵管の不全断裂(ERPでlateral leak type)や一次分岐損傷である。主膵管よりの少量のleakは保存的に治療可能であったと報告がある一方、膵管一次分岐損傷に対する保存的療法で患者を失ったとする報告もある。この手術適応の問題点に関して、瀧島らはERP後のCTによって明解な解決法を提案した。すなわち、ERP後CTで膵実質外への造影剤の逸脱のあるものが開腹適応であり、逸脱のないものは保存的加療が可能であるとするものである[4]。本間の主膵管損傷分類をもとに治療方針を図示すると図71のようになる。このようにERPは膵外傷診療に不可欠のものとなりつつあるが、膵損傷診療で重要なのは早期診断である。診断遅延は合併症の発生頻度を増加させることから、ERPは受傷後12時間以内に行われるべきであると考えている。

(2)十二指腸造影

受傷機転・腹部身体所見・単純X線写真・CTなどから十二指腸損傷が少しでも疑われたならば、十二指腸造影を施行する(CTで確定診断が得られれば必ずしも必要ではないが、穿孔部位を術前に確認できるというメリットもある)。使用する造影剤は水溶性のガストログラフィン®を用い、50～100mlを経口的あるいは胃管から注入し、十二指腸よりの造影剤の腸管外漏出

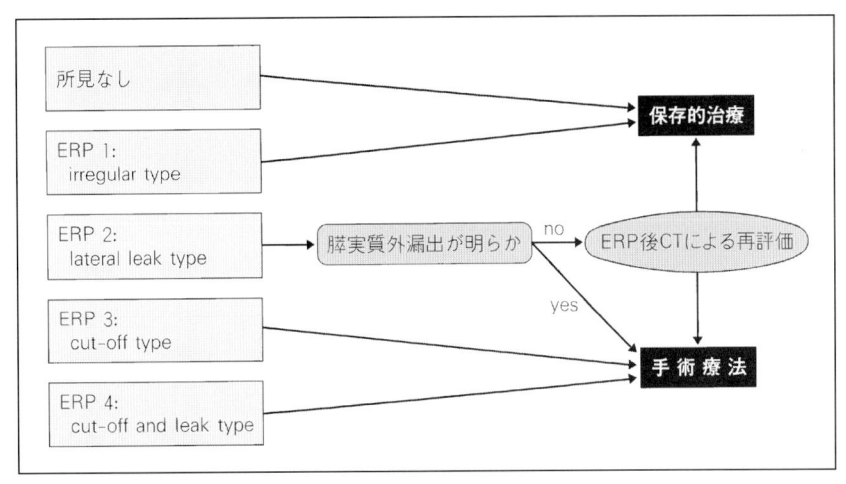

3. 救急処置各論－10. 腹膜炎（管腔臓器損傷、膵損傷）

●図71　ERP分類に基づいた膵管損傷の治療方針の決定●

（図72）または造影剤通過の途絶などによって診断する。われわれは、造影剤の漏出は認めないものの、水平脚で途絶していた症例で同部の完全断裂の経験があり、造影剤が十二指腸のすべての部位を完全に通過することを確認することが重要であると考えている。十二指腸壁内血腫症例では、内腔の狭窄や途絶がみられるが、"coil spring"、"stacked coin"または"inverted fir-tree"signと呼ばれるカニの爪状の陰影欠損像が典型的である。

7）血液検査

多くの外傷患者では、診断と併行して急速輸液などを開始するが、静脈ラインを留置した際に採血を行い、血液型、感染症や諸血液検査に提出する。また、血液ガスも必ず施行して、低酸素血症の有無・低換気の有無・ショックによる代謝性アシドーシスの有無などをチェックする。

(1) 末梢血液検査

ヘモグロビン濃度、ヘマトクリット値は、たとえ大量出血症例でも受傷後30分以内の超早期には低下しないので注意が必要である。また、白血球数は受傷後早期では総じて10,000/μl以上の高値を示し、腹膜炎の有無などの診断には役に立たない。

(2) 血清アミラーゼ

血清アミラーゼは多くの外傷症例で上昇しており、外傷ストレスによる唾液腺由来のアミ

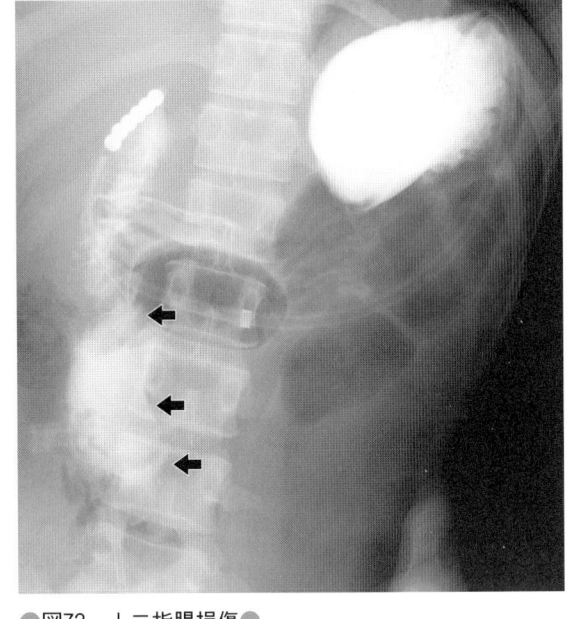

●図72　十二指腸損傷●
十二指腸造影で、水平脚より後腹膜への造影剤の漏出（矢印）を認める。

ラーゼの上昇などもあるため、必ずしも膵損傷に特異的なものではない。膵損傷の40％において初期の血清アミラーゼ値が正常であるので注意が必要である。報告によると鋭的膵損傷の僅か９％、鈍的膵損傷の48〜75％に高アミラーゼ血症を認めるのみである。一方、血清アミラーゼが高値を持続する、あるいは時間の経過とともに上昇する場合には、膵損傷を示唆する所見といえる。また、血清アミラーゼ値と膵損傷の程度は比例しない。

B. 診断的腹腔洗浄法（DPL）

　画像診断が積極的に外傷の診断に応用されるようになった今日でも、腸管損傷の診断に関しては十分信頼がおける診断率を確保しているとはいえないのは、前述のとおりである。そのため、開腹適応決定は腹部身体所見に頼らざるを得ない。前項で腹部身体所見の重要性を強調したのもこのためである。しかしながら、鈍的腹部外傷の多くは多発外傷症例であり、頭部外傷合併例などで意識障害などを呈する場合、腹部身体所見が曖昧となり診断が難しくなる。こういった症例では、診断的腹腔洗浄法（Diagnostic Peritoneal Lavage；DPL）が非常に有用となる。

１）DPLの適応
①頭部外傷、飲酒、薬物、ショックなどによる意識障害を伴う症例。
②脊髄損傷により腹部所見が明らかでない症例。
③骨盤骨折および合併する後腹膜血腫により腹部所見が修飾される場合。
④下部肋骨骨折があり上腹部の理学所見が修飾される症例。
⑤腹壁損傷（腹筋群損傷）を伴い理学所見が修飾される症例。
⑥腹腔内出血が証明されるも、バイタルサインなどから開腹適応とならず、経過観察中の症例[注1]

> 注1）腹腔内出血症例では、腹膜内出血それ自体により強い腹膜刺激症状が認められることがあり、腹部所見のみでは腸管損傷の有無を判断することができない場合がある。経動脈的カテーテル塞栓術（TAE）にてバイタルサインの安定した腹腔内出血・腹部実質臓器損傷症例においても、閉塞栓臓器の虚血による強い腹痛と腸管損傷の鑑別の目的からDPLを施行しておく必要があると考える。文献的には、実質臓器損傷症例の5％で腸管損傷が合併しているとされる。

２）実際の手技
（1）施行時の注意点
①患者の状態によるが、可能な限り施行前に種々の画像診断を済ませる。穿刺により腹腔内に空気が入り、腹腔内遊離ガスとの鑑別が不可能となる。また、洗浄液の注入後は、画像診断による腹腔内出血の診断、およびその量の経過を追うことが難しくなる。
②施行前に膀胱カテーテルおよび胃管を挿入し、これらの臓器損傷を予防する。
③手術瘢痕部およびその付近は、腸管癒着の可能性があるためOpen methodを採用する。
④腹直筋鞘を穿刺しないこと。上下腹壁動静脈を損傷する危険あり。血腫形成や腹腔内出血と誤ることがある。
⑤妊婦では一般に禁忌とされている。

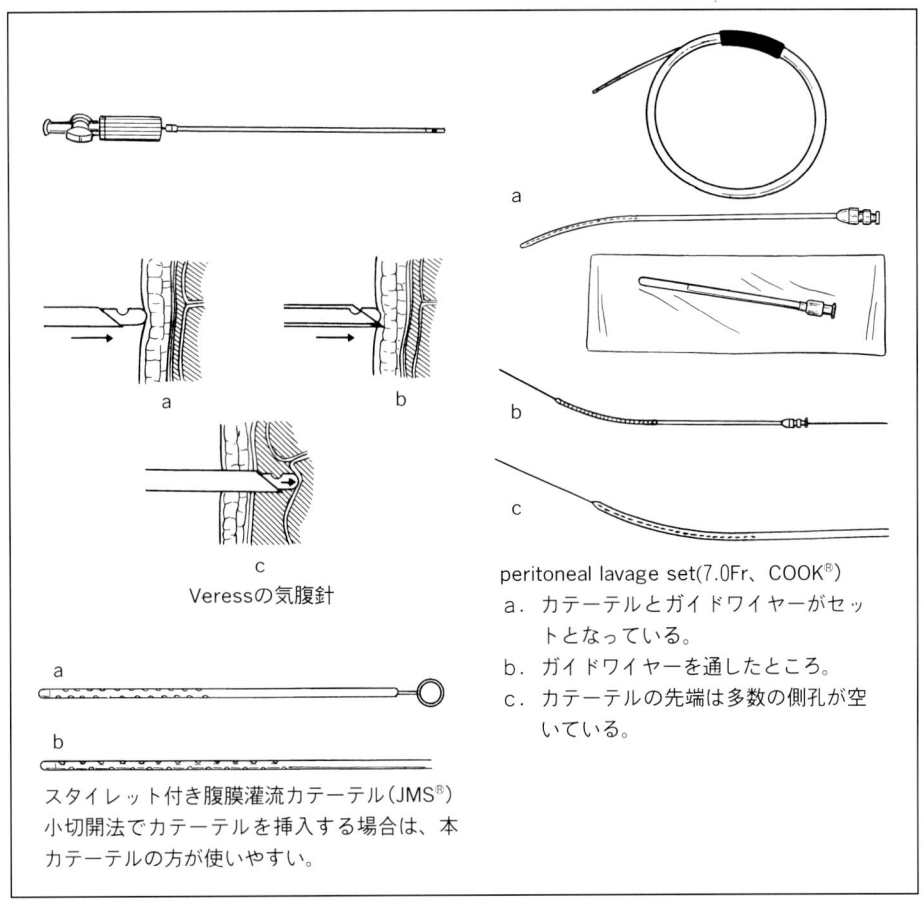

3. 救急処置各論—10. 腹膜炎(管腔臓器損傷、膵損傷)

●図73 診断的腹腔洗浄法(DPL)準備物品●
(大友康裕:腹腔穿刺と腹腔洗浄. 救急医学 20:1342-1350, 1996より改変して引用)

(2)準 備 物 品(図73)

①Veressの気腹針:先端にprotectorが付いており、腹膜を通り抜けると、このprotectorが突出して医原性の腸管損傷を予防する。

②Peritoneal lavage set(7.0Fr、COOK®):ガイドワイヤーとカテーテルがセット。

③小切開法で行う場合には、スタイレット付き腹膜灌流カテーテル(JMS®)(通常の腹膜透析用)が安価で使いやすい。

(3)カテーテル挿入法

穿刺法と開腹法(Open method、mini-lap法)に大別される。

a. 穿 刺 法(図74)

われわれの施設では、ガイドワイヤーを用いる方法が、簡便で安全に施行できるので、これを採用している。

①局所麻酔下、臍下正中に約0.5cmの縦切開[注2]をおき、ペアンにて白線まで剥離。

②気腹針にて腹腔内に穿刺。

③気腹針内套(外套が針なので、これを回さないように)を抜き、ガイドワイヤーを腹腔内

第2部 鈍的外傷

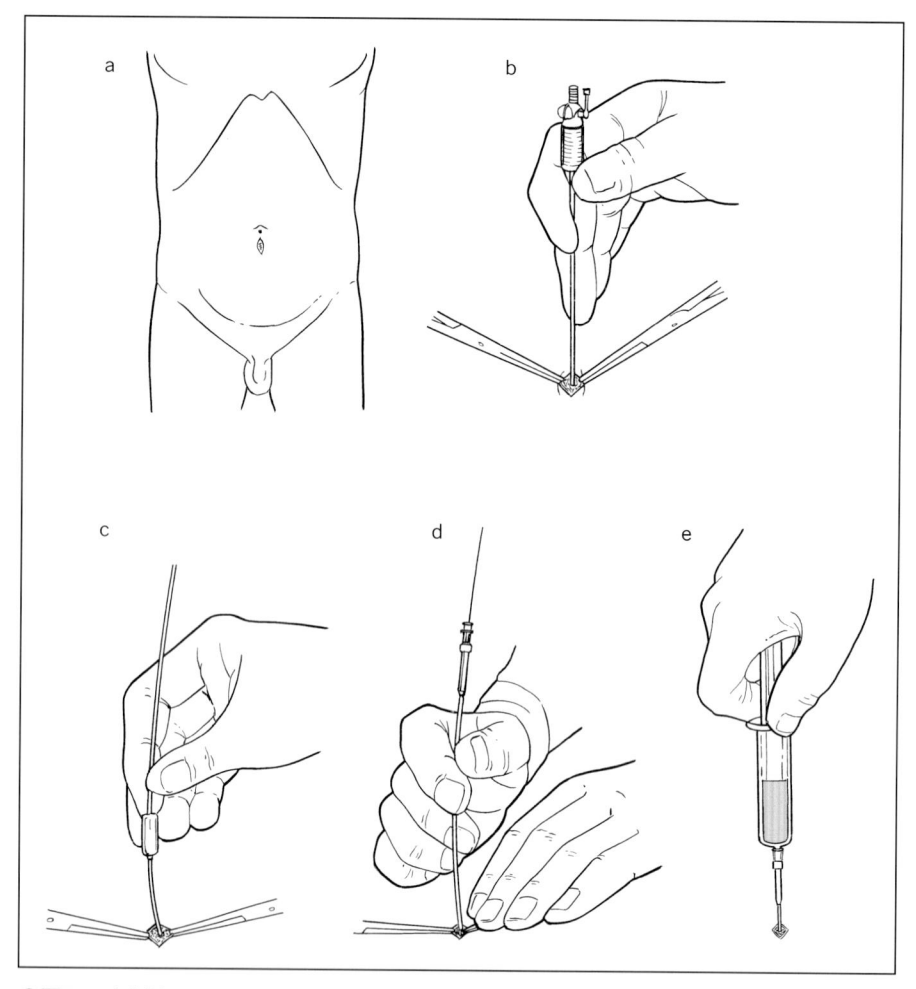

●図74 穿刺法によるDPLカテーテル挿入●
a. 局所麻酔の後、臍下に約0.5cmの皮膚切開(後に開腹となる可能性があるので、縦切開)をおき、ペアンにて白線まで剥離する。
b. 白線越しに、腹膜の局所麻酔を行うと患者の疼痛は少ない。Veressの気腹針にて白線を穿刺。白線・腹膜と2回の抵抗を通過した後、内套のprotectorが出たまま針が進入していくことが確認されれば腹腔内である。
c. 内套を抜去し、ガイドワイヤーを挿入する。患者は多くの場合、会陰部や膀胱部の違和感を訴える。
d. 気腹針を抜去し、ガイドワイヤーを通してカテーテルを挿入する。
e. ここで血液が吸引され、検査に提出するに十分な量を回収できれば、カテーテルを固定して終了。血液が回収できなければ、引き続き腹腔洗浄を行う。
(大友康裕:腹腔穿刺と腹腔洗浄. 救急医学 20:1342-1350, 1996より改変して引用)

Note 1　エコーガイド下に穿刺

腹部USでエコーフリースペース(液体貯留部)が確認され、エコーガイド下に穿刺して腹腔内貯留液が採取できる場合には、この採取液を用いて以下の判定を行うことも可能であり簡便である。しかし、この方法の問題点としては、判定が微妙(以下に詳述)で、反復した評価が必要な場合に、再度穿刺して腹腔内貯留液を採取しなければならないことである。

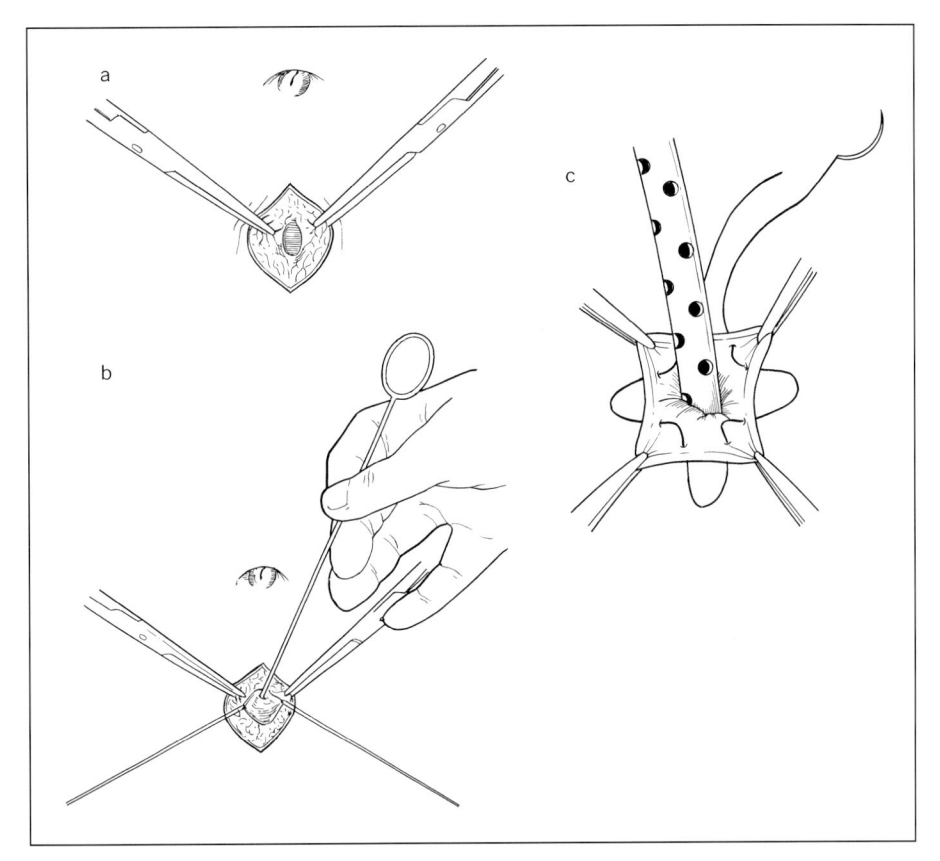

3. 救急処置各論―10. 腹膜炎（管腔臓器損傷、膵損傷）

●図75 小切開法によるDPLカテーテル挿入●
臍下正中線上で約3cmの小皮膚縦切開を加え、直視下に腹膜灌流用カテーテルをダグラス窩に挿入するものである。血液のたれ込みによるfalse positiveを避けるため、腹膜を切開するまで完全止血を心がけることが必要であるが、慣れないと思わぬ時間を費やす。しかし、この方法は直視下に腹腔内にカテーテルを挿入できるので安全性は高い。
（大友康裕：腹腔穿刺と腹腔洗浄. 救急医学 20：1342－1350, 1996より改変して引用）

（ダグラス窩）へ挿入。
④気腹針外套を抜去。ガイドワイヤーを通してカテーテルをダグラス窩へ挿入留置する。
　本法は、腸管が異常に拡張した症例や腹壁に手術痕がある症例などでは、誤って腸管を穿刺する危険があるため、次に述べるMini-lap法を用いる。

b．Mini-lap法（Open method、図75）
　臍下正中線上で約3cmの皮膚切開を加え[注3]、直視下に腹膜透析用カテーテルを挿入するものである。しかし、この方法は腹腔内へ直視下にカテーテルを挿入できるので、安全性は高く、腹部に手術痕があり癒着の存在する可能性の高い症例では本法を用いるべきである。

> 注3）後に開腹（正中切開）になる可能性を考え、縦切開がよい。

（4）コ　　ツ
①白線まで剥離した後、ここで再度白線越しに腹膜の局所麻酔を行うと、患者の疼痛は少ない。

②気腹針による穿刺では、刺入していく際、最初の抵抗を超えた段階でガイドワイヤーを挿入すると、腹膜外に入ってしまう。2回の抵抗（筋膜、腹膜）を感じた後に、針の先端のプロテクターが突出したまま（硬いものにあたったときのみ、先端の針が出る）、抵抗なく針が進むことを確認すること。

③Mini-lap法は、血液の腹腔内へのたれ込みによるfalse positiveを避けるため、腹膜を切開するまで完全止血を心がけることが必要であるが、慣れないと思わぬ時間を費やす。

(5) 洗　浄　法

患者をTrendelenburg位とし、1,000ml（小児では15〜20ml/Kg）の生理食塩水または乳酸加リンゲル液を15〜20分で注入する。洗浄液注入後、患者を水平位に戻し左右にrotationする。その後、洗浄液をサイフォンの原理[注4]で回収する。

■表16　従来のDPL定量的評価法■

positive
・20ml gross blood free aspiration
・RBC≧100,000/mm³
・WBC≧500/mm³
・amylasa≧200IU/l
・Lavage fluid exits via Foley Catheter or chest tube

Intermediate
・Pink fluid on free aspiration
・50,000〜100,000RBC/mm³
・100〜500WBC/mm³
・75〜200IU amylase/l

Negative
・RBC≦50,000/mm³
・WBC≦100/mm³
・amylase≦75IU/l

（文献5）より引用）

注4）途中のチューブ内にairの混入をなくし、液面の高低差を利用して洗浄液を回収する。

3）判定基準

従来、数万例の症例の蓄積から定量的評価法[1]（表16）が提唱され、正診率98％超の高い診断率を得ている。しかし、これは腹腔内出血まで含めた腹腔内臓器損傷の存在診断には有用であるが、現在のように腹腔内臓器損傷の非外科的治療が盛んに試みられるような現状では、その意義が薄れつつある。この評価法での陽性を根拠に開腹した場合、30〜67％の非治療的開腹（開腹時、臓器損傷に対して治療を要しない症例）が発生するとされている。

このように各種画像診断を駆使し、損傷臓器およびその程度を把握したうえで、可能であれば保存的に加療しようとする現在の腹部外傷治療の現状には、この従来のDPL定量的評価法は適しているとはいえない（Note 2）。一方、従来であれば開腹時に診断されていた少量腹腔内出血を伴う腸管損傷症例は、腹腔内出血だけを根拠には開腹しないとする現在の治療方針下においては、診断遅延となる危険が発生している。前述の如く腸管損傷の画像診断はいまだ確立しておらず（科学的な診断率評価をもとにした研究がないこと、それ以前の問題として適切な撮影が行われていない場合や、正しい読影が行われていない場合なども挙げられる）、腹部外傷の保存的治療症例が増加するにつれて、腸管損傷の診断見逃し・遅延が増加していることも事実である。そこで、われわれの施設では、画像診断の弱点ともいえる腸管損傷の診断に主眼をおいた判定基準[3,5]（表17）を独自に設け、感受性96.6％、特異性99.4％（腸管損傷診断に関して）という高い診断率を得ており、これによりDelayed laparotomy（開腹遅延）およびUnnecessary laparotomy（不必要開腹）を防止することが可能となった。

この判定基準では、必ずしも生理食塩水を腹腔内に注入する必要はなく、腹腔内貯留液が採

■表17　診断的腹腔洗浄法新判定基準■

対象臓器	回収液データ	
腹腔内出血	カテーテルより血液を吸引　もしくは	RBC $\geq 10 \times 10^4/mm^3$
肝損傷	腹腔内出血が陽性で　　　　　　かつ	GPT $\geq$ RBC/40,000
腸管損傷	腹腔内出血陰性の場合	WBC $\geq 500/mm^3$
	腹腔内出血陽性の場合	WBC $\geq$ RBC/150
	腸管内容の証明	
小腸損傷	AMY $\geq$ RBC/10,000　　　　　かつ	AMY $\geq$ 100IU/l
	Alp $\geq$ RBC/10,000　　　　　　かつ	Alp $\geq$ 100IU/l
横隔膜損傷	洗浄液がchest tubeから流出	

注：血清正常値　AMY（Amylase）20〜170IU/l
　　　　　　　　Alp（Alkaline phosphatase）65〜205IU/l

Note 2　DPLと画像診断の比較

DPLは、1965年David Rootらの初めての臨床報告以来、全世界で施行され、多くの症例の蓄積から診断基準も確立され、その高い診断率から、腹部外傷診断のGold standardとして広く普及している。しかしながら、腹部CTスキャンの急速な普及と解像度の目覚ましい改善、および簡便で容易に反復検査できる腹部超音波検査の外傷領域での積極的応用により、その意義は大きく変わりつつある。

DPLは、腹腔内臓器損傷の存在診断に関しては98％を超える高い正診率を有しているが、以下の諸点において問題を抱えている。

①Oversensitivity：DPL陽性のみを開腹の根拠とした場合に、多数のnon‐therapeutic celiotomy（非治療的開腹）が発生する問題。
②Nonspesificity：画像診断と違い、損傷臓器を特定することができない。
③後腹膜臓器損傷の診断ができない。
④やや侵襲的：しかしPowellらは10,358例のDPLの文献のレビューでは、合併症発生率は1％未満であるとしている。

一方、各種画像診断の腹部外傷診断への積極的応用は、保存的治療の適応を拡大し、その結果Unnecessary laparotomy（不必要開腹）の著明な減少をもたらし、また損傷形態を把握することにより、より的確な治療法の選択が可能となるなど、腹部外傷診療に多くの進歩をもたらしめたことは、誰もが認めるところである。しかしながら、この保存的治療の急速な普及は一方で「腸管損傷の見逃し・診断遅延」という問題を発生させた。

以上のような、DPLおよび画像診断のそれぞれの問題点を把握しつつ、これらを相補的に用いようとする考え方が広まりつつある一方、DPLを画像診断の盲点である腸管損傷診断に応用しようとする考え方が出現した。国内における腹部外傷の成書および総説の多くは、種々の診断方法においても腸管損傷の診断が難しい場合には、DPLを施行するべきであるとしている。しかしながら、現在広く用いられているDPL回収液の判定基準（表16）は、1981年Perryらによって提唱された定量的評価法であるが、必ずしも腸管損傷診断に適しているとはいえない。この判定基準では、回収液中の「白血球数500以上」および「アミラーゼ値200 IU/l以上」の項目によって腸管損傷の診断率が向上したとされているが、一定量以上の腹腔内出血が存在すると、腸管損傷の存在なしに回収液中の白血球数は500以上となってしまうことや、アミラーゼに関しては必ずしも腸管損傷において特異的に増加するとはいえない、などの問題点を抱えている。

われわれはDPLのもっているOversensitivityおよび損傷臓器に対するNonspesificityといった問題点を克服し、的確な手術適応に直結し、なおかつ損傷臓器特異性をもったDPL回収液の新しい判定基準を作成した（表17）。その特徴は判定に各パラメーターと赤血球数との比を用いていることで、これにより腹腔内出血が存在する場合でも腸管損傷の診断・否定を可能とした。また、対赤血球数比を用いているため、必ずしも生理食塩水を腹腔内に注入する必要はなく、腹腔内貯留液が採取できれば、そのまま判定することが可能である。したがって、腹部超音波ガイド下に穿刺して得られた回収液に対しても適応可能である。

各パラメーターごとに、目的とする損傷臓器を設けているのは、それぞれのパラメーターが損傷

第2部 鈍的外傷

> 時に増加する機序が異なるためであり、白血球数は腸管破裂により放出された細菌による腹膜炎から腹腔内への白血球の遊走が起こり、腹腔内白血球数の増加に至るものと考えられ、またアミラーゼは膵液の、アルカリフォスファターゼは小腸粘膜に存在する小腸アルカリフォスファターゼの、腹腔内への漏出によって腹腔内濃度が増加すると考えている。

取できれば、そのまま判定することが可能である。

判定の注意点としては、白血球数の評価は受傷後3〜18時間に行うようにすることで、これ以前ではfalse negativeの、以降ではfalse positiveの可能性がある。DPLの診断意義からしてfalse negativeは好ましいものではないので、初回のDPLが陰性所見でも損傷を完全に否定するのではなく、疑いの残る症例(データが陰陽性境界付近のもの)では、経時的腹腔洗浄法[5](腹腔内出血症例ではカテーテルを留置したまま腹腔内貯溜血液を経時的に採取)を行うようにする。

【具体的なデータの解釈例】

受傷後3時間以降で、DPLデータが陰陽性境界付近(RBC/WBC比130〜170)の場合は、慎重を期して以下のような対応が望まれる。

①「陽性」(RBC/WBC比130〜150)だが、腹部所見などから腸管損傷であると確信がもてない場合:開腹の準備をしつつ、1時間後にDPLを再検する。腸管損傷がある場合には、急速にRBC/WBC比の低下(WBC急増)を認める。逆に再検のデータが横ばいや陰性化した場合には、再度のDPLを計画する。

②「陰性」(RBC/WBC比150〜170)の場合:再度のDPLを計画する。腸管損傷であっても、なんらかの理由(穿孔部が隣接する腸管や大網などでうまく覆われていた、もしくは当初穿孔はなく虚血により徐々に穿孔が発生した、など)で腹膜炎がすぐさま発生しないことがあり、腹腔内WBCが増加しないことがありうる。腹膜炎が発生すれば必ず腹腔内WBCは増加するので、これを捉えてすぐさま開腹すれば、たとえ受傷後かなりの時間が経過していても、腹膜炎の進展度は軽度であり、開腹遅延ではないと考える。

前項で詳述した如く、腸管損傷の診断・否定を目的とするDPLは、搬入された患者にすぐに行うのではなく、最初はバイタルサインのチェック、各種画像診断によって、より生命の危険性の高い外傷の診断や治療に専念すべきである。一連の評価が終了し、その時点で開腹適応とならない症例で、腸管損傷の存在が否定し切れない場合に、次のステップとしてDPLを行う。

C. 診断的腹腔鏡検査

近年、腹腔鏡下胆嚢摘出術の最初の報告以来、腹腔鏡下手術は一般外科の領域において急速に浸透し、今や必要不可欠な手技となっている。腹腔鏡の腹部外傷診断への応用は、意外に古く20年前に遡るが、診断の不確実性やコストの問題から広く行われることはなかった。最近Video-assistedの腹腔鏡が採用されるようになり、視野の格段の改善がもたらされるとともに、腹腔鏡による腹部外傷診断が再び脚光を浴びるようになってきた。診断的腹腔鏡の意義も管腔臓器損傷の診断にあるといえるが、米国ではその診断能に関して疑問視する考え方が多い。

わが国においては、北野らが診断的腹腔鏡をさらに積極的に腸管損傷診断に応用し、十分な視野のもとに腸管を全長にわたり観察し、これを確定診断もしくは完全に否定しようと試み

いる。この方法では、損傷を発見した際にそのまま腹腔鏡下の修復術に移行できる点が大きな利点であろう。しかしながら、十分な観察のためには全身麻酔および気腹を必要とし、腸管把持のための鉗子の刺入口をさらに設ける必要があるなど、検査というよりはむしろ手術に準じた全身管理と装備が必要となる。外傷患者に腹腔鏡を施行する際に危惧される合併症として、静脈損傷合併例におけるgas embolizationと横隔膜損傷合併時の緊張性気胸および頭部外傷患者にににおける脳圧上昇などが挙げられる。これらは今後、腹壁吊り上げ法などを応用することにより予防可能なものであろう。いずれにしてもminimally invasive surgeryの流れの中、テクノロジーのさらなる進歩によって、細くなおかつ視野のよいスコープや鉗子類の開発により、局所麻酔下での腹腔内の十分な観察が可能となれば、診断的腹腔鏡も腹部外傷診断の中心的存在となってゆくものと思われる。

D. 開腹適応

外傷後の腹膜炎における開腹適応についてまとめる。

腹部外傷初期段階で、最も重要な医学的判断は開腹適応の迅速な決定である。これは判断の正確性のみならず、その迅速性が重要となる。特に腹腔内出血に対する開腹適応判断の誤りや遅延は、患者の生命予後と直結するものであり、一方、管腔臓器損傷、膵損傷に対する開腹適応決定には、適切な診断法を組み合わせて、より正確な診断情報を得るだけの時間的猶予がある。しかしこれらの損傷においても、診断遅延、開腹遅延は、患者の転帰を明らかに悪化させることから、決して許されるものではない。開腹適応の基本的な考え方は、「いかにDelayed laparotomy(開腹時手後れ)なしにUnnecessary laparotomy(不必要な開腹)を少なくするか」ということであるが、開腹が必要な損傷の存在を否定し切れない場合には、非治療的開腹(不必要開腹)の可能性を前提とした試験開腹を決断しなければならない場合もある。開腹遅延を回避するための不必要開腹は許容しなければならない。

1）開腹適応
(1) 管腔臓器損傷

胃、十二指腸、小腸、大腸、胆管、膀胱、尿管などの穿孔や断裂は診断がついた時点で開腹適応。

十二指腸壁内血腫は、保存的治療（2週間以上の経過観察）が原則。

(2) 膵損傷

ERPで膵管損傷が証明された症例。

［4．診療所では・・・］

腹部外傷に対する、基本的な方針を列記する。但し、注意するべきは腹部以外にも損傷がある可能性を忘れずに診療にあたることである。

1）帰宅可能
意識清明で、腹部所見がないもの。

2）経過観察

意識清明で、腹部に圧痛を認めるも、筋性防御や反跳痛を認めないもの。

3）高次救急医療施設へ転送

①意識清明でないもの。
②ショック（血圧90torr以下）。
③腹部超音波で腹腔内液体貯留を認めるもの。

（大友康裕）

【参考文献】

1) Fakhry SM, Watts DD, Luchette FA：Current Diagnostic Approaches Lack Sensitivity in the Diagnosis of Perforated Blunt Small Bowel Injury；Analysis from 275,557 Trauma Admissions from the EAST Multi-Institutional HVI Trial. J Trauma 54：295-306, 2003.
2) 大友康裕：腹部外傷；診断と治療の進歩，診断総論2）その他の診断法とその評価．消化器病セミナー 67：39-56, 1997.
3) 大友康裕：腹腔穿刺と腹腔洗浄．救急医学 20：1342-1350, 1996.
4) Takishima T, Horiike S, Sugimoto K, et al：Role of repeat computed tomography after emergency endoscopic retrograde pancreatography in the diagnosis of traumatic injury to pancreatic ducts. J Trauma 40：253-275, 1996.
5) Alyono D, Perry JJ：Value of quantitative cell count and amylase activity of peritoneal lavage fluid. J Trauma 21：345-348 1981.
6) 大友康裕，益子邦洋，森村尚登，ほか：鈍的腹部外傷に対するPeritoneal tap and lavage法の有用性と問題点；特に腸管損傷の診断に関して．日外会誌 90：2008-2014, 1989.
7) Yasuhiro Otomo, Hiroshi Henmi, Kunihiro Mashiko, et al：New Diagnostic Peritoneral Lavage Criteria for Diagnosis of Intestinal Injury. J Trauma 44：991-999, 1998.

11 横隔膜損傷

[1. 受傷機転]

　胸腹部外傷の中で、横隔膜損傷は比較的稀な外傷（三次救急施設に搬入される全外傷症例中1〜2％）である。穿通性、鈍的どちらの受傷機転でも発生し、その頻度は、自験136例では穿通性58例（42.6％）、鈍的78例（57.4％）である。穿通性外傷は、銃創の少ない本邦では、乳頭以下の胸背部または上腹部の刺創によるものが大多数である。鈍的外傷では、胸壁の損傷に伴って発生する場合と腹腔内圧の急激な上昇によって発生する場合の2種類の発生機序が考えられている。

　左右の発生頻度は、自験例では右26例（19.1％）、左110例（80.9％）と圧倒的に左が多い。その理由として、右側は肝臓によって保護されているためと考察されているが、左側に比べてヘルニアを起こす頻度が少なく、横隔膜損傷自体が見逃されている可能性もあると考えている。

[2. 分類（ヘルニア合併、非合併）と病態]

　鈍的外傷による横隔膜損傷は、肺・肝・脾・骨盤などに重篤な合併損傷を有する多発外傷であることが多く、その予後は合併損傷の程度によって決定される。横隔膜損傷自体は、腹腔内臓器の胸腔内への脱出すなわちヘルニア（横隔膜ヘルニア）を合併する場合とそうでない場合では、その病態や診断法が大きく異なる。また、受傷当初はヘルニアが発生していない場合でも、陰圧の胸腔と陽圧の腹腔との圧較差により、腹腔内臓器の胸腔内への脱出（ヘルニア）が進行する場合や自然に脱出・還納を繰り返す場合などがあるので、診断にあたっては経時的なX線検査が重要となる。

A. ヘルニア合併例

　胸腔内へ脱出した臓器の圧迫により、患側肺の虚脱や縦隔の偏位から急速に呼吸循環状態の悪化を招いたり、脱出した消化管が、横隔膜破裂部で絞扼され、イレウスや消化管の胸腔内穿破をきたすことがあるため緊急度は高い。しかしながらその診断は比較的容易であり、手術適応に迷うことは少ない。

B. ヘルニア非合併例

　ヘルニアを合併していない横隔膜損傷は術前診断が難しく、多くは他の合併損傷に対する手術中に偶然発見される。このため、手術適応となる合併損傷が存在しない場合にはその存在が見逃され、遅発性横隔膜ヘルニアとなって発見され、時に不幸な転帰をとることがある。

第2部 鈍的外傷

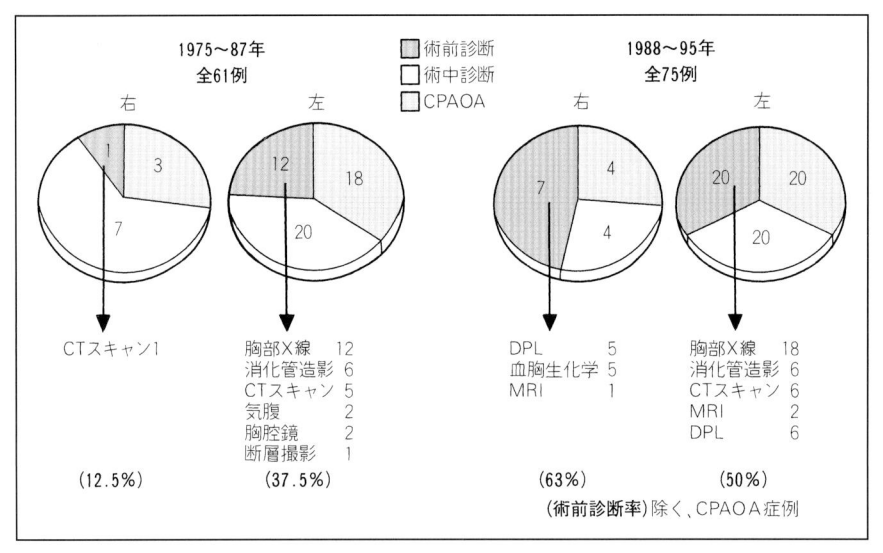

●図76 横隔膜損傷の診断(1975～1995年)●

[3. 横隔膜損傷の診断]

　1975～1995年までに、われわれの施設で経験した横隔膜損傷136例の内訳を図76に示す。136例中99例は他の合併損傷により開胸または開腹した際に術中診断されたものであり、術前診断可能であった症例は37例のみであった。そのうちの26例はヘルニア合併横隔膜損傷症例であり、ヘルニア非合併で術前診断可能であったのは11例のみであった。この11例の術前診断は、すべて後述の診断的腹腔洗浄法を腹部外傷診断に用い始めた1988年以後のものであった。その後、右血胸中のトランスアミナーゼ値の測定による簡便な右横隔膜損傷の診断など新たな診断法も加わり、横隔膜損傷の術前診断率(CPAOAを除く)は、前期(1975～1987)右12.5％、左37.5％から後期(1988～1995)右63％、左50％と著明な改善を示した。

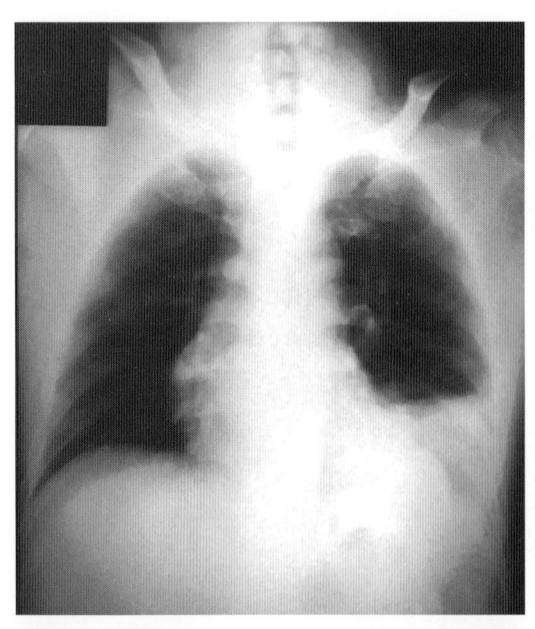

●図77 左横隔膜ヘルニア症例の胸部単純X線写真●
左横隔膜挙上・肋骨横隔膜角不鮮明化を認める。

A. ヘルニア合併例(横隔膜ヘルニア)の診断

　胸部X線写真において、胸腔内消化管ガス像や胃管の胸腔内侵入など、横隔膜ヘルニアに特異的な所見もあるが、これらを認める症例は30％程度である。
　ヘルニア合併例であっても、多くは横隔膜挙上・肋骨横隔膜角不鮮明(図77)・縦隔偏位などの非特異的所見を認めるのみで、まずはこれらの所見からその存在を疑うこと

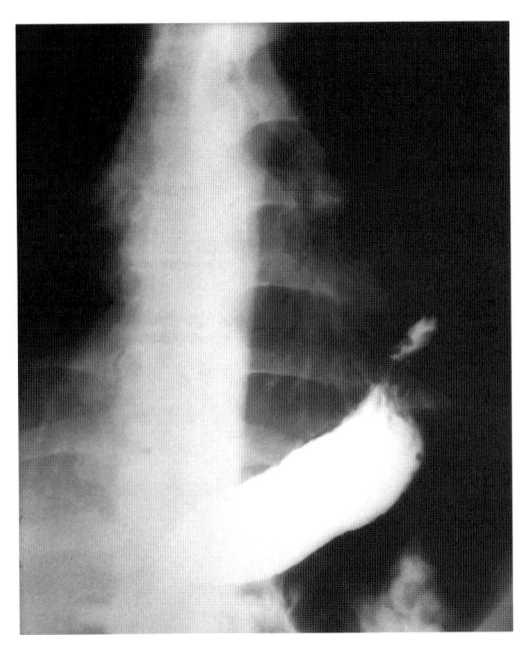

●図78 左横隔膜ヘルニア症例の上部消化管造影●
造影された胃が胸腔内にあることが確認できる。

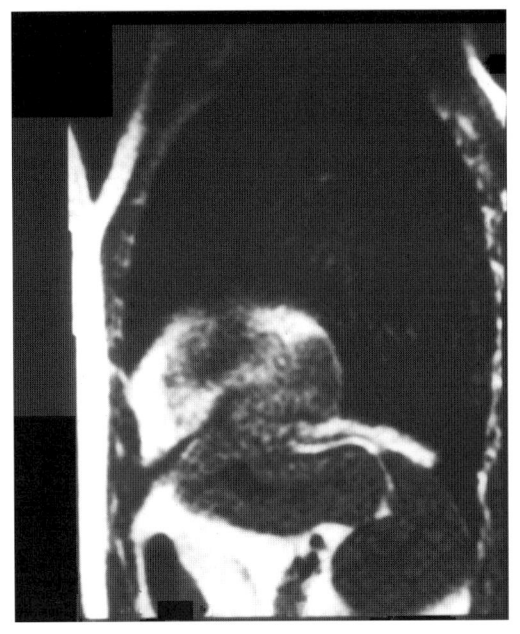

●図79 左横隔膜ヘルニア症例のMRI像(T1強調像)●
胃とともに、大網が胸腔内に脱出していることが確認できる。

が大切である。当然、これらの胸部X線所見は横隔膜損傷の確定診断ではなく、鑑別診断として、①横隔膜弛緩症、②横隔神経損傷、③横隔膜下の血腫(肝損傷や脾損傷などによる)、④血胸による横隔膜陰影の不鮮明化、などが挙げられる。確定診断のためには、以下のような診断方法がある。

1)消化管造影

ヘルニア内容が胃であれば上部消化管造影(図78)により、結腸であれば下部消化管造影により消化管の胸腔内脱出が証明できる。

2)MRI

MRIのsagittalまたはcoronal断面により、腹腔内臓器の胸腔内脱出を確認することが可能である(図79)。この場合、ヘルニア内容が肝臓、脾臓、大網など消化管でない場合でも診断可能であり、今後ヘルニアを合併する横隔膜損傷の標準的な診断法となるものと考える。横隔膜は呼吸性に移動するためMRI診断に適さないとの批判もあるが、横隔膜損傷部とその周辺部分は呼吸性移動がごく僅かであり、十分読影可能な鮮明な画像が得られる。

B. ヘルニア非合併例の診断

ヘルニアを合併していない横隔膜損傷では、その存在を画像診断によって確認することは不可能である。従来、この損傷は他の合併損傷によって開腹または開胸した際に偶然発見されていたものであり、自験例でも1988年以前に術前診断されたヘルニア非合併例はなかった。その後、診断的腹腔洗浄法によってこのヘルニア非合併横隔膜損傷が診断可能であることが判明

第2部　鈍的外傷

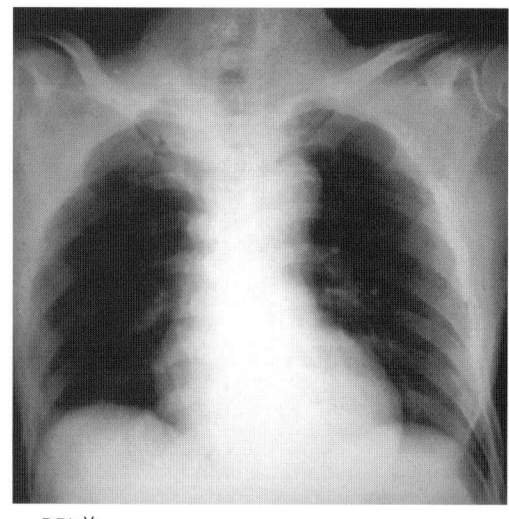

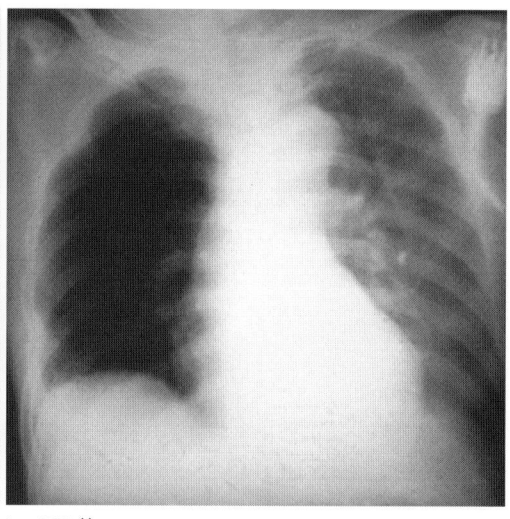

a. DPL前　　　　　　　　　　　　　　　b. DPL後

●図80　左横隔膜損傷症例のDPL前後の胸部単純X線写真●
DPL施行前においては異常所見を認めず、横隔膜損傷を疑うことすら難しい。DPLを施行し、腹腔内に生理食塩水注入直後には、写真右の如く多量のpleural effusionを認め、横隔膜損傷の確定診断を得ることができる。

し[1]、さらに右血胸中のトランスアミナーゼ値の測定による簡便な右横隔膜損傷の診断など新たな知見を得た。自験データをもとに、この2つの診断法について解説する。

1）診断的腹腔洗浄法（DPL）
（1）診断基準
　DPLの施行方法は、別稿（156頁）を参照されたい。
　DPLによる横隔膜損傷の診断基準[2]は、「腹腔内洗浄液の胸腔への移行」をもって陽性とするものである。具体的には胸腔ドレーンが留置されている症例では、「DPL施行後にドレーンからの排液の性状がそれまでよりも薄くなり、排液量が急増する」であり、胸腔ドレーンが留置されていない症例では、「DPL施行後の、急速な胸腔内液体貯溜の発生もしくは増加（図80）」である。

（2）施行適応
　DPLの施行適応は、あくまでも腹腔内臓器損傷（特に腸管損傷）診断もしくは否定のためであるが、症例によってはX線写真上、横隔膜挙上やその他の所見から横隔膜損傷が疑われ、その確定診断または否定の目的でDPLの適応としている。
　画像所見のみでなく受傷機転からもDPLの適応を考慮する。乳頭以下の胸背部または上腹部の刺創では、X線写真上所見が乏しい症例でも、DPLを施行して横隔膜損傷をチェックしておく必要があると考えている。

（3）診断率
　285例のDPL施行症例中、横隔膜損傷は15例であった（表18）が、このうちDPLで横隔膜損傷の診断が可能であった症例は13例であり、2例が偽陰性であった。したがって、DPLによる横隔膜損傷の診断率は、感受性13/15（86.7％）、特異性100％（偽陽性なし）となった。
　DPLが偽陰性に終わった2例は高度のヘルニア合併症例であり、ヘルニア内容物によって

■表18　診断的腹腔洗浄法を行った横隔膜損傷15例のまとめ■

No	side	case	wirh herniaion	radiological findings non-specific	radiological findings diagnostic	DPL findings	surgical approach
1	Rt	50, F	no	−	−	TP	laparotomy
2	Rt	45, M	yes	+	−	TP	thoracotomy
3	Rt	78, M	yes	+	+	TP	laparotomy
4	Rt	50, M	no	+	−	TP	thoracotomy
5	Rt	34, M	no	−	−	TP	thoracotomy
6	Rt	42, M	no	−	−	TP	thoracotomy
7	Rt	51, M	no	−	−	TP	thoracotomy
8	Lt	18, M	no	−	−	TP	thoracotomy
9	Lt	25, M	yes	+	+	FN	thoracotomy
10	Lt	31, M	no	−	−	TP	thoracotomy
11	Lt	61, M	yes	+	−	TP	laparotomy
12	Lt	20, F	no	−	−	TP	laparotomy
13	Lt	20, M	yes	+	−	TP	thoracotomy/laparotomy
14	Lt	20, M	yes	+	−	TP	thoracotomy/laparotomy
15	Lt	33, F	yes	+	+	FN	laparotomy

TP：true positive、FN：false negative

ヘルニア孔が密閉され、腹腔洗浄液が胸腔へ流出することを妨げたものと推測される。しかし、一方でヘルニア内容が多量であるために、画像診断にてこのヘルニア内容を容易に捉えることが可能であり、確定診断に至ることは難しくない。このようにヘルニア非合併例はDPLで、ヘルニア合併例は画像診断でと、相補的に活用することにより横隔膜損傷診断はかなり高い診断率を確保できるものと考える。

さらに注目するべきは、今回の検討症例において、画像診断ではまったく所見がなく（血胸や肋骨骨折すらも）、DPLによって横隔膜損傷が診断された症例を少なからず（7例）認めたことであり、これらは開腹もしくは開胸を要する合併損傷がないことから、仮にDPLが施行されていなければ横隔膜損傷を見逃していた可能性が高いと考える。DPLの横隔膜損傷診断における高い有用性が示唆されたといえよう。

Note 1　米国における横隔膜損傷診断に対するDPLの位置づけ

腹部外傷診断に関してDPLが盛んに行われる米国においては、DPLの横隔膜損傷診断に関しては評価が分かれている。Freemanらは38例の横隔膜損傷症例を検討し、腹腔内に合併損傷のなかった4例はすべてDPLで偽陰性の結果となり、一方、明らかな腹腔内合併損傷を認めた30例ではDPLの偽陰性は4例（13％）のみであり、横隔膜単独損傷におけるDPLの診断率の問題点を指摘した。このDPLによる横隔膜損傷診断（特に単独損傷における）の問題点を改善する目的で、回収液のRBC値を5,000/mm^{3}にまで下げて偽陰性を減少させようと試みられたが、これもあまりよい成績を残すことができなかった。米国におけるDPLによる横隔膜損傷診断の診断基準は、われわれと同じように「腹腔洗浄液の胸腔ドレーンからの排出」と明記している論文が散見されるにもかかわらず、回収液のRBC値による診断を偏重するあまり、上記のような問題が発生しているように思われる。これら一連の臨床検討は1970年代後半から1980年代初頭のものであり、それ以降の論文ではDPLの横隔膜損傷診断能に関して比較的肯定的なものが散見されている。これらはDPLのみでの診断にこだわらず、画像診断とDPLを相補的に用いて横隔膜損傷を診断しており、われわれの考え方に近いものとなっている。

> **Note 2　Occult diaphragmatic injuryの存在について**
>
> 従来、右横隔膜は肝臓にprotectされているので、右横隔膜損傷の発生頻度が少ないとされてきた（一般的には、右：左＝1：5～10とされている）が、実際は診断されずに見逃されていただけなのではないだろうか？
> 今回の検討症例15例中、右横隔膜損傷が7例（46.7％）と、右横隔膜損傷の頻度が一般的に認められる比率よりも非常に高かったが、その理由として、今回の右横隔膜損傷群においてヘルニア非合併例が多く（肝臓はヘルニアを起こしにくい）、従来見逃された症例がDPLによって診断されたからではないかと推測する。われわれは以前に、DPLを盛んに行うようになった1988年以前と以後で全外傷患者における横隔膜損傷の発生率が有意に1.01％から2.03％に（p＜0.03）増加していることを認め、DPLを施行しなければ見逃された症例が多数存在したのではないかと推測し、Occult diaphragmatic injuryとして発表した。
> これらの事実から、一般的にいわれるほど横隔膜損傷の発生率に左右差がないのではないかと考えている。今回のDPLを施行した症例において、横隔膜損傷の発生率に左右差を認めないという結果もこれを裏づけるものである。

2）右血胸中のトランスアミナーゼ値による右横隔膜損傷診断

　右横隔膜はその直下に肝臓が付着しているため、損傷を受けても横隔膜ヘルニアとなりにくく、画像診断で捉えられることは稀である。この診断の難しい右横隔膜損傷の簡便な診断法として、最近われわれは右血胸中のトランスアミナーゼ値に注目し、新たな知見を得た。

（1）右横隔膜損傷における肝損傷の合併率

　右横隔膜損傷において、肝臓は穿通性外傷の場合、隣接する臓器として損傷を受け、また鈍的外傷の場合も、右横隔膜に損傷を与える外力が働けば、当然肝にも損傷が及ぶことが予想される。図81に1980年以後経験した右横隔膜損傷22例の合併損傷を示すが、肝損傷合併率は20例（91％）と極めて高率であった。この合併する肝損傷の肝実質よりの逸脱酵素が胸腔内に流れ込めば、当然これは右横隔膜損傷を強く示唆する重要な所見として捉えられる。

（2）対象症例と方法

　右血胸中の生化学検査により右横隔膜損傷の診断が可能であるか検討した。

　以下に、検討の概要を示す。

　期　　間：1993年1月～1996年8月

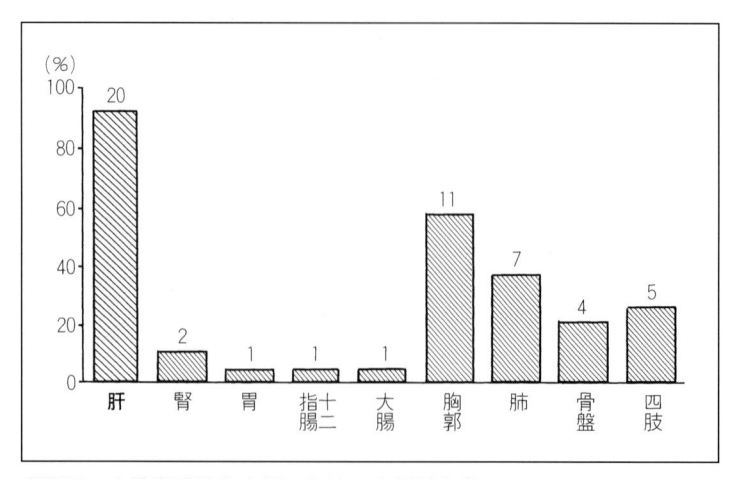

●図81　右横隔膜損傷症例における合併損傷●

■表19　右血胸中の生化学検査を行った右横隔膜損傷症例■

症　例	右血胸（血清） GOT　（IU/l）	GPT	肝損傷	手　術 アプローチ
50y/o, Male	2,960（343）	1,990（234）	（＋）	開　胸
36y/o, Male	2,150（541）	865（302）	（＋）	胸腔鏡
34y/o, Male	1,050（154）	160（ 85）	（＋）	胸腔鏡
27y/o, Male	1,175（155）	514（442）	（＋）	胸腔鏡
42y/o, Male	3,320（837）	815（428）	（＋）	胸腔鏡
51y/o, Male	1,115（725）	653（520）	（＋）	胸腔鏡

　対象症例：右血胸があり、なおかつ胸部X線写真上右横隔膜挙上・右横隔膜不鮮明化など右横隔膜損傷が疑われた34症例。
　検体採取方法：胸腔ドレーン挿入時に回収された胸腔内貯溜血液の生化学的検査を施行した。

（3）右血胸中の生化学検査による右横隔膜損傷の診断能

　右血胸生化学検査を施行した34例中、右横隔膜損傷を6例に認めた（表19）。これらは全例肝損傷を合併しており、右血胸中のGOTが1,000IU/l以上であった。1例は開胸下に、残り5例は胸腔鏡下に横隔膜修復が施行された。
　一方、右横隔膜損傷のない場合でも、右血胸中のGOTが1,000IU/l以上となる症例が6例存在した。表20に右血胸中GOTが1,000IU/l以上であった症例を示す。右横隔膜損傷を認めず、右血胸中GOTが1,000IU/l以上であった症例はすべて多発肋骨骨折症例であり、血胸中のCKが30,000IU/l以上であった。

■表20　右血胸中GOT　1,000IU/l以上の症例■

横隔膜損傷	血胸中GOT	血胸中GPT	血胸中CK
＋	2,960	1,190	1,580
＋	2,150	865	8,800
＋	3,320	815	6,720
＋	1,175	514	18,500
＋	1,050	160	5,800
＋	1,115	653	22,820
－	1,356	547	128,600
－	1,490	446	98,000
－	1,145	302	36,090
－	1,070	363	96,080
－	1,840	455	82,160
－	1,145	252	92,750

（4）右血胸中生化学検査値とその解釈

　以上の結果より、右血胸中生化学検査により右横隔膜損傷に関して図82のように診断することが可能となる。すなわち、「右血胸中GOTが1,000IU/l以上で、なおかつCKが30,000IU/l未満の場合は全例右横隔膜損傷と診断可能であり、一方、血胸中GOTが1,000IU/l未満である場合には右横隔膜損傷を否定することが可能である」。
　しかしながら胸壁損傷が高度で、筋由来の逸脱酵素が大量となる場合（具体的には、血胸中CKが30,000IU/l以上）では、横隔膜損傷が存在しなくとも、右血胸中GOTが1,000IU/l以上となる症例があり、さらなる検索（DPLや胸腔鏡による直視下の精査）が必要となるものと考える。
　また、本検査法のもう1つの注意点は、False negative（陰性の結果だが、実は損傷が存在する）の可能性を常に考慮しておかなければならないことである。すなわち、右横隔膜損傷があっても、肝酵素を多量に含んだ血液が右胸腔内にたれ込まなければ陽性とならないわけであり、本検査法で陰性であることが右横隔膜損傷を完全に否定する根拠とはなり得ないことを理

第2部 鈍的外傷

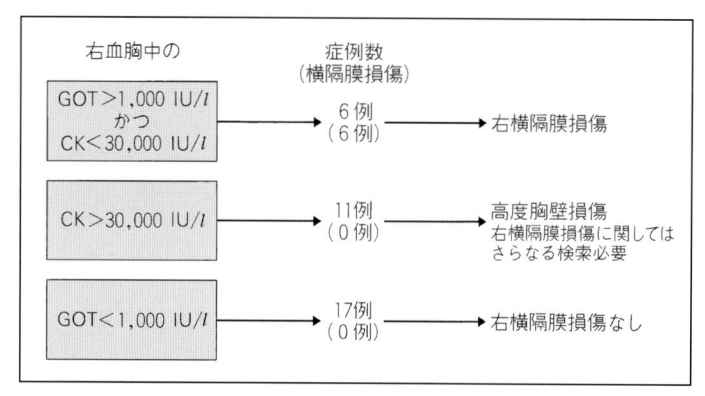

●図82　右血胸中生化学検査値とその解釈●

解しておく必要がある。今後、症例を重ねてさらなる検討を加える必要はあるが、このように右血胸中の生化学検査は簡便でかつ確実な右横隔膜損傷の診断法として有望なものであると考えている。

診断的腹腔洗浄法および右血胸中生化学検査による右横隔膜損傷診断を用いることにより、図76に示した如く、横隔膜損傷の術前診断率は著明な改善を示した。

[4．胸腔鏡による横隔膜損傷診断兼修復]

胸腔鏡による横隔膜修復は、手術侵襲が少なく、術後の疼痛が軽く呼吸機能の回復が早い点や、診断と治療を兼ねることができるなどの利点があり、今後積極的に横隔膜損傷の診断・修復に用いていく方針である。症例を供覧する。

症　例（図83、84）

42歳、男性。交通外傷。右血気胸、肝損傷および骨盤骨折によるショック状態で搬入。右血胸中のトランスアミナーゼ異常高値（GOT　3,320IU/*l*、GPT　815IU/*l*）・DPL前後の胸腔ドレーンよりの排液の増加から右横隔膜損傷と診断。胸腔鏡による横隔膜損傷の確認と修復を試みた。右横隔膜はドームの内側で前後方向に約15cmにわたり筋層の裂創を認め、これをエンドヘルニアステープラー®にて修復、背側の部分にはマーレックスメッシュ®を使用し修復を完了した。

胸腔鏡下に横隔膜を修復する方法として、従来、前述の症例のように鼠径ヘルニア修復用のエンドヘルニアステープラー®を使用していたが、縫合部の強度の問題や破裂部の大きさによっては閉鎖することができず、やむを得ずメッシュを使用せざるを得ないなどの問題があった。最近、図85のように鏡視下自動縫合器（エンドスティッチ®）を用いることにより、開胸下に縫合する場合とほぼ同様の強度を確保することが可能となった。

胸腔鏡は、まず診断的意義（表21）としては、直視下に確定診断可能であり、なおかつ損傷の部位・形態やその程度を観察できることである。そして、そのまま修復可能か否かを判断し、修復できない場合においても適切な修復アプローチを選択（開胸か？、開腹か？）することが可

3. 救急処置各論－11. 横隔膜損傷

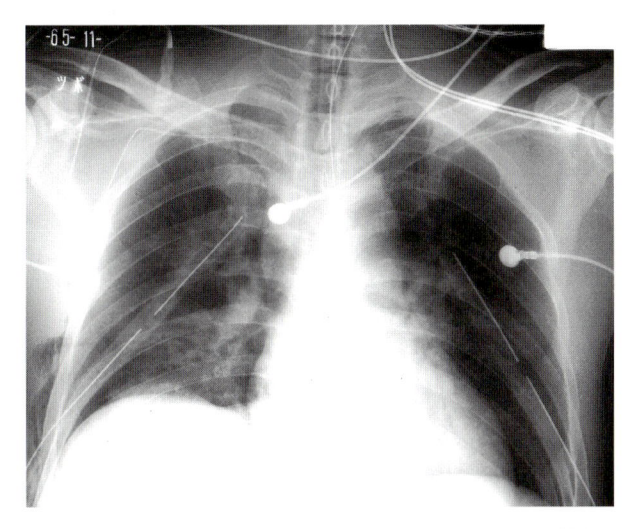

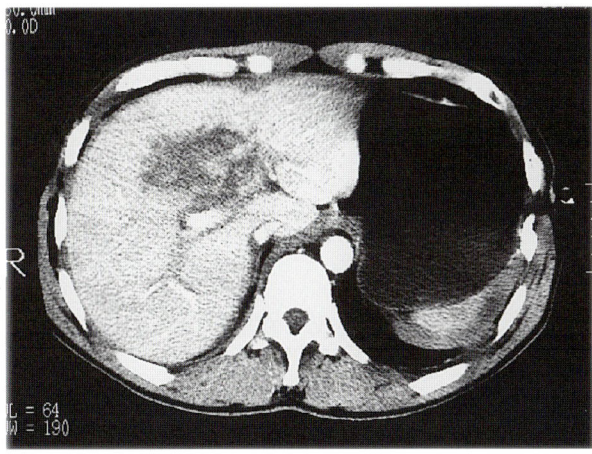

●図83　42歳、男性。交通外傷●
右血気胸、肝損傷および骨盤骨折によるショック状態で搬入。胸腔ドレナージおよび両側内腸骨動脈塞栓術にてバイタルサインの安定をみた後、右血胸中のトランスアミナーゼ異常高値（GOT 3,320IU/l、GPT 815IU/l）・DPL前後の胸腔ドレーンよりの排液の増加から右横隔膜損傷と診断。DPLにて腸管損傷は否定されていたため、胸腔鏡による横隔膜損傷の確認と修復を試みた。

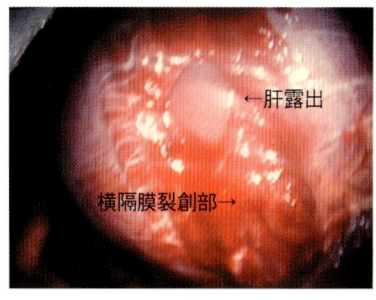

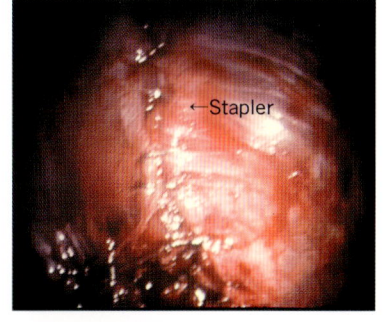

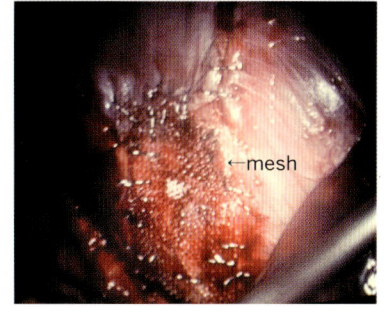

●図84　図83と同一症例●
スコープを挿入すると、右横隔膜はドームの内側で前後方向に約15cmにわたり筋層の裂創を認め、背側では全層の損傷となり、肝の横隔膜面が露出していた。これをエンドヘルニアステープラー®にて修復するも、背側の損傷は筋肉の挫滅が著しいため、この部分にはマーレックスメッシュ®を当て、健常部に固定して修復を完了した。

能となる。
　問題点（表21）としては、術中片肺換気になるため、対側の肺損傷がないか軽微であること、および緊急に修復の必要な胸部合併損傷がないことなど、他の胸腔鏡下手術と同様、施行の際の前提条件が存在する。また、合併損傷で開腹する必要がある場合、横隔膜も同時に経腹腔的に修復できるため、胸腔鏡下手術の適応とならない。よって開腹を要するような合併損傷の否定も施行の際の前提条件となる。しかしながら、横隔膜損傷では合併する下部肋骨骨折や胸腹壁の損傷などにより腹部所見が修飾され、腸管損傷などは意外とこれを否定することが難しい。横隔膜損傷の急性期の修復は、経腹腔的に行うべきとされている所以である。このため、

第2部　鈍的外傷

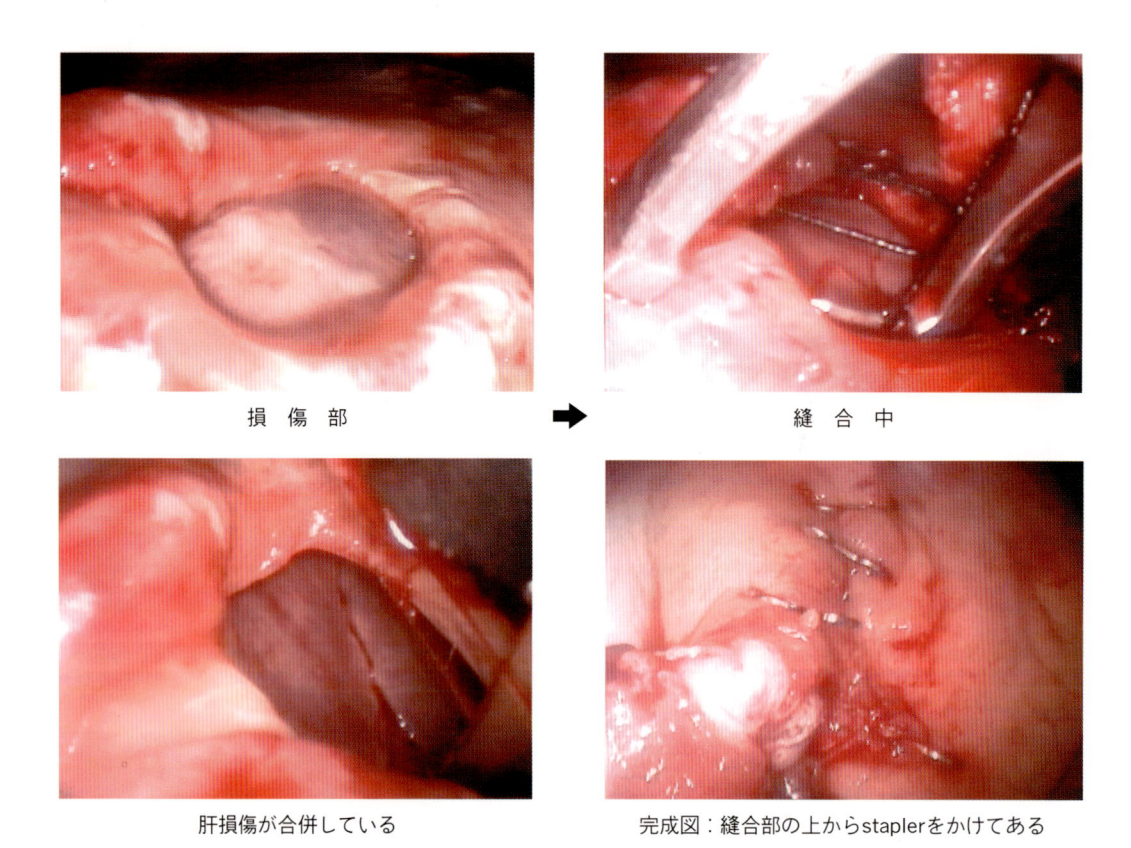

損傷部　　　　　　　　　　　　　縫合中

肝損傷が合併している　　　　　　完成図：縫合部の上からstaplerをかけてある

●図85　鏡視下自動縫合器（エンドスティッチ®）による胸腔鏡下横隔膜損傷修復術●
筋層に十分な縫い代を確保しつつ縫合可能であり、さらに縫合部の上からステープラーをかけ、2層縫合とすることにより、開胸下に縫合する場合とほぼ同様の強度を確保することが可能となった。

■表21　胸腔鏡下横隔膜修復術■

意　義：	1. 確定診断
	2. 低侵襲
	3. そのまま修復可能な場合がある
	4. 損傷部位・形態・程度を観察し、より修復が容易なアプローチ選択に役立つ
問題点：	1. 呼吸状態の不良な患者には施行不可能
	2. 腹腔内臓器損傷が否定されていなければならない

DPLを施行し腸管損傷を否定しておくことは、胸腔鏡下横隔膜修復術を施行する際の重要な前提条件の1つであると考える。

［5．ヘルニア非合併横隔膜損傷の治療方針について］

　ヘルニア合併横隔膜損傷では、患側肺の虚脱や縦隔の偏位から急速に呼吸循環状態の悪化を招いたり、胸腔内に脱出した消化管が横隔膜破裂部で絞扼され、イレウスや消化管の胸腔内穿破をきたすことがあるため緊急手術は必須となる。一方、ヘルニアを合併しておらず呼吸循環も安定している横隔膜損傷をDPLによって診断した場合、全例横隔膜の修復が必要であるか

否か議論のあるところである。ヘルニアとならない限り手術適応なしと主張する側の根拠としては、経過中必ずしも全例がヘルニアを起こさず、症例によっては癒着形成などから自然に閉鎖されてしまう可能性があり、仮にヘルニアを発生したとしても、その時点で外科的修復を行えばなんら問題ないとするものであり、これにより不必要な手術を減少させることができるとしている。これに対して、われわれは全例手術を行う方針としている。その根拠は、横隔膜損傷の大きさは直視下に観察しない限り不明であり、将来自然治癒が期待しうるものか、ヘルニアを発生する危険が高いかなどの判定は不可能であるためである。外傷後の遅発性横隔膜ヘルニアの発生時期は、諸家の報告では数年から40年にわたる。横隔膜損傷が存在することがわかっている症例を修復せずに経過をみる場合、この間の長期にわたり外来において胸部X線写真で経過を追う必要があるが、これは患者に大きな負担を強いるものとなる。また、遅発性横隔膜ヘルニアは、急性腹症として発症するため、その存在を念頭において診療にあたらないと診断が遅れがちで、膿胸などの併発から予後不良となる可能性が高いとされる。これに対して、横隔膜の外科的修復自体の危険はほとんど問題とならず、われわれの経験でも横隔膜単独損傷では全例術後1週間以内に他院へ軽快転院となっている。さらに胸腔鏡で損傷を確認し、そのまま胸腔鏡下に修復を行えば、そのリスクはさらに低いものとなる。

[6. 横隔膜損傷修復のアプローチについて]

横隔膜修復のアプローチについては、経腹腔的もしくは経胸腔的のどちらを選択するかが問題となる。当然、手術適応となる合併損傷が存在する部位からのアプローチが選択されるが、手術適応となる合併損傷が存在しない場合には、一般に急性期では経腹腔的な、亜急性期ないし慢性期では経胸腔的なアプローチを採用するべきであるとされる。これは急性期では腹腔内臓器損傷を完全には否定できないこと、および慢性期では胸腔内の癒着などにより、経腹腔的な操作が困難であることなどが理由として挙げられている。しかしながら、右側横隔膜損傷では肝臓が視野の妨げとなり、経腹腔的には操作が困難な場合があり、またドームの周辺の損傷では明らかに経胸腔的アプローチの方が操作が容易である。一方、横隔膜付着部での損傷では逆に経腹腔的アプローチがよいなど、損傷部位によって手術アプローチによる操作の容易度が異なってくる。われわれは、たとえ急性期であっても、各種画像診断で腹腔内実質臓器損傷の有無およびその程度を把握し、またDPLによって腸管損傷が否定され開腹適応がないと判断された場合には、積極的に経胸的アプローチを選択している。今後は、こういった開腹適応が否定された症例では、まず胸腔鏡を行い、横隔膜損傷の有無・部位および程度を把握し、可能であればそのまま胸腔鏡下に修復を、損傷程度が大きく胸腔鏡的修復が不可能な場合には、ドーム周辺の損傷または右側損傷では経胸腔的に、横隔膜付着部の損傷では経腹腔的に、といった損傷部位に合わせた的確なアプローチを選択することが可能となるものと考える。

[7. 横隔膜損傷に対する治療戦略[3]]

図86に現在われわれの施設で考えている横隔膜損傷の診療手順を示す。緊急開胸または開腹となった症例では、常に横隔膜損傷も念頭におき、術中見逃しのないよう心がけることが重要

である。一方、緊急手術とならない症例で、受傷機転や胸部単純X線所見などから横隔膜損傷が疑われる症例では、次のステップとして右側であれば右血胸の生化学検査が、ヘルニアが存在すれば上部消化管造影・MRIが、ヘルニアが存在しなければDPLが有用である。また、いずれの場合にも、胸腔鏡下手術を行うためにはDPLによって腸管損傷を否定しておく必要がある。この時点で、開腹適応となる腹腔内の損傷が認められない場合には、まず胸腔鏡を行い損傷の部位および程度を評価し、胸腔鏡下に修復可能であればそのまま修復し、そうでない場合には前述の如く損傷部位に合わせた的確なアプローチを選択することとしている。

[8．診療所では・・・]

胸部単純X線写真上、胸腔内の腸管ガス像や明らかな横隔膜挙上を認めた場合には、横隔膜損傷またはその疑いとして、精査・手術が可能な高次救急医療施設へ転送する。自発呼吸下では吸気時に胸腔内が陰圧となり、ヘルニアの増悪をきたすことがある。搬送の際は急激な呼吸悪化や循環虚脱を起こす危険があるので、ヘルニアが高度な場合や呼吸に少しでも不安がある場合には、気管挿管下に陽圧呼吸を行っておいた方が安心である。

胸部単純X線写真上、所見が乏しい場合でも横隔膜損傷は否定できないことは、前述の如くである。下部肋骨骨折、血気胸の症例や乳頭以下の刺創症例などでは、横隔膜損傷も念頭におきつつ経過観察して頂きたい。

また、外傷とは無関係に呼吸困難、嘔吐などで来院し、胸部単純X線写真上横隔膜挙上を認める症例を診察した際は、遅発性横隔膜ヘルニアも鑑別疾患に入れつつ、過去の外傷の既往（最長40年）などを丹念に聴取するようにして頂きたい。

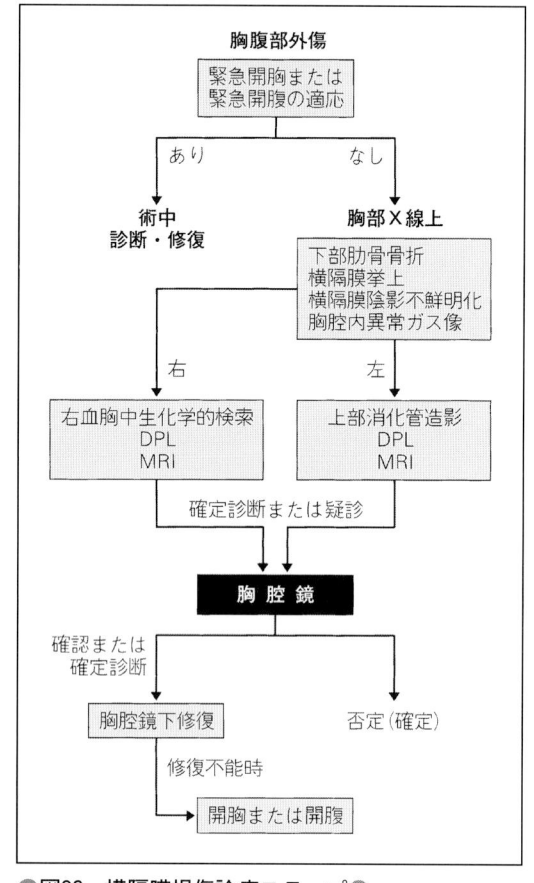

●図86　横隔膜損傷診療ステップ●

（大友康裕）

【文　　献】

1) 大友康裕, 益子邦洋, 森村尚登, ほか：鈍的腹部外傷に対するPeritoneal tap and lavage法の有用性と問題点 i 特に腸管損傷の診断に関して．日外会誌 90：2008-2014, 1989.
2) 大友康裕, 辺見 弘, 益子邦洋, ほか：診断的腹腔洗浄法による横隔膜損傷診断．日外傷会誌 13：19-24, 1999.
3) 大友康裕, 益子邦洋：横隔膜損傷診療の新しい展開．救急医学 19：857-862, 1995.

12 腹部コンパートメント症候群

はじめに

腹部コンパートメント症候群(Abdominal Compartment Syndrome；ACS)は、腹腔内圧の急激な上昇の結果もたらされる病態を包括する症候群である。その原因としては、大量腹腔内出血、大量後腹膜血腫、高度の腸管浮腫や腸閉塞、大量腹水および腹腔内ガーゼパッキングなどが挙げられる。

本稿では、外傷後に発生する腹部コンパートメント症候群を中心に、その病態、重症度の把握とそれに対する治療戦略について解説する。

[1. 原因疾患]

腹部コンパートメント症候群は表22の如く、外科的・非外科的、急性・慢性と、さまざまな要因で発生する。近年、大量腹腔内出血に対するDamage control strategy(127頁)に則って行われるstaged celiotomyとして、初回手術に行われる腹腔内ガーゼパッキング後に、腹部コンパートメント症候群が頻繁に発生することが認識されるようになった。

[2. 病　　態] (図87)

この症候群では、さまざまな臓器系における障害が発生する。臨床的に最も顕著な腹部コンパートメント症候群の徴候は、進行性の乏尿と呼吸不全である。

A. 呼吸器系

呼吸器系に関しては、腹腔内圧の上昇が胸腔へ伝わり、胸郭コンプライアンスの低下(横隔膜挙上による)を招く。その結果、低換気と換気血流不均衡が発生し、低酸素血症・高炭酸ガス血症を招く。人工呼吸下で必要な一回換気量を得るためには、非常に高い気道内圧が必要となる。

B. 心循環系

心循環系に関しては、腹腔内圧・胸腔内圧ともに上昇することにより、静脈還流の減少(下大

■表22　腹部コンパートメント症候群の原因疾患■

急　性		
	後腹膜	膵炎、骨盤骨折による後腹膜血腫、腹部大動脈瘤後腹膜破裂、大動脈手術、膿瘍、臓器浮腫
	腹腔内	腹腔内出血、腹部大動脈瘤腹腔内破裂、急性胃拡張、腸閉塞、腸間膜静脈閉塞、気腹症、腹腔内パッキング、膿瘍、臓器浮腫
	腹　壁	熱傷瘢痕化、腹壁ヘルニア修復、ショックパンツ装着、高度緊張下での閉腹
慢　性		中心性肥満、腹水貯留、巨大腹腔内腫瘍、慢性腹膜透析、妊娠

(文献1)より改変して引用)

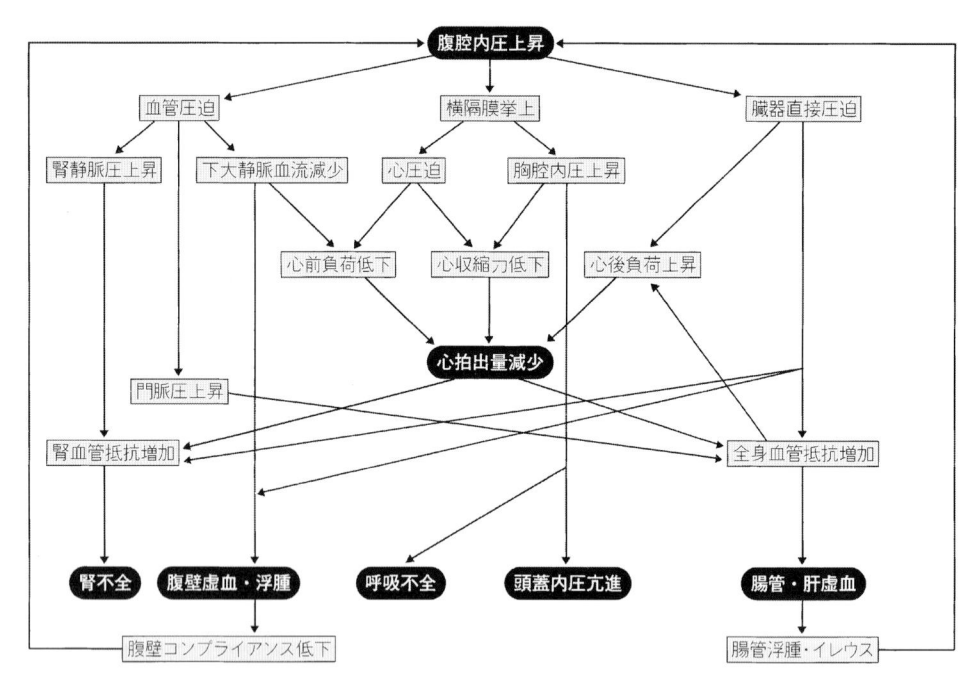

●図87　腹部コンパートメント症候群の病態●
(Saggi BH, et al : Abdominal compartment syndrome J Trauma. 45 : 597 609, 1998より改変して引用)

静脈血流は、腹腔内圧および胸腔内圧上昇に伴って減少するが、下大静脈血流の最大の抵抗は、内圧が高度に上昇している腹腔とそれほど上昇していない胸腔との接点である肝上・横隔膜下の下大静脈で発生する)、心の直接圧迫・各臓器の直接圧迫などから、それぞれ前負荷の低下・心収縮力の低下・後負荷の上昇を招き、心拍出量は病態の進行度に応じて著明に減少する。

C. 腎　　臓

腹腔内圧上昇による腎障害の発生機序は、腎静脈圧迫・心拍出量減少・腎組織への直接の圧迫などにより、絶対的、相対的な腎動脈血流の減少、腎組織内の局所血流の変化を伴う腎血管抵抗の増加、糸球体濾過量の減少、腎尿細管でのナトリウム・水の再吸収増加などの要因によると考えられている。これら腎および全身の血行動態の変化は、抗利尿ホルモン、レニン、アルドステロンの血中濃度を増加させ、これらがさらに腎血管抵抗を増加させ、ナトリウム・水の貯留を助長する結果となる。

D. 腹腔内臓器・腹壁

他の腹腔内臓器に関しても、心拍出量の減少・間質圧の上昇・静脈還流圧の上昇などにより、腸間膜動脈、肝動脈、腸管粘膜や肝の微小循環、門脈のすべての血流が低下する。これにより発生する臓器虚血は、胃粘膜pHの低下や肝代謝の低下、bacterial ranslocationなどを引き起こす。さらに腹壁の血流も低下し、創部の治癒機転の障害も発生する。腹壁の虚血は、腹壁のコンプライアンス低下および浮腫を引き起こし、その結果腹腔内圧上昇をさらに増悪させる。

[3. 治 療 戦 略]

　腹部コンパートメント症候群の治療戦略として最も重要なのは早期診断である。高度に上昇した腹腔内圧を適切な時期に除圧することにより、病態は可逆的に回復する。一方、治療のタイミングを間違うと、不可逆性の多臓器障害へ進展し、患者を失うこととなる。

　大量腹腔内出血に対するDamage control strategyとしての腹腔内ガーゼパッキング後に発生する腹部コンパートメント症候群は、止血が完了するまでの十分な時間と、腹腔内圧上昇に伴う有害作用との微妙なバランスの上に成り立っている。このため、腹部コンパートメント症候群の状態・進行度を正確に把握し、適切な時期に適切な減圧処置を行うことは、治療上非常に重要となってくる。しかしながら、一方でこの症候群の診断は比較的困難である。というのは、通常この症候群を併発する患者の状態は重篤で、循環不全・呼吸不全を起こす他の原因を既に抱えているからである。乏尿、進行する呼吸不全、収縮期拡張期血圧の大きな変動と充満圧の上昇を伴う急性循環不全に遭遇した場合には、腹部コンパートメント症候群を常に念頭においておくべきである。

　腹部コンパートメント症候群の状態を適切に把握する具体策としては、腹腔内圧のモニタリングが挙げられる。心タンポナーデと胸腔内圧の上昇（緊張性気胸や気管支喘息発作など）を除外した後は、直ちに腹腔内圧を測定するべきである。

A. 腹腔内圧のモニタリング

　腹部コンパートメント症候群の状態（その存在の把握や進行度）を評価するうえで不可欠の指標といえる。

1）腹腔内圧測定法

　直接穿刺による腹腔内圧の測定は、その侵襲性から臨床上は現実的でない。現時点で、腹腔内圧を測定する方法としては、膀胱内圧、下大静脈圧、直腸内圧、胃内圧などが挙げられる。これらの中で、実験的・臨床的に最も腹腔内圧と近似しているのが膀胱内圧とされている。

　近年、腹腔鏡下胆嚢摘出の術中に、直接穿刺による腹腔内圧と膀胱内圧の圧を測定し、膀胱内圧の正確性を疑問視する報告も散見される。しかしながら、これまで蓄積された大多数の臨床研究データは膀胱内圧を用いており、さらに臨床徴候の重症度分類も膀胱内圧の値を基準としていることから、膀胱内圧は重症患者において腹部コンパートメント症候群を診断するうえで、最も標準的で信頼性が高く、なおかつ簡便で、安全な方法であるといえる。

2）膀胱内圧による腹腔内圧の測定法

　腹腔内圧測定の適応となるような症例では、Foley catheterは既に留置されているものと考えられる。尿を十分に排出した後、滅菌の生理食塩水50～100mlをFoley catheterから膀胱内に注入し、尿バッグへ接続するチューブに連結させた三方活栓でひとまずロックさせておく。恥骨結合をゼロ点として、この三方活栓からトランスデューサーまたはマノメーターを用いて圧の測定を行う。神経因性膀胱や腹腔内癒着などがなければ、直接測定した腹腔内圧と良好な

■表23 腹腔内圧のGrade分類とその生理学的影響および治療方針■

腹腔内圧(mmHg)	10～15 (stable)	16～25 (mild instable)	26～35 (severe instable)	＞35 (Circulatory collapse)
Grade	I	II	III	IV
心血管系	前負荷増加 心収縮力不変 後負荷不変 心拍出量増加	前負荷減少 心収縮力不変 後負荷増加 心拍出量減少	前負荷さらに減少 心収縮力低下 後負荷さらに増加 心拍出量さらに減少	前負荷著明に減少 心収縮力低下 後負荷著明に増加 心拍出量限界まで減少
呼吸器系		肺コンプライアンス低下、低換気、換気血流不均衡、低酸素血症、高炭酸ガス血症		peak airway pressure＞50mmHg
腎機能	影響なし	乏尿	乏尿～無尿、azotemia	無尿、腎不全
内臓血流	軽度の腸管虚血 肝虚血 bacterial translocation?	腸管虚血増悪 肝虚血増悪	bacterial translocation?	腸管壊死 肝不全
治療方針	循環血液量の維持	over volume、減圧（相対的適応）	減圧（絶対的適応、準緊急）	緊急開腹止血

(文献1)2)より改変して引用)

相関を示すことから、腹腔内圧測定のGold standard的な存在となっている。

B. 腹腔内圧による重症度評価と推奨される治療法(表23)

この症候群において、障害の発生する臓器系やその障害の程度は、腹腔内圧の上昇に伴って段階的に増悪する。

1) 腹腔内圧によるGrade分類

腹腔内圧の正常値は0～5mmHgである。

(1) Grade I (腹腔内圧10～15mmHgの軽度上昇)

心拍出量は維持されるか、むしろやや上昇する。これは、腹腔内臓器が軽く圧搾され、静脈還流が上昇するためである。呼吸や腎の障害は起こりにくい。腸管・肝血流はこの段階で既に減少している。

(2) Grade II (腹腔内圧16～25mmHgの中等度上昇)

心拍出量の減少がみられ始める。stroke volumeの減少を代償すべく心拍数が増加する。また、乏尿が認められるようになる。頭蓋内圧の上昇もきたす。

腹腔内圧16～20mmHgの段階では、血管内ボリュームを至適化することにより、上記の有害変化を抑えることができる。一方、この段階でpreloadを維持することの重要性を意識した管理を怠ると、適切な循環を維持できない。ボリューム管理上の注意点としては、実際は前負荷が減少しているにもかかわらず、胸腔内圧上昇によりCVP、PCWPが高値を示すことで、循環動態の把握に混乱をきたさないよう、上昇した胸腔内圧を十分考慮した循環管理を心がける。不十分な補液下では、循環は非常に不安定であり、種々の要因によって容易に修飾を受ける。吸入麻酔薬や鎮静薬投与により、思わぬ低血圧を引き起こすことがある。一方、積極的なvolume expansionにより、この不安定な循環動態を軽減することができる。しかし、大量補

液により循環血液量は適正に維持されるものの、third spaceにsequestrateされた大量の細胞外液が腸管・腸間膜浮腫を助長し、腹腔内圧をさらに上昇させる結果となり、腹部コンパートメント症候群の病態を悪化させる要素も含んでいる。腹腔内圧の経時的なモニタリングが重要となる所以である。

腹腔内圧が20mmHgを超えてきた場合にはなんらかの減圧を考慮する。特に酸素運搬能を上げるべく、適切なvolume・循環管理(後述の管理目標参照)が行われても、DO_2Iが600ml/min/M^2を下回り、さらに尿量>0.5ml/kg/hrを確保できずazotemiaの状態に陥った場合には、迷わず腹腔内圧の減圧を行うべきである。

初回の腹腔内パッキング術で、閉腹にtowel clipを使用した場合には、ICUのベッドサイドで、このtowel clipの一部を外して、減圧をはかることが可能である。

(3)Grade III(腹腔内圧26〜35mmHgの高度上昇)

生理学的にcriticalな状態に陥る。胸腔内圧上昇と横隔膜挙上により、心室のコンプライアンスが低下する。さらに全身の後負荷の上昇と相俟って心の収縮力は減少し、心拍出量の著明な減少を引き起こす。乏尿が持続し、腹腔内圧30mmHg以上では無尿となる。peak airway pressureは50mmHgを超える。このレベルでは、Volume expansionやドパミン、ループ利尿剤の投与は無効であり、血圧維持のために血管収縮剤の一時的な使用が必要となる。治療方針としては、腹腔内圧減圧の絶対的適応であり、なおかつ準緊急の減圧が必要となる。前記の如く、ICU内で腹部のtowel clipを除去するだけで減圧に成功する場合もあるが、多くは手術室での減圧処置が必要となる。その際の術式は、あくまでも減圧処置(パッキングや血液、血腫の除去)であり、損傷に対するdefinitiveな治療は全身状態が改善した暁に行われるべきである。対応が早ければ、減圧処置により気道内圧低下、心拍出量増加、さらに乏尿は改善し、大量補液に応じた大量の尿を得ることができる。

(4)Grade IV(腹腔内圧36mmHg以上)

初回閉腹時のパッキングによる止血効果が不十分で、大量出血が持続していることを示唆しており、緊急に止血治療(血管造影・動脈塞栓術もしくは手術室での再開腹止血)を行うべきである。

2)再開腹、腹腔内減圧時の注意点

再開腹、腹腔内減圧時には、急激な腹腔内圧の減少による体血管抵抗の急速な低下および減圧後の虚血再還流により、急激な血圧低下が発生する危険があるので、これを念頭においた対応が必要である。この循環虚脱は特に十分な血管内ボリュームが維持できていないときに発生するため、あらかじめ十分な輸液負荷をかけておくことが肝要である。Morrisらは、2l 0.45% NaCl、50g マンニトール、50mEq 炭酸水素ナトリウムの負荷を推奨している。但し、適切な輸液管理が施されていれば、減圧前の特別な輸液負荷は不要との報告もある。一方、循環動態の悪化を恐れて腹腔内減圧を躊躇するのは、本末転倒である。

再開腹、減圧手術後のreperfuson injuryによって、広範な小腸壊死を引き起こすことがある。減圧後持続的に進行するアシドーシス・高カリウム血症・高CK血症などを認めた場合には、腸管壊死を疑い再開腹する必要がある。減圧時、腸管浮腫が高度に進行する場合や、腸管の色調に懸念が残されている場合には、閉腹法として後述するSilo - closureを用い、腹腔内圧を上

昇させず、なおかつ包帯交換時に腸管が透見できるような配慮が必要であろう。または、初めから再開腹(Third look operation)を計画し、腸管の状態を再度確認するのも1つの選択肢である。

3）不顕性臓器虚血の存在

上記の一連の臨床症状や臓器不全の所見が顕著となる前の段階で、臓器血流低下が起こっているとされ、多臓器不全のリスクファクターとなっている。実際、多臓器不全は、腹腔内パッキング後の死亡原因の大半を占める最も重要な合併症である。

肝動脈血流や門脈血流は、腹腔内圧10mmHgから血管抵抗の増加に伴い低下するとされ、腹腔内圧15mmHgからは腸管の粘膜および粘膜下での血流低下が発生し、組織での酸素分圧の低下、嫌気性代謝、アシドーシス、フリーラジカル産生を引き起こす。腹腔内圧15mmHg以下で循環動態が正常であっても、この腹腔内圧が長時間持続した場合には腸管虚血が発生するとされる。近年、外傷後多臓器不全発症のKey organとされる腸管の虚血遷延が、bacterial translocationや敗血症、多臓器不全などの合併症の発生率や死亡率と相関しているとされることから、この腸管虚血を軽視することはできない。

これら減圧の適応とならない腹腔内圧(20mmHg以下)での不顕性の臓器虚血が、予後に大きな影響を与えることが強く示唆されていることから、この病態を早期に把握し、適切な対応を講じることが治療成績の改善には不可欠となる。その病態の早期把握の指標として最も有望なのが胃粘膜pHであると考える。多くの研究者が、トノメーターによって測定された胃粘膜pH(pHi)が、腹部コンパートメント症候群下での腸管虚血の非常に感度の高い指標であるとしている[1]。通常のICU管理におけるpHiのクリティカルポイントは7.32〜7.30であり、pHi＜7.30では予後不良を示唆するとされるが、腹腔内圧が上昇した状態下ではこのポイントを容易に下回る。腹部コンパートメント症候群におけるpHiのクリティカルポイントは7.15であり、これを下回る場合には、腹腔内圧が20mmHg以下であってもなんらかの減圧処置が必要であると考える。

4）腹部コンパートメント症候群における腹腔内減圧の適応

本症候群における腹腔内減圧の適応を表24にまとめた。前述の如く、腹部コンパートメント症候群の診療においては、時期を失することなく適切なタイミングで、適切な減圧が行われることが、良好な予後を得るための必須条件である。

■表24　腹部コンパートメント症候群における腹腔内減圧の適応■

1）膀胱内圧25mmHg以上
2）膀胱内圧20〜25mmHg
　循環系障害：DO2I＜600(適切な循環管理下にもかかわらず)
　尿量＜0.5ml/kg/hr, azotemia
3）膀胱内圧10〜25mmHg
　pHi＜7.15

C. 腹部コンパートメント症候群における人工呼吸管理

腹部コンパートメント症候群では、腹腔内圧上昇、横隔膜挙上に伴う胸腔内圧上昇により肺コンプライアンスが高度に低下する。こういった病態下での人工呼吸管理においては、過剰な

peak airway pressureの上昇によるventilator-induced lung injuryを回避することが重要となる。その際の人工呼吸管理は、Open lung strategyを採用するべきと考える。すなわち、

High PEEP(10～15cm H₂O)
small TV(4 ml/Kg)

を推奨したい。この設定により、末梢気道の開存を保ちつつ、peak airway pressureの上昇を抑え、合併する高炭酸ガス血症はある程度($PaCO_2$ 60～70torrまで)は容認(permissive hypercapnia)せざるを得ない。

D. 腹部コンパートメント症候群を予防するための閉腹法

　ショックを伴った外傷の開腹術においては、しばしば腸管の浮腫と拡張を認める。これはthird spaceへsequestrateされた大量のfluidと同時に腸閉塞による腸管内腔への液体貯溜の病態が加わったためである。この状態の腹腔内にさらにガーゼパッキングが施されれば、閉腹は極めて困難であるうえに、無理な閉腹は腹部コンパートメント症候群を引き起こす。仮に閉腹可能であっても、術後腹腔内出血量の増加やイレウスの悪化などにより腹腔内圧のさらなる上昇が予測される。このように、閉腹時および閉腹後に腹部コンパートメント症候群を発症する可能性が高いと判断される症例では、この症候群の発症を予防する閉腹法を選択するべきである。文献的にも、大量腹腔内出血に対するガーゼパッキング後において、一期的筋膜閉鎖における腹部コンパートメント症候群の発生率は52%(14/27)であり、予防的メッシュ閉鎖の24%(9/43, p=0.007)に比べて有意に高いとされる。また、一期的筋膜閉鎖では、死亡率や多臓器不全の発生率が高いとの報告もある。閉腹時、可能な限り膀胱内圧をモニターし、客観的指標をもとに閉腹法を決定することも考慮するべきであろう。

　腹腔内ガーゼパッキングを施行する際、腹腔内圧上昇によって止血を得ようとする考えは間違いである。ガーゼによる局所の直接圧迫こそが重要であり、理想的なガーゼパッキングとは、腹腔内圧を上げずに局所の圧迫止血が達成されていることといえる。しかしながら、実際は腹腔内圧上昇も止血機序に関与しており、腹腔内圧の上昇と止血効果および腹部コンパートメント症候群発生との微妙なバランスの上に成り立っている。パッキングの効果を少ないリスクで最大限に得ようとする考えから、腹腔内圧のモニタリングやgrading systemが考案されたわけである。

【具体的閉腹法】

(1) Towel clip closure(図88)

second look operationの際に再開腹が容易なように、先端の鋭な布鉗子(Towel clip)で一時的に閉腹し、サージカルドレープ(イソジン®含有粘着ドレープ)で覆う方法である。筋膜の縫合を行わず皮膚だけの閉鎖であるため、腹腔内圧を上昇させる危険が少ない。さらに、腹腔内圧上昇時には、ベッドサイドでTowel clipの一部を除去することにより、少ない外科的侵襲で減圧を得ることが可能となる利点がある。

(2) Silo-closure(図89)

Towel clip closureにても腹腔内圧が上昇する場合や、前述の如く、術後腹腔内圧のさらなる上昇が予測される場合には、このSilo-closureを採用するべきである。筋膜・皮膚ともに閉

第2部　鈍的外傷

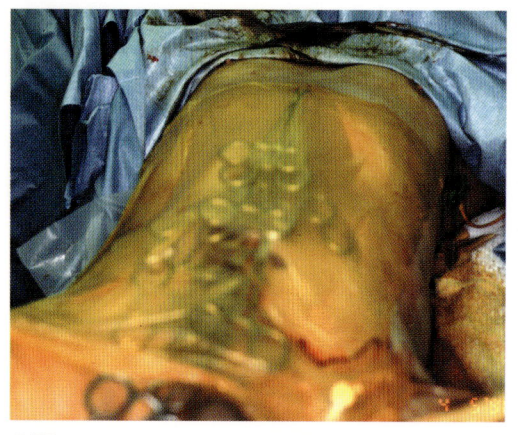

●図88　Towel clip closure●
second look operationの際に再開腹が容易なように、先端の鋭な布鉗子(Towel clip)で一時的に閉腹し、サージカルドレープ(イソジン®含有粘着ドレープ)で覆う方法。

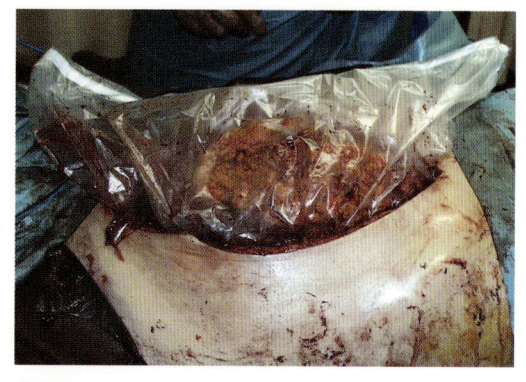

●図89　Silo‐closure●
筋膜・皮膚ともに閉鎖せず、滅菌されたプラスチックバッグ(IVH用のバッグや術中に使用する腸バッグなど)を筋膜に縫着し、腹部を閉鎖する方法。本症例では、腸バッグを使用している。バッグ開口部を閉鎖するための紐が付いており、これをゆるめることで容易に腹腔内にアプローチできる。

鎖せず、滅菌されたプラスチックバッグ(IVH用のバッグや術中に使用する腸バッグなど)を筋膜に縫着し、腹部を閉鎖する方法。腹腔内圧の上昇を防ぐことができる反面、止血目的の腹腔内パッキングが不十分となる危険がある。パッキング方法を工夫し、十分な止血が得られるように心がける。この方法の利点は、腹腔内の状況(特に腸管血流)が直視下に観察できることである。本法は、パッキング除去のsecond look operation時の閉腹法としても有用で、止血は得られたが、reperfusionによる高度の腸管拡張・後腹膜血腫などにより、閉腹が困難な際にも使用される。その場合の再手術は、十分に腸管浮腫が吸収され、一期的に筋膜閉鎖が可能となるよう、48時間〜1週間程度待つ。その時期の決定はプラスチックバッグを通して透見される腸管の状態をみつつ行われる。

E. 初回腹腔内パッキング施行例における再開腹のタイミング

　腹腔内大量出血に対する初回手術の際に、低体温、アシドーシス、凝固能障害のvicious cycleに対してDamage control strategyの一環として腹腔内パッキングが施行された場合の、パッキング後ICUでの治療は、
　①酸素運搬能(DO_2I)＞600ml/min/M^2
　②酸素消費量(VO_2I)＞150ml/min/M^2
　③血中乳酸値＜2.5mmol/l
　④深部体温＞35度
　⑤PT(プロトロンビン時間)＜1.25nl
　⑥血小板＞10万
を目標として展開する[3]。

　腹腔内パッキング後の理想的な再開腹のタイミングは、パッキング除去後の腹腔内感染性合併症への懸念から、「上記vicious cycleからの離脱後、可及的早期」ということになる。体温が回復し、上記の目標値に達するには、24〜36時間程度を要する。よって腹腔内圧上昇による有

害事象が出現しなければ、再開腹・減圧はこの時期を乗り切ってからとしたいところである。

一方、vicious cycleから離脱できない時点で、腹圧の上昇により再開腹の決断を迫られる場面も視野に入れておかなければならない。残念ながら腹腔内圧上昇による有害事象は、この時期に多発し、しかも致死的となることが多い。減圧の時期を引き延ばしつつ、手遅れとならないタイミングを把握し、再開腹を決断することがポイントであり、その意味からも表24に示した減圧処置の適応基準が重要となる。

体温が35℃以上に回復(それまでは、あらゆる手段を用いて復温に最大限の努力をする)したにもかかわらず、急速輸血(時間あたり4単位以上の輸血を3時間継続)を要する場合には、活動性出血の持続が考えられる。その際には、だらだらと輸血治療を継続することなく、緊急に止血処置を講じる必要がある。骨盤骨折や肝損傷などで既にパッキングが施されている場合には、血管造影・選択的塞栓術が、再開腹よりも優先されるべきであろう。活動性出血の持続を示唆するもう1つの所見としては、35mmHgを超える腹腔内圧の上昇(Grade Ⅳ)であり、同様に復温が完了していれば、再開腹などを考慮するべきである。

[4. 診療所では・・・]

腹部コンパートメント症候群は、受傷直後に発生することは稀であり、その前の段階で、腹腔内出血、後腹膜出血などを診断し、適切な高度医療機関へ転送されることになる。

(大友康裕)

【文　　献】
1) Saggi BH, Sugerman HJ, Ivatury RR, et al : Abdominal compartment syndrome. J Trauma 45 : 597-609, 1998.
2) Meldrum DR, Moore FA, Moore EE, et al : Prospective characterization and selective management of the abdominal compartment syndrome. Am J Surg 174 : 667-673, 1997.
3) Moore EE : Staged laparotomy for the hypothermia, acidosis, and coagulopathy syndrome. Am J Surg 172 : 405-410, 1996.

第2部 鈍的外傷

13 外出血、開放創

はじめに

　外傷による出血には、体外に直接出る外出血と体内に出血し、直接観察できない内出血がある。出血性ショックの原因検索部位として胸腔・腹腔・後腹膜腔・筋肉内が重要であることは間違いないが、忘れてならないのは受症部位からの直接外出血を起こしてショックになることである。特に動脈性出血は、初期医療現場における止血操作が救命のポイントである。また開放創は、初期診療において、損傷の程度を診断し、根本的治療の適否を判断する必要がある。同時に感染予防を徹底的に行うことも重要である。以下に初期診療における外出血・開放創の診断と処置について述べる。

［1．外傷初期診療における外出血、開放創の診断と処置］

　救急隊から搬送されてきた時点における第一印象で出血性ショックを呈し、明らかに大量外出血が認められれば、圧迫止血を行うことはいうまでもない。しかし、それ以外の状態であるならば、外出血や開放創に目を奪われることなく初期診療ABCDE（airway, breathing, circulation/hemorrhage, disability, and exposure/environment）の手順をしっかり踏まえて初期診療を行うことが大切である。

A. Primary surveyにおける外出血、開放創

　A：Air wayにおける外出血、開放創は、口腔内からの大量出血により気道閉塞が問題となる。この場合に吸引により気道が開放されない場合は、気管挿管が必要となる。気管挿管が困難なときは、止血に固執することなく外科的気道確保を行う。

　B：breathingにおける外出血、開放創は、開放性気胸が重要である。胸壁に開放創を有する例では、吸気運動に伴い胸壁開放創から激しく空気が胸腔内へ吸い込まれるのが観察される。このような創を"sucking wound"と呼び、病態的には開放性気胸である。放置すると患側肺の虚脱が進行し、著明な呼吸困難を呈するようになる。このため直ちに創を閉鎖し、胸腔ドレナージを行う必要がある。また胸部の刺創では、心タンポナーデや肺挫傷・大血管損傷などを考慮しなければならない。

　C：circulationにおける外出血、開放創は、この段階において循環に影響すると考えられる外出血は、すべてガーゼ圧迫止血を行う。この際に注意しなければならないのは、細かい開放創の観察は、secondary surveyで行うことが大切であり、この時点では行わない。見逃しやすい外出血は、開放性骨盤骨折による会陰部からの出血があるので必ず観察する。また腹部の刺創では、実質臓器損傷による腹腔内大量出血の有無を超音波検査にて確認する。

　D/Eにおいては、直接的に外出血、開放創が関与することはないが、衣服を脱がした時点で全身をもれなく観察することは重要である。

　Primary surveyにおける外出血、開放創の処置は、循環に影響がなければ圧迫止血を行う

のみとすることが大切である。もし開放創における出血がコントロールできなければ、切断肢に対するタニケットによる間接圧迫止血や鉗子による止血方法も考えられるが、伴走する神経を損傷しないよう十分に注意が必要である。

　Primary surveyで開放創が緊急手術の適応になるのは、呼吸循環動態に直接影響している心タンポナーデ・心筋損傷・気管損傷・喉頭損傷・大血管損傷などである。

B．Secondary survey における外出血、開放創

　この時点では、呼吸循環は安定しているため、頭からつま先まで、前面・背面の外出血・開放創を丁寧に観察する。

（1）頭　　部

　頭部の開放創は、毛細血管が発達しているため出血しやすい、このため頭部挫創のみで出血性ショックを起こす場合がある。また開放性頭蓋骨骨折を合併している可能性があるため、単純X線写真や頭部CTが必要となる。創の処置は、十分に洗浄した後に異物がないのを確認し縫合する。

（2）頸　　部

　外頸静脈が損傷されやすく、外出血による出血性ショックの合併頻度は高率である。総頸動脈の損傷例は病院到着前に死亡することが多く、救急室で扱う頻度は稀である。頸部の左側では胸管損傷があり、乳びの漏出を見逃さぬよう注意する。喘鳴・血痰・発語障害・皮下気腫は喉頭・気管損傷を示唆する。いずれも深部損傷が疑われる場合は、解剖学的に複雑な部位であるので、救急室で局麻下に安易に止血処置を試みるべきではない。手術室ないしは十分な器具と照明を準備したうえで、気管挿管による気道確保と全身麻酔下に創を展開することが大切である。

（3）胸　　部

　胸部の開放創で注意が必要なのは、開放性気胸や刺創による重要臓器損傷である。この場合は、十分に造影CT検査や超音波検査を行うことが必要となる。

（4）腹　　部

　腹部の開放創は、腹膜に達しているかの鑑別が重要である。救急室で局麻下に創を評価することも大切である。もし腹部に達しているならば、CT検査が必要となる。

（5）骨　盤　部

　開放性骨盤骨折の有無や、生殖器の損傷、直腸損傷も考慮しなければならないため、会陰部の十分な観察と直腸診を忘れてはならない。

（6）四　　肢

　四肢の外出血・開放創は、多くの場合は、圧迫のみで止血される。しかし大腿部の開放創では、深部静脈や動脈性出血により止血困難になることがある。この場合は、鉗子による止血操作が必要となる。次に開放創の観察は、四肢においては筋・腱・神経・血管の損傷を確認しなければならない。まず開放創より遠位部の運動機能・知覚障害の有無・末梢動脈の触知（左右差を確認することが重要）である。次に開放創の観察は、四肢においては筋・腱・神経・血管の損傷を確認しなければならない。もしこれらの損傷が認められれば緊急手術の適否を専門医にコンサルトする必要がある。

異物の有無の確認は、一般的には、皮下損傷で脂肪組織までの損傷で、創処置時に確認できる範囲であれば問題にならないが、筋膜より深い損傷は、必ずX線写真を撮影し発見する必要がある。

(7) 背　部

背部の外出血・開放創は、見逃されやすい部位である。このため、ログロール法により背面観察する際に忘れてはならない。

この部位で見逃されやすい損傷は、背部刺創・銃創・杙創などである。

C. 特殊な開放創

1) 咬　傷

咬傷は感染の危険性が高いため、開放創とし3～5日目に感染が生じていないことを確認後、創閉鎖を行うのが原則である。しかし受傷早期に十分な洗浄、デブリドマンが行われた創や、顔面のように血流の豊富な部位では一次閉鎖も可能である。もし腫脹が進行し、血流障害や運動・知覚障害が生じてきたら筋肉の壊死を防ぐため、時期を逸せず減張切開を施行すべきである。

2) デグロービング損傷

四肢が車にランオーバーされたときに、皮膚および脂肪組織と筋膜のレベルで剥奪される損傷である。一見小さな開放創であったとしても広範囲に皮下組織が損傷される場合がある。このため診断は、開放創の周囲における皮膚の異常可動性に注意する。もしデグロービング損傷であるならば、放置した場合は皮膚壊死になるため、初期診療時に手術室にて創を大きく開放し皮下の壊死組織を切除する。

3) 外傷性刺青

地面を擦るようにして受傷した擦過創では創面に泥や砂などが擦り込まれ、放置すると青色を帯びた刺青(外傷性刺青)となり、あとになっては除去するのが困難となる。受傷後早期にブラシまたはガーゼで、創面から泥・砂を完全に消えるまでこすり落とすことが大切である。

D. 特殊部位の止血方法

1) 鼻腔・咽頭腔の大量出血に対する止血方法

口腔内出血もしくは鼻出血を認め意識障害がある場合、誤嚥を避けるため気管挿管を行う。頭蓋底骨折による血性髄液を認めている場合、血清髄液をタンポンなどで止めることは禁忌とされているが出血量が多い場合は止めざるを得ない。Bellocqタンポンやバルーンカテーテルなどを用いて圧迫(図90)、ボスミン®ガーゼにて止血を試みる。難治性の出血に対して動脈塞栓術を行うこともある。また、外頸動脈を結紮することもある。外傷性鼻出血に対する動脈塞栓術は、手術では到達困難な責任血管を選択的に処置できるという利点がある。合併症として、内頸動脈系への塞栓物質の迷入、血行障害による顔面神経麻痺、口蓋や頬部の壊死や腫脹、開口障害を伴う側頭部や下顎部の疼痛、耳下腺の腫脹などが挙げられる。

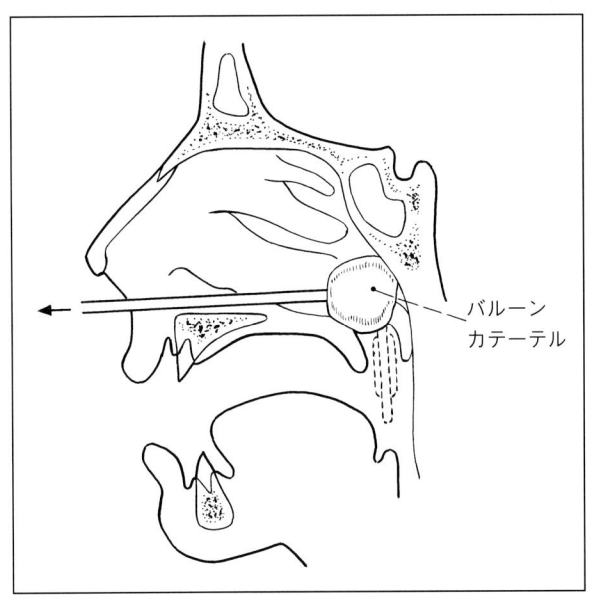

●図90　鼻出血に対するFoleyバルーンカテーテル止血法●

E. 開放創の治療

　開放創には、常に細菌が付着していることを認識しなければならない。このため放置すれば、細菌はさらに増殖するため、創がかなり汚染されてる以外は、できる限り6～8時間以内に開放創は、閉鎖すべきである。

　まず十分に創洗浄を行い、異物などを排除した後に汚染創を切除する。この場合の洗浄液は、生理食塩水および乳酸リンゲル液を使用しアルコールや石けんなどの組織を損傷させる液体の使用は避けるべきである。一次創閉鎖を行ってはいけないのは、人や動物の咬傷や圧挫創（crush injury）などである。

　感染予防の薬物療法は、創の汚染状態により、抗生剤の全身投与や破傷風トキソイドの投与を考慮する。

　もし48時間以上経過した開放創の場合は、決して一次的に創閉鎖しようとせず、外科的に汚染創を切除し、生理食塩水ガーゼで被覆する。もし感染が起こっていれば抗生剤軟膏を塗布する。これを数日間経過観察を行い感染が治まった時点で二次的創閉鎖を行う。

［2. 縫合手技］

　開放創を縫合する場合は、図91の如く死腔を残して縫合した場合は、血腫が貯留し感染部位になることがあるため、十分に皮下縫合を行う。

第2部　鈍的外傷

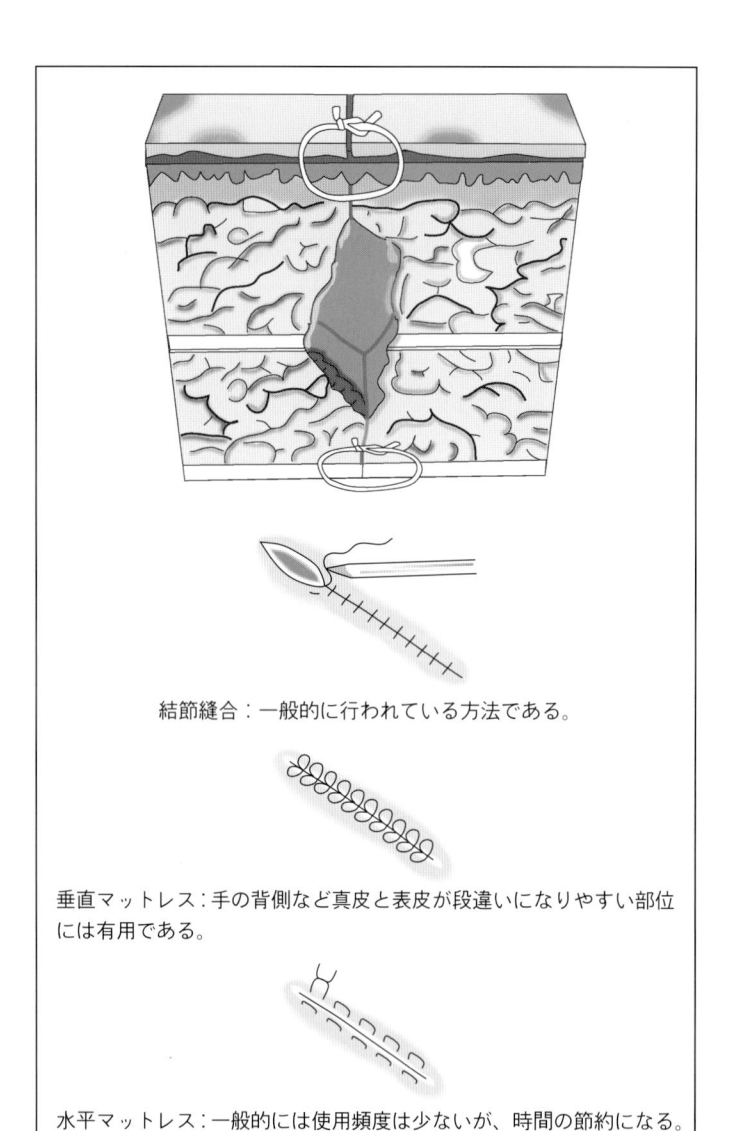

結節縫合：一般的に行われている方法である。

垂直マットレス：手の背側など真皮と表皮が段違いになりやすい部位には有用である。

水平マットレス：一般的には使用頻度は少ないが、時間の節約になる。

●図91　開放創の縫合●

[３．診療所では・・・]

　診療所における外傷の出血の対応は、まずバイタルサインの確認を行い緊急対応を行うことが重要である。創部の観察に固執して全身状態を悪化させることは決して行ってはならない。外傷の場合は、出血性ショックが原因であることが一般的であるため、まず細胞外液である乳酸リンゲル液を投与する。循環動態が不安定な場合は、圧迫止血をしながら直ちに高次医療へ転送する。
　循環動態が安定している場合は、創観察を行い、外来での創縫合のみで根本治療が可能かの適否を決定し転送または処置を行う。

（川井　真）

14 頭部外傷

はじめに

2003年「国民衛生の動向」による1～24歳における死因の第1位は不慮の事故であり、25～34歳でも第2位である[1]。その中で頭部外傷が原因とされるのは約半数といわれている。さらに、救命されたが障害や後遺症を有するのはこれらの2～10倍に達する[2]。頭部外傷の特徴は若年者に多く発生し、死亡数が多いことに加えて、障害者を支援するために多大な社会的負担が課せられることである。したがって、可能な限り死亡率を低下させ、救命された場合の後遺症を軽減することが傷病者個人はもちろん、社会に対しても大きな意味をもつと考える。

[1. 二次性脳損傷の軽減と予防]

一次性脳損傷は外傷の頭部に作用する部位、強度により決定される。したがって、受傷後の治療を担当する救急隊や医療従事者にとっては一次性脳損傷を軽減することは困難である。しかし、受傷後のさまざまな要因で生じる二次性脳損傷を最小限にすることはプレホスピタルケアや適切な初療で可能である。二次的脳損傷をきたす原因は頭蓋内因子と頭蓋外因子に分類される(表25)。

■表25 二次性脳損傷をきたす原因■

・頭蓋内因子：占拠性病変による圧迫・破壊、脳ヘルニアによる脳幹障害、脳虚血、脳浮腫、痙攣、感染
・頭蓋外因子：低酸素血症、低血圧、高/低二酸化炭素血症、貧血、高熱

(日本外傷学会外傷研修コース開発委員会：外傷初期治療ガイドラインJATEC、改訂第2版、日本外傷学会、日本救急医学会(監修)、p128、へるす出版、東京、2004より引用)

頭蓋内因子は占拠性病変(頭蓋内血腫や脳浮腫)による周囲脳実質への圧迫や損傷、それによる脳実質の虚血などである。また、頭蓋内圧亢進による脳ヘルニアからの脳幹循環障害、痙攣による低酸素状態や興奮性アミノ酸(グルタミン酸)による脳障害、髄膜炎などの感染なども二次性脳障害を引き起こす。一方、意識障害による舌根沈下、分泌物増加による気道閉塞、出血性ショックによる低血圧は脳に十分な酸素の供給が不可能となり、二次性脳損傷の頭蓋外因子として最も重要なものである。さらに、換気不全による高二酸化炭素血症による頭蓋内圧上昇や、脳幹障害の際にみられる中枢性過換気などによる低二酸化炭素血症では脳血管収縮による脳血流の低下が生じ、二次的脳損傷の原因となる。また、出血による貧血状態や高熱も頭蓋外因子として重要である。

A. 二次性脳損傷を軽減するための初療

外傷初療における外傷初期治療ガイドライン(JATEC)のアルゴリズムは生命機能を維持する根本である呼吸と循環を維持するための「蘇生」を最も重要と認識し、最優先することをポイントとしている(図92)。プレホスピタルや頭部外傷の初療においてもこの概念の導入により二次的脳損傷を少しでも軽減することが可能である。すなわち、重症と判断した際にはまずA(Airway)→B(Breathing)→C(Circulation)、すなわち呼吸と循環の評価を行い、その後にD(Dysfunction of CNS)の順に評価する。

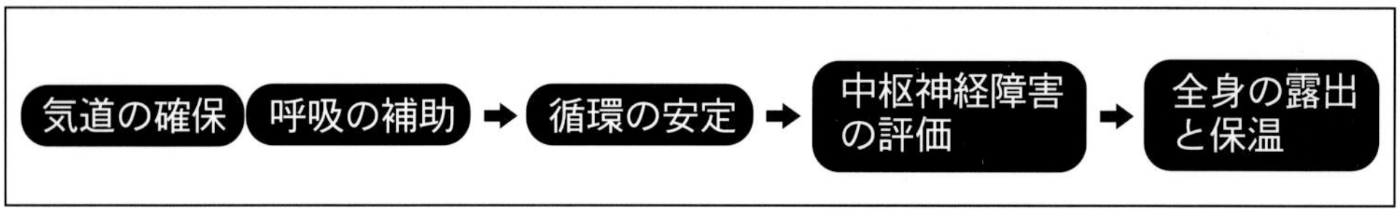

第2部　鈍的外傷

```
気道の確保　呼吸の補助 → 循環の安定 → 中枢神経障害の評価 → 全身の露出と保温
```

●図92　外傷初期治療ガイドライン（JATEC）のアルゴリズム●
（日本外傷学会外傷研修コース開発委員会：外傷初期治療ガイドラインJATEC．改訂第2版，日本外傷学会，日本救急医学会（監修），p2，へるす出版，東京，2004より改変して引用）

■表26　Glasgow coma scale■

開眼 (eye opening)	自発的(spontaneous)	E4
	言葉により(to speech)	3
	痛み刺激により(to pain)	2
	開眼しない(nil)	1
言葉による応答 (verbal response)	見当識あり(orientated)	V5
	錯乱状態(confused conversation)	4
	不適当な言葉(inappropriate words)	3
	理解できない声(incomprehensible sounds)	2
	発声がみられない(nil)	1
運動による最良の応答 (best motor response)	命令に従う(obeys)	M6
	痛み刺激部位に手足をもってくる(localizes)	5
	四肢を屈折する(flexes)	
	逃避(withdraws)	4
	異常屈曲(abnormal flexion)	3
	四肢伸展(extends)	2
	まったく動かさない(nil)	1

［2．頭部外傷の評価］

　上記のように頭部外傷治療のポイントは二次的脳損傷を予防するための呼吸、循環の維持およびその安定化の後に脳圧亢進症状や脳ヘルニア徴候を的確に診断することである。

A．Glasgow Coma Scale（GCS）の判定

　意識障害の程度を開眼状況（eye opening：E）、言葉による応答（verbal response：V）、運動による最良の運動（best motor response：M）の機能を組み合わせて点数化したものである（表26）。

　GCSでは最も重度の意識障害は3となり、意識が清明な状態は15となる。GCS評価の際に痛み刺激に対する上肢の運動で「払いのけ動作：M4」なのか「除皮質硬直の異常屈曲：M3」であるのかの鑑別に苦慮することがある。その評価は予後予想や治療選択に重大な影響を与えるので慎重でなければならないが、「払いのけ動作：M4」の場合は上腕の外転（脇をあける）を伴い、「除皮質硬直の異常屈曲：M3」では上腕の内転（脇をしめる）運動を伴うことで鑑別が可能である。

　また、左右で運動機能評価が異なる場合、最良の運動機能を採用する（vest motor re-

直(M2)で他側が除皮質硬直(M3)を呈するような症例ではM3を採用して、GCSを評価する。また、麻痺を有する症例では麻痺肢の評価をするのではなく、非麻痺肢で評価する。また、完全横断性高位頸髄損傷例では四肢や体感への痛み刺激に対する反応がなくても、三叉神経領域への痛み刺激で反応がみられることがある。このような症例では三叉神経領域への刺激により運動機能はM1とM6(指示に従って眼球や舌を動かすことができる)のいずれかにしか評価できないが、有効な刺激により開眼状態や言語機能の評価が違ってくる場合があるので注意が必要である。

なお、一般に頭部外傷においては初療時GCS 3～8を重症、9～13を中等症、14以上を軽傷と定義している。頭部外傷の80%は軽症頭部外傷とされているが、軽症でも頭蓋骨骨折を有している場合(頭蓋内出血を生じる可能性が400倍高くなる)、抗血小板剤や抗凝固療法を施行しているような症例ではその後頭蓋内出血をきたすことがあるので十分注意しなくてはならない。

B. 頭蓋内圧亢進、脳ヘルニア徴候の判断

GCS 8以下の症例、経過中にGCSが2以上低下する場合、高血圧を伴う徐脈(Cushing現象)、瞳孔不同を伴う場合は頭蓋内に重大な病変を有する可能性、あるいは脳ヘルニア徴候と判断する(切迫するD)。このような際には呼吸、循環を評価しつつ頭部CT施行の判断をすることが重要である。

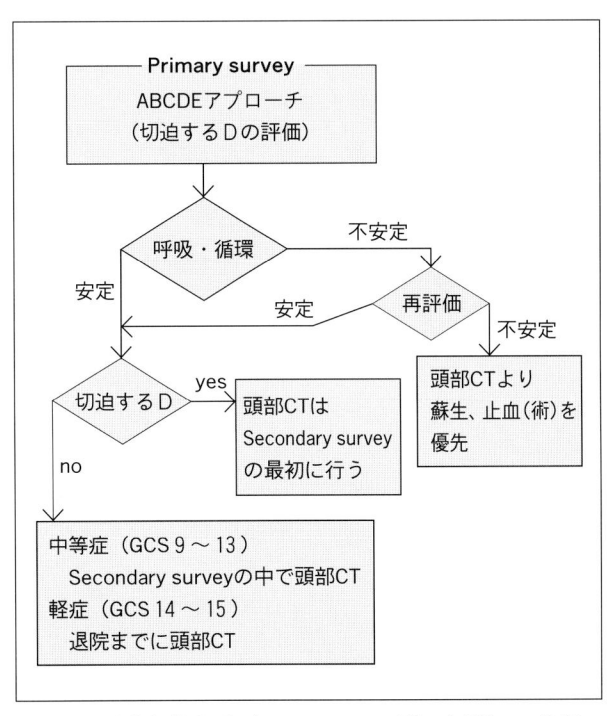

●図93 外傷初期治療ガイドラインに則った頭部CT施行のタイミング●
(日本外傷学会外傷研修コース開発委員会:外傷初期治療ガイドラインJATEC. 改訂第2版, 日本外傷学会, 日本救急医学会(監修), へるす出版, 東京, 2004より引用)

C. 頭部CT施行の判断

診断や治療に際して重要なのが頭部CT所見である。しかし、図93のアルゴリズムに記載したように呼吸、循環が安定しない症例に対して画像診断のために頭部CT室に搬送することは結果的に二次的脳損傷を悪化させることになり、行うべきでない。例えば、輸液にて循環が安定せず、出血性ショックを合併した多発外傷では止血操作を優先すべきである。

[3. 分　　類]

頭部外傷の分類では、Gennarelliらの分類(1984)(表27)[3]やMarshallらのTraumatic coma data bank(TCDB)(1991)(表28)[4]の分類が使用されることが多い。前者は臨床症状、すなわち意識障害の程度や時間に画像診断を加味した分類法であるが、後者は主として初回CTによる頭蓋内病変に関する分類法である。本稿ではGennarelliらの分類に基づき頭部外傷の病態について解説し、最近広く用いられるようになってきたTCDB分類についても解説を加える。

A. 頭蓋骨骨折(skull injury)

頭蓋骨骨折自体が意識障害の原因となることはない。しかし、それに付随して生じる急性硬膜外血腫や開放性頭蓋陥没骨折、視束管骨折による視神経損傷の際には、手術適応となる場合があるので注意が必要である。

頭蓋骨円蓋部の線状骨折は頭部単純撮影にて診断可能な場合が多い。一方、頭蓋骨陥没骨折の場合は、その程度や脳実質損傷の程度などは頭部単純撮影では十分な情報が得られず、CTによる診断と評価が重要である(図94)。また、頭蓋底骨折の場合は、頭部単純撮影や通常のCTでの診断が困難で、臨床症状から診断される場合が多いとされている。

したがって、急性期にはBattle's sign(図95)やblack eye(図96)、あるいは髄液漏などの臨床症状で診断する場合が多い。しかし、核磁気共鳴装置(MRI)を使用すると、頭蓋底骨折を間接的に診断することが可能である。MRIは、頭蓋底骨折にて生じた二次的な出血や髄液漏をT2延長領域として描出するためにその診断が容易であるが外傷初療の画像診断としては必須ではない。ちなみに、髄液漏の経路も診断が可能であり、髄液漏の外科的な治療の際にも有用である(図97)。また、最近広く施行されるようになったヘリカルCTによる三次元CT画像も頭蓋底骨折の診断に応用されている(図98)[5]。

■表27　頭部外傷の分類■

1. Skull injuries
   1) Vault fracture
      Linear
      Depressed
   2) Basilar fracture
2. Focal injuries
   1) Epidural hematoma
   2) Subdural hematoma
   3) Contusion
   4) Intracerebral hematoma
3. Diffuse brain injuries
   1) Mild concussion
   2) Classical cerebral concussion
   3) Prolonged coma
      Mild diffuse axonal injury
      Moderate diffuse axonal injury
      Severe diffuse axonal injury

(Gennarelli, 1984)

■表28 traumatic coma data bank (TCDB) 分類■

Category	Criteria
Diffuse injury I	No visible pathology seen on CT.
Diffuse injury II	Cisterns are present with shift 0〜5 mm. No high or mixed density lesion >25cm³. May include bone fragments and foreign bodies.
Diffuse injury III (swelling)	Cisterns compressed or absent. Shift 0〜5 mm. No high or mixed density lesion >25cm³.
Diffuse injury IV (shift)	Shift > 5 mm. No high or mixed density lesion >25cm³.
Evacuated mass lesion	Any lesion surgically evacuated.
Nonevacuated mass lesion	High or mixed density lesion >25cm³ not surgically evacuated.
Brain dead	No brainstem reflexes. Flaccid. Fixed, nonreactive pupils. No spontaneous respirations with normal PaCO₂. Spinal reflexes are permitted.

(Marshallら, 1991)

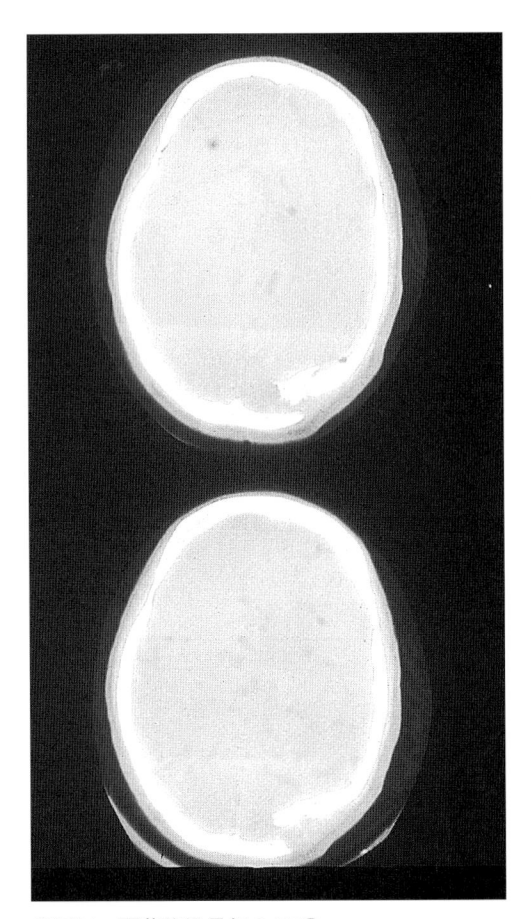

●図94 頭蓋陥没骨折のCT●
骨片は頭蓋骨の厚みより深く陥没し、脳実質を損傷している可能性が示唆される。

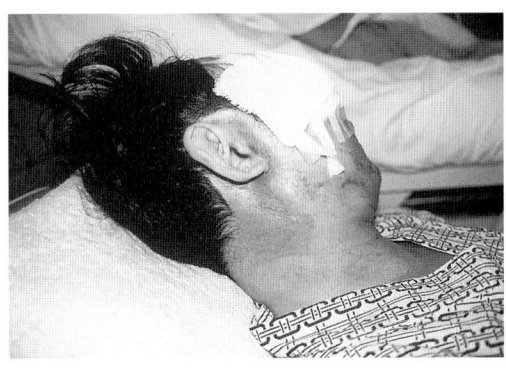

●図95 Battle's sign●

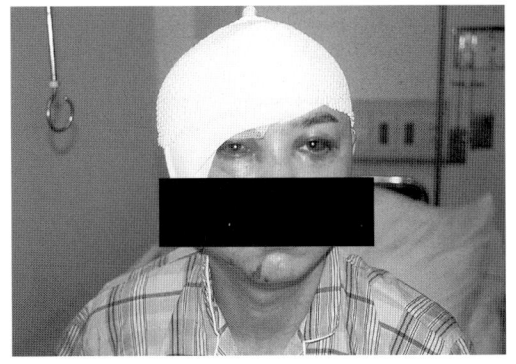

●図96 black eye●

第2部　鈍的外傷

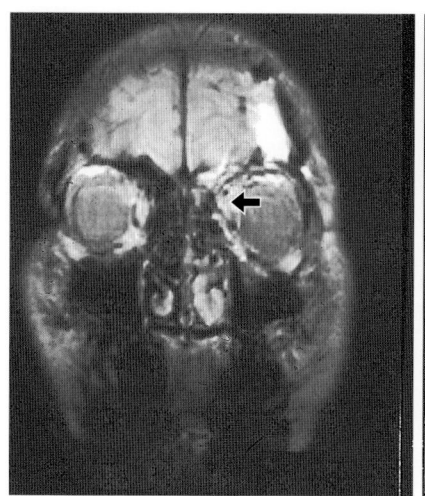

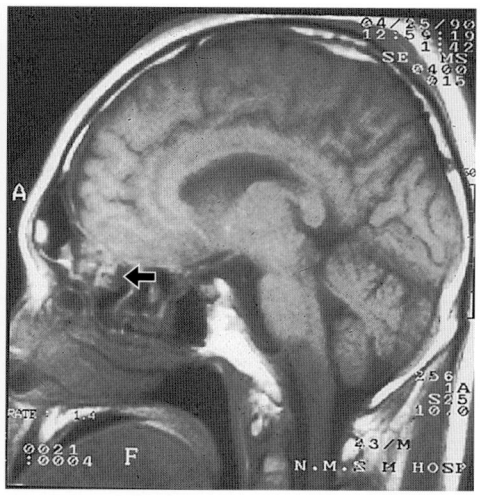

●図97　前頭蓋底骨折の髄液漏●
（高信号領域として描出：矢印）

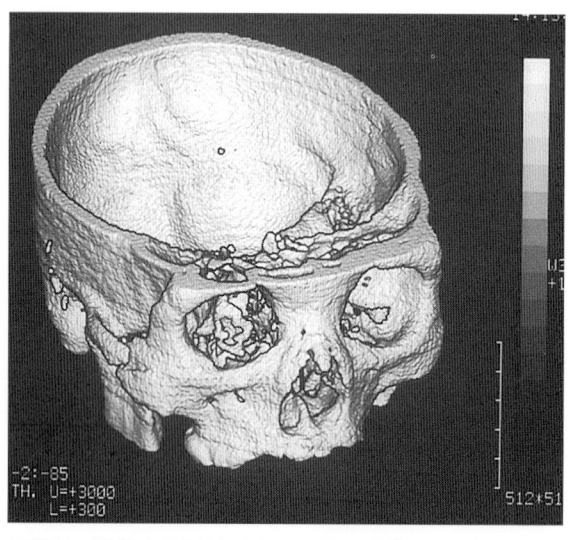

●図98　頭蓋底骨折（矢印）の三次元CT●

B. 局所性脳損傷（focal brain injury；FBI）

頭蓋の特定部位を強打した際に生ずる病態で、従来から広く使用されている外傷分類である。

1）急性硬膜外血腫（acute epidural hematoma）

頭蓋骨と硬膜の間に生じる硬膜外血腫は特徴的な臨床経過、すなわち意識清明期（lucid interval：受傷後の意識障害は、その後いったん回復するが、再び高度の意識障害を呈する。この意識が一度回復した時期をいう）が存在することで知られている。頭蓋骨と硬膜は強固に癒着しているので、血腫は圧排性に増大し、その形状はレンズ型を呈する（図99）。硬膜外血腫の出血源は、硬膜の動静脈あるいは骨折部の頭蓋骨である。頭蓋骨骨折では常に本血腫の発生に留意が必要である。

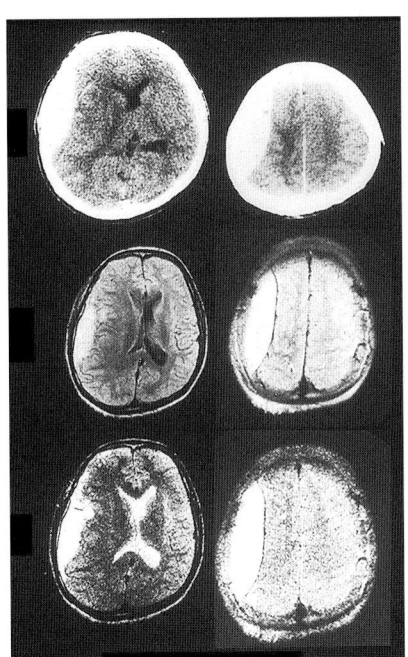

●図99　急性硬膜外血腫●
血腫はレンズ型を呈している。
（CT：上段、MRI：中段、下段）

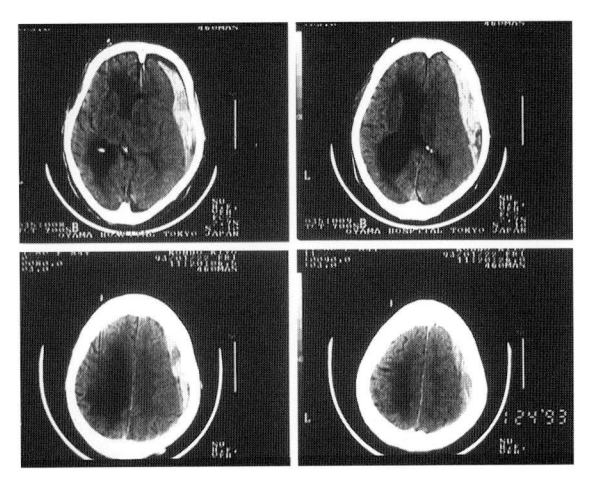

●図100　急性硬膜下出血●
血腫は三日月型を呈している。

2）急性硬膜下血腫（acute subdural hematoma）

　硬膜とくも膜の間に生じる硬膜下血腫は三日月型に増大する。血腫の出血源は、脳表と静脈洞を連絡する架橋静脈（bridging vein）や脳表面の動静脈であるために、脳自体の損傷、すなわち脳挫傷を伴うことが多く、予後は急性硬膜外血腫と比較すると不良である。
　CTでは、硬膜下腔に三日月型の高吸収域として描出される（図100）。脳表の動静脈のみの損傷で生じた場合を単純型急性硬膜下血腫というのに対して、広範な挫傷脳を背景とし、脳挫傷を伴う場合を混合型急性硬膜下血腫と表現する場合もある[6]。前者は適切な治療にて良好な予後が期待できるが、後者の場合は後遺症として神経学的な脱落症状を伴うことが多い。

3）脳挫傷（cerebral contusion）

　脳挫傷は、脳実質が外傷により直接あるいは間接的に損傷された結果生じるものである。
　多くは小出血を伴うが、これらの小出血が癒合して大きな血腫を伴うことがある。この場合を脳挫傷性血腫（contusional hematoma）というが、実際は次に述べる外傷性脳内血腫との鑑別は困難である。CTではこのような血腫のほかに脳浮腫の合併のため高吸収域と低吸収域が混在するsalt and pepper appearanceを呈する。

4）外傷性脳内血腫（intracerebral hematoma）

　外傷性脳内血腫は、前頭葉や側頭葉に好発するが、多くは脳挫傷や硬膜下血腫など合併損傷を有し、単独にて生じることは少ない。血腫の部位によりその症状はさまざまである。すなわち、優位半球前頭葉や頭頂・側頭葉に生じた際には、対側の片麻痺のほかに失語症や

Gerstmann徴候(手指失認、左右失認、失計算、失書)などの高次機能障害も出現する。

また、受傷後早期のCTにて血腫が確認されず、その後の経時的CTにて血腫が確認される遅発性外傷性脳内血腫(delayed traumatic intracerebral hematoma；DTICH)の存在も念頭に入れておかなければならない(図101)。

C. びまん性脳損傷(diffuse brain injury)

頭蓋内出血や脳表の脳挫傷が軽微であるにもかかわらず、意識障害が高度な病態の存在が以前より知られていたが、これらはびまん性脳損傷として分類される。外傷形態としては、回転加速度による脳組織のズレの力(剪断力)による損傷で好発する。例えば、若年者でヘルメットを装着したオートバイ外傷に多い。脳実質は一様の密度を有するものでないため、回転加速度にて大脳白質、脳室上衣下、脳梁部、大脳基底核あるいは脳幹部背側と周囲の脳組織との間に剪断力が生じ、これらの部位の神経線維(軸索)に断裂が認められる(図102)。

びまん性脳損傷は極めて広い概念を有している。脳振盪群のような意識障害が一過性でなんら神経学的脱落症状を呈さない軽症例や、脳幹部症状を呈し高度の意識障害が遷延するびまん性軸索損傷重症例まで、その重症度はさまざまである。

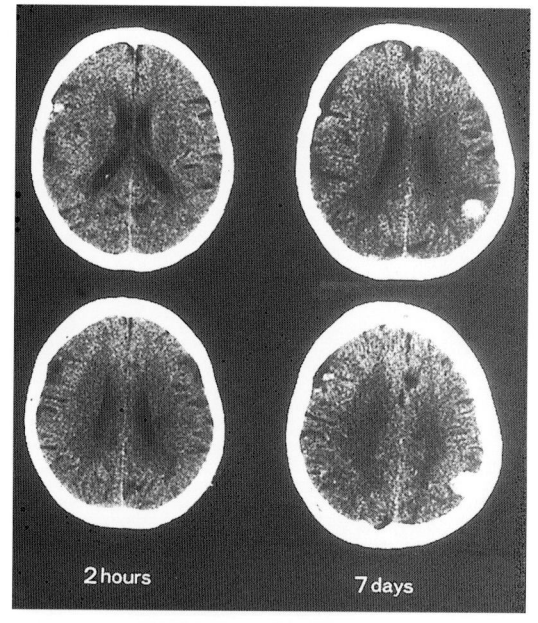

●図101 遅発性外傷性脳内血腫●
入院時のCTにて描出されていない血腫(左列)が、その後の経時的CTにて確認された(右列)。

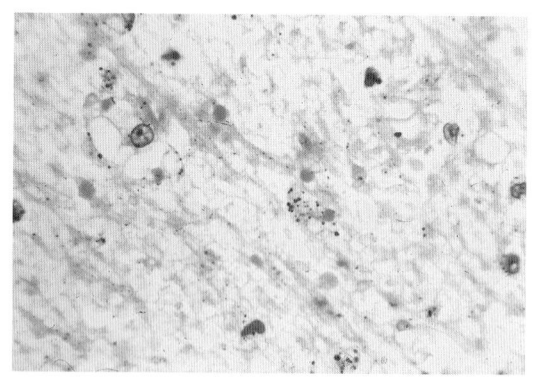

●図102 びまん性軸索損傷の病理像●
軸索の損傷がaxon retraction ballとして認められる。
(日本医科大学脳神経外科　志村俊郎助教授のご提供による)

1)脳振盪(cerebral concussion)

受傷直後は意識障害を有するが、受傷後6時間以内に意識が回復する症例をいう。多くは、肉眼的にも顕微鏡的にも特異的な形態変化はない。受傷直後の意識障害に関しては種々の仮説が唱えられているが、外傷による脳幹網様体の一時的な虚血であるとされている。頭部CTではなんら所見を認めないが、MRIを施行すると可逆性の病巣を大脳白質や脳室上衣下に認めることがある(図103)。

3. 救急処置各論－14. 頭部外傷

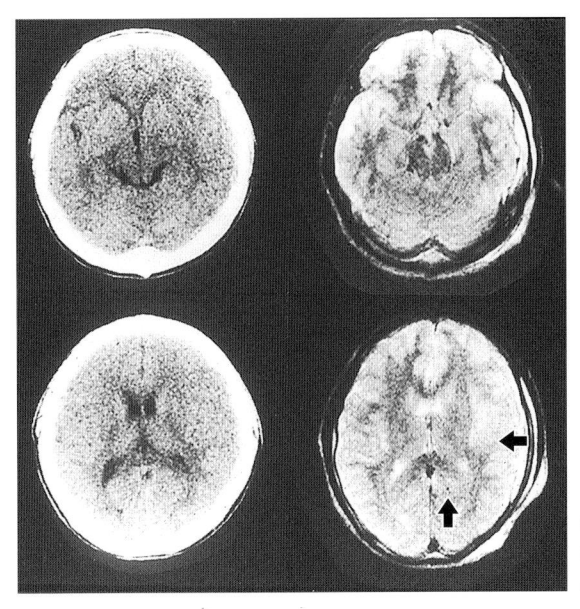

●図103　脳振盪症例のMRI●
CTでは描出されない病巣が、MRIでは大脳皮質や脳室上衣下に認められた(矢印)。

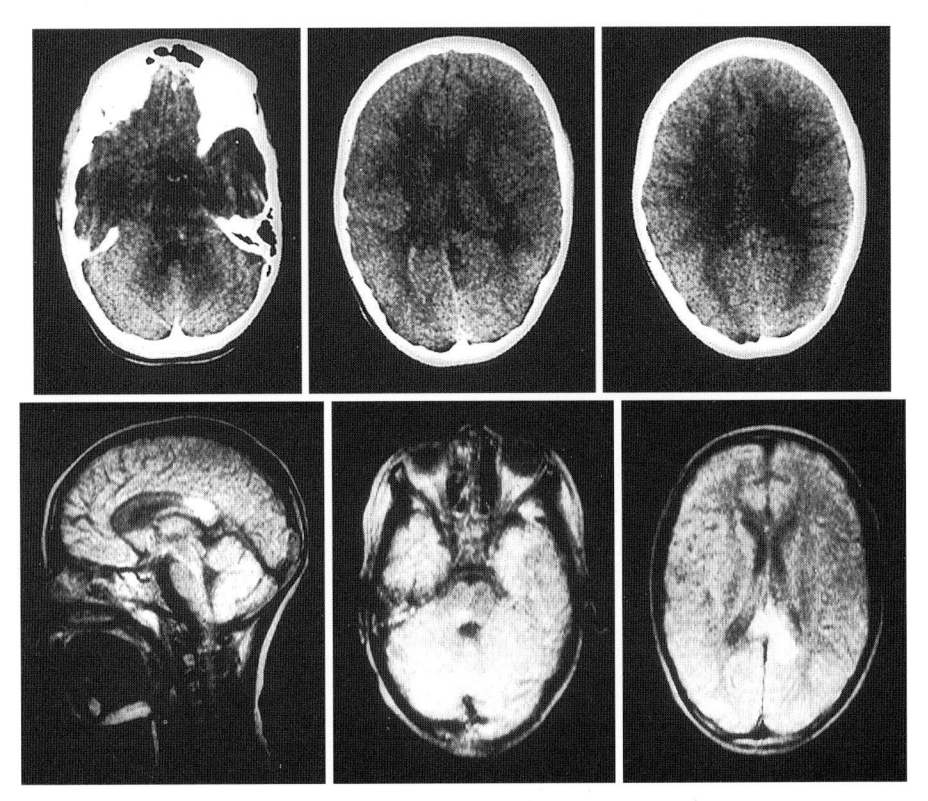

●図104　びまん性軸索損傷のCT、MRI●
CT(上段)では明らかな病巣が認められないが、MRI(下段)では脳梁部、脳幹部にT2延長域として病巣が描出された。

2）びまん性軸索損傷(diffuse axonal injury)

本症は高度の意識障害と重症型では、その特徴的なCT所見で診断される。すなわち、CT上で大脳白質、脳梁部、大脳基底核、脳室上衣下または脳幹背側に点状出血を認め、前述のような局所性脳損傷が存在することは少ない。しかしながら、軽症型や中等症型では出血を伴うことは少ないので、CTによる病巣診断は困難であり、このような際にはMRIによる診断が有用であるとされる(図104)。

D. TCBD分類

Marshallら[7]は、頭部外傷急性期の病態を初回CT所見から表29の如くに分類した。入院時の頭蓋内圧と予後が相関するとして、CT上で頭蓋内圧の高低を示唆する所見、すなわちdiffuse injuryでは脳底槽の描出度、局所性の病巣は正中線構造の偏位の程度によって分類している。

> **MEMO ①**
> 表29に示したように、当施設にて経験したびまん性損傷をGenarelliらの分類とTCDB分類で比較すると、Genarelliらの分類で軽症、中等症のびまん性軸索損傷はTCBD分類ではⅠ、Ⅱ型に相当した。一方、重症びまん性軸索損傷ではⅠ型はなく、Ⅲ型、Ⅳ型も存在した。
>
> ■表29　びまん性軸索損傷におけるGennarelli分類とTCDB分類■
>
> | Gennarelli \ TCDB | Ⅰ | Ⅱ | Ⅲ | Ⅳ |
> |---|---|---|---|---|
> | mild DAI | 4 | 10 | 0 | 0 |
> | moderate DAI | 3 | 14 | 0 | 0 |
> | severe DAI | 0 | 16 | 2 | 2 |
>
> TCDB : Traumatic Coma Data Bank,
> DAI : diffuse axonal injury

[4. 治　　療]

頭部外傷の治療目的は、外傷の結果生じる頭蓋内圧亢進状態の改善や、二次的な神経損傷を最小限にすることである。その手段には保存的な方法と外科的な方法が存在するが、それぞれ優れた点や限界も存在し、両者を組み合わせて治療することも多い。

A. 保存的治療

頭蓋内圧を正常化させるためには、頭蓋内圧を上昇させている病態を正確に把握することが重要である。頭蓋内圧は、次の公式に示す要素で規定される(Monro‐Kellie's doctorine)。

$$Vic = Vbr + Vbl + Vcsf(+Vl)$$

　　　Vic　：頭蓋内容積(intracranial volume)
　　　Vbr　：脳容積(brain volume)
　　　Vbl　：頭蓋内血液量(blood volume)
　　　Vcsf：頭蓋内髄液量(cerebrosoinal fluid volume)
　　　Vl　 ：頭蓋内病変(lesion volume)

したがって、頭蓋内圧の上昇は上記のいずれかの要素が増大することで生じ、逆にこれらの容積のいずれかを減少させることで頭蓋内圧を低下させることが可能である。

1）脳容積減少による方法
(1)高浸透圧利尿剤の投与
　頭蓋内圧のコントロールに最も頻繁に使用される方法である。浸透圧の差から間質内あるいは細胞内の水分を血管内に移行させ、脳容積を減少させて頭蓋内圧を低下させる。マンニトールおよびグリセオールが代表的で経静脈的に投与する。投与量はマンニトールおよびグリセオールともに1回量として0.5g/kgを約10～30分間で投与し、4～8時間ごとに繰り返し投与する。

(2)ステロイドの投与
　ステロイドの作用としての抗炎症作用による細胞膜の安定化が、血液脳関門の防衛や修復あるいは脳血管における透過性亢進の防止に作用するものと推察されている。しかし、重症頭部外傷治療・管理のガイドライン（日本神経外傷学会2001年）ではステロイドの有効性はないと記載されている。

(3)輸液・栄養の管理
　過剰な脱水状態は、電解質異常、尿量の減少など全身的な影響や脳代謝自体にも悪影響を及ぼすことが指摘されているが、過剰な輸液は脳浮腫を増悪させ、頭蓋内圧亢進を招く。輸液量の目安としては、vital signが安定化している際には尿量を0.5～1.0mg/kgとする。

2）頭蓋内圧血液量減少による方法
(1)呼吸管理
　低酸素血症は脳浮腫をさらに増悪するため、適切なPaO_2の維持(80～120mmHg)は重要である。したがって、意識障害の高度な症例には躊躇なく気管挿管を行い呼吸管理を行うことが必要である。また、$PaCO_2$を35mmHg前後の軽度過換気療法を行う。動脈内炭酸ガス分圧が低下すると、脳血管は収縮、すなわち脳血管床が減少し、その結果頭蓋内圧が低下する。しかし、過度の過換気状態は脳血流の低下を招き有害[2]であるが、内頸静脈酸素飽和度(SjO_2)を測定することで至適$PaCO_2$が選択できる（後述）。前述のガイドラインでは、軽度過換気療法は継続的に行うべきでないと記載している。

(2)頭部の挙上
　頭部を心臓の位置よりも挙上することで頭蓋内の静脈圧を低下させ、頭蓋内血液量を減少させ頭蓋内圧を下降させる。頭部を15～30°挙上させるsemi-Fowler体位にする。しかし、これ以上頭部を挙上すると、脳平均動脈圧と頭蓋内圧の差（脳灌流圧、cerebral perfusion pressure；CPP）が低下して逆効果である。

(3)バルビツレート療法
　特に頭部外傷後や全脳虚血後の脳浮腫に対して頻繁に使用されてきた。バルビツレートは脳代謝を低下させ、その結果脳血流が減少して頭蓋内圧を下降させるとされているが、そのほかにもfree radical scavengerとしての作用も注目されている。

(4)低体温療法
　神経細胞障害は、脳代謝と脳血流のアンバランスによって悪化する。脳代謝に見合った脳血流が存在しない頭蓋内環境では脳虚血状態となり、二次的な脳損傷をさらに増強する。低体温状態は脳代謝と脳血流を同時に低下させ、脳浮腫に対する治療法として再認識されつつある。

最近は33～34℃の軽度低体温療法が次第に普及しつつある。しかしながら、感染症（免疫力低下）、心機能低下、凝固障害、電解質異常などその合併症対策に十分留意しなければならない。

B. 外科的治療

1）頭蓋内髄液減少による方法

髄液は1日約500ml脳室内の脈絡叢より産生されるが、その髄液を頭蓋外に排除することで頭蓋内圧をコントロールする方法である。多くの場合は脳室ドレナージ法が選択されるが、頭蓋内占拠性病変で正中偏位している症例や、頭蓋内圧亢進のため脳室系が圧排縮小化している症例では脳室に穿刺することが困難である場合もある。

2）頭蓋内病変の除去

占拠性病変としての血腫や挫傷脳を原因とする脳浮腫を外科的手術により除去することで頭蓋内圧の低下を図る。その際、頭蓋内圧が高値であるほど、占拠性病変の除去による減圧効果は大である[8]。本法には、脳実質外に存在する血腫を除去し骨弁を除去する外減圧法と、脳実質内に存在する血腫や挫傷脳を除去する内減圧法がある。

C. 手術適応

頭蓋内圧亢進の原因が外傷による脳実質外の血腫で、しかもそれが上記の如くの保存的治療では、頭蓋内圧の制御が困難であると推察される場合は外科的な治療を選択する。硬膜外血腫や脳挫傷を伴わず出血の原因が脳表の小動静脈である単純型の硬膜下血腫がこれに相当する。

しかし、脳挫傷を原因とする脳浮腫やそれに合併する硬膜下血腫（混合型）に対して外科的減圧術が第一選択になりうるかは議論の多いところである。外科的減圧術を強調する意見の根拠は、頭蓋内圧が高値であればあるほどその効果は大きいため、占拠性病変を除去することで頭蓋内圧の正常化を図るというものである。その際、単に血腫を除去するだけではなく、挫傷脳を広汎に除去する内減圧術の有用性を強調する意見も存在する。挫傷脳は血管透過性亢進によ

MEMO ②

われわれは、SjO_2の推移を表30の如く4型に分類して、その病態と予後との相関について考察した。Ⅰ群はSjO_2の値が終始60～80％の正常範囲内で推移する症例、Ⅱ群はSjO_2が経過中に50％以下に低下するものの、その後正常値に復する症例、Ⅲ群はSjO_2が各種治療に反応せず最終的に90％以上となる症例、Ⅳ群はSjO_2が最終的に50％以下となる症例である。

Ⅰ群の予後が良好であったのは脳酸素代謝に見合った脳血流が存在したためと考えられる。また、SjO_2の値は変動しても、各種治療にてその値が正常に復したⅡ群の場合も予後が良好であったのは、治療に対し脳実質の反応性や頭蓋内血管のCO_2反応性が保たれていたためと考えられる。一方、極端な充血状態や虚血状態が持続したⅢ群やⅣ群では全例が死亡し、治療の限界を示唆した。

■表30　SjO_2の推移と予後■

Group	Good	Poor	Dead	Total
Ⅰ	8	9	0	17
Ⅱ	6	9	0	15
Ⅲ	0	0	6	6
Ⅳ	0	0	10	10
Total	14	18	16	48

> **Note 1　米国における頭部外傷治療のガイドライン**
>
> BullochとChesnutら(1996)は、Glasgow Coma Scale 3～8の重症頭部外傷の治療に関してevidence-based medicineに基づいてガイドラインを作成した[10]。その中で特に過換気療法の弊害について言及し、過度な過換気療法は脳血流を低下させると強調した。また、脳灌流圧(cerebral perfusion pressure；CPP)の重要性も指摘し、CPPが70mmHg以上の管理をすべきであるとしている。また、予後を不良とする因子の1つとして急性期の脳虚血を挙げ、平均血圧を90mmHg以上を維持することの重要性を指摘している。また、PaO_2は60mmHg以下にしないように留意すべきとしている。

る脳浮腫の原因となるばかりでなく、挫滅脳組織自体に発生した細胞膜透過性亢進による細胞内水分貯留が脳浮腫の原因となる。このような機序で局所に生じた脳浮腫が近接する脳組織を圧迫し、二次的な脳灌流圧の低下を招き、局所脳虚血から脳浮腫に至るといった悪循環が生じるからである。すなわち、挫傷脳はそれ自体に存在する脳浮腫に加えて近接する部位の二次的な脳浮腫の原因となる[9]。したがって、挫傷脳を除去することで二次的な脳浮腫自体も予防することができるとの主張が、外科的減圧術を強調する論拠である。

一方、保存的療法を強調する根拠としては2つの点が挙げられる。第一は外科的減圧術の後に新たな脳内血腫や急性脳腫脹の可能性、第二には最近の保存的治療の進歩、である。しかし、減圧後の血腫や急性脳腫脹は減圧術を施行しなくても発生した可能性は否定し切れず、減圧術の直接関与か否かは議論の多いところである。また、外減圧に伴う脳実質の非生理的な偏位も血腫や脳浮腫発生に関係している。

脳浮腫が挫傷脳から二次的脳損傷の結果なのか、脳虚血状態や脳充血によるものかを判断し治療することが重要である。すなわち、脳浮腫の原因が前者で、かつ5mm以上の正中偏位が存在すれば外科的減圧術をまず考慮し、後者の場合は脳酸素代謝と脳血流を考慮に入れた治療法を選択する。実際には、上記のような外科的減圧術や保存的療法にはそれぞれ限界が存在するため、それらを組み合わせて治療することが多い。

頭部外傷で緊急開頭術の適応となるのは、①脳ヘルニア徴候、あるいは脳ヘルニアを生じる可能性がある症例、②開放性頭蓋陥没骨折、③視神経管損傷による視神経損傷例、である。①の脳ヘルニア徴候とは瞳孔不同、片麻痺、頭蓋内占拠性病変が原因と考えられる意識障害、除皮質硬直、除脳硬直などである。②に関しては頭蓋内感染の危険性から緊急手術の適応と考えられ、③は視神経管骨折にて生じる骨片や血腫による二次的な視神経損傷に対する予防の点から緊急手術の適応となることがある。

D. 脳酸素代謝・脳血流を考慮した治療法

内頸静脈酸素飽和度(SjO_2)は、脳酸素代謝と脳血流の比でその値が決定される[10]。正常の状態ではSjO_2は60～80%で推移する。一方、SjO_2が低値を示す場合、脳血流に比し脳代謝が亢進しているか、あるいは脳代謝に比し脳血流が低下している脳虚血状態を示している。したがって、その治療法としては脳血流を増加させ脳代謝を抑制する方法を選択する。具体的には、過度の過換気療法を解除し、バルビツレート療法や脳低体温療法を考慮する[11]。逆に、SjO_2が高値を示すのは、脳血流に比し脳代謝が低下しているか、脳代謝に比し脳血流が増加している脳充血を示している。

重症頭部外傷の初期治療はこれらの治療法を組み合わせ、二次的脳損傷を最小限にすることを目的としている。

まとめ

重症頭部外傷後の意識障害は、一次的な脳組織の損傷に由来する場合と二次的な圧迫や血流障害により生じる場合がある。治療の目的は、二次的損傷を最小限にすることである。そのためには、頭蓋内圧、脳血流や脳酸素代謝などを考慮し、どの治療法が最も有効であるかを確認しながら治療することが必要と考える。

（横田裕行）

【文　献】

1) 厚生統計協会：国民衛生の動向 50(9), 2003.
2) 日本外傷学会外傷研修コース開発委員会：外傷初期診療ガイドラインJATEC. 改訂第2版, 日本外傷学会, 日本救急医学会(監修), へるす出版, 東京, 2004.
3) Gennarelli TA : Emergency department of head injuries. Emerg Med Clin North Am 2 : 749-760, 1984.
4) Marshall LF, Marshall SB, Klauber MR, et al : A new Classification of head injury based on computerized tomography. J Neurosurg 75(suppl) : 14-20, 1991.
5) 横田裕行, 中沢省三, 小林士郎, ほか：頭蓋底骨折の診断におけるmagnetic resonance imagingの有用性. 日救急医会誌 1 : 98-102, 1990.
6) Jamieson KG, Yelland JDN : Surgically treated traumatic subdural hematoma. J Neurosurg 37 : 137-149, 1972.
7) 横田裕行, 布施 明, 二宮宣文, ほか：重症頭部外傷における低体温療法時の循環・呼吸合併症. 脳神経ジャーナル 7 : 9-13, 1998.
8) Langfitt TW, Tannabaum HM, Kassel NF, et al : Acute intracranial hypertension. cerebral blood flow and EEG. EEG clin Neurophysiol 20 : 139-148, 1966.
9) 片山容一, 前田 剛, 吉野篤緒：脳挫傷の示すmass effectにおける壊死組織への水分貯留の役割. 神経外傷 17 : 49-52, 1994.
10) Cruz J : An additional therapeutic effect of adequate hyperventilation in severe acute brain trauma ; Normalization of cerebral glucose uptake. J Neurosurg 82 : 379-385, 1995.
11) Yokota H, Yamamoto Y, Nakabayashi M : Continuous monitoring of jugular oxygen saturation in neuro-surgical intensive care units. Neurochemical monitoring in the intensive care unit, pp98-104, Springer, 1995.
12) Bulloch R, Chesnut RM, Clifton G, et al : guidelines for the management of severe head injury. European J Emergency Medicine 2 : 109-127, 1996.

15 顔面外傷

はじめに

顔面外傷では、吐物・異物・血液の貯留、舌根の沈下、顎骨の転位、浮腫などによる気道閉塞により生命の危険が生じることがあるので注意を要する。また、時に顎顔面骨骨折部位からの大量出血もみられるため、顔面局所の状況にとらわれず、全身状態の把握が重要である。顔面の損傷は初期治療の良否がその後の機能的、審美的予後を大きく左右する。特に顔面は機能的あるいは審美的障害が残遺した場合、患者の精神的かつ社会生活上の苦痛が多大となるので、その治療にあたっては他部位の損傷に比較して、より繊細かつ慎重な対応が必要である。また顔面・口腔領域は、顎骨、歯などの特殊な組織や解剖学的に複雑な構造が存在するため、外傷治療にあたっては口腔外科などの専門的知識と技術が欠かせない。

[1. 受傷機転]

顔面外傷の受傷機転としては、交通外傷、スポーツ外傷、産業外傷などに分けられる。近年、交通事故が減少傾向にあるにもかかわらず、いまだ交通外傷が顔面外傷の原因のトップである。ちなみに、県立広島病院救命救急センターの顔面外傷症例の81.9%が交通外傷を原因としていた。過去の報告でも、受傷原因の概ね60%以上を交通事故が占めており、ことに自動車事故では頭部、顔面部の損傷が約70%にみられるといわれている。自動車事故では、運転手と比べて同乗者の事故、すなわちGuest passenger injuries(Windshield injuries)が比較的軽微な事故でも発生し、治療に際し創の複雑性、ガラス片の埋入、変形治癒などの大きな問題を引き起こしてくる(図105)。

また、著者の統計では顔面外傷を認めた重度外傷患者の半数以上に四肢や骨盤の損傷が合併し、約3割に頭部損傷、胸部損傷を合併していた。見かけ上重症感が強い顔面の損傷に目を奪われることなく、他部位の損傷に十分な注意を払うことが重要である。

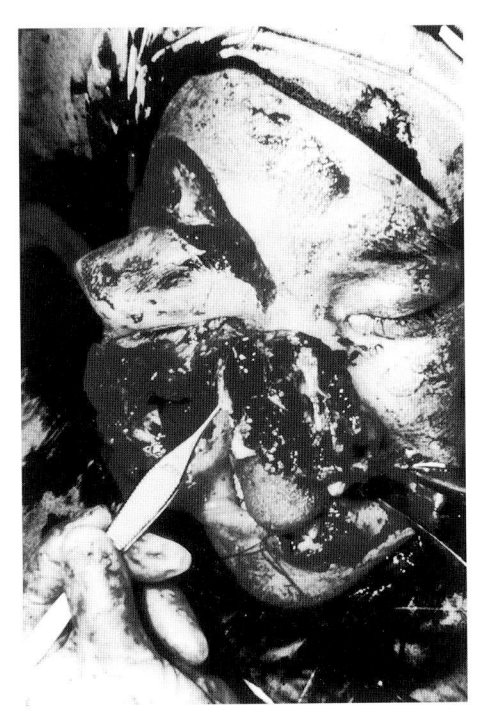

●図105 Windshield injuryの症例●
複雑かつ高度の裂創、挫創がみられる。

[2. 分類]

大きく顔面軟部組織損傷と顔面骨骨折に分けられる。顔面の創の性状により切創、挫創、剥

脱創(擦過創)、刺創、裂創、皮膚欠損創などに分類し、それぞれ治療時の対応が異なってくる。顔面骨骨折では、臨床的に上、中、下の3部分に分け、上1/3は前頭部、眼窩上半部、中1/3は頬骨、眼窩底、上顎骨、鼻骨、上顎歯槽骨などが含まれ最も複雑である。下1/3は下顎骨であり、唯一運動する骨である。上顎骨骨折に対しては一般にLe Fortの分類を用いるが、Ⅰ、Ⅱ、Ⅲ型が合併していることも多い。

[3．検査と診断]

A．問　　診

受傷原因、状況などを詳細に聴取する。これにより外力の加わった部位や方向を推測し、骨折部位や程度の予測につながってくる。また、患者の訴えのうち、疼痛部位、開閉口痛、咬合障害、複視、知覚鈍麻、臭覚異常などは骨折の有無や部位の特定に役立つ。

B．軟部組織損傷

顔面軟部組織損傷は多くは視診で明らかである。血液、吐物、分泌物、異物などを可及的に取り除き観察する。口腔内損傷は口唇から咽頭部に至るまで注意深く観察しないと思わぬ損傷の見逃しを起こす。

【診断のポイント】

　軟部損傷において特に見逃してならないのは、眼窩部においては、眼球損傷、涙道損傷、眼瞼欠損、上眼瞼挙筋損傷で、これらについては一次的修復が必要である。眼球では角膜の剥脱創、裂創、異物などとともに、前房内出血に注意を要する。涙道損傷が疑われたら、涙点よりブジーを挿入し、創内へ出るかどうかで涙小管の損傷を確認する。眼瞼については、眼瞼の裂創部分の創縁を注意深く寄せて、欠損の有無を確認する。上眼瞼の深い裂創では、上眼瞼挙筋の付着部である瞼板と内・外側の眼瞼靭帯を目標に上眼瞼挙筋の損傷を確認する。
　また、頬部においては、耳下腺管損傷と顔面神経損傷に特に注意する。耳下腺管は咬筋の上、上唇中央と耳珠を結ぶラインの中央1/3のあたりを走行しているので、この部分の損傷のときは、創内から透明な唾液の流出がないか確認する。また、耳下腺を圧迫し唾液の流出を確認したり、口腔内の耳下腺管開口部からブジーを挿入し損傷を確認する。顔面神経については側頭骨外の軟部組織損傷によるものでは、該当する顔面神経の枝の表情筋の麻痺を認めるので損傷された枝を確認できる。外眼角より外方の顔面神経損傷は一次的修復が必要となる。耳下腺管損傷も同様に、一次的に修復しないと唾液瘻を形成し、治療が困難となる。

C．骨　　折

1) 視診のポイント
(1) 変　　形

顔面の腫脹が強くなる前に、次のようなポイントを押さえて視診を行う。前額の陥没、外鼻の変形、頬骨部の平坦化、上顎の後退、下顎の後退または側方への偏位、歯列の不整などである。

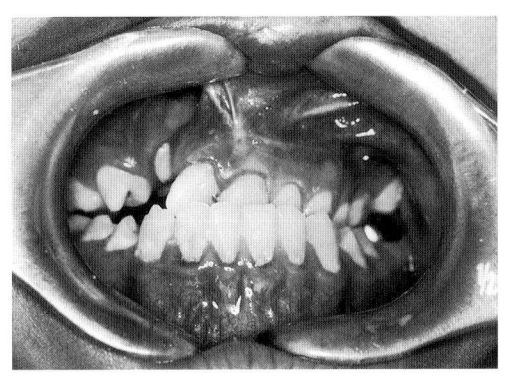

●図106 上顎骨骨折による咬合不正●
上顎骨の後方偏位により反対咬合と右側の開咬を認める。

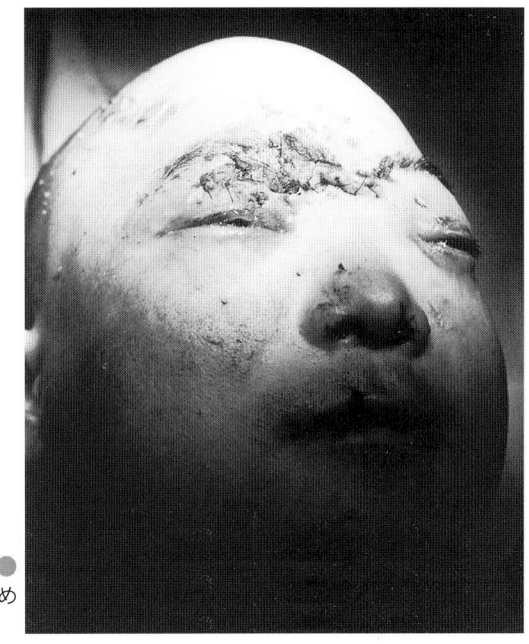

●図107 眼球突出●
顔面多発骨折症例に認められた左側の眼球突出。

(2) 咬合不正
　上顎は後方あるいは下方へ偏位することがほとんどである(図106)。下顎骨骨折では付着する筋肉によって骨片の偏位をきたす。骨折部位によって偏位方向に特徴があるので成書を参考にして頂きたい。また、上下顎の歯槽骨骨折でも咬合不正を認める。いずれにしても意識がある患者では本人に、咬み合わせの状態を問診し、異常を訴えれば、視診で上下顎の歯が正しく咬合していないかを確認する。受傷前から歯列の不正があるような患者では、歯の咬耗状態や家族の証言が参考になる。

(3) 開口障害
　頬骨骨折、頬骨弓骨折では、下顎骨の筋突起の運動が障害されて開口障害が起こる。下顎骨折では骨片の偏位、疼痛、咀嚼筋の痙攣などで開口障害が生じる。

(4) 開咬
　臼歯部では上下顎の歯が咬み合っているようにみえるが、前歯部で上下の歯が咬み合わず、間隙を認めるような状態が最も多い。開咬は上顎骨の嵌入骨折、両側下顎体部骨折、下顎角部骨折、下顎枝部・関節突起部骨折などで生じる。

(5) 眼球突出
　眼窩内血腫、頬骨・眼窩骨折による眼窩容積の減少で生じる(図107)。

(6) 眼球陥没
　眼窩底骨折(blow out fracture)や頬骨骨折による眼窩容積の増大、眼窩内容の上顎洞への逸脱で生じる。左右の角膜を接線方向に上方または下方から見比べて陥没の有無を確認する。

(7) 眼球運動障害
　眼窩壁の骨折や外眼筋の神経麻痺、あるいは骨折による外眼筋の平衡の破綻、外眼筋の拘束によって生じる。下直筋の拘束により眼球の上転障害を認める場合が多い。局麻下に下直筋の付着部をピンセットでつかんで牽引テストを施行し確認する。眼球運動障害による複視は両眼

性（片側の目で見ると複視はない）である。

2）触診のポイント
(1) 骨変形
前額部、眼窩縁、頬骨、頬骨弓、鼻骨、上顎骨、下顎骨を左右対称に触診する。骨折による骨の非連続性と圧痛が診断のポイントとなる。

(2) 異常可動性
鼻骨や上、下顎骨の異常可動性を認める。上、下顎骨骨折では歯牙あるいは下顎骨を把持して揺さぶることで異常可動性を知ることができる。

(3) 知覚障害
下眼瞼、頬部、鼻翼、上唇は眼窩下神経の領域で、この部位の知覚鈍麻、脱失は、上顎骨や頬骨骨折、眼窩底骨折で認められる。下顎骨骨折では下唇、頤部（頤神経領域）の知覚障害を認めることがある。

> 注）多発外傷患者の治療の際には、体位変換が困難なため必要なX線写真が撮影不可能であったり、意識レベルが低下しているため眼球運動障害や末梢神経麻痺の所見がわかりにくいなど、診断に必要な情報が乏しい状況が起こりがちである。そういったときには、視診、触診による適確な診断がより肝要である。

3）X線検査
主な撮影法として以下のようなものを行いたい。

(1) 顔面後前位（頭部OF）
前頭骨、眼窩縁、頬骨前頭縫合部、上顎洞側壁、下顎骨の骨体部や下顎枝部ならびに関節突起部の骨折の検査に適している。

(2) ウォータース法
上顎骨、眼窩、特に眼窩底ならびに眼窩下縁、頬骨、頬骨弓などの検査に最適である（図108）。

(3) 顔面側位
鼻骨、前頭骨前面、下顎骨の骨折をみることができる。しかし、鼻骨については鼻骨撮影を行った方がよい。

> **ポイント**
> 顔面後前位、ウォータース法やCT撮影では、上顎洞内の出血によるニボー像あるいは洞内の不透過像に注意する。
> 上顎骨や頬骨の骨折があると、必ず上顎洞内に血液の貯留によるこれらの所見があるので、骨折の有無の判定に役立つ。

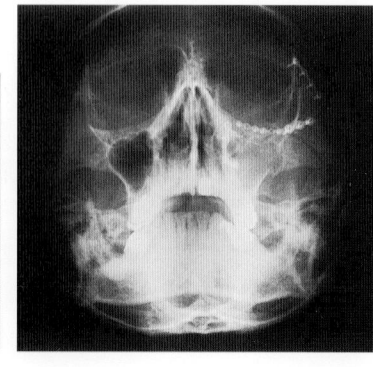

●図108 ウォータース法●
左側頬骨、上顎骨骨折に対し、ミニプレート固定が施されている。

3．救急処置各論－15．顔面外傷

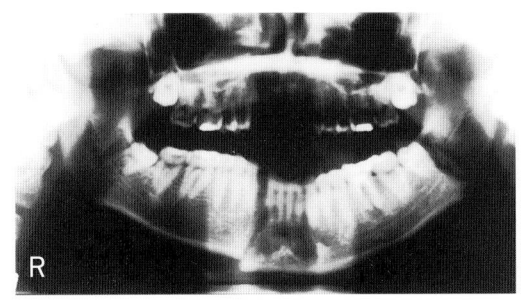

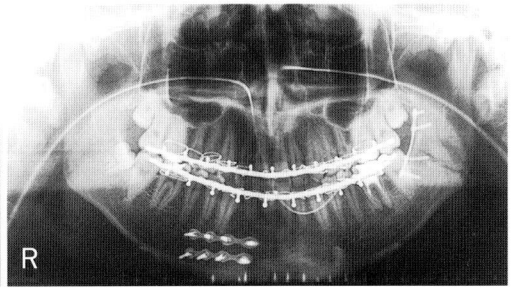

●図109　パノラマX線●
下顎骨骨折の整復固定前（左図）と固定後（右図）

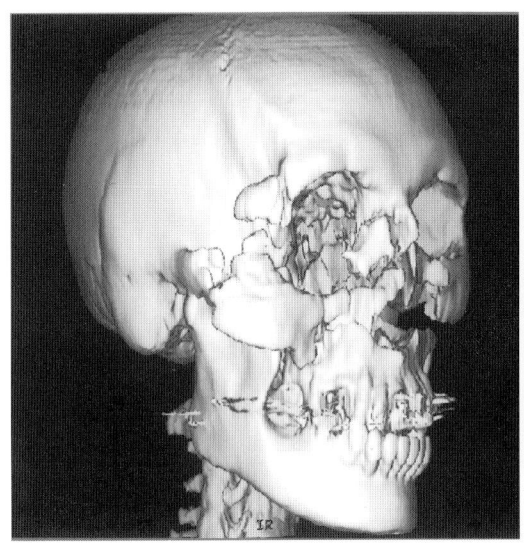

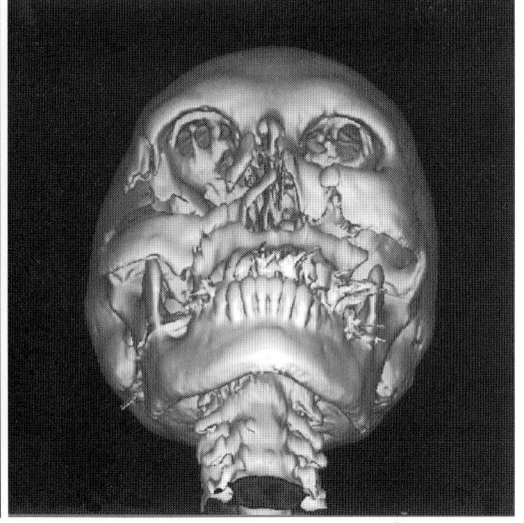

●図110　3D‐CT●
顔面多発骨折の重症例。頬骨、鼻骨、上顎骨の著明な骨偏位が立体的に把握できる。

(4) パノラマ撮影
歯科で用いられる撮影法で、特に下顎骨骨折の診断に最適である（図109）。

(5) 頬骨軸位（単に軸位ともいう）
頬骨ならびに頬骨弓骨折の診断に有用である。頬骨弓の偏位がよくわかる。

(6) 断層撮影
著者は主に前額断の断層撮影を行っている。上顎骨、眼窩底の骨折あるいは、下顎頸部の骨折における関節突起の偏位の診断に有効である。

(7) CT撮影
多発外傷患者ではルーチンに全身のCT撮影が行われるが、この際、頭部に引き続いて顔面骨の撮影も行う。スライス幅は5mm～1cmが望ましい。CTによる骨折の所見を立体的に把握するための読影術を養う必要がある。

(8) 三次元(3D)CT撮影
顔面多発骨折では3D‐CTが、骨折の状況の立体的把握に非常に有用である（図110）。特に体位の問題から、以上に述べたような撮影法が十分に行えないときは、3D‐CTを撮影するとよい。

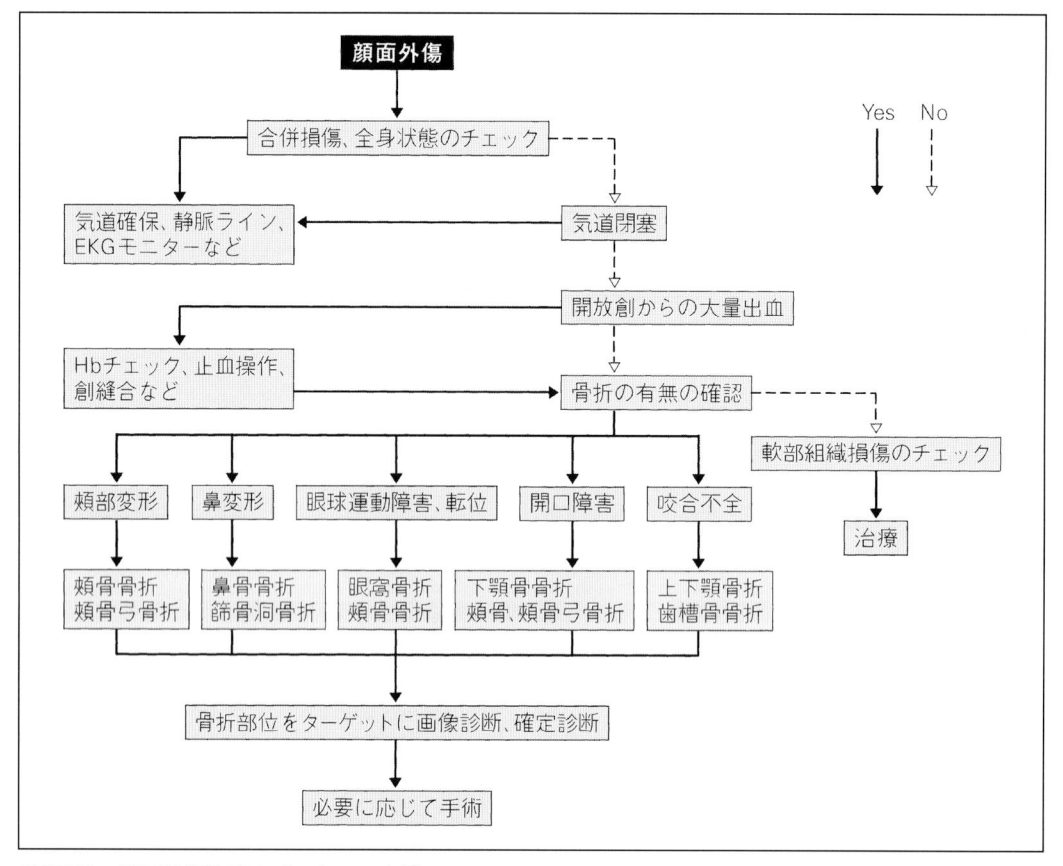

●図111　顔面外傷治療のプロトコール●
（百束比古, ほか：救急医学. 1990より改変して引用）

[4. 治 療 戦 略]

基本的な治療戦略のプロトコールは図111のように進められる。

A. 顔面外傷の救急処置の基本的事項

1）気 道 確 保

気道閉塞は舌根の沈下、口腔内の血液・吐物・異物、上顎や下顎の骨片の転位、舌・軟口蓋・咽頭の浮腫などが原因で起こる。これらに適切に対処し、必要があればエアウエイ、気管挿管、あるいは気管切開を施行する。上顎、下顎骨を含めた顔面多発骨折症例では、気管切開を施行した方が、後の観血的整復固定術の際の気道確保が容易である。

2）止　　　血

顔面領域では、主要血管の損傷がない限り、生命に危機を及ぼすような重篤な出血はない。基本は圧迫、タンポン、パック、縫合である。鼻出血に対し後鼻孔を閉塞するベロークタンポン法も習得しておきたい。出血のコントロール不可能な場合は、外頸動脈結紮や経カテーテル

> **Note 1　TAEの適応基準**
>
> 止血法の第一選択は圧迫止血や出血部の縫合処置である。これでも止血困難な場合、タンポナーデ法、外頸動脈の結紮術が必要となる。一方、タンポナーデは頭蓋底骨折や髄液漏が認められ、明らかに鼻腔、副鼻腔、口腔と頭蓋内の交通が考えられるときには、感染や血腫拡大による悪影響が考えられるため禁忌とされている。外頸動脈結紮術が次の手段となるが、頭蓋底骨折を合併した症例では、外頸動脈の結紮のみでは出血のコントロールが不良なことが多い。以上のようなことから、頭蓋底骨折と髄液漏を認める顎顔面骨折症例における止血法は、観血的整復術による止血あるいは外頸動脈領域のTAEによる止血法が選択されるべきである。特にTAEは合併症はほとんどなく、技術的にも確立された方法であるため、種々の止血法で止血が困難な外傷性出血症例に有用であると考えられる。

動脈塞栓術(TAE)が必要となる。

3）ショック

顔面外傷による出血性ショックは少ない。多くは他臓器の合併損傷による。例えば、胸腹部内臓損傷、脳脊髄などの中枢神経の損傷、骨盤・四肢などの骨折などである。

4）感染予防

適切な抗生剤投与と創傷処置。

5）簡易固定

骨折部の一時的固定。下顎骨体部骨折では、骨折部位の両側の歯を利用して0.5mmワイヤーで簡易結紮を行う。疼痛の緩和、感染予防や後に施行する手術を容易にすることに役立つ。

6）鎮痛

適切な鎮痛剤投与。

B. 軟部組織損傷の治療

創傷処置の基本的手順は他部位の損傷と同様である。特に注意するのは、先に述べたように眼球損傷、涙道損傷、眼瞼欠損、上眼瞼挙筋損傷、耳下腺管損傷、顔面神経損傷で、これらは一次的修復が必要である。

【顔面開放創の処置のポイント】

① 可能な限り創は一次閉鎖すること（8時間以内に）。
② 挫滅創は2～3時間以内に処置する。
③ 組織の切除、デブリドマンは最小限にし、櫛状の皮弁でもできる限り保存する。眼瞼部は兎眼防止のため挫滅皮膚も可能な限り保存し、デブリドマンも行わない。
④ 真皮縫合には、5-0あるいは6-0の針付き白ナイロン糸や、4-0のPDS糸あるいはバイクリル糸などの吸収糸を使用する。皮膚縫合は5-0以上の細い黒ナイロン糸を使用し、創縁をよく適合させ、緊張がかからないように、また糸を締め過ぎないように注意する。
⑤ 皮膚の薄い眼瞼や耳介あるいは鼻尖部などでは、皮下層の剥離や真皮縫合を原則的には行

わない。
⑥口腔内の縫合は3-0絹糸を使用する。口唇の縫合の際は、赤唇皮膚境界線の段違いを生じないように注意する。
⑦皮膚欠損創で、縫縮が困難な場合、可能な限り局所の伸展皮弁、回転皮弁で処置する。
植皮の必要なときは、顔面とのcolor match、texture matchのよい耳前部、耳後部あるいは鎖骨上部から採皮する。
顔面は、他部位の損傷に比較して審美的要素が非常に高いため、創縫合については特に慎重に行いたい。また、最終的に満足できる結果を得るまで、修正手術を繰り返すことを厭わないことが大切である。

C. 骨折の治療

1）整復固定術の時期

顔面骨骨折の治療については、可能な限り早期、すなわち1週間以内の整復固定が望ましい。しかし、全身状態や他部位の損傷治療の状況によっては最大限2週間まで待ってもよい。2週間を超えると整復がかなり困難になる。特に頬骨骨折は72時間以内の整復が望ましいという意見もある。眼窩底骨折(blow out fracture)については、骨折が軽度で眼球運動障害のみであれば2～3週間様子をみてもよいが、早期手術を重視する意見もある。

2）顔面多発骨折の治療の基本

(1)切開とアプローチ

原則的に骨折部を直視下に整復する。切開の部位ならびにアプローチ法は図112に示す。受傷時に既に存在する創があればこれをうまく利用し、切開部位の計画を立てるようにしたい。頭部冠状切開では、前頭部から頬骨弓部までのアプローチが可能となる。これに加えて下眼瞼部の切開ならびに上顎齦頬移行部の切開を行えば、下顎骨を除くすべての顔面骨へのアプローチが可能である。上顎骨、下顎骨骨折はほとんど口腔内からのアプローチで整復固定ができるが、下顎頸部(関節突起部)骨折については、顎下部の皮膚切開から整復することが多い。

(2)固定法

近年はほとんどがミニプレートでの固定が行われる。ミニプレートの材質はチタン製がよく用いられるが、最近では吸収性のプレートも使用されている。ほかにマイクロプレートやチタン製メッシュなども臨機応変に使用される。

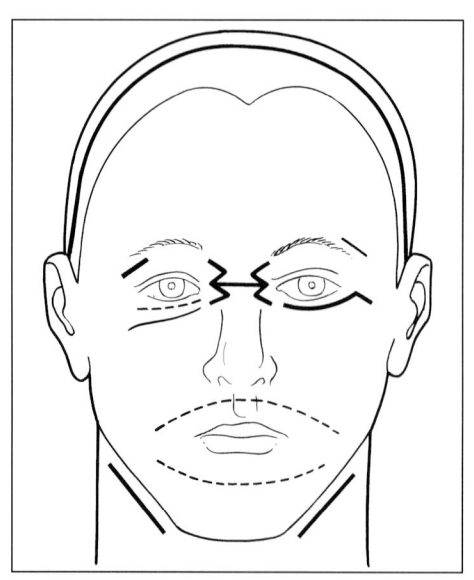

●図112　切開とアプローチ●
実線は皮膚切開、破線は下眼瞼結膜ならびに口腔内の上下顎齦頬移行部の切開を示す。
(Joseph SG：J Trauma. 1990より引用)

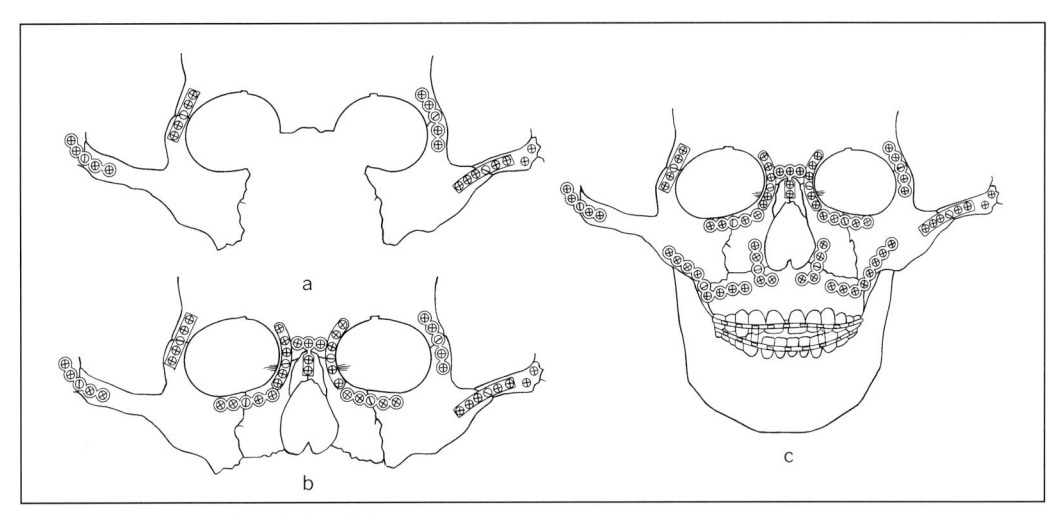

●図113 顔面多発骨折の整復固定●
(Joseph SG：J Trauma，1990より引用)

(3) 固定の原則

多発骨折においては、まず頬骨、頬骨弓を頭蓋骨に堅固に固定する(図113-a)。これによって顔面の外側のフレームが回復できる。このフレームの内側で眼窩、鼻骨、篩骨、上顎骨上部の整復固定を行う(図113-b)。さらに下方のLe Fort I型のレベルで整復固定を行う(図113-c)と、中顔面の整復が完了する。そして、下顎骨の整復固定と顎間固定が施行されれば、すべての顔面骨の整復固定が終了する。すなわち、顔面骨の上方から順次に固定し、最後に下顎骨へと固定を進めるのが原則である。これを怠って、上顎骨と頬骨さらにその上方の頬骨と前頭、側頭骨との固定が堅固にされずに、顎間固定のみを行うと、long face deformityといわれる中顔面の伸びた状態の変形治癒をきたす。

3) 代表的な顔面骨骨折の治療

(1) 頬骨骨折

a) 手術適応　眼球運動障害、開口障害のあるものが絶対的適応になる。頬部の扁平化による審美的損傷のみの場合は本人、家族と協議し決定する。

b) 手術方法　頬骨のen bloc型骨折あるいは頬骨弓骨折は、Gilliesのtemporal approachで整復できることが多い。著者は頬骨骨体下縁に経皮的に単鋭鈎をかけて整復し、これに加えて口内法で上顎齦頬移行部切開からエレバトリウムを頬骨、頬骨弓の内側に挿入し、整復を行っている(図114)。偏位が大きく、これらの方法で整復困難な場合は、眉毛部、下眼瞼部、

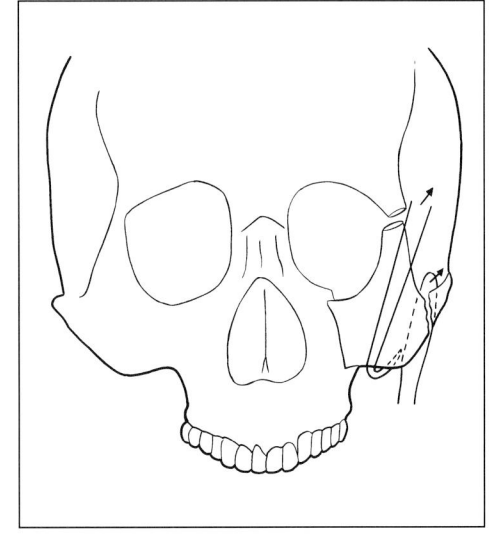

●図114 頬骨、頬骨弓骨折の整復●
経皮的に単鋭鈎を頬骨下縁にかけて整復。口内法でエレバトリウムを頬骨、頬骨弓内側に当てて整復。

上顎齦頬移行部より切開、アプローチし、ミニプレートで固定する。

(2)鼻骨骨折

受傷後早期で、腫脹が軽度であれば鼻骨鉗子で容易に整復できる。固定法はアルミ板、ギプスなどによる外固定や、タンポンガーゼを鼻腔内に挿入し内固定を行う。粉砕骨折や多発骨折に合併している場合は、直視下の整復を行い、固定はマイクロプレートを用いるとよい。

陳旧骨折では整復は困難で、鼻骨骨切り術や隆鼻術が必要となることが多い。

(3)眼窩底骨折

眼球位置異常があるような場合は手術の適応となる。眼球運動障害のみで、頬骨骨折の合併もなければ2～3週間経過観察し、改善がみられなければ手術を行う。

下眼瞼縁切開あるいは下眼瞼結膜切開からのアプローチで整復を行う。上顎洞へ嵌入した眼窩内組織を整復し、骨欠損部へは骨あるいは軟骨移植を行うが、著者は最近チタンメッシュを骨欠損部の補填に使用している。また、経上顎洞的に整復を行い、上顎洞内へタンポンガーゼあるいはバルーンカテーテルを填塞し、固定を行う方法も行われる。

(4)上顎骨骨折、下顎骨骨折

咬合異常を認めるため、咬合の回復を重視した処置を行う。偏位が軽度な場合は非観血的整復を行い、アーチバーを上下顎に結紮し、これを使って顎間固定を行う。非観血的に顎間固定を行った場合、固定期間は下顎骨骨折で約4週間、上顎骨骨折では4～6週間必要となる。

近年、ミニプレートによる固定が口腔内からのアプローチで可能であるため、顎間固定期間の短縮目的に観血的処置が積極的に選択されるようになってきた。観血的処置を施行した場合、顎間固定期間は上顎骨骨折で2週間以内、下顎骨骨折では1週間以内に短縮可能である。また、手術は可能な限り早期に、遅くとも2週間以内に施行する。

【基本的手順】
①上下顎歯列の印象を採取し、石膏模型を作製(図115-a)。
②模型上で歯の咬耗状態などを参考に正常な咬合関係に整復を行い、これに合わせて三内式アーチバーを屈曲適合させる(図115-b)。正確に作製されたアーチバーによって、後の観血的整復をより容易にすることができる。

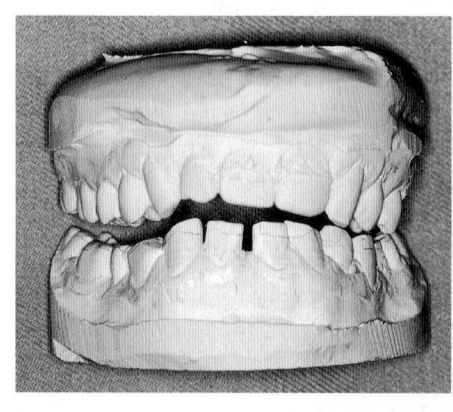

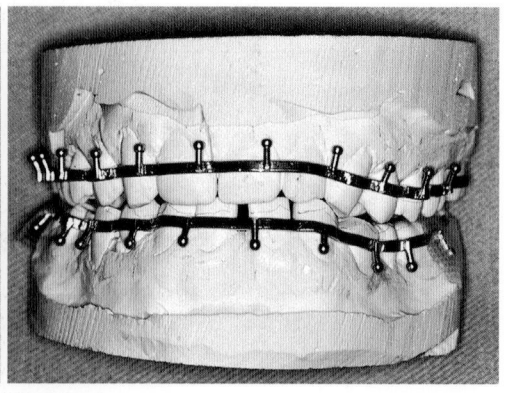

●図115　基本的手順(術前準備)●
整復前の石膏模型(a)。正しい咬合に整復された石膏模型(b)。三内式アーチバーが屈曲適合されている。

③手術に際しては、このアーチバーを結紮した後、正常な咬合状態に顎間固定を行い、この状態で上下顎を一体として整復固定を行う（図116、117）。アーチバーの結紮法は図118に示す。

　小児では歯胚損傷の危険があるため、ミニプレート固定は行わず、歯列に適合させて製作したレジン床を用いて、囲繞結紮法を行う。また、無歯顎患者では、義歯を使用して同様に囲繞結紮を行う。上顎骨骨折では、義歯床を頬骨弓や梨状口側壁などにsuspension wiringし、これを使って顎間固定を行う。

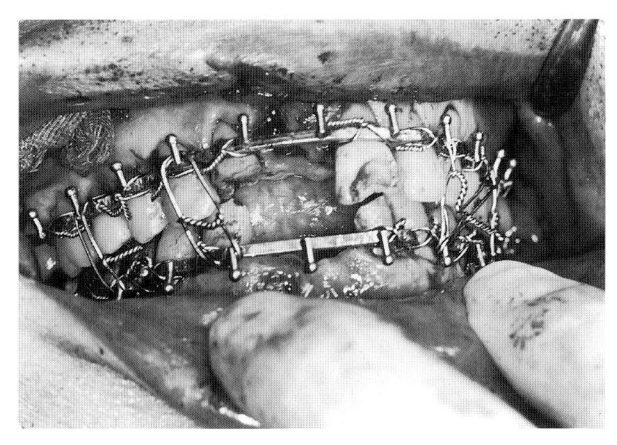

●図116　顎間固定●
アーチバーを結紮後、正しい咬合位に顎間固定。

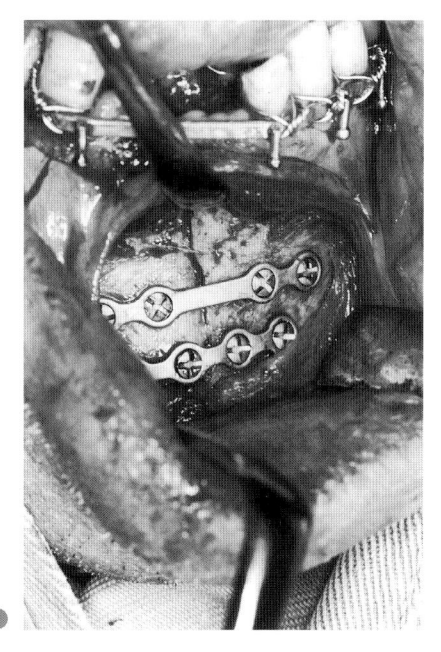

●図117　下顎骨骨折のミニプレート固定●

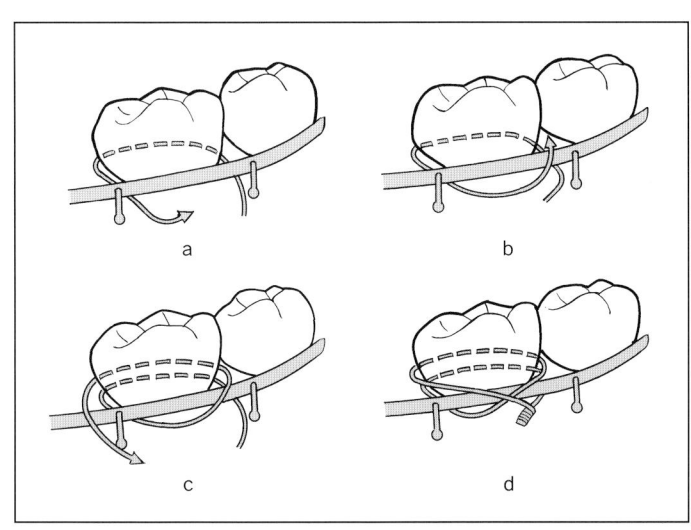

●図118　アーチバーの結紮●
アーチバーを歯面に圧接するような「たすきがけ」に、0.4～0.5mmワイヤーを用いて結紮する。
(小浜源郁, ほか：外傷の手術. 図説口腔外科手術学(中), p300, 医歯薬出版, 1988より引用)

［5．診療所では・・・］

　顔面外傷の急性期診療において最も重要な処置は気道確保と外出血の圧迫止血である。気管挿管が困難なときは迷わず輪状甲状靱帯を穿刺または切開する。これらの対処ができたならば、あとは慌てる必要はない。専門的診療のため転院搬送を考慮する。この際、特に注意したい要点を列挙する。

1．顔面外傷は見かけ上は重症感が強いが、気道閉塞や骨折部からの大量出血を除けば、それ単独では生命予後に影響することは少ないため、見かけに囚われることなく、他部位の損傷すなわち腹部や胸部臓器損傷、頭部損傷、骨盤損傷などの重篤な損傷にまず注意を傾ける。
2．顔面外傷の出血は、外部への出血のみならず、消化管や気管への流入も考えられるため、出血量の判断は顔面部のみの観察だけでは危険であり、バイタルサインの変化に十分な注意が必要である。
3．軟部組織損傷では、一次的修復が必要な眼球損傷、涙道損傷、眼瞼欠損、上眼瞼挙筋損傷、耳下腺管損傷と顔面神経損傷に注意する。
4．止血の基本は圧迫と創縫合である。盲目的な電気メス使用や止血鉗子の使用はしない。
5．顔面の創処置の基本を守り、できる限り早期に創縫合を行う。創傷が広範囲かつ重症であれば全身麻酔下での創処置が望ましい。
6．顔面骨骨折や顔面神経損傷など専門的治療を要するものは、速やかに口腔外科・耳鼻科・形成外科などの専門医へコンサルトする。

（桐山　健）

【文　　献】
1) 百束比古, 文入正敏：顔面軟部組織損傷. 救急医学 14：1550 - 1552, 1990.
2) 百束比古, 文入正敏：顔面骨骨折. 救急医学 14：1553 - 1557, 1990.
3) 谷太三郎, 浜中孝臣：顔面外傷の応急処置, 検査, 診断, 麻酔. 外科Mook 21：22 - 33, 1981.
4) Joseph SG: Complex Craniomaxillofacial Trauma: Evolving Concepts in Management. A Trauma Unit's Experience - 1989 Fraser B Gurd Lecture. J Trauma 30：377 - 383, 1990.
5) 小浜源郁, 道　健一, ほか：外傷の手術. 図説口腔外科手術学(中), 大谷隆俊, ほか(編), pp281 - 335, 医歯薬出版, 東京, 1988.

16 脊椎損傷、脊髄損傷

　脊椎・脊髄損傷が単独で生じていることは比較的稀であり、常に合併損傷の存在を念頭におき、初期診断および治療を行わねばならない。頸椎損傷では頭部外傷、胸椎損傷では肺損傷、胸腰椎損傷では腹部臓器損傷の合併に注意する。突然の脊髄麻痺が全身に及ぼす影響は非常に重大で、特に呼吸および循環の管理が重要である。損傷脊椎の初期治療は脊髄麻痺の予後を大きく左右する。挫滅損傷された脊髄に対しては再建のための治療手段はない。二次的な脊髄障害を防止し、脊髄の不可逆性変化を最小限度に止めることが治療の基本である。その引き金となった損傷脊椎は高度の不安定性を有している。脊髄麻痺は、全身管理中にも生じたり、増悪することがあるのはそのためである。損傷脊椎部の安静を保ちつつ、合併損傷および脊髄損傷による重篤な全身状態を管理し、続発する危険性のある合併症を未然に予防し、破壊された脊椎を修復固定し、早期の離床・リハビリテーションへと進むことが初期治療の目指すところである。

はじめに

　外傷発生後の急性期において、脊椎・脊髄損傷の存在または合併を見逃さないことが治療の第一歩である。特に、頭部外傷合併のため意識レベルの低い場合は、麻痺の評価はもちろん、脊髄損傷の診断さえ遅れることが少なくない。四肢になんらかの麻痺がみられる場合は頭部と脊椎の両者の外傷を念頭におき、これらの診断を進める中で治療の優先順位を決定する必要がある。

　不安定性の強い脊椎の安静を保持しながら、脊髄損傷によって惹起される呼吸・循環の病態を管理し、タイミングをみて破壊された脊椎を修復固定し、脊髄を圧迫から解放し、続発合併症を予防し早期リハビリテーションを開始することが初期治療の役割である（図119、120）。

[1. 受傷機転]

　脊椎・脊髄損傷は直達または介達外力で生じる。直達外力では外力が加わった部位に骨折が生じ、棘突起骨折がその代表例である。介達外力では、頭部や躯幹・骨盤に加わった外力が間接的に脊椎に作用し、生理的可動域以上のストレスが加わる場合と、躯幹に対して頭部が加速度的に運動を強制されたとき（自動車の追突など）に損傷をきたす。過屈曲・過伸展・過回旋・過側屈に圧縮力や伸張力（軸方向の外力）が関与するが、これらの外力は単独で作用することは少なく、複合外力として働く。

[2. 受傷機転による分類からみた損傷画像]

A. 過屈曲伸張損傷

　後頭部を下から突き上げられるときに生じる。棘突起は離開し、後方靱帯は断裂する。その

第2部 鈍的外傷

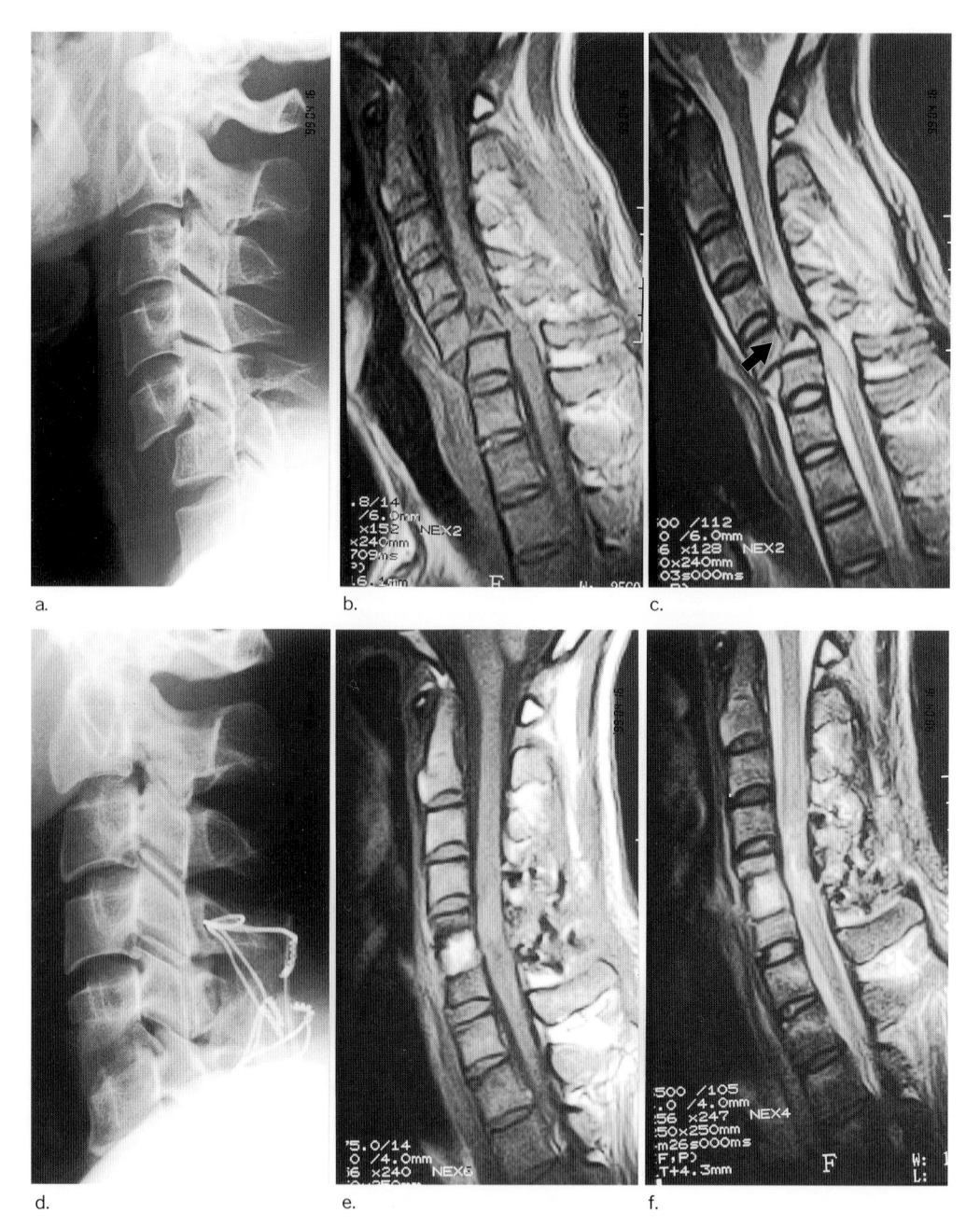

●図119 第5頸椎前方脱臼骨折●

自動車運転中ガードレールに衝突し受傷。翌日搬送され入院。四肢の腱反射は消失していたが、球海綿体筋反射は陽性であった。C6以下の四肢完全麻痺で、会陰部の知覚は脱失し、肛門括約筋の筋収縮はみられなかった。

入院時の画像：単純X線（a）ではC5椎体は2/3ほど前方に脱臼しているが、MRIではC5/6脱臼による脊髄の挟撃はC5椎弓骨折のため免れており、一方C5/6の損傷椎間板（矢印）が後方に脱出して脊髄を前方から圧迫している（b：T1強調像、c：T2強調像）。直ちに一期的前方後方整復固定術を施行し、C5椎体後方に脱出した椎間板を摘出した。術後3日より起座開始。術後1年1ヵ月のX線（d）では整復位の保持は良好でMRIではT1強調低信号（e）、T2強調高信号（f）で麻痺の改善はみられていない。

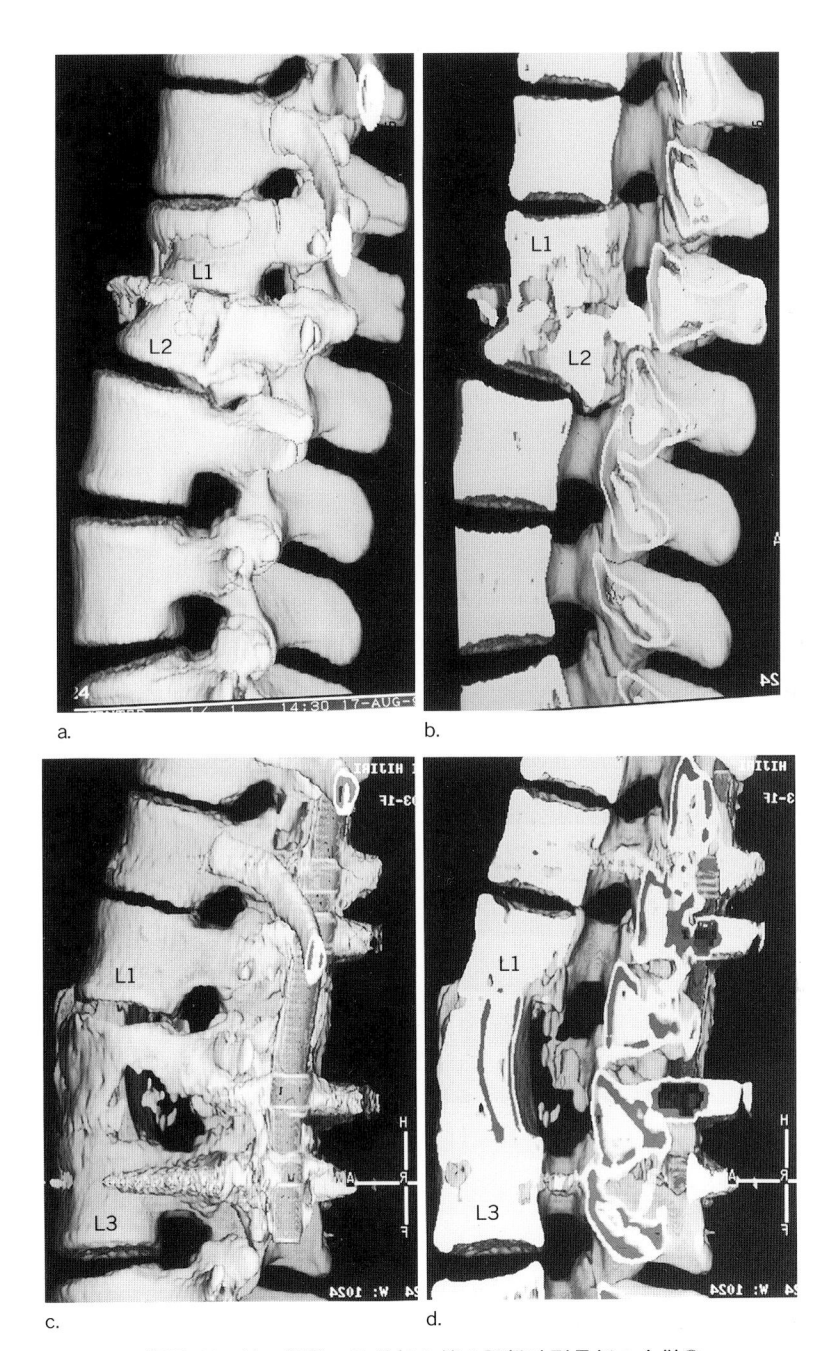

3. 救急処置各論-16. 脊椎損傷、脊髄損傷

●図120 第1腰椎圧迫骨折と第2腰椎破裂骨折の合併●

21歳、女性。6階から転落受傷。骨盤・足関節・距骨・踵骨の骨折を合併。当日救急救命センターより当センターに搬送されてきた。右下肢は鼠径部以下の運動知覚の完全麻痺、左下肢は知覚は不全麻痺で股内転筋と大腿四頭筋に僅かに筋収縮を認めるのみで、会陰部の知覚は脱失していた（脊髄円錐部完全損傷および馬尾神経不全損傷）。多発骨傷のため貧血（Hb：6.7、Ht：19.2）が著明であった。

受傷当日の3D-CT側面像（a）と矢状面像（b）：L1圧迫骨折、L2破裂骨折（椎体後方部分が脊柱管内に嵌入）。輸血による貧血の改善を待ち、受傷後7日にT12～L1の後方固定術、足関節その他の骨接合術を行い、その7日後にL1～L3の前方除圧固定を施行した。術後1年2ヵ月の3D-CTの側面像（c）と矢状面像（d）では脊柱管内の骨片は除圧され後彎は矯正され、骨癒合も良好である。歩行器を用いて歩行できるが、日常生活は車椅子、尿路管理は自己導尿である。

結果、頸椎は過屈曲を強制される（頸椎前方脱臼骨折、図119）。胸腰椎では屈曲伸張外力により脊椎の後方から前方に至る水平断裂をきたすことがある。車運転中のシートベルト装着者に多いことからシートベルト骨折とも呼ばれる（腹部のシートベルトを支点に上体が前方および頭側に伸張される）。

B. 過屈曲圧縮損傷

頭頂部へ外力が加わり生じる。頸椎椎体の圧迫骨折や脱臼骨折をきたす。典型的場合には椎体は後方へ転位し、椎間関節包と隣接下位椎間板は断裂する（頸椎後方脱臼骨折）。尻もちをつく状態での転落では胸腰椎部に軸圧と屈曲力が加わり、椎体は骨折し、椎体後方骨皮質は脊柱管内に嵌入する（胸腰椎破裂骨折：図120）。

C. 過伸展伸張損傷

頭部が過伸展し頸椎に伸張力が加わった場合に生じる。前縦靱帯と椎間板は断裂することにより、上位椎は後方転位し、下位椎弓との間に脊髄が挟まれる。損傷後にアライメントは正常に復する。椎体前縁の小さな剥離骨折や椎間腔の開大が唯一のX線所見であることが多い（下位頸椎過伸展損傷：図122参照）。上位頸椎ではhangman骨折（軸椎の外傷性辷り：図121）が典型例である。

D. 軸圧損傷

頭頂部への軸圧外力が加わった場合に生じる。環椎の破裂骨折（後頭顆と軸椎の上関節面間で環椎側塊が圧迫される：Jefferson骨折）や頸椎椎体破裂骨折などが代表的である。胸腰椎への軸圧は椎体圧迫骨折や破裂骨折となり、この両者の鑑別は後者が麻痺を合併することが多い点で重要である。

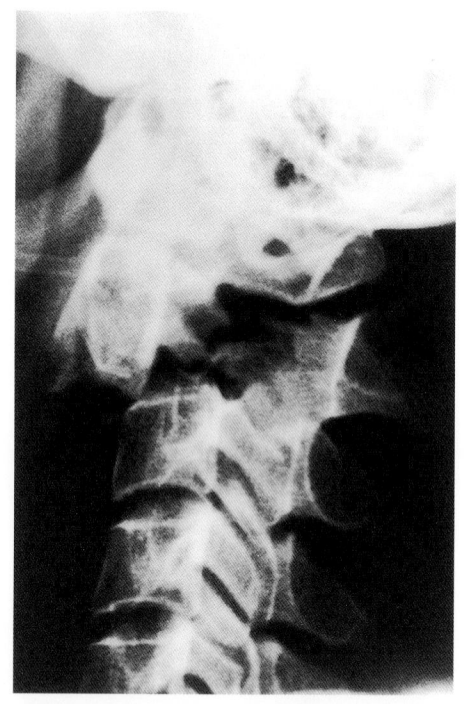

●図121　軸椎関節突起間部骨折（hangman骨折）●
麻痺合併はない。

E. 過回旋損傷

回旋力が単独に加わることは稀で、他の外力に合併する［屈曲力が合併すれば頸椎前方脱臼骨折（図119）、胸腰椎屈曲回旋脱臼骨折（図123）となる］。回旋可動域の大きい環軸椎には損傷が起こることは稀であるが、45°以上の回旋が加わると環軸椎のロッキング（回旋性環軸椎脱臼）を生じる。

F. 剪断損傷

頸椎に剪断力が加わることによって生じると、歯突起骨折（頭が前方に転位すると、強靱な

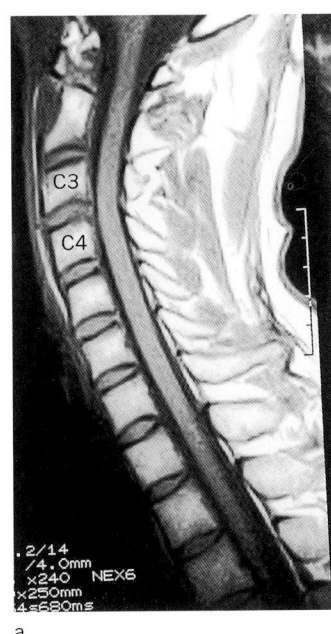

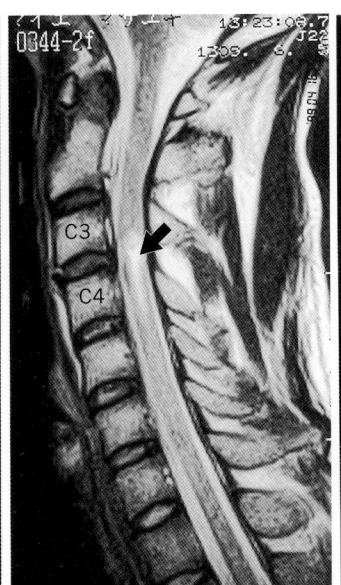

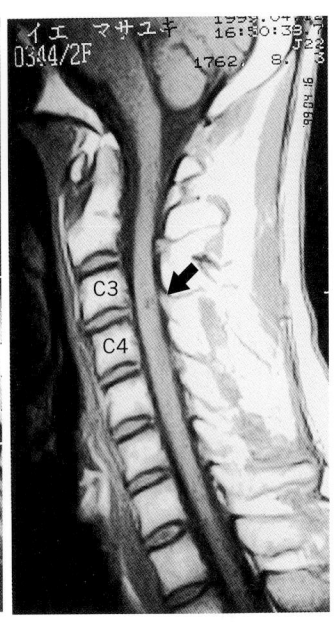

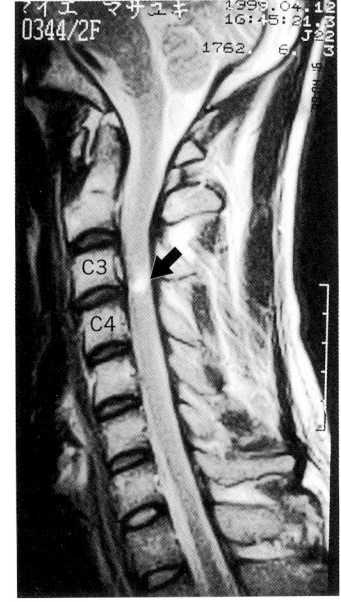

●図122　非骨傷性頚髄損傷●
66歳、男性。飲酒後に転倒して前額部を打撲し受傷。翌日当センターに搬入された。左会陰部を除いて四肢の知覚は完全脱失、両上肢筋力は完全脱失し、右下肢全体に2～3程度の運動を認めた。
受傷後1日のMRI：T1強調像(a)では脊髄内に信号変化を認めないが、T2強調像(b)ではC3/4高位に高信号領域(矢印)がみられる。直ちに頚椎カラー固定で起座を開始した。
受傷後3ヵ月のMRI：T1強調像(c)ではC3/4高位に低信号(矢印)、T2強調像(d)では高信号域(矢印)は縮小している。不安定ながらも歩行可能となり、自助具で食事動作も可能で、自排尿まで改善した。

横靱帯で保持された歯突起は前方に転位する。頭が後方に転位するとその逆になる)が起こる。背部への直達外力は剪断脱臼骨折をきたし、上中位胸椎に極めて特徴的な損傷型である。

第2部　鈍的外傷

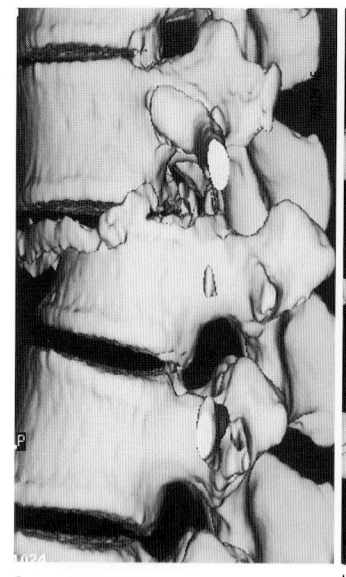

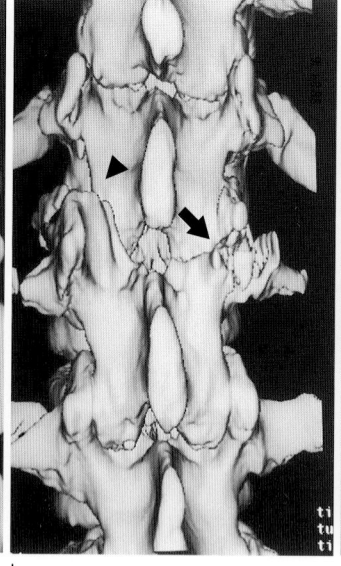

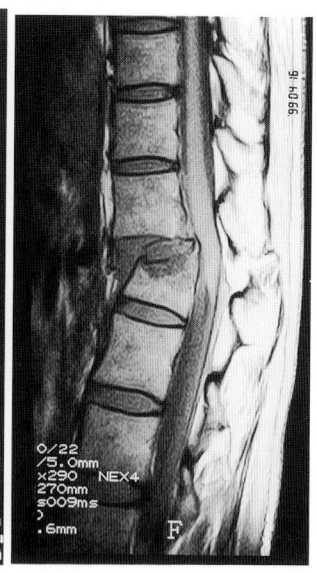

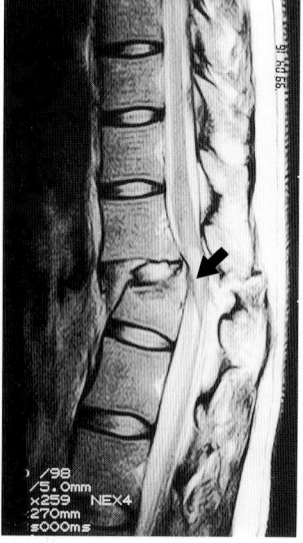

●図123　第12胸椎脱臼骨折●
36歳、女性。3mの屋根から転落し受傷。翌日搬送されてきた。両下肢の軽度の知覚障害と左会陰部の知覚脱失がみられ、運動は両大腿四頭筋の2程度の筋力がみられるのみであった。
当日の3D-CT：側面像(a)および矢状面像(b)ではT12/L1の椎間関節は片側のロッキング(矢頭)と反対側の骨折(矢印)を伴ってT12椎体は前方に脱臼している。MRI：T1強彰像(c)では脊髄内に信号変化を認めないが、T2強調像(d)では脊髄内に高信号域(矢印)がみられる。脊髄と馬尾神経の両者の不全麻痺例である。

[3. 初 期 評 価]

1．脊髄外傷は、四肢の重篤な麻痺を合併し、その救急および初期治療の在り方は予後を大きく左右する。いかにして脊髄損傷を早期に疑い、予想される損傷脊椎部を安静にし、早急に救急施設に搬送するかが第一のポイントである。
2．初期救急施設では、呼吸と循環の全身管理のもとに、脊椎の安静を保ったまま神経学的およびX線学的評価を行い、損傷の高位と形態の概略を把握し、合併損傷をチェックし、可及的早期に専門の高次医療施設へ安全に搬入させることが第二のポイントである。

A. 脊髄損傷

　四肢の自動運動が不良であれば、脳または脊髄の損傷が疑われる。意識レベルに問題なく、脳神経に異常がなければ脊髄損傷の可能性が高い。但し、頭部外傷を合併していることも少なくないので頸椎を中間位で安静保持しつつ、脳のCT撮影をルーチン化した方がよい。

1）小児の脊髄損傷の特徴
①極めて稀である。
②歩行中に車に跳ねられるなど強大な外力による。
③X線上骨傷がない例が多い（SCIWORA→51頁参照）。
④完全麻痺が多い。
⑤MRIで捉えた損傷高位は頸胸椎移行部から上位胸椎部に多い。

2）高齢者の単純X線上骨傷の明らかでない損傷（図122）
　X線上明らかな骨折や脱臼がみられないにもかかわらず頸髄損傷をきたすことがある。
①軽微な外傷で生じていることが多い（転倒など）。
②多くは頸椎の過伸展損傷である（前額部に打撲痕）。
③C3/4高位に多発する。
④中心性脊髄損傷の形態をとることが多いが、完全横断麻痺も少なくない。
⑤高齢化とともに増加傾向にある。
⑥MRIで頸髄内に信号変化を認める（T2強調像で高信号）。
⑦脊椎症性変化や後縦靭帯骨化による脊柱管狭窄を合併していることも多いが、これらの最狭窄部は脊髄損傷高位と必ずしも一致しない。

B. 損傷高位

①下肢だけの麻痺であれば胸髄または腰髄損傷、上肢の麻痺を合併していれば頸髄損傷である。両者の合併もある。
②頸椎内に非連続して2ヵ所に損傷を有することや（図124）、腕神経叢の引き抜き損傷を合併していることもある。
③頭蓋頸椎移行部の損傷では非定型的な麻痺を呈す

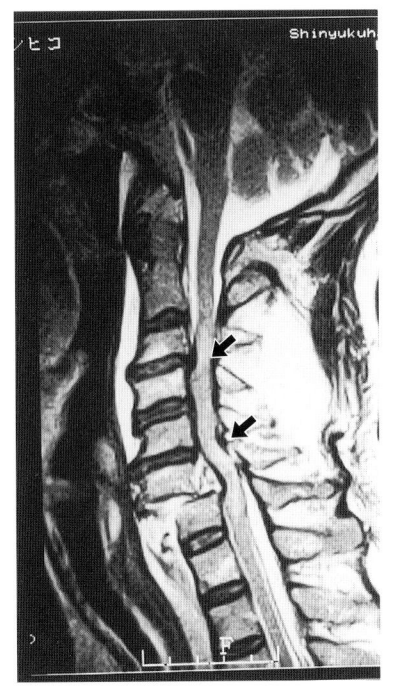

●図124　頸椎前方脱臼骨折と非骨傷性頸髄損傷の合併●
54歳、男性、交通事故にて受傷し当日搬送された。四肢不全麻痺。C3高位以下の知覚鈍麻および運動は両三角筋以下の筋力3程度の麻痺を合併。当日のMRI（T2強調像）ではC6前方脱臼部のC6/7高位と骨傷のないC3/4高位に脊髄内高信号（矢印）がみられる。非連続の2ヵ所での頸髄損傷例である。

> **MEMO ①**
> 損傷脊椎高位よりも麻痺が上行していることがあり、脊髄内の浮腫が頭側に及んだものである。可逆性のこともあるが、二次的障害として残ることもある（図125）。

第2部　鈍的外傷

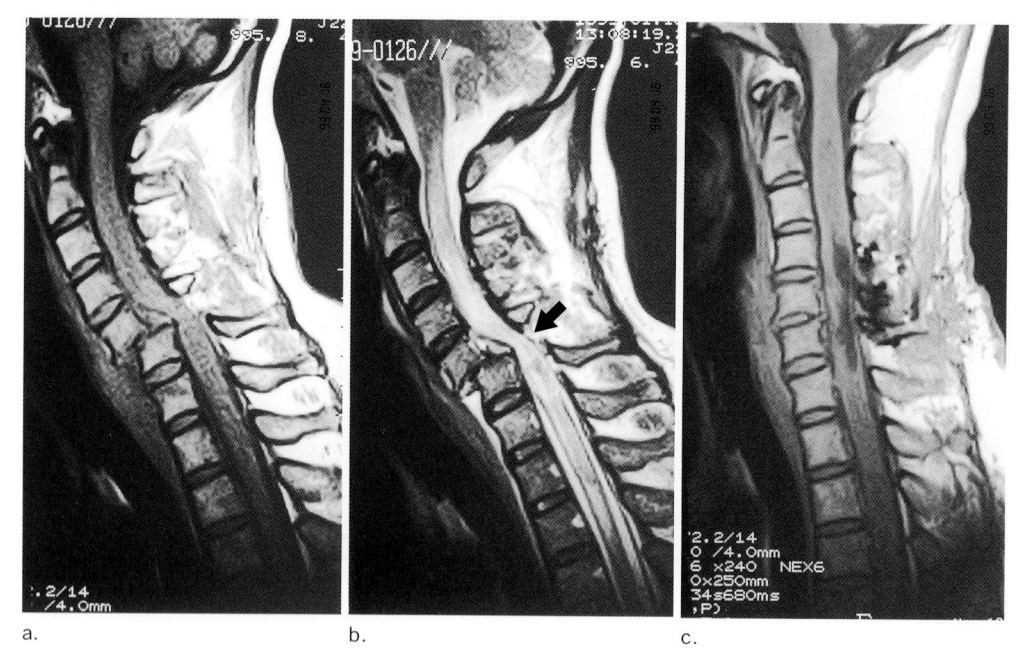

●図125　第5頸椎前方脱臼骨折●
　56歳、女性。自動車運転中、対向車と正面衝突。3日後搬送され入院。C3高位以下の完全運動知覚麻痺。入院当日のMRI：T1強調像(a)ではC5/6脱臼部に信号変化はみられないが、T2強調像(b)ではC6椎体後方に低信号(矢印)とC1高位に至る高信号域が認められる。直ちに後方進入による整復手術を施行した。
　術後10ヵ月のMRI：T1強調像(c)ではC3/4～C6/7高位に至る低信号域を認める。両側の三角筋と上腕二頭筋の筋力の出現があるも全介助である。麻痺の回復は麻痺高位およびMRI所見より、C5/6損傷の麻痺上行例である。

ることが多い。
　④第7頸椎と第1胸椎間の損傷では上肢の麻痺を欠き、かつ画像でも見逃すことが多い。
　⑤前胸部の乳頭線よりやや頭側を知覚障害の境界とする場合は、上位胸髄損傷と誤診されることが多い。この部のデルマトームはC4であり、多くは頸髄損傷に特徴的である。

C. 麻痺の程度

　①不全麻痺か完全麻痺かの診断は、不全では麻痺改善の可能性が高いだけに重要である。
　②損傷高位以下の僅かな自動運動や知覚温存は不全麻痺の徴候である。会陰部の知覚や肛門括約筋の随意収縮が残されていることがあり、この部のチェックが非常に重要である。
　③急性期においては明確な診断が困難なことも多く、すべてを不全麻痺として管理する心構えが大切である。

> **MEMO ②**
> 　一般に、受傷後48時間以上経過後においても損傷高位以下の完全運動・知覚麻痺を呈し、脊髄ショック(spinal shock)の離脱の徴候である球海綿体筋反射(bulbocavernous reflex)や肛門反射(anal reflex)が出現していれば、完全麻痺と診断される。しかし、この基準に合致した完全麻痺症例であっても驚くほど麻痺が回復してくる症例がある。

D. 画像診断[1]

　背臥位で安静を保ったままで撮像する。損傷の疑われる高位のみならず、頭部と全脊椎の前後・側面X線撮影を行う。胸部、腹部、骨盤撮影もルーチン化した方が望ましい。CTやMRIは重要な情報源となるが、撮影台への移動には損傷部に動きが加わらないよう注意を要する。

1）損傷脊椎画像

　①受傷時または遅発性の麻痺は、脱臼、骨折、軟部組織（椎間板・黄色靱帯）の脊柱管への嵌入により、神経組織が挟撃されるために生じる。麻痺発症には、これらが単独もしくは重複して関与する。主たる病態を画像から把握し、臨床症状と比較検討するとき、その隔たりの大きさには失望することが少なくない。静的画像では受傷時の損傷病態を再現できないからである。画像診断を駆使し、その受傷メカニズムに迫ることが必要である。

　②受傷時に脱臼したにもかかわらず、撮像時には脱臼所見のないことがある。いわゆるrecoil injuryである。背臥位での側方透視下での注意深い機能撮影で診断できるが、麻痺増悪の危険を伴うことを念頭においておく。

2）MRIによる損傷脊髄画像（図119、122～125）

　損傷脊髄の質的変化を画像として捉えることにより、急性期においては麻痺の予後の予測がある程度可能である。受傷から撮像までの期間が10日以内の急性期のMRIについて述べる。

　①T1強調像では、損傷脊髄の信号変化はほとんど認められず、T2強調像信号は、1群：低信号（図125）、2群：高信号（図119、122～124）、および3群：信号変化なしに分類できる。1群、2群、3群の順で麻痺は重篤である。

　②1群の低信号を経時的に観察すると、この低信号の把握は受傷後数日以内に限られ出血を描出しており、出血部の信号は経時的に変化し、受傷後2週では高信号へと変化する。不可逆性の変化に陥る部位が受傷早期のT2での低信号として描出され、麻痺の予後推測がある程度可能である。

　③2群でも出血が予想されるが、1群に比し出血や挫滅の程度が小さいため、低信号画像を呈しない。

　④3群では麻痺の程度は軽く比較的予後良好である。

E. 合併損傷の早期診断

　頭部外傷や四肢・骨盤の合併は少なくない。胸椎損傷では高率に肋骨骨折や鎖骨骨折とともに血胸を合併する。

F. 評価の実際

　衣類をすべて脱がせ、呼吸や循環の救急救命措置を最優先としつつ、神経学的所見を手早く把握する。まず、意識レベル、瞳孔の大きさ、対光反射、深部腱反射をチェックし、意識が清明であればピン刺激で痛覚を調べる。全身状態が安定しているようであれば、さらに四肢全体の筋力テストを行う。次いで、X線撮影で脊椎損傷部や合併損傷部の概要を把握する。以上の

診断中にも、意識レベルが次第に低下したり、チアノーゼが現れたりすることがあるので注意を要する。

G. 病歴の詳細な聴取

本人、または家族や事故現場での目撃者から事故時の状況を詳しく聞く必要がある。例えば、3mの高所の足場で中腰でヘルメットをかぶって作業中、上方から鉄骨が落ちてきて頭頂部に当たり、下の舗装道路に転落し、踵、次いで尻もちをついた。直後に、両下肢全体に痛みが走り、立ち上がろうとしたが足がまったく動かなかった。すぐに救急車でここまで運ばれてきたが、その途中で、少し足が動き出した。しかし、両手はどうもなかった。以上の話から、腰椎（または胸椎）の損傷で、かつ破裂骨折を疑い、胸腰椎移行部であれば脊髄損傷による会陰部の神経学的評価が重要であることがわかる。また、頸椎損傷や、頭部外傷の合併も考慮し画像診断に含めるべきである。

既往歴の聴取も全身管理と緊急手術にとって重要な情報となる。

H. 本人・家族への説明

全身と局所の評価がすべて終了し、大きな治療方針が立ってから、まず家族に病態を説明するようにする。予後不良な麻痺を合併している場合は、家族の意志を確認したうえで、本人にどこまで説明してよいかの了解をとるようにする。以後は、治療の節目ごとに症状経過を説明する。突然の麻痺に対する患者本人および家族の気持ちを察し、心理的側面からの援助も必要である。なお、筆者の経験によると、完全麻痺の受容面においては、本人への障害告知は受傷後4ヵ月頃が適当である。

[4. 治　療] (図126)[2]

A. 全身管理

循環、呼吸、次いで消化器と尿路の管理が重要である。

1) 循環管理

高位脊髄損傷は自律神経異常を惹起する。心臓に対する交感神経支配は、第1から第4胸髄高位から分離した節前線維が交感神経節で中継され、心臓神経となって心臓壁に分布している。副交感神経は延髄の迷走神経背側核細胞から出た迷走神経胸心臓枝が心臓壁に分布する。したがって、第5胸髄高位より頭側の脊髄損傷では交感神経が遮断されるが、副交感神経は遮断を免れ、相対的に副交感神経は優位の状態に陥る。この結果、徐脈と血管緊張低下による低血圧をきたす。損傷が第5胸髄より高位であるほど、また損傷の程度が大きいほど、交感神経遮断の影響は大きくなる。この低血圧に対しては静脈内輸液によって補正されるが、一般に過剰の輸液が行われることが多く、肺水腫などの種々の合併症の原因となるので注意を要する。出血性ショックとの鑑別が重要である。

交感神経の反射活動の再開には数週から数ヵ月を要する。この時期になると、緊張を失って

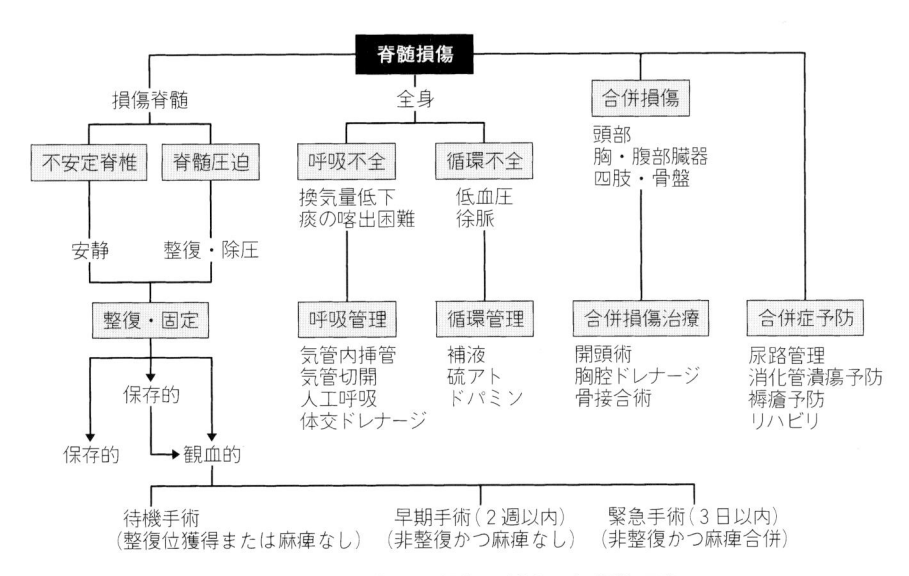

```
                              脊髄損傷
        ┌───────────────┬──────────────┬──────────────┐
     損傷脊髄              全身            合併損傷
  ┌─────┴─────┐      ┌─────┴─────┐      頭部
 不安定脊椎  脊髄圧迫    呼吸不全    循環不全   胸・腹部臓器
                      換気量低下   低血圧     四肢・骨盤
  安静    整復・除圧   痰の喀出困難  徐脈
   │        │          │           │           │           │
 整復・固定              呼吸管理    循環管理   合併損傷治療  合併症予防
   │                   気管内挿管   補液       開頭術       尿路管理
 保存的                 気管切開    硫アト      胸腔ドレナージ 消化管潰瘍予防
   │   ↓観血的          人工呼吸   ドパミン    骨接合術      褥瘡予防
 保存的                 体交ドレナージ                        リハビリ
         ┌──────────────┼──────────────┐
      待機手術          早期手術(2週以内)  緊急手術(3日以内)
   (整復位獲得または麻痺なし) (非整復かつ麻痺なし) (非整復かつ麻痺合併)
```

●図126 急性期脊髄損傷に対する初期管理●

いた血管系が損傷高位以下からの脊髄交感神経反射によって過収縮をきたす。膀胱尿量の充満や便秘時に血圧上昇・不安感・異常発汗・頭痛などがみられる。これを自律神経過緊張反射という。導尿や摘便を随時行い、末梢からの刺激を回避するようにする。

(1) 徐　　脈

徐脈は体位変換時、特に背臥位から腹臥位にしたときに頸動脈が圧迫されることにより増強される。また、気管内吸引操作時に迷走・迷走神経反射のため突然の心停止をきたすこともある。迷走神経反射抑制には硫酸アトロピンが有効である。極端な徐脈(50/分以下)には硫酸アトロピンを0.5～1.0mg静注する。体位変換や気管挿管時には予防的なアトロピン投与を行う。

(2) 低 血 圧

70mmHg以下の低血圧では、腎血流量が低下し乏尿となるので、ドパミンで管理する。血圧の変動が大きくなるので、血圧安定までの適量設定は少量から漸増する。

2) 呼 吸 管 理

主たる吸気筋は横隔膜である。呼気は、横隔膜・肺・胸郭が弛緩してなされるが、努力性呼気は腹筋が横隔膜を押し上げることによって行われる。したがって、腹筋は呼気筋の1つである。横隔膜を支配する運動神経である横隔膜神経は、C3・C4・C5神経(特にC4)に由来する最も重要な呼吸神経である。一方、肋間筋や腹筋は胸神経によって支配されている。

C3またはそれより高位の損傷では、横隔膜が麻痺し自発呼吸は不能となる。下位頸髄損傷では、横隔膜神経は損傷から免れているが、肋間筋と腹筋の麻痺によって換気量は低下し、奇異性呼吸(吸気時に胸郭はしぼみ腹部は膨れる)を呈する。上位胸髄およびそれより高位の損傷では、腹筋が麻痺しているため努力性呼気が障害され、痰の喀出が不十分となり、無気肺を引き起こす。さらには交感神経遮断によって気道の分泌は亢進し繊毛運動は低下し、悪循環に至る。

(1) 換気障害

肺野の聴診、換気能検査(レスピロメータ)、動脈血ガス分析、胸写によって換気能を評価し、酸素を投与する。動脈血の改善がみられなければ気管挿管する。挿管が1週間以上必要となれば、気管切開の方が管理が容易で患者の苦痛も少ない。

(2) 痰の喀出障害

気管挿管部や気管切開部から痰を吸引するが、肺の末梢部の分泌液はなかなか吸引できず、無気肺や肺炎を引き起こす。頻回に体位変換ドレナージや胸郭のタッピングを行い、呼気時に介助して腹部を上方に押し上げ、痰を喀出させる。しかし実際には、この操作は損傷部が安定化されたあとでないと困難なことが多い。

3) 消化器管理

第5胸髄から第3腰髄の節前線維は交感神経幹を、迷走神経と第2から第4仙髄が副交感神経系を形成している。交感神経と副交感神経の遠心性刺激が、これらの神経路を介して互いに拮抗、強調し合って生理的バランスを保っている。

脊髄の横断損傷は、交感神経系および仙髄副交感神経は脳から遮断され、消化管の運動と分泌が障害される。

(1) 麻痺性イレウス

胃腸管の蠕動運動の障害がみられる。腸音をまったく聴取できないほどの蠕動麻痺は少ない。この場合でも、損傷後3日頃には回復することが多い。腸音や腹部単純X線で異常があれば、胃管を挿入し胃液を吸引する。

(2) 胃・十二指腸潰瘍

潰瘍は急性期にも慢性期にも発生する。交感神経遮断による組織の酸素欠乏と、迷走神経刺激による分泌の亢進によって潰瘍が発生するといわれている。臥床などによるストレスや、損傷脊髄に対する副腎皮質ホルモン投与も誘因となることがある。穿孔の場合でも患者の訴えがないこともあり、診断が遅れがちであるので注意を要する。

4) 尿路管理

膀胱と尿道およびその括約筋は、仙髄を反射中枢(S2、S3、S4)とする骨盤自律神経と陰部神経の支配を受けて、それぞれ排尿筋反射、括約筋反射を起こす仕組みになっている。脊髄が損傷されると、排尿筋反射を起こす仙髄と生理的な排尿を司る脳幹部、および排尿を随意的にコントロールする大脳とを結ぶ神経伝導路が遮断され、排尿障害をきたす。

急性期においては、膀胱は弛緩性麻痺をきたし尿閉となる。一般に急性期尿閉は約8週間続く。この時期の排尿管理の目的は、脊髄がショックから回復し排尿筋反射を利用した排尿訓練ができるようになるまでに、膀胱に合併症を起こさないようにすることである。基本的な管理法は間欠的導尿法である。規則的に清潔に膀胱内容を空にし、膀胱の過伸展(500m*l* 以上)を避け、細菌の集落化を防ぐことが目的である。しかし、全身管理や外科的処置のために補液も多く、時間尿排泄量のチェックを必要とする場合には、尿道留置カテーテルや恥骨上穿刺による膀胱瘻で管理し、早期に間欠導尿法に移行するようにする。麻痺した膀胱組織は感染防御能や創傷治癒能力が低下しており、留置カテーテルの刺激によって容易に粘膜壊死と感染巣を形成

する。

B. 損傷脊椎・脊髄に対する初期治療

挫滅損傷された脊髄に対しては再建のための治療手段はない。二次的な脊髄障害を防止し、脊髄の不可逆性変化を最小限に止めることが治療の基本である。損傷脊髄部の脊椎構築は破壊され、高度の不安定性を有している。脊髄損傷は、受傷時のみならず、救出や搬送時、さらには救急施設での全身管理中にも増悪する可能性がある。受傷直後には四肢の動きが確認されていたにもかかわらず、専門施設搬入時には完全麻痺を呈していることも稀ではない。

1）局所の安静

損傷部を中間位で安静固定する。救急搬送中はバックボードへの全脊柱固定(packaging)が求められる。処置台への移動時にはログロール法、ログリフト法などにより頭から骨盤までを1本の棒のように扱う。移動や載せ替えの可能性がある間は、頭部固定具は砂嚢ではなく軽量のものを用いる。重い固定具では移動に際し動くと頸椎に負荷がかかり危険である。床上安静としたあとは頭を両側の砂嚢で固定し、救急全身管理が済み次第、頭蓋直達牽引を行う。これにはガードナー牽引装置が便利である。2kg重錘で中間位で牽引するが、安静保持が目的であるので整復のための増量はしない。胸椎・腰椎損傷では背臥位安静で十分である。

2）薬物療法

損傷脊髄に対する薬物療法の中ではステロイド剤使用の報告が数多くある。その評価はまちまちであったが、近年、受傷後早期のステロイドの大量療法の効能が報告されている。試みてもよい方法であるが必須ではない。ほかに目立った効果が期待されている薬剤はなく、急性期の損傷脊髄に対しては厳密な全身管理こそが最も重要である。

3）手術適応となる病態

損傷型によっては可及的早期の手術適応とする。損傷脊椎を整復し、内固定することによって脊髄の機能改善を期待するとともに、全身管理や体位変換を安全に促進し、合併症を予防することが目的である。手術の適応判断と実施は専門医療機関に委ねるべきである。

(1) 上位頸椎損傷

急性期において緊急手術を要することは稀で、主としてハローベストによる外固定を行った後、待機的手術となる場合がある。

①環軸椎脱臼で5mm以上のADI(atlanto - dental interval：環椎前弓の後縁と歯突起の前縁との距離)が遺残する場合

②歯突起骨折で偽関節をきたした場合は、手術適応を検討すべきである。

(2) 下位頸椎損傷[3,4]

麻痺を合併した、またはその恐れのある損傷は、前方脱臼骨折(図119、125)、後方脱臼骨折、椎体骨折の3型に大分類できる。麻痺合併のない症例では、緊急手術の適応とはならない。麻痺合併があれば、それが完全か不全麻痺かにかかわらず緊急手術の適応を検討すべきである。頸髄完全麻痺であっても、脊髄の狭撃の早期解除による1髄節の麻痺上行阻止は、上肢機能に

大きな影響を与えるからである。
　①脱臼骨折で先述の直達牽引で椎体間転位が整復されれば待機手術とする。保存的に整復不能例において、麻痺合併例では緊急手術が、麻痺なし例では早期手術が適応となる。
　②破裂骨折では、牽引によって脊髄圧迫因子である骨片を早急に整復することは不可能であり、麻痺合併例では除圧固定術の緊急手術の適応とする。
　(3) 胸椎・腰椎および胸髄・腰仙髄・馬尾損傷
　急性期管理面で重要な損傷型は、脱臼骨折（図123）、破裂骨折（図120）、シートベルト型骨折、圧迫骨折であり、麻痺と脊柱の破壊状況に応じ、手術適応とそのタイミングの検討を要す。非観血的整復術は、脱臼症例ではその整復は容易でなく、かつ手技上に危険性もある。早期離床も含めると観血的治療の方が有効である[5]。圧迫骨折や重度な麻痺を合併していない破裂骨折では、コルセットなどの外固定による保存的治療の適応である。
　胸椎・腰椎損傷に合併した麻痺を、胸髄、脊髄円錐、および馬尾高位のそれぞれを胸椎（T1-T10）、胸腰椎（T11-L1）、および腰椎（L2-L5）に区分して評価することは、下肢および膀胱の障害度を反映しよく用いられている。
　①末梢神経である馬尾を含む高位での脊椎損傷で、馬尾麻痺を合併している例では除圧・固定で大きな麻痺改善が期待できる。したがって、胸腰椎、腰椎部損傷では、緊急手術の適応とはならないまでも可及的早期の手術が望まれる[6]。
　②胸椎部での脊髄完全損傷では、頸髄部で1髄節を大切にする考え方は不要であるが、脊柱再建による早期離床面から可及的早期（2週間以内）の手術が有効である。不全脊髄損傷では緊急手術（3日以内）の適応とする。

> **MEMO③**
> 高頻度にT12/L1高位に損傷が生じる（図123）。T12/L1脊椎高位での脊髄髄節はL5/S1であり、種々の麻痺型が生じることになる。脊髄単独損傷では、S1以下の知覚や運動がさまざまな形で障害される一方、腰神経根領域に麻痺を生じない。すなわち、両足部に軽度の麻痺を有するのみで下肢機能のほとんどが温存され、仙髄領域である会陰部の知覚や肛門括約筋の随意収縮が大きく障害され、膀胱直腸麻痺を呈することになる。Sacral sparingとは、仙髄領域の知覚や運動が完全麻痺でないことであり、会陰部の知覚（触覚または痛覚）や、最も重要な肛門括約筋の随意収縮のいずれか1つでも温存されていれば、spareされている証であり、この部分での脊髄損傷は完全横断損傷でなく不全損傷である。その予後は、歩行にほぼ問題はなくてもさまざまな形での膀胱直腸障害を残すことが多い。脊髄完全損傷に馬尾神経の完全断裂を合併すれば、両下肢と膀胱直腸の機能は完全に麻痺する。馬尾神経の部分断裂（一部の馬尾神経が損傷を免れた状態をroot escapeと呼ぶ）の合併では、膀胱直腸機能は完全麻痺であっても両下肢は不全麻痺を呈し、その予後は、末梢神経の回復の程度に応じ下肢麻痺の改善が望める（図123）。脊髄不全損傷に馬尾神経の不全損傷合併では、さらに麻痺の予後は良好である。このように、仙髄領域の麻痺の評価が非常に重要であり、治療法の選択と麻痺の予後の推測に有用となる。

　4) 手術のタイミング
　全身管理と脊髄損傷管理は併行して行われるべきである。悪条件下の全身状態の中でも損傷脊椎の再建手術が検討されることもある。
　(1) 意識消失
　頭部損傷合併などによる高度の意識障害状態では、麻痺の評価ができず、損傷脊椎に対して

は適応があっても待機手術とする。
(2) 出血性ショック
他臓器損傷によるショックでは、その管理を最優先する。
(3) 呼吸・循環不全
頸髄損傷がその原因であり、適応があれば可及的早期に手術を行う。損傷頸椎の内固定は、少なくともその後の管理に有用である。
(4) 血胸・気胸
胸腔ドレナージによる改善を待っての手術では意味のないことがあり、緊急手術の適応のときは併行して行う。

[5. 診療所では・・・]

わが国での外傷性脊髄損傷(脊損)の発生件数は、年間約4,000件であるため、救命救急センターなどに勤務していて時に遭遇する程度の頻度である。また、一般救急病院においては脊髄損傷が疑われると、特に患者の処置をすることなく高次救急病院へ搬送しているのが現状である。したがって、われわれは急性期脊損の病態・診断・管理について実体験する機会が極めて少ない。一方では、脊椎・脊髄外科の進歩とともに初期治療として手術を施行する施設も増加してきている。急性期を過ぎると、これらの多くの施設では、リハビリテーション施設に患者を転院させている。結局、初期治療の成果については十分に知らされないまま、いや、知ろうとしない術者も少なくない。総合脊損センターでは過去20年間、約1,400例の脊損の急性期から慢性期、そして社会復帰までの一貫とした管理を行ってきた。医師1〜2名の診療所にこの脊損が運ばれてきた。さあどうするか。

A. 脊髄損傷の早期発見、早期固定、早期連携

1) 外傷後に四肢の一部もしくは全部が動かせないとの情報のもとに患者が搬入される場合

(1) 安　　静
背臥位のまま頸部・躯幹を動かさないよう診察台に移し、患者にも安静を指示する。

(2) 自動運動
脳、脊髄、または末梢神経のいずれかの損傷が想定される。意識が清明で(脳神経に異常なく)上肢・下肢に自動運動の障害があれば頸髄損傷、下肢のみの障害であれば胸髄・腰髄損傷が強く疑われる。

(3) 知　　覚
次いで知覚検査を行い、運動麻痺領域に知覚の鈍麻や脱失を合併していれば脊髄損傷の診断は確定する。

(4) 固　　定
頸椎損傷では、頭部の両側に固定具(移動の可能性がある間は軽量のもの、床上安静後は砂嚢)を置いて固定し、胸腰椎では背臥位安静とする。

> **MEMO ④**
> 手指の運動障害を見逃したため、胸髄損傷として頸部の固定なしで搬送されることがある。また、C6/7やC7/T1高位の損傷では上肢症状を欠くことがある。

(5) 損傷高位

 神経学的に損傷高位を推定することができるが、初期救急ではまず単純X線撮影を行った方が診断が早い。背臥位のまま正面・側面の2方向撮影をし、脱臼や骨折部を確認する。側臥位での撮影は禁忌。

> **MEMO ⑤**
>
> 単純X線装置以外の画像を得ることができない状況が想定されるので、そのチェックポイントを記す[4]。主として前後像と側面像で診断する。斜位像を得たい場合は、体位変換を行わずX線管球の向きを変化させることにより、それに近い像を得ることができる。頸椎側面は両肩を尾側に牽引して下位頸椎部まで描出すべきである（主治医が頭部を固定し、看護師に両腕を下方に引っ張らせる）。胸椎と腰椎のみならず、外傷の多発する胸腰椎移行部を別個に撮影する方が見逃しがない。上位頸椎部では開口位撮影を、頸胸椎移行部ではswimmer's viewを加えるべきである（頸胸椎移行部は両肩と重なり側面像が不鮮明となるため、フィルム側の肩を挙上し反対側の肩を下方に引き下げて撮像する）。骨傷が明らかでない脊椎損傷を除けば、ほとんどの症例の損傷部位の診断はこの単純X線像で可能である。
>
> ①前後像：棘突起の配列異常に注目すべきである。単一椎間での棘突起間の開大や側方偏位は後方靱帯損傷を示唆する。側面像で脱臼の評価のしにくい上位胸椎部では、この棘突起のアライメントが診断の手がかりとなることが多い。椎体の側方転位、椎弓根間距離の開大、椎間関節面の離開は脱臼や骨折の所見である。
>
> ②側面像：椎体描出のX線条件よりも電圧を多少減圧させると、棘突起のより明確な像を得ることができる。椎体と棘突起をそれぞれのX線条件下で撮影することが望ましい。後彎変形、椎体の前方または後方転位、棘突起間の開大、椎間関節のロッキングをチェックする。椎体前方骨皮質の微細な歪みや、損傷椎の頭側に頻度が高い椎体終板骨折を見逃してはならない。椎間板高の異常な狭小化は椎間板の損傷所見である。骨折椎体の後方骨皮質が脊柱管に突出しているか否かは極めて重要であるが、骨片の突出部は椎弓根と重なっていることが多く、非損傷隣接椎体との比較読影が必要である。

(6) 麻痺の程度

 運動と知覚の麻痺の程度を詳しく調べる。完全麻痺か不全麻痺かはその予後に極めて重要である。

(7) 専門病院にコンサルト

 ここまでの情報を把握した時点で、専門病院に連絡して、搬送の依頼とそれまでの管理法について意見を求め、その指示に従う。

> **MEMO ⑥**
>
> 搬入時には四肢の動きがなかったにもかかわらず、X線撮影などを施行している間にかすかな動きが出てくることも少なくない。肛門周囲の知覚は必ずチェックし、僅かでも知覚温存があれば不全麻痺であり、麻痺の回復の可能性が高いだけに初期管理が麻痺の予後を左右する。

(8) 患者とその家族への説明

 損傷の概要を説明し、専門病院への搬送の承諾を得る。

(9) 搬 送

 頭部および躯幹を固定し救急車で搬送する。救急隊の所有する固定具一式（頸椎カラー、バックボード、ベルト、ヘッドイモビライザー）を借用するとよい。原則として主治医が同伴する。

2) 多発外傷として搬入される場合

 脊損の合併があるかも知れないとの認識が重要である。全身チェックおよび管理の中で、

四肢の動きに注意を払っておく。深部腱反射(特に膝蓋腱反射)の消失は、脊髄ショックの一徴候であり脊髄損傷が疑われる。以後、前述の(1)〜(9)の手順で管理する。

B. 頸髄損傷に特異的な徴候とその管理

1) 呼　　吸
呼吸困難、チアノーゼ、または奇異性呼吸がみられたら、直ちに動脈血ガスをチェックし、酸素を投与後データの改善がなければ気管挿管を行う。

> **MEMO ⑦**
> 初期には呼吸状態が安定していても、痰の喀出困難や気道内分泌亢進のため次第に無気肺を合併することがある。特に受傷後3日〜1週頃に顕在化することが多い。

2) 循　　環
徐脈と低血圧は頸髄損傷の診断の一助ともなる。極端な徐脈(50/分以下)には硫酸アトロピン静注を行う。体位変換や気管内吸引操作時に、迷走・迷走神経反射のため突然の心停止をきたすことがあり、予防的なアトロピン投与も必要である。70mmHg以下の低血圧では腎灌流量が低下し、乏尿となるのでドパミンでコントロールする。血圧の変動が大きくなるため、血圧安定までの適量設定には少量から漸増する。

3) 尿　　路
膀胱内にカテーテルを設置する。

4) 搬送中の注意
全身の固定が必須。アンビューバッグ、吸引装置、硫酸アトロピン、ドパミンは必携である。

患者が救急施設に搬入され、脊髄損傷が疑われた時点で直ちに専門病院にコンサルトし、その診断手順や管理法、さらには搬送時期について連携を深めるべきである。受傷から2〜3日が初期治療のポイントである。

(芝　啓一郎)

【文　献】
1) 芝　啓一郎, ほか：脊椎・脊髄損傷の画像診断の進め方. 整形外科Mook No.65, pp216-230, 金原出版, 東京, 1993.
2) 芝　啓一郎：脊椎・脊髄損傷の初期治療. NEW MOOK整形外科 No.4, pp43-51, 金原出版, 東京, 1998.
3) 芝　啓一郎, ほか：頸椎損傷へのinstrumentation. 脊椎インストルメンテーション. 整形外科Mook No.6, pp45-55, 金原出版, 東京, 1990.
4) 芝　啓一郎, ほか：下位頸椎脱臼骨折と椎間板後方脱出. 臨整外 31：441-446, 1996.
5) 芝　啓一郎, ほか：胸椎・腰椎脱臼骨折における構築学的損傷形態の高位別特徴. 臨整外 33：487-493, 1998.
6) Shiba K, et al：Transpedicular fixation with Zielke instrumentation in the treatment of thoracolumbar and lumbar injuries. Spine 19：1940-1949, 1994.

17 四肢骨折

はじめに

　近年、交通外傷などによる高エネルギー外傷の発生が増加し、多発外傷を伴う開放性骨折や血管損傷を伴う四肢外傷が散見されるようになってきた。さらに、全国の救急医療システムの整備などにより、これまでは外傷死となっていた症例が救命されるようになり、その機能的予後が問題とされる時代となってきた。しかし、欧米では、多発外傷に伴う四肢血管外傷の半数が救助されているにもかかわらず、日本での類似報告はほとんどない。また、骨盤外傷の手術的治療も大きく遅れている。四肢外傷は、救急医療の中で頻度は高いものの、緊急度が低いとの誤った認識はあるが、その中にも一刻を争う病態が少なからず認められるのは注意しなければならない。本稿では、四肢骨折を中心に、外傷初療の1時間での現場、搬送途中と初療室でなすべき処置などを述べる。

　骨折は、開放性骨折と非開放性骨折に分けられる。前者は、骨折部が皮膚から外部に出ているか、一度でも外部に突き出たような骨折であり、骨折部と外界との交通が認められているものである。骨折部と外界との交通が認められないものを、非開放性骨折という。

　骨折では、神経や血管が、受傷時に損傷されることはもちろんのこと、適切な固定を行わずに搬送を行うような場合には、骨折端によって、二次的に損傷される可能性があるので十分に注意しなければならない。一般的に、長管骨折に血管損傷を合併する頻度は3％程度といわれるが、肘、膝、足関節など関節近傍に強い外力が加わった場合には、血管損傷を伴う場合が多いので、末梢血行に十分注意を払わねばならない。

　開放性骨折には、創の汚染と外出血という危険が伴う。損傷された組織が細菌に汚染され、感染が発生すれば、骨折の治療は著明に遅れる。また、非開放性骨折であっても、損傷した軟部組織から大量に出血する部位もあり、多発骨折の場合には時に致命的大出血になることがある。

[1. 現場での評価と処置 (図127)]

　四肢外傷の重症度に関しては、四肢の外見からある程度判断が可能である。受傷機転などの情報を聴取することはもちろん重要であるが、傷病者のバイタルサインなどの全身状態の評価がまず優先される。骨折に関して適切な固定を行えば、疼痛を軽減させることが可能であり、さらに重大な二次的な合併症を防ぐことができる。

　開放創からの出血は、圧迫止血で止まる場合がほとんどである。主要血管を損傷した場合でない限り、止血のために空気駆血帯(タニケット)やエスマルヒなどが必要となることはほとんどない(四肢高位切断くらいのものである)。圧迫止血で止まらない場合で、どうしても必要であれば、出血部よりも中枢の動脈を圧迫することで対処する。しかし、空気駆血帯の使用は長時間になってはならない。空気駆血帯の圧は収縮期血圧の2.5倍で外出血を止めることができるが、上肢で300mmHg、下肢で500mmHgを超えないように注意し、駆血時間も1時間半を限度とする(図128)。しかし、多くの場合には駆血は我慢できない疼痛を伴い、しばしば疼痛

3. 救急処置各論－17. 四肢骨折

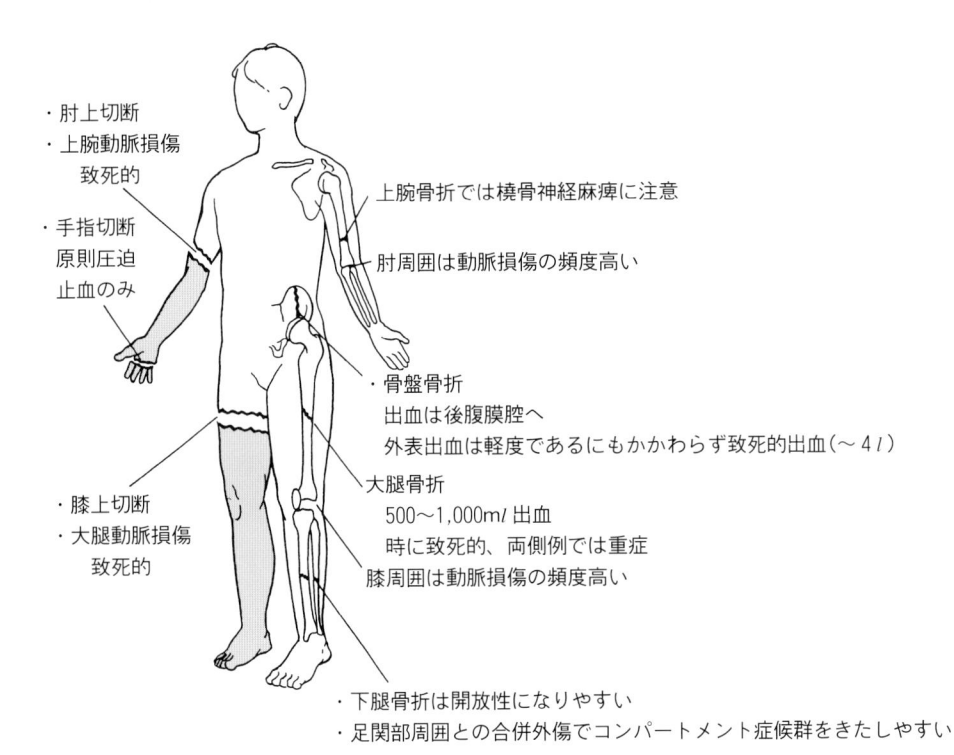

・肘上切断
・上腕動脈損傷
　致死的

・手指切断
　原則圧迫
　止血のみ

上腕骨折では橈骨神経麻痺に注意

肘周囲は動脈損傷の頻度高い

・骨盤骨折
　出血は後腹膜腔へ
　外表出血は軽度であるにもかかわらず致死的出血（〜4ℓ）

・膝上切断
・大腿動脈損傷
　致死的

大腿骨折
500〜1,000mℓ 出血
時に致死的、両側例では重症
膝周囲は動脈損傷の頻度高い

・下腿骨折は開放性になりやすい
・足関部周囲との合併外傷でコンパートメント症候群をきたしやすい

●図127　四肢の外傷の特徴●

（稲田有史：四肢の外傷．プレホスピタル外傷学，改訂第2版，p263，永井書店，大阪，2002より引用）

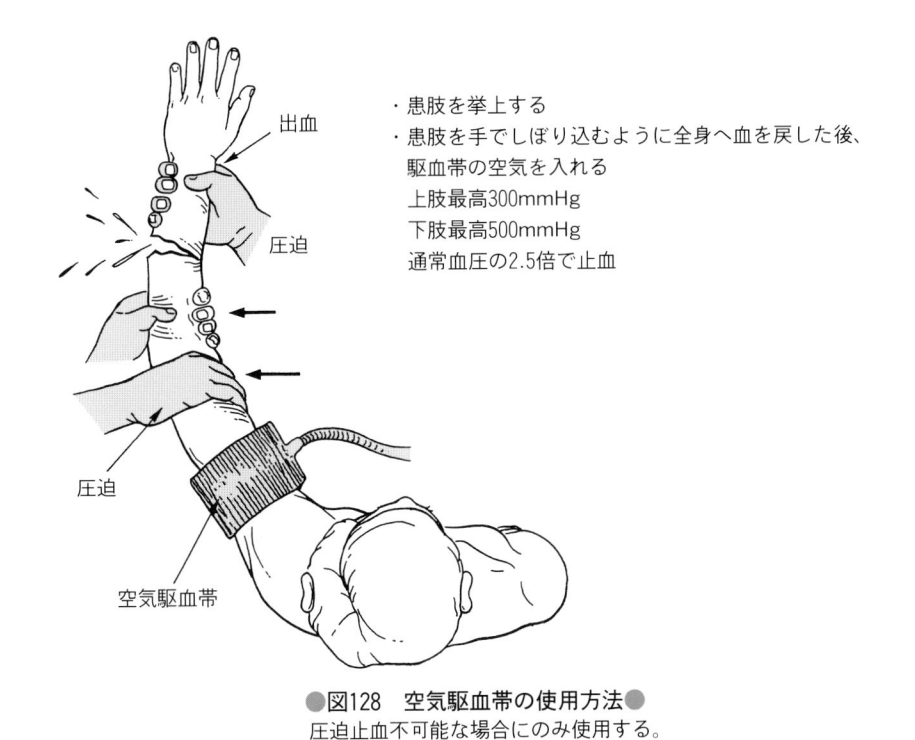

出血
圧迫
圧迫
空気駆血帯

・患肢を挙上する
・患肢を手でしぼり込むように全身へ血を戻した後、
　駆血帯の空気を入れる
　上肢最高300mmHg
　下肢最高500mmHg
　通常血圧の2.5倍で止血

●図128　空気駆血帯の使用方法●
圧迫止血不可能な場合にのみ使用する。

（稲田有史：四肢の外傷．プレホスピタル外傷学，改訂第2版，p267，永井書店，大阪，2002より引用）

のために駆血帯を10〜20分ごとに解除し、再度駆血を行わざるを得ない場合が多い。意識のある傷病者では、症状に応じて解除と止血を繰り返さねばならないであろう。搬送時には、いつから駆血を行っているかを正確に医師に伝えなければならない。避けなければならないのは中途半端な駆血で、うっ血を起こして開放創から逆に出血を増長することである。この現象をうっ血帯と呼ぶが、これを避けるためには患肢を挙上しながら四肢を圧迫し、できる限り中枢側に血液を戻した状態で空気駆血帯を加圧することが重要である。

　骨折については、開放性骨折であるか非開放性であるかを見極める。創部からの出血に油滴が認められれば骨髄性の出血で開放性骨折の可能性がある。創部の大きさと程度は、Gustillo分類（表31、図129）によって、Ⅰ、Ⅱ、Ⅲ型に分類され、さらに高エネルギー外傷のⅢ型はⅢA、ⅢB、ⅢCに亜分類されており、判断できれば高次医療機関への貴重な情報となる。開放性骨折の治療開始までの時間が6時間以内であればⅠ〜ⅢAまでは即時内固定が可能であるが、ⅢB、Cでは創外固定での仮固定を行い、軟部組織再建が完了した後に二期的に骨固定を行うのが原則である。多発外傷に伴うⅢC型の主要血管損傷では切断をするか、患肢温存を行うのかという判断を迫られることが多い。MESS（Mangled Extremity Salvage score）（表32）などの予測スコアは一助になる。欧米では多発外傷に合併した患肢温存率は40％にのぼるとの報告もあるが、日本での報告は極めて稀である。

　開放性骨折は状況が許すなら手術場での大量（4〜10l）の生理食塩水での洗浄が基本である。多発外傷といえども各骨折の治療には最適な治療法が選択されるべきであって、特殊な骨折の治療があるわけではない。いずれにせよ、Gustillo‐ⅢC型は不全切断と呼ばれることが多いが、整形外科以外に血管・神経・軟部損傷の治療が必要なため、患者のためにも地域の各施設の診療能力を把握しておく必要がある。

［2. 骨折部の固定］

　固定の目的は骨折部の動揺を防ぐことにより疼痛の軽減だけでなく、骨折端による筋肉や血管、神経などに対する二次的な損傷も防止することにある。傷病者の状態が安定しているようであれば搬送前に四肢の固定を行う方がよいが、致命的な外傷があり、生命にかかわるような状態であると判断したら、四肢の固定に時間を割いて残された貴重な時間を浪費してはならない。このような場合にはバックボード上への全身固定をもってよしとするか、搬送途上の車内で四肢の固定を行う方がよい。

　固定の際には固定部位より遠位部の感覚、運動機能と血行状態をチェックする。前腕や下肢では橈骨動脈や足背動脈の拍動を確認する。拍動が触れないからといって必ずしも主要血管の損傷などを示唆するものではない。四肢の変形、動揺が著しく、動脈の拍動が触知できない場合もしばしばある。このような場合にはゆっくりと牽引をして整復を行えば血行が再開し、拍動は触知されるようになる。しかし、変形が簡単な牽引で整復されない場合や、牽引で傷病者の苦痛を増大される場合は、それ以上の牽引、整復はあきらめ、砂嚢や丸めたタオルなどを利用してそのままの肢位で安定化を図る。

　四肢の骨折に対する固定は骨折部の上下の関節を含めて固定するが、外傷初療の1時間では副子固定、シーネ固定などで十分であり、全身状態が落ち着いて正確なX線写真を撮った時点

■表31　Gustillo分類■

Ⅰ：・皮膚創が、1cm以下
　　・創が清潔
　　・粉砕のない骨折
Ⅱ：・皮膚創が1cm以上
　　・軟部組織損傷が広範囲でない
　　・皮弁や剥離状でない
　　・粉砕のない骨折
Ⅲ：・広範囲軟部組織障害を伴う高エネルギー外傷
　　・または重篤な挫滅損傷
　　・または修復を要する血管損傷
　　・または農場での損傷を含む重度の汚染
　　・または皮膚の創の大きさとは関係なく粉砕骨折、分断骨折、骨欠損している

　　TypeⅢ開放性骨折の分類
　　　ⅢA：・広範囲の軟部組織損傷にもかかわらず、骨は軟部組織で十分に覆われる
　　　ⅢB：・骨膜剥離、骨の露出した広範囲軟部組織損傷
　　　　　・高度の汚染創
　　　ⅢC：・修復を要する主要動脈損傷を伴った開放性骨折

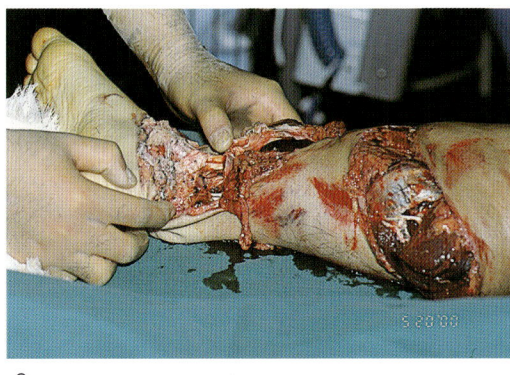

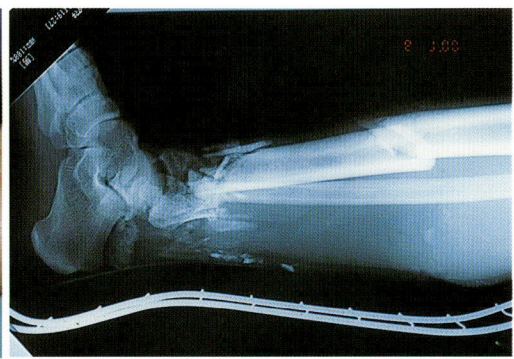

●図　129●
a．GustilloⅢC　開放性骨折：足尖・足底部の血流がなく、蒼白である。
b．GustilloⅢC　X線写真

で整復を行い良肢位での適切な固定を考慮すればよい。開放性骨折の開放創の部分は副子での固定の前に、滅菌ガーゼでカバーする。

■表32 MESS(Mangled Extremity Salvage Score)variable■

	Point
A．骨/軟部組織損傷	
低エネルギー損傷（汚染創、単純骨折、戦争以外の一般銃創）	1
中等度エネルギー損傷（開放性あるいは多発性骨折、脱臼）	2
高エネルギー損傷（接近したショットガンあるいは、戦争による銃創、挫滅創）	3
超高エネルギー損傷（上記＋高度の汚染、軟部組織剥離）	4
B．肢虚血	
拍動減弱あるいは消失しかし灌流は正常	1*
拍動なし：異常知覚、灌流低下	2*
蒼白、麻痺、無感覚。	3*
※6時間以上の阻血で点数を2倍	
C．ショック	
収縮期血圧　常時90mmHg以上	0
一時的低血圧	1
恒常的低血圧	2
D．年齢（歳）	
30より下	0
30〜50	1
50より上	2

7点より大きい場合には一期的切断も考慮する。

［3．部位別の要点］

A．鎖骨骨折

　鎖骨骨折の頻度は比較的多いが、緊急の処置を要することは比較的少ない。稀に鎖骨骨折によって鎖骨下動脈や静脈、神経が損傷されることがある。鈍的外傷によって腕神経叢・鎖骨下動脈が損傷され、上肢の運動麻痺、動脈拍動の消失ならびに肩甲帯の不安定な症例を肩甲帯離断といい、多発外傷のような強大な外力で発生する。それ故鎖骨骨折で、患側の麻痺、血行不全を伴う場合には第三次施設への直送が望ましい。診断には、大きめのX線写真で胸部写真を撮って肩甲骨内側縁と脊柱間距離を左右で比較すると、肩甲帯離断では著しい肩甲骨の外側転位があり診断されやすい。専門医の判断を仰ぐべきである。鎖骨骨折が疑われる場合には胸郭や肋骨の損傷などの可能性があるため注意を要する。患肢を内転位で固定するが、ベッド臥床時にはデゾー包帯固定などで搬送する。

B．上腕骨骨折

　上腕骨骨折では時に橈骨神経の損傷を合併することがあるが、血管損傷の合併は稀である。

橈骨神経が損傷された場合には手関節を自動背屈（伸展）することが不可能となり、下垂手といわれる状態を呈する。橈骨神経麻痺はほとんど3～4ヵ月の待期期間で90％が自然寛解するといわれている。肩関節から手までの副子固定を行う。

C. 肘 関 節

小児ではしばしば肘関節付近の骨折がみられる。神経や血管の損傷を合併している可能性が高く、前腕や手の運動機能や感覚をチェックする必要がある。90°で前腕回外位で固定しておくのが安全である。

D. 前腕および手関節

転倒などによって発生することが多い骨折である。副子を用いて固定が容易にできる部位ではあるが、コンパートメント症候群を起こす可能性があるので注意を要する。手指屈筋群の動きと、正中神経領域の母指、示指、中指と環指橈側の知覚異常に注意をはらい、異常があれば手関節以遠での圧測定を行い、除圧手術が必要となる。高齢者では特に橈骨遠位端の骨折の頻度が高く、骨折部が背屈転位するものをコレス骨折、掌側に転位するものをスミス骨折と呼ぶ。前腕から手までを簡易にシーネ固定を行う。

E. 手

手の骨折で副子による固定を行う場合には手にガーゼなどを握らせて自然な丸みをもたせるバルキードレッシングという方法が安全で、時間をあけて詳細なX線検討を行う必要がある。

F. 大 腿 骨

高齢者の転倒で股関節付近に疼痛を訴え立位困難な場合には大腿骨頸部骨折を疑う。高齢者では骨組織が脆弱であるため、比較的弱い力でも骨折が起こり、橈骨遠位端とともに高齢者で頻度の高い骨折である。大腿骨周囲には筋肉組織が豊富であるため、大腿骨骨幹部骨折では大量の出血を起こし、時にショックになることがある。転位が著しい場合には介達牽引などで患部の安静を図る。

G. 下腿（脛骨・腓骨）

下腿の前面には軟部組織が少ないためこの部位での骨折はしばしば開放性骨折となる。足関節の骨折と下腿骨折の同時発生例では18.「四肢コンパートメント症候群」（241頁参照）を高率に合併するため注意を要する。足背動脈の拍動、足趾運動機能、知覚異常などを注意深く観察する。血行障害を疑う場合には、足趾にパルスオキシメーターを装着して波形を確認するか、上肢の収縮期血圧を測定し、下肢での足背動脈での収縮期血圧を比較して、下肢の方が低い場合には血管損傷の可能性があるので注意しなければならない。

［4．診療所では・・・］

多発外傷を疑わせるエピソードをもつ患者（高所転落、同乗者死亡、救出時間20分以上、

車外への放り出されたなど)では、一刻も早い高次医療施設への転送が必要である。しかし、それでも超緊急性処置(緊張性気胸の解除、動脈性出血の処置など)は少なくとも当然済ませておかねばならない。搬送の際には、骨折部の固定を行い、搬送によって骨折部の転位による二次的な合併症が起こらないような初期固定が得られれば十分である。骨折による主要血管損傷がある場合は、血行再開までに、6時間以内の血行再建が得られないと恒久的な機能障害が生まれるため、十分な観察と素早い対応が必要である。

　多発外傷患者では、医師の同乗搬送が必須であり、その際には初療で行ったさまざまな資料を持ち込む必要がある。

(稲田有史)

18 四肢コンパートメント症候群（筋区画症候群）

はじめに

コンパートメント症候群とは骨、骨間膜、筋間中隔など伸展性の乏しい組織で囲まれたコンパートメント（筋区画）内の組織圧が上昇することによって循環障害をきたし、コンパートメント内の組織（筋肉や神経）に阻血性変化をきたす病態である。本症候群は四肢に限らず、臀部や腰部など筋膜で囲まれた筋肉を含むあらゆる部位で起こり得るが、臨床的には下腿および前腕に多くみられる。組織圧が30～40mmHgを超えると組織の代謝が侵され生存可能性は低下する。また長時間組織圧が高い状態が続くと、神経などに不可逆性の損傷を起こし、拘縮や神経麻痺など悲惨な機能障害を残す。そのため、本症候群は早期に確定診断し、筋膜を切開して除圧することが肝要である。

[1. 発生原因]

組織圧を上昇させる原因として、①コンパートメント容積（capacity）の減少、または②コンパートメント内容の増加、に分けられる（表33）。

コンパート容積の減少とはコンパートメント周囲組織の張力（コンプライアンス）の減少に基づくものである。全周性のⅢ度熱傷による皮膚張力の低下、医原性ともいえる緊縛した包帯やギプス固定、手術操作における過度な張力をかけた筋膜閉鎖や創閉鎖などが挙げられる。

一方、コンパート内容の増加とはコンパートメント内組織の腫脹や出血によるもので、骨折や軟部組織損傷などの外傷、熱傷や動脈閉塞後の再灌流による血管透過性亢進に起因する浮腫などが主であるが、スポーツ活動によるものもみられる。

■表33 発生原因■
A. コンパート内容量の減少
1）締め過ぎのギプス固定や包帯
2）過度の張力をかけた筋膜閉鎖や創閉鎖
3）全周性のⅢ度熱傷
B. コンパート内容量の増加
1）骨折や筋挫滅などの外傷
2）熱傷や再灌流による血管透過性の亢進
3）医原性

（文献11）より引用）

[2. 病態]

本症候群の病態は、組織圧の増加が毛細血管圧を超え、微少血管系の循環不全、組織の阻血と酸欠により組織の恒常性が障害されることにあるが、これによって組織の浮腫が生じ、浮腫がさらに阻血を進行させるという悪循環に陥り、最終的には不可逆性の組織の壊死をきたす。阻血性変化の程度はコンパートメント内の圧の高さと持続時間によって決まるとされ、正常な血流を有する患者で30mmHg以上の組織圧が8時間以上続いた場合明らかな筋肉壊死が起こるとされているが、より高い圧では短時間で不可逆性変化が起きることが知られている[1]。コンパートメント内の組織圧は安静時10mmHg以下であり、40～50mmHgで細動脈の血流は遮断され、50～60mmHgで静脈はうっ滞して浮腫が生じ、70mmHg以上が12時間継続すると筋、神経に不可逆性変化が起こる。また、ショックの患者のように血圧が低下している状態では、

組織圧が拡張期血圧の−10〜30mmHgまで達すると、組織の虚血が切迫している状態にあるともいわれている。

[3. 臨床症状]

患肢の腫脹、皮膚の緊満、発赤、熱感、知覚障害のほかに、疼痛では受傷程度から妥当と考えられる以上のもの、鎮痛剤を投与しても軽快しないものなどが挙げられる。動脈閉塞の徴候としての5P、すなわちpain（疼痛）、pulselessness（拍動消失）、pallor（蒼白）、paralysis（運動麻痺）、paresthesia（異常知覚）が必ずしも出現するとは限らない。むしろ主幹動脈圧は組織圧より高いため、末梢動脈の拍動は動脈損傷や閉塞例以外では触知されることが多く、動脈拍動が触知不能となれば既に末期である。さらに皮膚自体に阻血は起こらないため、皮膚の蒼白またはチアノーゼはみられない。また、病状が進行し、筋肉の壊死が進むとクラッシュ症候群のようにミオグロビン尿を呈する場合もある。

[4. 診 断]

まず患者の臨床症状から本症候群の存在を疑うことから始まる。

①徒手検査

意識が清明な患者には、本症候群を疑ったら誘発試験としてpassive stretch testおよびresisted motion testをまず行ってみる。Passive stretch testはコンパートメント内の筋肉に対し、他動的にその筋肉の作用と反対方向に伸張させる検査であり、痛みが増強すれば陽性とする。例えば、下腿のコンパートメントに対して足関節を底屈または背屈させることによってコンパートメント内の筋肉の痛みが増強するか確認する。Resisted motion testはある筋肉の作用する方向に力を入れさせ、それと反対方向に抵抗を加えることによって疼痛が増強するかみるものである。

②組織圧の測定

組織圧の測定は最も確実で有用な方法である。特に意識のない患者では症状を訴えることができないため、本症候群を疑ったら必ず組織圧の測定を行う。測定にはStryker社製の組織圧測定器（intra-compartmental pressure monitor system、図130-a）を用いるのが簡便であるが、このモニターシステムを常備している施設は少ないと思われる。そこで、点滴のチューブ、三方活栓、血圧計、シリンジおよび注射針があれば組織圧を測定できるneedle-manometer法（図130-b）が有用であるが[7]、動脈圧モニターが可能な施設では、このモニターを利用すれば簡便かつ持続測定が可能となる。

③血液生化学検査

CK、LDH、GOT、カリウムやミオグロビンの高値を認めることがあるが、これらは必ずしも特異的ではなく、また初期の段階ではあまり上昇していないことも多い。そのため経時的に測定し、その値の動向とクラッシュ症候群に陥る可能性も念頭において観察する。

④画像検査

単純X線写真、超音波検査、CTやMRIは損傷状態やコンパートメント内の占拠性病変の把

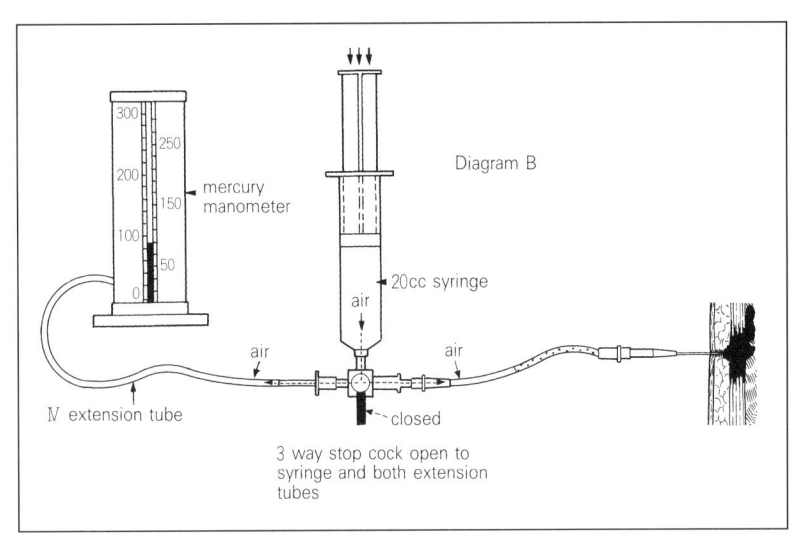

●図130-a　needle manometer●
(Whitesides TE, et al : Clin Orthop. 1975より引用)

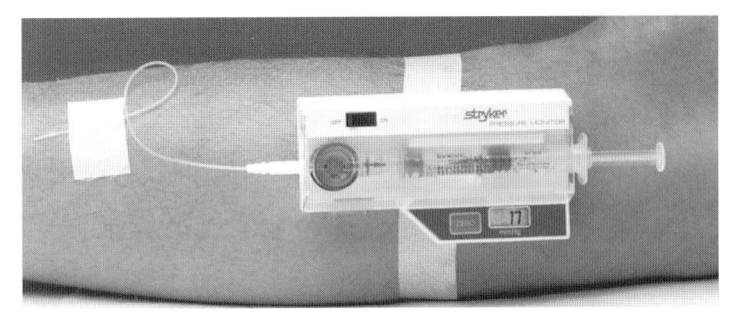

●図130-b　Intra-Compartmental Pressure Monitor System(STRYKER)●
(Whitesides TE, et al : Clin Orthop. 1975より引用)

握には有用であるが、本症候群の診断に必要不可欠ではない。

[5. 治　　　療]

　本症候群と診断したら直ちに筋膜切開を行う。これが唯一の治療法であり、患肢の挙上やクーリングを行うことは無意味であるばかりか、無駄に時間が経過して症状を悪化させるため慎むべきである。緊縛した包帯やギプスなどの外固定が原因と考えられる場合は、直ちに外固定を緩め、心臓高位に保ち、必要に応じて組織圧を測定する。
　筋膜切開の適応基準についてはさまざまである。通常組織圧が30～40mmHg以上、疑わしいときは持続的測定によって40mmHg以上の圧が6時間以上続いた場合は筋膜切開の適応であると考えてよい。それ以上待機することは組織の不可逆性変化をもたらす可能性があるので避ける。また、患者がショック状態である場合は適応基準を緩めるべきである。
　コンパートメントは部位によってコンパートメントの数と構造が違うので(表34、35)、発生部位によって切開法も異なる。以下、臨床上比較的多くみられる前腕と下腿について述べるこ

■表34　上肢のコンパートメント■

部位	コンパートメント	存在する筋肉	感覚障害
上腕	anterior	上腕二頭筋 上腕筋 烏口腕筋	正中神経 尺骨神経、(橈骨神経)
	posterior	上腕三頭筋	橈骨神経、(尺骨神経)
前腕	volar	円回内筋、浅指屈筋 橈・尺側手根屈筋 長拇指屈筋、深指屈筋	正中神経、尺骨神経、 (橈骨神経)
	dorsal	指伸筋群、回外筋、 長拇指指外転筋、 尺側手根伸筋	
	mobile wad	腕橈骨筋 長・短橈側手根伸筋	橈骨神経
手		骨間筋	

(文献11)より引用)

■表35　下肢のコンパートメント■

部位	コンパートメント	存在する筋肉	感覚障害
大腿	anterior posterior medial	大腿四頭筋 膝屈筋群 内転筋群	大腿神経 坐骨神経、閉鎖神経
下腿	anterior lateral superficial posterior deep posterior	前脛骨筋、趾伸筋群 長・短腓骨筋 ヒラメ筋、腓腹筋 後脛骨筋、趾屈筋群	深腓骨神経 浅腓骨神経 腓腹神経 脛骨神経

(文献11)より引用)

ととし、その他の部位については成書を参考されたい。

①前　　腕(図131)

　橈骨、尺骨および骨間膜によって主にvolarとdorsal compartmentに分けられる。腕橈骨筋と長・短橈側手根伸筋(ECRL・ECRB)はdorsal compartmentに属するが、独立した筋膜を有しており、3番目のコンパートメントに分類されることもある(mobile wad)。尺骨神経、正中神経および橈骨神経はvolar compartmentに含まれており、さらにコンパートメントの区画が下腿ほど強固でないため、通常はvolar compartmentの筋膜切開を行うだけで十分である。また、必要に応じて手根管部の切開も併せて行う。Dorsal compartmentの除圧が不十分であれば前腕背側に中央縦切開を行う。

②下　　腿(図132 a～c)

　Anterior、lateral、superficial posteriorおよびdeep posteriorの4つのコンパートメントに分けられ、切開法は外側のみに切開をおくsingle-incision fasciotomy[5]と、内・外側両方に切開をおくdouble-incision fasciotomy[3]がある。前者のみで4つのコンパートメントの除圧が可能であるが、後者の方が安全かつ十分な除圧が可能である。その他に腓骨摘出術で除圧する方法

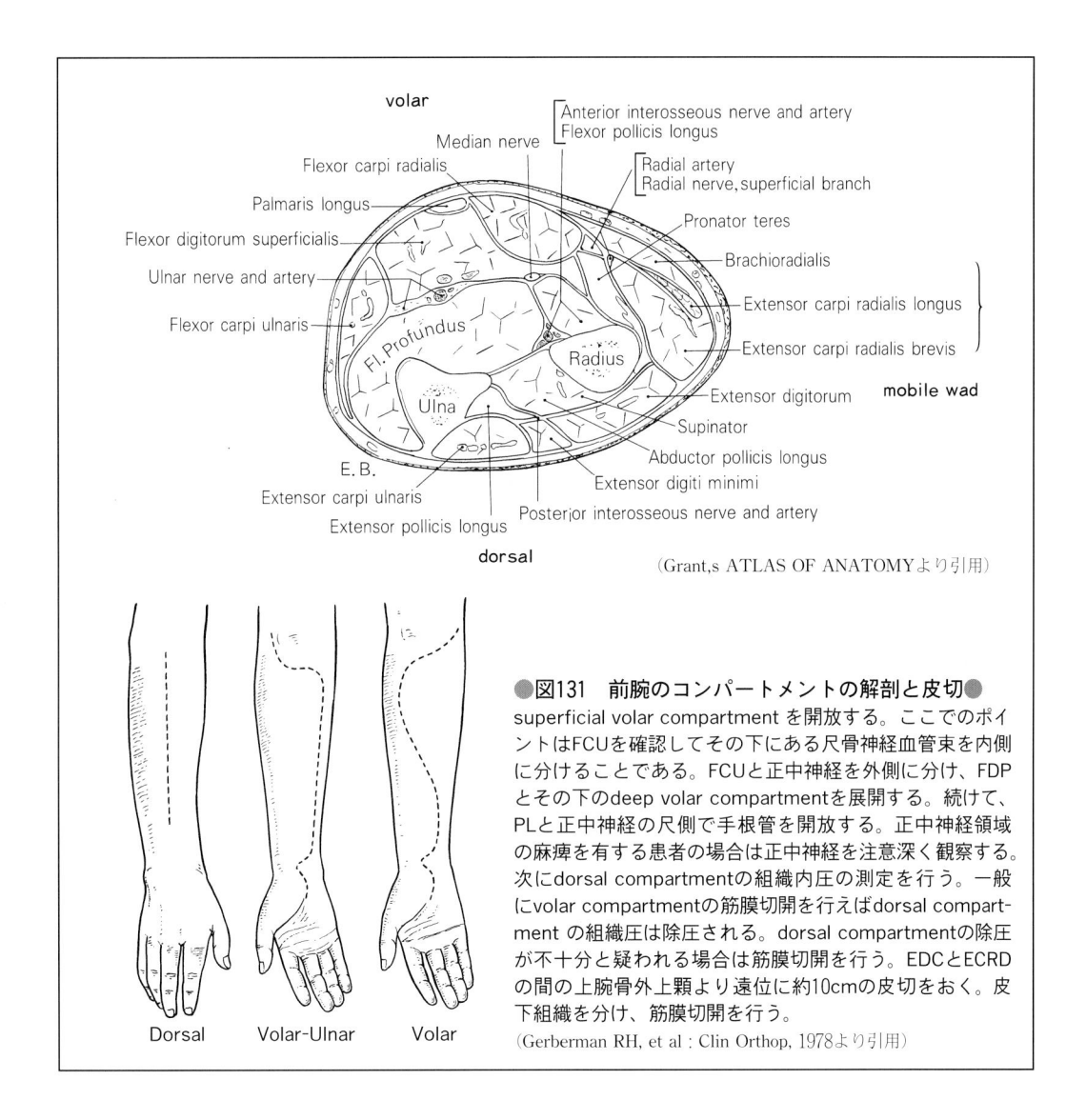

3. 救急処置各論－18. 四肢コンパートメント症候群（筋区画症候群）

●図131 前腕のコンパートメントの解剖と皮切●
superficial volar compartment を開放する。ここでのポイントはFCUを確認してその下にある尺骨神経血管束を内側に分けることである。FCUと正中神経を外側に分け、FDPとその下のdeep volar compartmentを展開する。続けて、PLと正中神経の尺側で手根管を開放する。正中神経領域の麻痺を有する患者の場合は正中神経を注意深く観察する。次にdorsal compartmentの組織内圧の測定を行う。一般にvolar compartmentの筋膜切開を行えばdorsal compartmentの組織圧は除圧される。dorsal compartmentの除圧が不十分と疑われる場合は筋膜切開を行う。EDCとECRDの間の上腕骨外上顆より遠位に約10cmの皮切をおく。皮下組織を分け、筋膜切開を行う。
（Gerberman RH, et al : Clin Orthop, 1978より引用）

も報告されている[9]。

　創の閉鎖は筋肉の腫脹が消退してから行う方がよいが、一旦膨隆した筋肉に対して閉創することは容易ではなく、筋膜にワイヤーを通して徐々に閉創する方法も報告されているが、実際には自家植皮術を余儀なくされることも少なくない。

　また、筋膜切開の時機を逸して、筋肉が既に壊死に陥っている場合、大きく筋膜切開を行うことは壊死組織を無防備のまま外気にさらすことになり、感染の危険性を増大させるため避けるべきである。しかし筋肉が壊死に陥っているかどうかの判断は難しため、電気メスなどを当てて収縮の有無で判断するのも判別法の1つとして有用である。

第2部 鈍的外傷

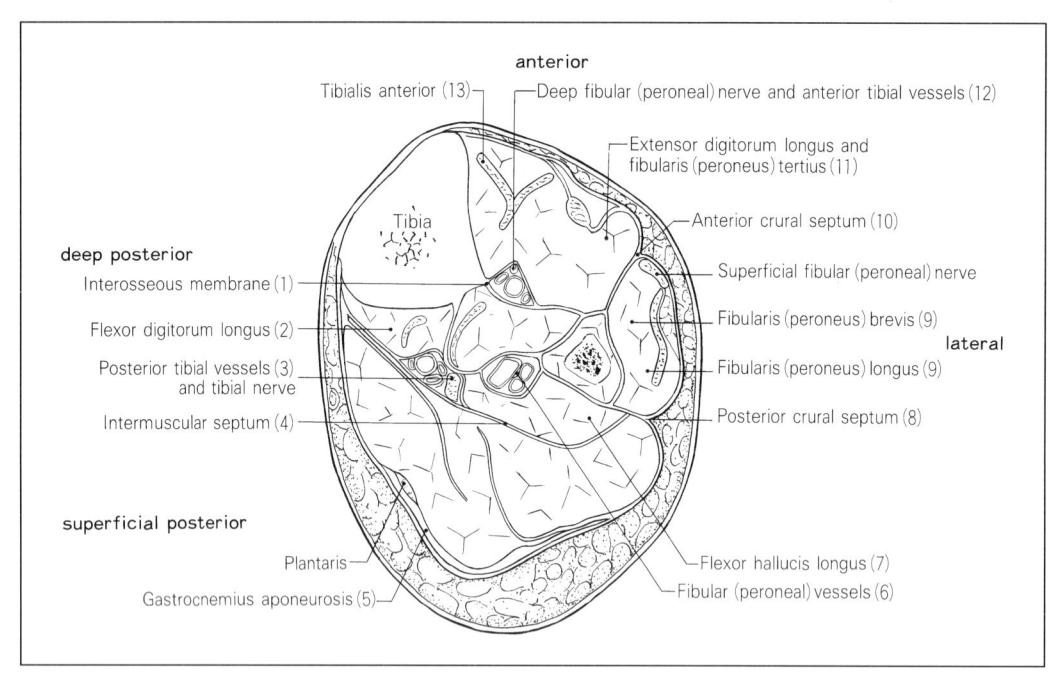

●図132-a 下腿のコンパートメントの解剖●
(Grant's ATLAS OF ANATOMYより引用)

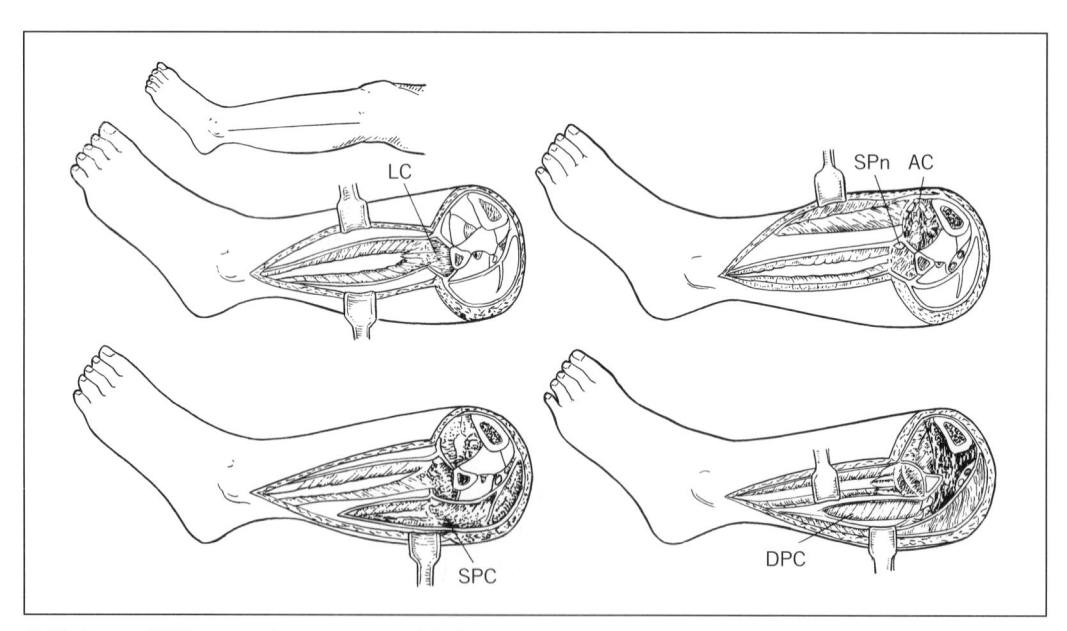

●図132-b 下腿のコンパートメントの皮切(single-incision fasciotomy)●
下腿外側、腓骨直上に皮切をおき、皮下を前方に腓骨神経の浅枝を損傷しないように分け入り、anterior、lateral compartmentの開放を行う。次に皮下を後方に分け入り、superficial posterior compartmentの開放を行う。superficial posterior compartmentとlateral compartmentの間を同定し、その間に分け入り、近位側では腓骨よりヒラメ筋を剥離する。
次に、長拇指屈筋を腓骨より剥離して後、内側に進んでいく。後脛骨筋の腓骨付着部を同定して、筋膜切開を行う。
(Matsen FA, et al : J Bone Joint Surg. 1980より引用)

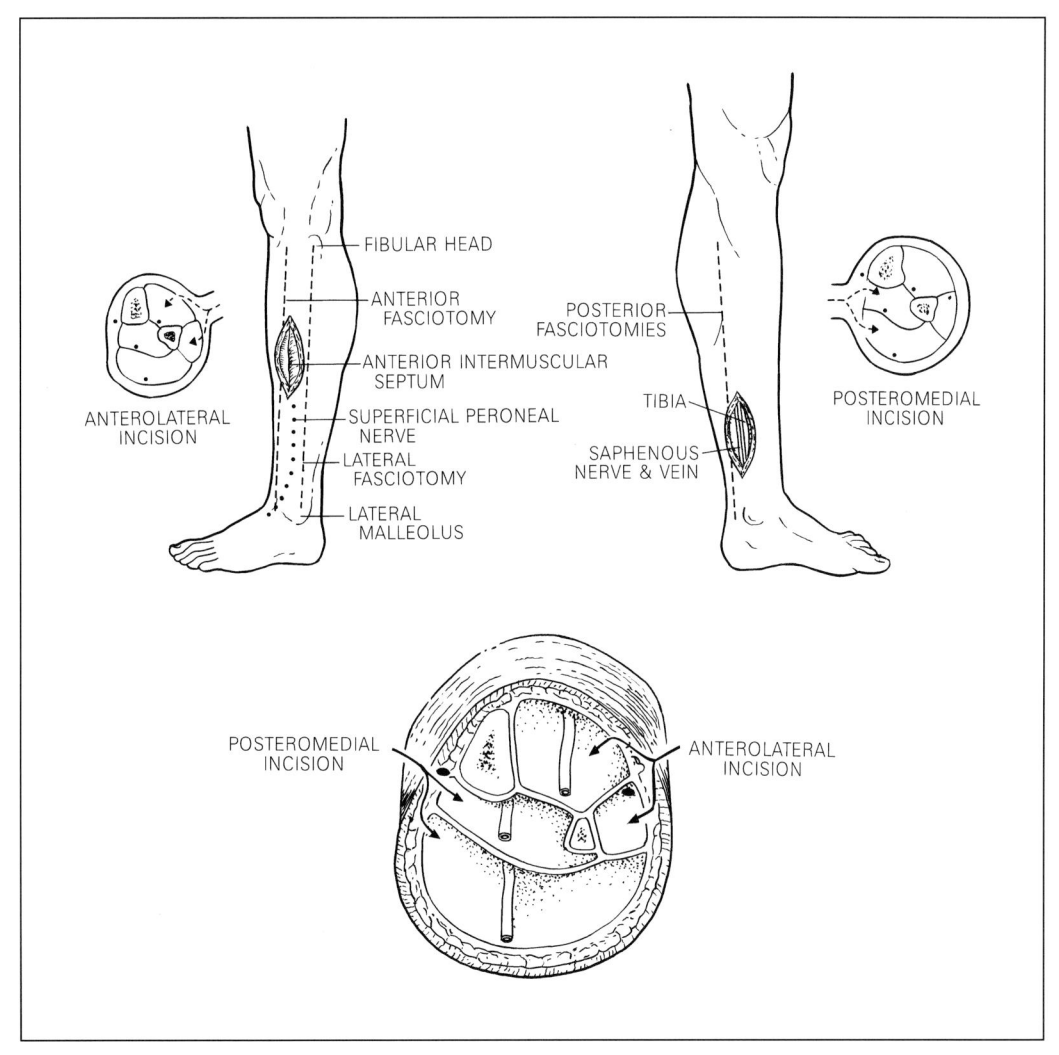

●図132-c　下腿のコンパートメントの皮切（double‐incision fasciotomy）●
下腿の前外側、脛骨のcrestと腓骨との間に20〜25cmの皮切を加え、皮下を腓骨神経の浅枝を損傷しないように分け入り、anterior, lateral compartmentの開放を行う。
次に、下腿の後内側、脛骨後縁より2cm後方に縦切開を加え、伏在神経、静脈を前方に避けて、superficialとdeep posterior compartmentの筋間中隔を同定し、腓腹筋の筋膜切開にてsuperficial posterior compartmentを開放する。
次に、長趾屈筋の筋膜切開を行い、deep posterior compartmentを開放する。その後、後脛骨筋の内圧が上昇していれば筋膜の筋膜切開を行う。
(Mubarak SJ, et al : J Bone Joint Surg, 1977より引用)

[6. 予　　後]

　早期に診断して処置を行えば予後は良好である。診断、治療が遅延して機能障害が残った場合、腱移行術などによってある程度の機能再建は可能であるが、阻血拘縮が広範囲にわたった場合は機能予後は極めて不良である。

[7. 診療所では・・・]

コンパートメント症候群による悲惨な機能障害を回避するためには、早期診断、早期治療がすべてである。四肢外傷患者を診察する際、本症候群を念頭におきながら診療を進め、本症候群が疑われれば診断をより確実なものにするために組織圧の測定を行う。組織圧の上昇が軽度であっても、臨床症状の変化や経時的に組織圧を測定するなど注意深い経過観察は必要である。病状が進行すると予測される場合、局所の安静を保ちつつ、緊急時に筋膜切開などが行える高次施設へ転送させるべきである。また、組織圧が30～40mmHgを超え、さらに転送に6時間以上の時間を要するような状況では、緊急に伝達麻酔あるいは局所麻酔下に筋膜切開を行うべきである。筋膜切開を行った後は、止血操作をしっかり行い、創部を清潔に被覆して感染を予防する。

(大泉　旭)

【参考文献】
1) Crenshaw AH : CAMPBELL'S OPERATIVE ORTHOPAEDICS. MOSBY, 1998.
2) Gerberman RH, et al : Decompression of forearm compartment syndromes. Clin Orthop 225 - 229, 1978.
3) Mubarak SJ, et al : Double-incision fasciotomy of the leg for decompression in compartment syndromes. J Bone Joint Surg 59A : 184 - 187, 1977.
4) Mubarak SJ, et al : Acute compartment syndrome. Diagnosis and treatment with the aid of Wick catheter. J Bone Joint Surg 60A : 1091 - 1095, 1978.
5) Matsen FA, et al : Diagnosis and management of compartment syndrome. J Bone Joint Surg 62A : 286 - 291, 1980.
6) Tarlow SD, et al : Acute compartment syndrome in the thigh complicating fracture of the femur. J Bone Joint Surg 68A : 1439 - 1443, 1986.
7) Whitesides TE, et al : Tissue pressure measurements as a determinant for the need of fasciotomy. Clin Orthop 43 - 51, 1975.
8) 長総義弘, ほか：コンパートメント症候群.整形外科 46 : 1150 - 1156, 1995.
9) 山野慶樹：膝関節部の骨・関節外傷に伴う動脈損傷. 別冊整形外科 10 : 27 - 33, 1986.
10) 吉村豊暢, ほか：Compartment症候群. 救急医学 20 : 843 - 847, 1996.
11) 野崎正太郎：四肢コンパートメント症候群. 実践外傷初療学, 永井書店, 大阪, 2000.

19 クラッシュ（圧挫）症候群

［1. 定　義］

　主に四肢が、持続的な圧迫を受け、その結果起こる骨格筋の損傷と、続発する多彩な全身症状を合わせて、圧挫症候群（crush injury）と呼ぶ。第二次世界大戦時のロンドンの空襲[1]、イスラエルでの中東戦争[2)3)]などの時期に、崩壊した家屋の下敷きになった症例が多発し、この病態の研究が進んだ。本邦においては、1995年の阪神淡路大震災時に、多くの症例が報告され有名になった。
　急性腎不全や局所の浮腫、血流障害、末梢神経障害などの症状を示し、圧挫症候群と混同されやすい病態に四肢動脈の急性閉塞後再灌流、compartment syndromeがある。圧挫症候群は、まず、筋組織の物理的な圧迫が先行する。筋組織の挫滅により浮腫や細胞膜破壊が起こり、周囲の組織圧の上昇を招き、それらの結果として血流障害や再灌流に伴う全身症状が現出する。動脈の閉塞やcompartment syndromeでは、筋組織の崩壊は結果として起こるのであり、圧挫症候群とは原因と結果の関係がまったく逆となる。

［2. 受傷機転］

　今まで報告された圧挫症候群は、崩壊した建造物の下敷き、列車事故、重量物の挟圧、患者自身の体重などが原因で、数十分以上の圧挫が継続した場合である。空襲などの戦時状況、列車事故、地震による建造物崩壊、同一体位などが原因で筋に圧が加わり、救出までに数時間が経過したケースが多い。

［3. 臨床症状］

　大きな特徴として、外表所見からはその重症度が判別困難なことが挙げられよう。特に救出直後では、擦過傷や局部の発赤程度はあるものの、外出血のみならず内出血も目立たないことが少なからずある。このことは、救出現場での重症度判定が過小評価になってしまう恐れがあることを意味する。阪神淡路大震災の際にも、外出血がないために初期治療が後回しになり、心停止に近い状態になるまで圧挫症候群としての認識が遅れた症例が多数あったことからも明らかである。われわれも阪神淡路大震災のとき、被災地域に駆けつけると、圧挫症候群と思われる患者が輸液1本で待合室に寝かされている光景を度々目撃し、大阪まで連れ帰った。
　体表所見では、受傷部位の発赤・腫脹、水疱形成がある（図133、134）。全身所見では、冷汗・呼吸速迫・皮膚蒼白などのショック症状、神経所見では、知覚・運動障害が障害部位の四肢にみられ、筋崩壊・溶血を反映して溶血尿・ミオグロビン尿がみられる。しかし、急性腎不全に陥ったあとでは当然ながら尿所見はみることができない。何よりも、四肢や体幹が重量物に長時間挟まれていたという病歴が重要である。戦争や地震時に発生する圧挫症候群は建物などの

第2部　鈍的外傷

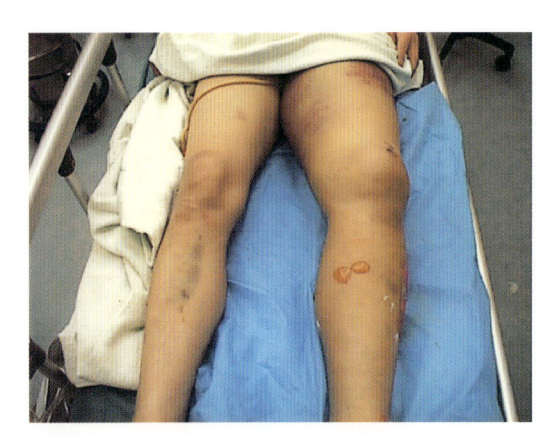

●図133　水疱形成と患側肢の腫脹●

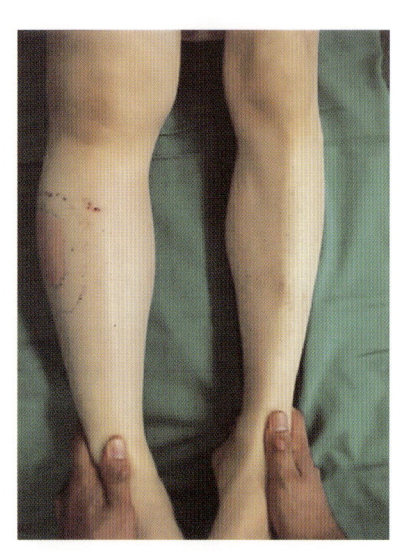

●図134　発赤と患側肢の腫脹●

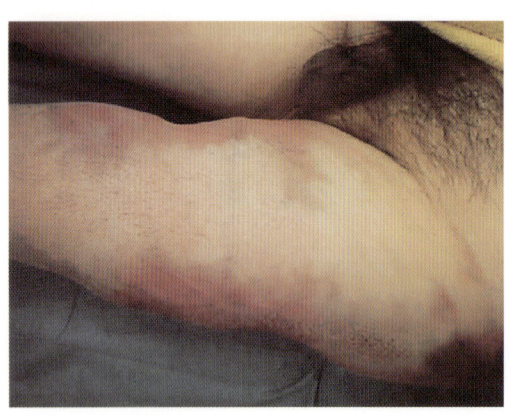

●図135　54歳、男性。泥酔後、鋼鉄製フェンスに約10時間左下肢を挟んだ状態で発見され搬送される●

構造物がその原因となるが、例えば長時間同じ体位で四肢に圧迫が加わっていた場合も圧挫症候群が起こりうる(図135)。

　検査所見では、代謝性アシドーシス、CKおよびカリウム(K)値の高度上昇、AST・ALT・LDH値の上昇、カルシウム(Ca)の低下がみられる。これに、脱水の程度に応じてヘマトクリット値の上昇など血液濃縮所見が加わる。また、急性腎不全を反映してクレアチニン(Cr)・BUNも高値となる。この中で、アシドーシスとK値は急性期の生命予後に決定的な重要性をもつ。救出後、数時間後に急死した症例は、救出によって患肢に血流が再開したことにより、極めて短い時間に急激な高K血症をきたして死に至ったものと思われる。

[4. 病　　態]

　圧挫症候群の際、全身に現れる症状は、現在、ある程度の量の骨格筋(主に四肢)が圧迫や阻血により物理的にあるいは酸素供給不足状態により傷害を受け、血流が再開したときに傷害筋組織から血中に放出される有害物質によって腎機能や末梢循環に破綻をきたす病態、と理解さ

れている[4)5)]。圧迫による骨格筋の損傷が生じているところに再開した血流が流れ込み、局所の腫脹を引き起こす。同時に、崩壊した筋組織や虚血によって産生された有害・老廃物質が一挙に体循環に放出される。

この両者によって、浮腫・腫脹・水疱形成・神経症状などの局所の所見、および、急性腎不全・高K血症・突然の心停止などの全身症状が現れる。病理学的には、筋細胞の膨化、細胞質の均質化、周囲の炎症細胞浸潤・浮腫形成がみられる（図136）。

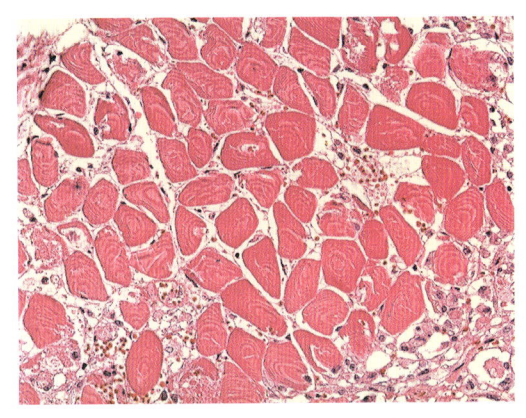

●図136　圧挫症候群傷害部位の組織●

[5. 治　　療]

搬入時に圧挫症候群の発生を疑う。このためには、病歴聴取の段階から常に圧挫症候群の可能性を念頭においていなければならない。重量物の下からの救出などの救急隊からの状況報告は重要である。圧挫症候群を疑って初期治療にかからなければ、高K血症による病態急変に対処できないからである。

血液検査で高K血症が明らかとなれば、この治療が最優先される。急速輸液・重炭酸水やカルシウム（Ca）剤などによる救命処置を取りつつ、フロセミド投与が必要であり、場合によっては緊急血液透析も考慮する。

超急性期の救命処置に引き続いて、高K血症とアシドーシス是正、無尿状態を回避するための積極的な脱水補正、腫脹してくる患部に対する局所療法、合併症を予防・治療するための治療を進める。

1）輸　　液

圧迫を解除したとき、また挫滅部位に血流が再開したとき、それのみで腎前性腎不全を起こしうる極度の脱水が形成される。これを是正するために、循環監視下に極めて積極的な輸液が必須である。片側の下肢のみの罹患の場合においてでさえ、1日5〜20lの輸液が必要となる[4)6)]。

2）腎不全対策

ミオグロビンそれ自体の腎毒性は少ないが、主に腎で代謝され、その代謝産物が腎そのものに極めて強い毒性を示す。しかし、腎不全形成に最も大きな影響を及ぼすのは極度の脱水である。

血流が再開した部分の挫滅筋組織は血中からの水分を組織間隙と細胞内両方に取り込んで著しく膨化する。これは、臨床上は患肢の浮腫・膨隆や水疱・皮下水腫の形成としてはっきりと確認できる。これに伴って血管内容量は減少し、救出までの長時間の自然脱水と相俟って、血圧低下や末梢循環不全など、腎をめぐる環境は極めて劣悪なものとなる。

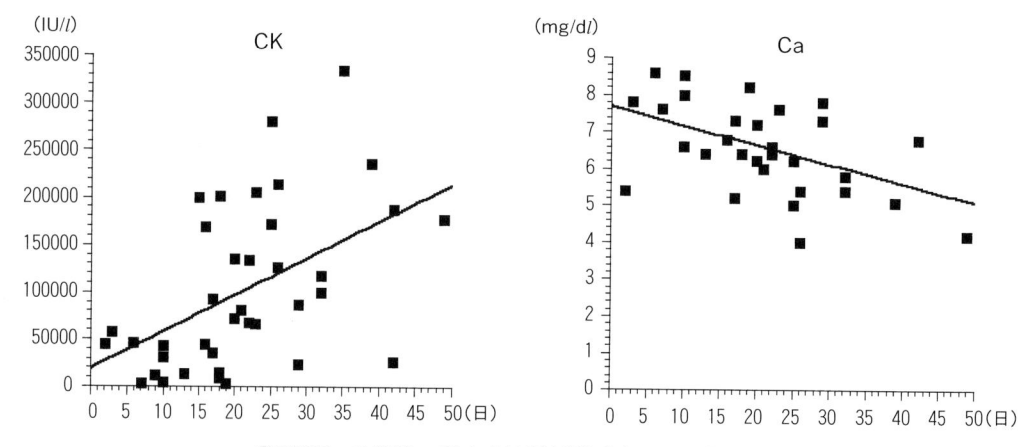

●図137　入院時の値と血液透析離脱までの日数●

　腎毒性物質の存在、腎前性要素の悪化、この両方から腎は攻撃を受け、ついには完全に急性腎不全が完成してしまうのである。
　われわれが阪神大震災の際に経験した23例の圧挫症候群のうちでは、7例が積極的な（6～11l/日）輸液で腎不全状態を脱することができた[7)8)]。残りの16例は当院へ転送時既に無尿状態であり、血液透析や持続血液透析を施行せざるを得なかった。医療機関へ搬入までの時間とそのときの血液検査データを比較すると、治療を開始するまでの時間と、入院時BUN・クレアチニンの値に極めて強い正の相関があり、圧挫症候群の腎不全に対しては一刻も早い大量輸液療法の開始が、侵襲的治療手段である血液浄化法を回避するうえでたいへん重要である。
　次に血液浄化法の選択の問題がある。一旦完成してしまった急性腎不全に対してどのような血液浄化法を選択するかについては、通常の血液浄化法の選択基準とまったく同一に考える。すなわち、循環・呼吸状態に不安定な要素があれば、持続血液透析や持続血液濾過を、急性腎不全のみの単一臓器不全と考えられる場合は通常の血液透析を選択すればよい。血漿交換はわれわれの検討では明らかな利点は認められず、1回の血漿交換で除去できるミオグロビン量は持続血液透析1日分の除去ミオグロビン量を上回ることはなく、こと「ミオグロビンの除去」という意味合いからも、効果は否定的であった[8)]。血液浄化法を離脱するまでの日数と入院時のパラメータとの相関をみると、CKとカルシウム（Ca）でやや強い正の相関がみられた（図137）。また、血中ミオグロビン濃度の推移を追うと、尿の有無、血液浄化法の種類など、いっさいの治療手段と関係なく時間とともに漸減していった（図138）。すなわち、血中のミオグロビンを除去することが圧挫症候群の病脳期間の短縮につながることはなく、腎以外のミオグロビン代謝経路の大きな関与が推察された。血液浄化法は、純粋に急性腎不全の治療手段として考えるべきである。

3）局所の治療
　圧挫症候群の局所症状として著明な腫脹が挙げられる。この場合、筋組織内圧が上昇しても、筋膜切開を加えることに対しては疑問が多い。圧挫症候群の場合、傷害を受けた部分は圧迫除去後血流が再開しており、たとえその部分で筋膜切開をしても、血流を改善させるという筋膜切開の目的とははずれる。また、イスラエルのテロ事件の際の症例の検討で、筋膜切開を契機

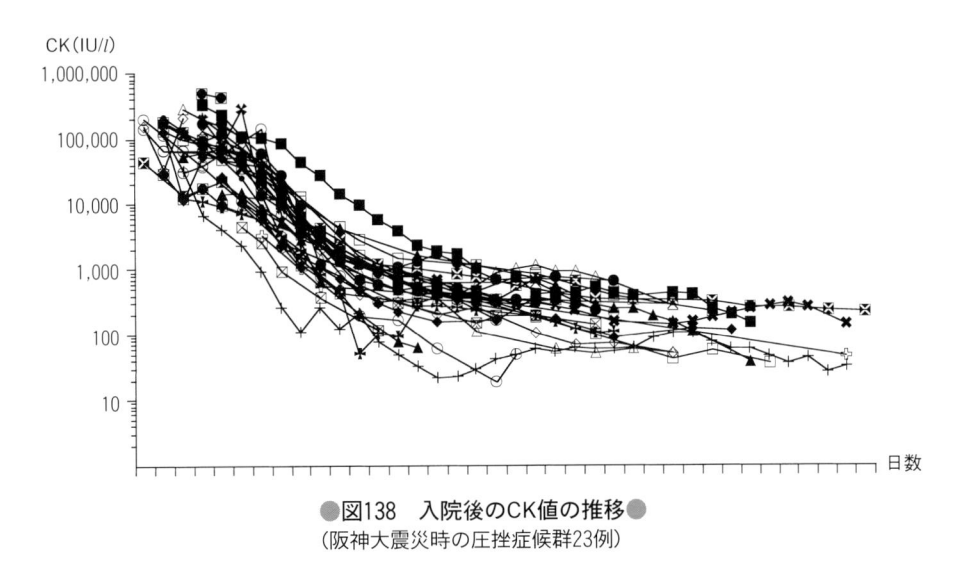

●図138　入院後のCK値の推移●
（阪神大震災時の圧挫症候群23例）

に敗血症を合併した症例が多く、切開を加えなかった症例では全例が致死的合併症なく治癒したとも報告されている[2)3)]。また、阪神大震災の際の大阪の複数病院間の検討でも、腫脹部位に対する積極的な筋膜切開は、敗血症の誘因となったり輸液管理に難渋したり、慎重な意見が多かった[5)]。

ただ、自験例では、下腿部分の静脈灌流やリンパ流を阻害するほど大腿部が腫脹し、下腿にコンパートメント症候群を起こした症例に対しては、下腿での筋膜切開を施行した。

[6．診療所では・・・]

まず、救出された状況から圧挫症候群を疑った場合、高K血症による突然死を避けなければならない。血液検査は必須であり、結果によっては、重炭酸水・Ca剤による救命処置とともに、積極的な輸液を開始する。そのうえで、高次救命機関へ連絡のうえ、転送を考慮する。

（鍛治有登）

【文　　献】
1）Bywaters EGL, Beall D：Crush injuries with impairment of renal function. BML 1：427-432：1941.
2）Ron D, Taitelman U, Michaelson M, et al：Prevention of acute renal failure in traumatic rhabdomyolysis. Arch Intern Med 144：277-280：1980.
3）Reis ND, Michaelson M：Crush injury to the lower limb. J Bone Joint Surg 68；414-418：1986.
4）Better OS：The crush syndrome revised（1940-1990）. Nephron 55：97-103：1990.
5）島津岳士，石川和夫，中田康城，ほか：外傷患者の病態と治療；Crush syndrome. 救急医学 19：1748-1753, 1995.
6）Better OS, Stein JH：Early management of shock and prophylaxis of acute renal failure in traumatic rhabdomyolysis. N Engl J Med 322：825-829：1990.
7）鵜飼　卓，小濱啓次，ほか（座談会）：クラッシュシンドローム対応の諸問題．救急医学 19：1765-1774：1995.
8）重本達弘，松尾吉郎，林下浩士，ほか：クラッシュシンドロームにおける血液浄化法の臨床的検討；阪神大震災23例の分析から．日本救急医学会雑誌 7：633-640：1996.

20 外傷性窒息症候群

[1. 定　　義]

　なんらかの外因で、声門が閉じた状態のときに非常に強い外力が胸郭に加わった場合に起こる病態を外傷性窒息症候群という。頭部・頸部・胸部の小血管が破綻するため、外表所見としては、皮下出血斑、結膜の溢血点、顔面の浮腫がみられ、肺実質でも同様の出血が起こってガス交換に支障をきたす。チアノーゼや意識障害も起こり、重症例では心肺停止となる。胸部に強力な外圧が加わるため、肋骨・胸骨骨折・血気胸・肺挫傷・鈍的心損傷の合併もみられる。

[2. 病　　態]

　ヒトは事故の恐怖に対して身構えるため、反射的に息こらえをする(fear response)。息こらえによって気道が閉塞した状態のとき、非常に大きく速い外力が胸郭に加わると、紙風船の口を絞った状態で強く叩いた場合と同様の反応が肺に起こる。風船の内圧が極度に上昇し、風船は破裂する。肺の破裂、気道断裂による血気胸、上半身の静脈圧上昇による小血管の破綻が起こる。

　息こらえのない場合も胸郭の内圧は上昇するが、その程度は気道閉塞のある場合よりは軽度である。したがって、肺の破裂や頭頸部の静脈圧上昇は軽度で、むしろ胸郭への直接圧迫の症状(肋骨・胸骨骨折、肺挫傷など)が顕著である。

　下半身へも圧はかかるが、息こらえと同時に腹筋にも力が加わり、血液の逆流が抑えられる。このため、小血管の破綻によると思われる皮膚・粘膜の臨床所見は稀にしかみられない。胸部より頭側には腹筋のような強力な防護壁がないため、静脈側から実質臓器への逆流圧(back pressure)による所見が顕著に現れるものと思われる。

[3. 臨 床 症 状]

　脳の血流障害や微小出血によって昏迷・不穏などの神経症状、意識障害が起こる。低酸素状態の継続があると意識障害が遷延することもある。さらに、建造物の崩壊・群衆の将棋倒しなどで救出が遅れると、肺の換気不能により低酸素血症から死亡に至る。

　特異な皮膚所見としては、結膜の溢血斑(図139)、顔面の浮腫・紅潮が挙げられる。胸部の圧迫が疑われる外傷でこれらの所見があれば、血気胸や肋骨骨折・肺挫傷などの合併を念頭においた治療をしなければならない。

　生命予後に直結する症状としては、気胸・血胸・肺挫傷・肋骨骨折など、胸郭の直接圧迫による胸部症状がある。気胸については、片側の皮下に軽微な皮下気腫によって認識される程度のもの(図140)から、両側の緊張性気胸をきたすもの(図141)までさまざまである。肺挫傷は他の胸部鈍性外傷の場合と同様に酸素吸入のみで対処できる症例、気道の断裂によって緊急修復

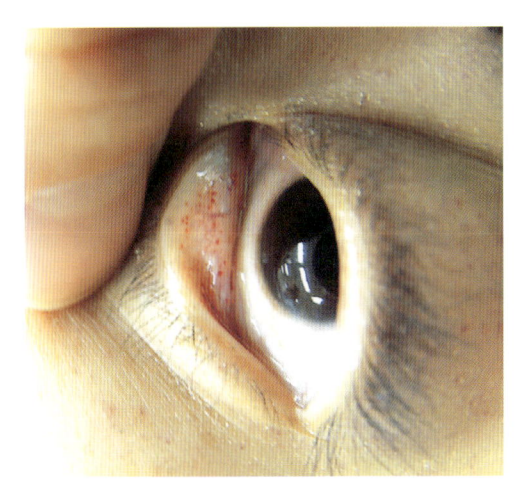

3．救急処置各論−20．外傷性窒息症候群

●図139　結膜の溢血斑●

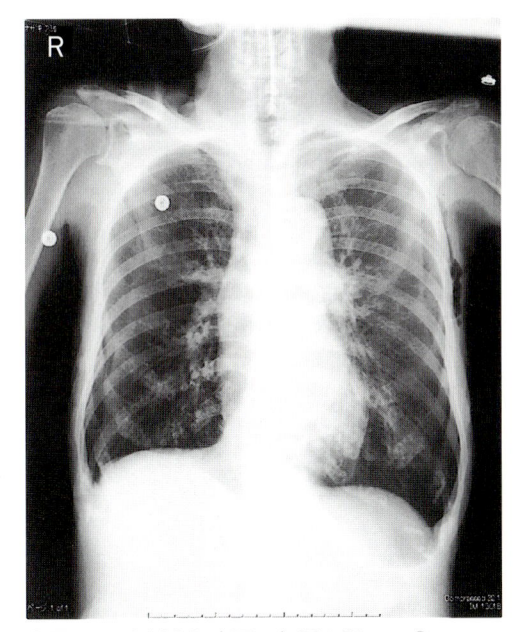

●図140　左側胸部皮下に気腫を認める●

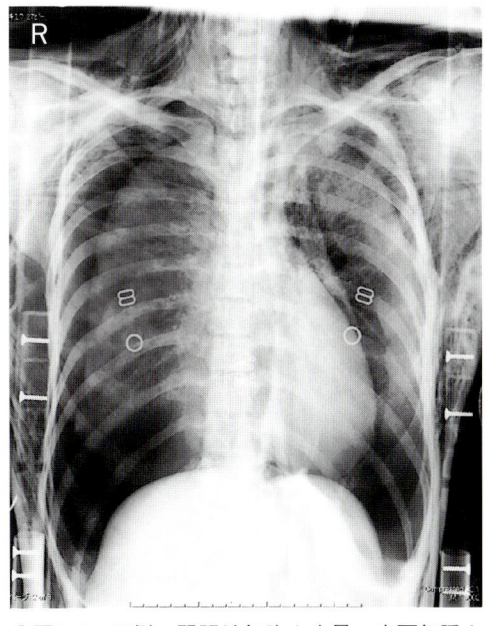

●図141　両側の緊張性気胸と大量の皮下気腫を認める●

術が必要となるもの、など軽重の差が激しい。

［4．治　　療］

　結膜の溢血斑や顔面の浮腫・紅潮などは時間の経過とともに消退する。皮膚症状は経過観察のみで特段の治療は不要である。但し、眼底検査など視力障害を残す恐れのある病変に対する検索は行う。
　不穏や昏迷などの低酸素血症による意識障害は酸素吸入や人工呼吸での管理が必要になる。高度の低酸素脳症や頻発する痙攣に対してはバルビツレートの持続投与や低体温療法が選択肢

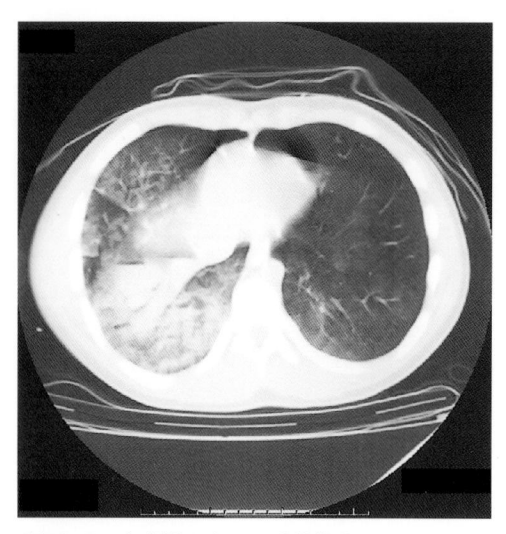

●図142　右背側を中心に肺挫傷●

となる。但し、低体温療法に関しては肺合併症悪化への配慮が必要となる。

　大きな問題は、胸郭の直接圧迫に伴う病変に対する治療である。緊張性気胸に対しては、primary surveyの段階で発見して直ちに胸腔穿刺・ドレナージを施行しなければならない。血胸を伴った場合は、時に複数のドレナージの必要がある。重症の肺挫傷(図142)は厳重な人工呼吸下に経過観察しなければならず、肺膿瘍や空洞形成に至ることもある。また、多発肋骨骨折に対して動揺胸郭の治療が必要となる症例もある。

　時として胸部の大血管の損傷を合併していることもある。Primary surveyの段階からこれらの致死的合併症の存在を常に念頭におかなければならない。

[5．診療所では・・・]

　Primary surveyの段階から、致死的合併症の存在を忘れてはならない。これに対する蘇生処置を行った後、例えば、人工呼吸が必要な肺挫傷・動揺胸郭、ドレナージでも改善しない血気胸、大血管損傷のサインがあれば、高次救急機関への転送を決断する。
　転送の際の人工呼吸では、陽圧呼吸による緊張性気胸の悪化を考え、ドレナージの追加や胸腔穿刺の用意をして搬送する。

（鍛冶有登）

21 外傷開放創の初期治療(破傷風予防、感染予防)

はじめに

多発外傷、重症外傷患者の初期治療において、「診療(検査・治療)の優先順位を常に考える」ことが最も重要であることは、本書を通読して理解されたものと考える。この診療の優先順位を決定するうえで、ピットフォールとしてまず第一に挙げられるのが「一見派手な外表の創に目を奪われてはならない」ことであろう。このように、外傷開放創の治療は、優先順位の高い検査や治療が終了するか、もしくはそれらを遅滞させない範囲において開始されるべきものである。

しかしながら、外傷患者において、感染はそのmortality、morbidityに関与する最も重要な要素であることは今も昔も変わりなく、その治療の適否が患者の予後を左右することはいうまでもない。医学の進歩により、より重症な外傷患者が、より長期に治療されるようになるにつれ、感染対策の問題はさらに重要性を増しているといえよう。本稿では、外傷開放創においてどのように感染が発生し、どのように予防するべきか、適切な初期治療について解説する。

[1. 創感染の病態生理]

外傷や外科的手技によって皮膚のバリアが破壊されることにより、感染のリスクが発生する。しかし、必ずしもすべての創が感染するわけではない。

以下に挙げる4つの因子の相互作用とその総和が、感染の成立とその進展に大きく関与し、創感染の予後を決定する[1]。

A. 細菌数

臨床的に感染が成立するためには、単位組織重量あたりの細菌数が一定数(閾値)以上存在する必要がある。細菌数10^5個/gが、一般的に引用される細菌汚染の閾値である。

B. 細菌のもつ毒性

感染発生の閾値細菌数は細菌の種類によって異なる。例えば、*Pseudomonas*属や*Enterococcus*属では、軟部組織感染を成立させるためには膨大な量の細菌数を要する。一方、溶血性連鎖球菌や毒素産生クロストリジウム(ガス壊疽菌)などは、比較的少量の汚染量で感染が発生する。

C. 創の環境

血行の良好な創では感染に対して抵抗性を示す。創への酸素供給が感染発生の予防には非常に重要であるからである。しかし一方で、血腫や遊離ヘモグロビンが存在すると、豊富な栄養素と鉄の供給源となり、比較的少量の細菌汚染で感染が成立する。また、ヘモグロビンの最終代謝産物は白血球に対して有害であるとされる。さらに、壊死組織や異物は、細菌が宿主の食細胞から逃れる場所を提供することとなり、少量の細菌汚染においても感染を助長・持続させ

る。創内の死腔は血清や血液が貯溜しやすく、感染の発生率を増加させる。

D. 宿主側の状態

　外傷後には、通常患者の免疫機能がさまざまに障害される。ショックや低酸素血症、血液製剤の投与は宿主の免疫機能を低下させるとされている。全身低体温は外傷患者で頻繁に遭遇するが、これも感染症発生率を増加させる。肝硬変、栄養不良、ステロイド剤の使用などの基礎疾患も、外傷後にcompromised hostに陥る危険を増大させる。

［2．外傷開放創の治療戦略］

　前記4つの決定因子の相互作用とその総和で感染が成立することを勘案し、治療戦略としては、
①創内の生きた細菌の数を減らすこと
②創内で感染を助長する物質や要因を除去すること
③宿主の反応をサポートするべく、全身酸素化や組織の血行を最適化すること
が挙げられる。また、上記①および②が達成されないと判断された場合には、創を開放のままとする決断が必要となる。

A. 創内生菌数の減少（創洗浄）

　汚染創おいて、創内の生きた細菌の数を減らすためには創洗浄が必須であることはいうまでもない。実験的にも臨床的にも創洗浄によって創内の異物や細菌を効果的に清浄化でき、感染率を減少させるとされている。
　創洗浄の施行にあたっては、創周囲を十分消毒、局所麻酔したうえで行う。剃毛は入念に行う必要はないが、創内に毛が入らない程度に行っておく。洗浄液としては、十二分な量（創1cm長あたり50ml以上）の生理食塩水（広範な創の場合には温めたもの）を用いる。生理食塩水をただ自然に流すのみでは不十分で、ガーゼなどを用いて組織に愛護的に、かつ丹念に創内の異物や凝血塊などを洗い流す。ポビドンヨード液で創内を消毒しても、出血や浸出液の付着した創部では、ヨードの殺菌力は期待できないばかりか、むしろ組織傷害性の方が問題である。希釈したポビドンヨード液も、生理食塩水と比較して感染症発生率を減少させるとする報告はない。また、局所への抗菌剤塗布の臨床的意義は証明されていないばかりか、耐性菌を誘導するので慎むべきである。
　穿通創で、創の進入口が小さいが筋膜レベルまで達している場合には、傍筋膜腔を急速に広がる壊死性筋膜炎などの重篤な感染症を引き起こす危険がある。汚染の強い環境で受傷した場合に、十分深部まで洗浄できないと判断したときは、迷わず創を延長し十分な洗浄を行うべきである。

B. 創内の環境改善、感染増悪物質の除去（デブリドマン、ドレナージ）

　血行の不良な挫滅組織や壊死組織は、新鮮な創面が十分に出るまで切除する（デブリドマン）。また、すべての軟部組織内血腫は、切開、洗浄する。異物もすべて除去するように心がける。

十分なデブリドマンにより出血しやすい新鮮な創面が露出された場合、不十分な止血により切除後の血腫の形成や凝血塊の残存を引き起こす。これらは白血球機能を障害し、細菌繁殖のための栄養素、鉄を供給することから、丹念な止血が重要で、縫合の際には死腔をつくらないように心がけなければならない。また、縫合後に血液や浸出液が貯留することが予想される場合には、ドレーンを留置しておくことが重要である。

腱、神経なども挫滅が著しい場合には切除せざるを得ないが、損傷がない場合には、周囲の汚染が十分除去できたと判断されれば、これらを温存することも可能である。血管損傷に遭遇した場合も、結紮により末梢虚血を引き起こす危険がある場合には、周囲の十分な汚染除去の後に血行再建を行う。

C. 宿主の抵抗性改善

外傷後のショックや低酸素血症から可及的速やかに脱することは、各臓器の障害のみならず局所感染の面からも重要である。また、血液製剤の投与(特に赤血球)は宿主の免疫機能を低下させるとされているので、不必要な輸血は控えるべきであろう。また、結果的に大量輸血となった症例においては創感染のリスクが高いので、局所の感染徴候には細心の注意を払う必要がある。具体的には、創周囲の硬結、発赤、腫脹など蜂窩織炎の所見が認められた場合には、局所の湿布と全身的抗生剤投与を、膿瘍形成に対しては早期の切開ドレナージなどの対応を行うこととなる。

全身低体温は外傷患者で頻繁に遭遇する。低体温の最も重要な有害性は、凝固能障害やアシドーシスを発生させるvicious cycleであるが、一方、宿主の免疫能を著しく低下させ、感染症発生率を増加させることから、局所感染の面からも外傷患者の体温管理は重要となる。

外傷創に対して、抗生剤の全身投与は議論の多いところである。創のデブリドマンや洗浄、一期的縫合の際に黄色ブドウ球菌に感受性のある抗生剤を1回投与することは理論的である。しかし、創閉鎖後の抗生剤投与には臨床的意義はない。また、開放創に対して抗生剤を投与することは、創内細菌叢の種類を変えるだけであり、ほとんど意味はないといえる。全身的抗生剤投与の適応は、蜂窩織炎や創縁の進行性壊死を認めた場合などに限定するべきであろう。

経腸栄養と経静脈栄養を比較した多くの実験的・臨床的研究によると、外傷後に発生する肺炎、カテーテル感染、創感染などすべてにわたって、経腸栄養群でその発生率が低いことが示されている。経腸栄養可能な患者では、積極的にこれを行うことが感染予防という観点からも有用であると考える。

D. delayed primary closure

開放創を扱ううえで重要な判断となるのが、創を一期的に縫合するか否かである。血行が良好で、適切にデブリドマンされた創は、一期的縫合が可能であるし縫合するべきである。しかしながら、高エネルギー衝撃による組織の剥離や断裂で軟部組織損傷が広範な場合、治療開始の遅れや汚染が高度なために、既に周囲に炎症反応が波及している場合などでは、一期的縫合が推奨されない。これらの場合には、4〜5日創を開放とし、創感染の沈静化を待ってから改めて洗浄・デブリドマンの後に創を縫合閉鎖するdelayed primary closureを採用するか、創の縫合閉鎖が難しい場合には開放のまま肉芽形成と上皮化(二次的閉鎖)を待つ。

また、ヒトや犬、猫による咬傷では、洗浄・デブリドマン後でも創感染を発生する危険が高いので、原則として創は開放のままとする。

［3．破傷風予防］

すべての開放創は破傷風感染の可能性があるので、その予防を考慮しなければならない。初期治療の解説を主目的とする本書の主旨から、破傷風発症後の治療については省略する。

A．破傷風について

破傷風菌（Clostridium tetani）は広く土壌に分布しているグラム陽性桿菌で、胞子の形で存在する。感染によりexotoxin（テタノスパスミン）が産生され、シナプスにおける神経伝達物質の放出を阻害し、3〜21日間（6〜14日の頻度が高い）の潜伏期の後に、図143に示す臨床症状が発現する。わが国では年間50例程度の発生が報告されている。最近は交通事故による感染も増加している。

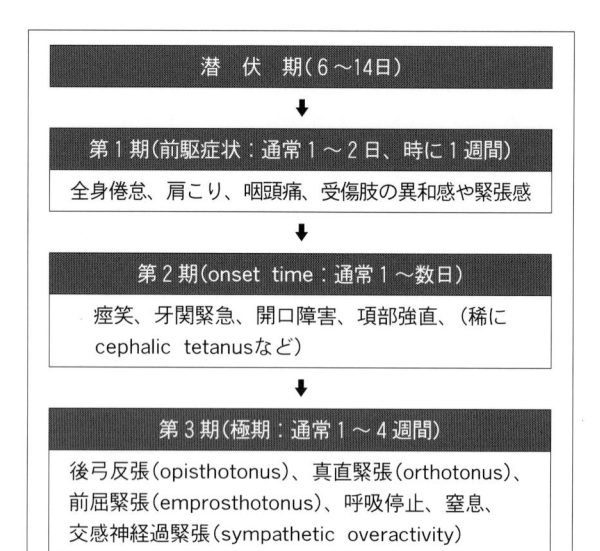

●図143　破傷風の臨床病期と主要症状●
（大塚敏文．ほか：破傷風．当直医救急マニュアル．シェリング・プラウ．大阪．1993より改変して引用）

B．予　防　法

1）一般的予防法
（1）能動免疫の獲得

受傷する以前の段階で、感染予防のための能動免疫を獲得させる。
・方法：破傷風トキソイド0.5mlを筋注もしくは皮下注。
・基礎免疫：初回接種後、4〜6週後と6〜12ヵ月後に追加接種（合計3回）。免疫持続は5年間。
・免疫維持：4〜5年ごとに追加接種する必要がある。
　最終の接種をいつ行ったかの確認が重要である。

（2）DTP 3種混合ワクチン予防接種

法令の規定により、行政が責任をもって行う定期接種。
・1期初回：生後3〜90ヵ月未満の間に、3〜8週間隔で3回。
・1期追加：生後90ヵ月未満で初回終了後6ヵ月以上間隔をおいて1回。
・2期：小学校6年生のときに1回（2期はDT）

よって、高校1〜2年までは十分免疫が維持されていると考えてよい。一般的に、高齢になるに従って破傷風に対する免疫能が低下していると考える（特別に破傷風トキソイドを接種し

■表36　外傷開放創における破傷風予防のための免疫療法■

予防接種歴＼創の状況	受傷後6時間以内で、清潔かつ表在性の創	受傷6時間以上経過し、深く、挫滅や汚染の著しい創
未施行または不明	トキソイド 0.5ml	トキソイド 0.5ml TIG 250〜500 単位
1〜2回施行	トキソイド 0.5ml	トキソイド 0.5ml TIG 250〜500 単位
3回以上施行　最後の注射から10年以上経過	トキソイド 0.5ml	トキソイド 0.5ml
10年未満	不　要	トキソイド 0.5ml

（文献2）より改変して引用）

ている場合を除いて）。

2）外傷患者における発症予防法

開放創の患者を扱う際には、前述の創洗浄・デブリドマンを適切に施行するとともに、破傷風の危険を常に念頭におき、必要な対応を行う必要がある（表36）。

（1）受動免疫

受傷後6時間以上経過していたり、汚染が高度な場合には、破傷風トキソイド（能動免疫）とともに破傷風免疫ヒトグロブリン（TIG）（受動免疫）250〜500単位の筋注（または静注；製剤の投与方法）を追加する。

（2）追加免疫

上記の如く、年齢を考慮しつつ、過去に破傷風トキソイドの接種や3種混合ワクチンの接種状況などを聴取する。これまで破傷風の予防接種を受けていない場合や、3回の接種をきちんと終了していないか、終了したが最後の接種から3年以上経過している場合、さらには予防接種の既往が不明な場合には、破傷風トキソイドを追加接種する。一方、適切な基礎免疫終了後3年以内であれば、免疫は維持されているので基本的には追加の接種は必要ないが、汚染が高度な場合には破傷風トキソイドを追加接種しておく。

以前に予防接種を受けた既往がある患者では、1回の破傷風トキソイド接種で急速に抗体価が上昇するブースター効果が期待でき、4〜5日で必要な免疫力を獲得する。破傷風トキソイド接種が初回である患者では、今後のために能動免疫を獲得しておくよう勧め、患者が希望すれば前記の基礎免疫のスケジュールで接種を行う。

［4．診療所では・・・］

開放創に対する処置の基本、破傷風予防のための対応に関しては、特に高度の設備を要するものはなく、血管や神経・腱の再建を要するような特殊な損傷でなければ、診療所においても十分対応可能である。

しかしながら、本稿の冒頭にも明記したとおり、「他の優先度・緊急度の高い検査や治療が

終了するか、これがないことが確認されるまで、創傷処置に取りかかってはならない」ことを肝に命じるべきである。

　精査や治療目的に高度医療施設へ転送となる場合には、開放創に関しては応急の止血のみとして、迅速な搬送に手を尽くすべきである。

　くれぐれも、「顔面挫創の縫合処置中に、腹部膨隆、ショックとなり、緊急転送」などといった事態に陥らないような対応をお願いしたい。

　本書を通読し、その主旨を理解されたならば、こういった過ちを犯すことはないものと確信する。

（大友康裕）

【文　　献】

1) Fry DE : Prevention, Diagnosis, and Management of Infection. Trauma 4th ed, Feliciano DV, Moore EE, Mattox KL(eds), pp349-372, McGraw-Hill, New York, 1999.
2) 大塚敏文, 益子邦洋：破傷風. 当直医救急マニュアル, pp202-203, シェリング・プラウ, 大阪, 1993.

22 救急外来での麻酔、鎮静

はじめに

重度外傷の初療時に麻酔・鎮静が必要となる場合がある(表37)。麻酔・鎮静は、患者の病状変化を隠蔽する反面、多くの利点をもたらしてくれる。例えば頭部外傷例では、麻酔の影響で神経症状の評価が困難となるが、全身状態が安定し、脳がhypoxiaから保護される。麻酔と鎮静は本来別のものであるが、重度外傷の初療においては多くの共通点がみられる。本稿では両者を厳密に区別せずに"麻酔管理"として一括し、鎮痛法も含めて概説する。

[1. 重度外傷における麻酔管理]

A. 麻酔管理開始前の注意点

重度外傷では気管挿管下の麻酔・鎮静が大前提となる。不隠が強く大暴れする患者に対しても、挿管を想定して鎮静を行う。生命危機に瀕した外傷患者では、救急外来で麻酔管理を開始する。全身状態を安定化させると同時に、手術開始までの時間を短縮するためである。麻酔管理に先立って、特に注意すべき点は以下の7項目である。

1) 意識障害の原因検索

不隠・せん妄の原因となる病態がほかにもないか、再度検索する。

2) 頸髄損傷

重度外傷では、頸髄損傷は否定されるまで「あるもの」として扱う。深昏睡で四肢麻痺を評価できない場合は、血圧低下と徐脈、胸郭筋麻痺を伴う腹式奇異性呼吸が頸髄損傷を疑わせる所見となる。挿管操作で頸髄損傷は悪化しないとする説もあるが、挿管時には用手頸椎保護を行う(図144)。

3) Full Stomach

外傷患者は全員full stomachとみなす。食事の最終摂取時刻は参考とならない。胃内容物の

■表37 救急処置室における麻酔・鎮静の適応と効果■

適応となる病態・状況	麻酔・鎮静で得られる効果
緊急手術	麻酔管理による全身状態の速やかな安定化。手術までの時間短縮。
不隠・せん妄	患者の安静・非動化。処置・看護が容易となる。転落・カテーテル抜去予防。
呼吸不全	気管挿管を容易にする。人工呼吸器との同調。挿管刺激の抑制。
頭蓋内圧亢進	過換気、脳代謝抑制に伴う頭蓋内圧降下。
痙攣	痙攣の抑制・予防。
酸素需給障害	患者の非動化による酸素消費量軽減。
不安・恐怖	精神保護。入眠。健忘。

第2部　鈍的外傷

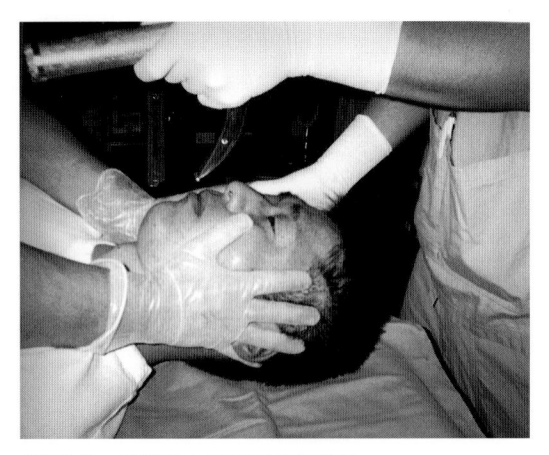

●図144　挿管時の用手頸椎保護●

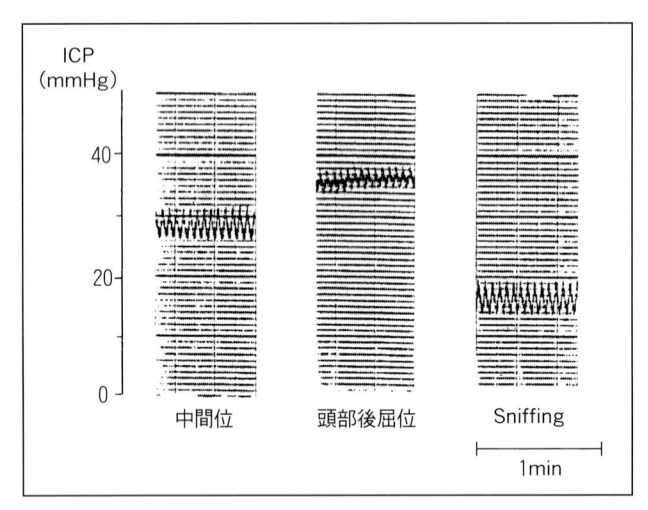

●図145　頭位に伴う頭蓋内圧の変化●

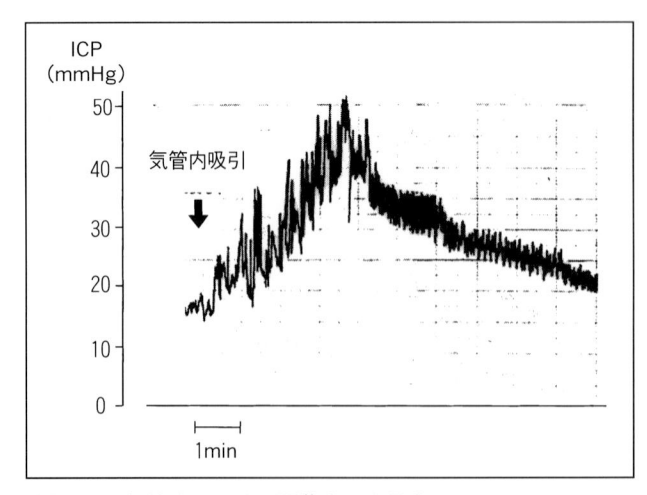

●図146　気管内吸引後の頭蓋内圧上昇●

誤嚥量が0.4ml/kg以上になると、誤嚥性肺炎が重篤化しやすい。誤嚥物のpHが2.5以下の場合も同様である。誤嚥性肺炎の死亡率は約5％とされる。経鼻胃管の留置は食道噴門移行部の逆流防止機構を障害し、胃内容物の逆流を誘発する。麻酔開始前に胃内容物を十分に吸引した後、胃管を一時抜去する。気管挿管時には輪状軟骨を食道に向けて後方に圧迫するSellick法を併用する。

4）緊張性気胸

詳細は他稿に譲る。緊張性気胸では、胸腔ドレーン挿入が麻酔管理よりも優先される。

5）頭蓋内圧亢進

頭蓋内圧亢進例では、麻酔導入時に頭蓋内圧がさらに上昇しやすい。頭部後屈、バッキング、炭酸ガス貯留などが頭蓋内圧を上昇させる要因である（図145、146）。これらの要因の除去に努めるとともに、麻酔導入に先立って脳圧降下剤の"前投薬"を行う。

6）情報収集

麻酔・鎮静後は、患者本人から情報を聴取できなくなる。状況が許す限り、アレルギー歴、服薬状況、既往歴、最終食事摂取時刻、受傷状況（AMPLE）、連絡先などの情報収集に努める。事故や事件では、後に法的問題や補償問題が生ずることがある

ので、聴取した受傷状況は正確にカルテに記載する。

7）術前準備
救急外来から手術室に直行する場合は、麻酔管理を行う者、手術室や輸血の準備をする者を明確にする。指揮命令系統の確立と役割分担が何よりも大切である。

B．麻酔前投薬

重度外傷では、麻酔前投薬を必要としない症例が多い。唾液分泌亢進や迷走神経反射が予測される場合は、硫酸アトロピン5〜10μg/kgをゆっくり静注する。シメチジンやファモチジンなどのH₂ブロッカーも、作用発現時間が十分に見込めれば、誤嚥性肺炎の重篤化を予防しうる。挿管時の低酸素血症を予防するため、純酸素を3分間以上投与し、肺胞内を脱窒素化することが望ましい。循環血液量の減少した症例では、麻酔・鎮静後の循環虚脱を防ぐため、輸液を十分に負荷する。

C．麻酔・鎮静薬の選択と使用方法

1）吸入麻酔薬
吸入麻酔薬は調節性に富む薬剤であるが、救急外来での使用には適さない。循環抑制が強く、検査や移動中に使用し難いからである。笑気は、気脳症や緊張性気胸に禁忌となる。

2）静脈内投与薬剤
重度外傷に対する救急外来での麻酔管理は、静脈内投与薬剤が主体となる。使用頻度が高い薬剤の投与方法と特徴を表38に示す。薬剤選択の目安と使用方法は、以下の如くである。

（1）薬剤選択の目安
①循環虚脱が著しい瀕死患者に対しては、筋弛緩薬のみを用いた rapid sequence intubation (RSI)あるいは覚醒挿管を試みる。
②ショック状態にあるものの、循環系に予備力があり、頭部外傷を合併していない症例に対しては、ケタミンと筋弛緩薬を主体に麻酔を導入する。
③血圧の維持された頭部外傷例に対しては、バルビタールと筋弛緩薬を中心に麻酔導入する。
④麻酔導入の補助薬として、ベンゾジアゼピン系薬剤、オピオイド、リドカインなどを用いる。事務手続きが煩雑な場合、麻薬は使用しない。
⑤麻酔・鎮静の維持には、呼吸・循環・脳灌流圧を考慮のうえ、病態に合わせてベンゾジアゼピン系薬剤、オピオイド、プロポフォール、筋弛緩薬などを組み合わせて持続投与する。

なお、外傷例に対するrapid sequence intubation (RSI)の指針については、日本外傷学会JATEC委員会で現在検討中である。

（2）薬剤投与時の注意点
①薬剤は、効果発現に時間を要するもの（筋弛緩薬など）から順に投与する。呼吸停止あるいは咽頭反射消失から挿管までの時間を短縮するための工夫である (timing principle)。
②薬剤の組み合わせによっては、混濁が生ずるので、薬剤投与後は三法活栓をよくフラッシュし、ルートの閉塞を予防する。

第2部 鈍的外傷

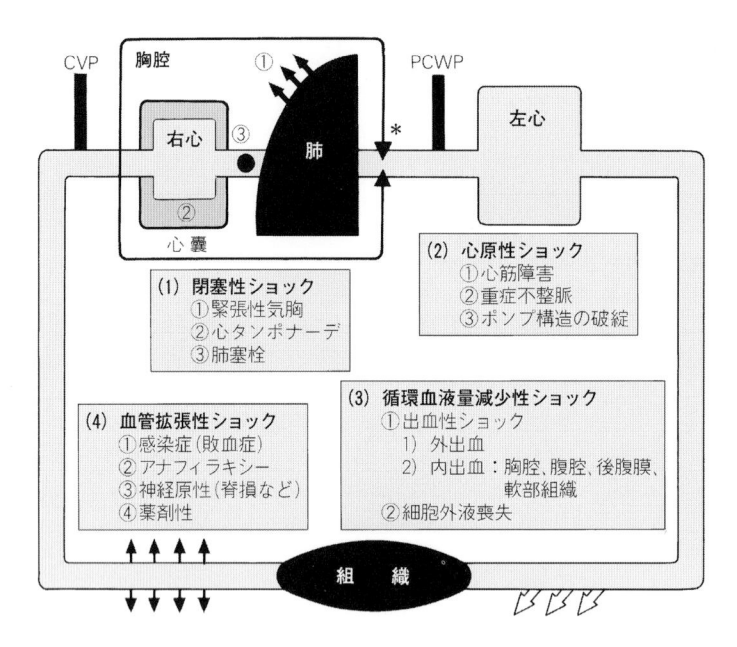

●図147 ショックの分類と診断●

③鎮静のみを行う場合、100ccの生食水ボトルに鎮静薬を混入し、必要な鎮静深度が得られるまで滴下すると薬剤投与量が最小限で済む。調節性に富んだ静脈麻酔薬として、プロポフォールも有用である。

④泥酔者や高齢者では、鎮静薬の効果が強く現れるので、薬剤投与量を少なめにする。

D. 気管挿管時の注意点

麻酔導入開始後、介助者は輪状軟骨を食道に向けて後方に圧迫し、胃内容物の逆流を防ぐ（Sellick法）。それと同時に、輪状軟骨を口側（つまり喉頭鏡の方向）にずらすと、喉頭展開がしやすい。SpO_2が低下しない限り、挿管前に補助呼吸や陽圧呼吸は行わない。挿管困難が予測されるときは、筋弛緩薬を用いずに自発呼吸を温存する。喉頭展開中、急に徐脈が出現したときは、心停止の直前であることが多い。挿管後、口腔内を清浄化するまではカフ圧を高めにし、誤嚥を防ぐ。

E. 麻酔・鎮静後の注意点

麻酔・鎮静導入後は、血圧低下が起きやすい。薬剤自体の影響に加えて、$PaCO_2$低下に伴う交感神経緊張減弱が循環抑制の原因である。麻酔導入後に血圧が急激に低下し、肺の換気が不良となったときは、緊張性気胸や、横隔膜損傷を介した腹腔内出血の胸腔内流入を疑う。ショックの迅速な診断には図147が有用である。麻酔・鎮静後は体温が低下しやすいので保温に努める。

■表38　麻酔管理・鎮痛に用いる薬剤の投与方法と特徴■

分類	薬剤名	導入量	特徴
静脈麻酔薬	バルビツール酸　チオペンタール	2～5mg/kg静注	呼吸・循環抑制。頭蓋内圧降下・抗痙攣作用。喘息、ポルフィリン血症では禁忌。
	チアミラール	2～5mg/kg静注	同上
	ケタミン	1～2mg/kg静注	呼吸・循環抑制が少ない。頭蓋内圧上昇・痙攣作用。唾液分泌亢進。
	プロポフォール	1～2.5mg/kg静注	循環抑制が強い。調節性に富む（1～3mg/kg/hrで持続静注）。
筋弛緩薬	ベクロニウム	0.2～0.4mg/kg静注	左記用量で60～90秒後に挿管可能。作用持続約30分。
	スキサメトニウム	1～1.5mg/kg静注	頭蓋内圧、眼圧、胃内圧上昇。高カリウム血症（広範囲挫傷）。作用持続約5分。
鎮静薬	ジアゼパム	2～10mg静注	病状に応じて投与量調整。鎮静、入眠作用。痙攣抑制。フルマゼニルにて拮抗。
	ミダゾラム	1～10mg/kg静注	同上（持続鎮静時は1～5mg/hrで投与）
オピオイド（鎮痛薬）	ペンタゾシン	7.5～15mg静注・筋注	作用時間1～2時間。鎮静効果あり。心筋酸素消費量増加。
	ブプレノルフィン	0.1～0.2mg静注・筋注	作用時間4～6時間。嘔気、呼吸抑制が出現することあり。
	ブトルファノール	1～2mg/kg静注・筋注	作用時間1～2時間。鎮静効果あり。依存性が低く長期投与可能。
	フェンタニル	5～20μg/kg静注	麻薬。強力な鎮痛作用。急速静注で骨格筋が硬直することあり。
その他	リドカイン	1.5mg/kg静注	喉頭展開や気管内吸引時の刺激抑制。

［2．重度外傷に対する鎮痛］

重度外傷に対する全身麻酔以外の鎮痛法には、鎮痛薬投与と局所鎮痛法がある。

A. 鎮痛薬

　診断が確定するまでは鎮痛を行うべきでないとする意見もあるが、疼痛が激しいと必要な検査や処置が行えず、精神面でも患者に不利益が生ずる。バイタルサインに注意しながら、少量ずつ鎮痛薬を投与すべきである。鎮痛薬の種類、投与方法、特徴を表38に示す。

B. 局所麻酔法

　重度外傷の初療で、神経ブロックを鎮痛に用いる機会は少ない。ブロックに必要な体位が取れないこと、呼吸・循環抑制が出現しやすいことなどがその理由である。重症胸部外傷にも施行可能な局所麻酔法としては、胸膜内鎮痛法がある。

【胸膜内鎮痛法(intrapleural analgesia)】
　胸腔内に局所麻酔薬を注入し、壁側胸膜側から肋間神経に浸潤させる方法である。多発肋骨

第2部　鈍的外傷

骨折、特にフレイルチェストがよい適応である。呼吸・循環抑制がないのが特長である。投与には、肋間から肺尖に向けて挿入した硬膜外カテーテルを用いる。サンプ・チューブ付きの胸腔ドレーンを用いてもよい。1回につき、0.5％ブピバカインまたは2％リドカイン20～30m*l*（0.4mg/kg）を注入する。6～8時間ごとに投与を繰り返すか、0.25％ブピバカインを0.125m*l*/kg/hrで持続投与する。胸腔ドレーンから投与したときは、30分間クランプする。クランプ開放後、3割前後の局所麻酔薬が流出する。

［3．診療所では・・・］

タイム・プレッシャーのかかる中、人手も器材も限られた「診療所」で重度外傷の初療を行うことは容易でない。臨機応変の対応が求められる。ここでは、診療所での「麻酔管理」に役立つ手技・手段を何点か紹介する。

A. 外頸静脈穿刺による静脈路確保

外頸静脈はショックでも虚脱を免れることが多い。外頸静脈穿刺は、患者の頭側に立ったまま迅速に施行できる。外頸静脈は表在静脈のため穿刺が比較的容易で、合併症が少ない。厳密な滅菌操作も必要としない。穿刺の手順とコツは次の如くである。

①鎖骨上窩において、外頸静脈の心臓寄りを左手中指と人差し指で軽く圧迫し、血管を怒張させる（術者が右利きの場合）。患者を頭低位にすると静脈はさらに怒張しやすい。

②血管が怒張したところで、親指を外頸静脈の頭側に当てがい、皮膚を血管の走行に沿って軽く伸展する。

③穿刺には、できるだけ短いテフロン針を用いる。図148のように針を根元で折り曲げると、血管に平行となり、穿刺しやすい。

④血液の流出を確認したら、内針をゆっくり引き抜き、外筒を血管内に進める。

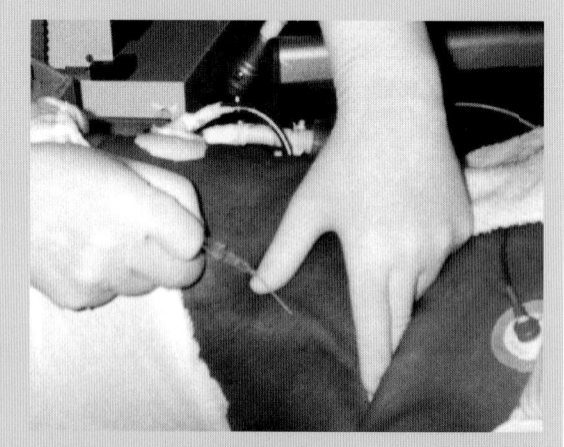

●図148　外頸静脈穿刺●

⑤輸液の滴下が最もスムーズになる位置でルートを固定する。固定には、四角く切った数センチ幅の弾性テープを用いる。

外頸静脈穿刺は、患者の頭側を離れずに速やかに実施できる静脈路確保法である。但し、頸髄損傷を否定し得ない症例では、用手的頸椎保護を忘れてはならない。

B. 緊張性気胸の解除

呼吸・循環停止が切迫した緊張性気胸に直面したとき、「診療所」ではおそらく、正規の胸腔ドレナーンを挿入する余裕はないであろう。緊張性気胸をとりあえず解除する簡便な手段

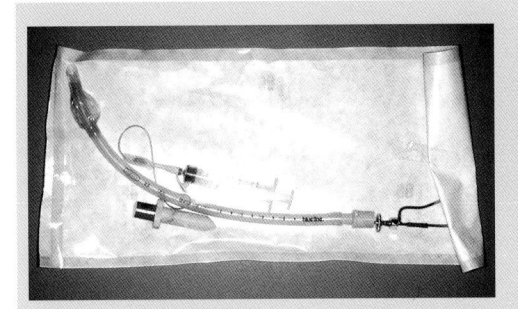

3．救急処置各論−22．救急外来での麻酔、鎮静

●図149　緊急気管挿管セット●

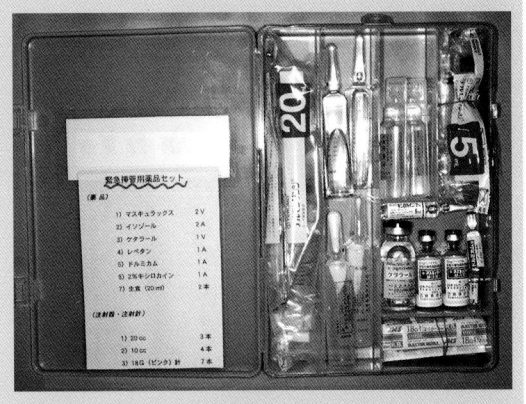

●図150　緊急挿管用薬品セット●

は、別項に紹介されている胸腔穿刺法である。

C．マスク・ホールド

　バッグバルブマスクによる用手人工呼吸は、気管挿管できないときに患者の生命を維持する大切な手技となる。しかしながら、入れ歯を外した老人などでは、マスクの密着に難渋することが多い。ガーゼ・パッキングは、あまり効果が得られない。このような場合は以下のように、患者の口唇をマスクの一部として利用しながら、二人法でマスク・ホールドを試みる。
①小さめのマスクを用意する。
②マスクの下半分を、患者の歯肉と下口唇の間に差し込む。
③下口唇を引き延ばし、マスクの表面に覆い被せる。
④覆い被せた下口唇ごとマスクを保持し、バッグバルブマスクで人工呼吸を行う。
　ラリンゲアル・マスクに慣れ親しんでおくと、このような手段は不要となる。

D．物品準備

　緊急時に"ゆとり"を失う原因の1つは、物品の準備不足である。気管内チューブや挿管用薬剤は"セット"にし、平素から準備を済ませておく（図149、150）。薬剤は、使い慣れたものを準備する。

（吉田　哲）

【文　献】

1）Stene JK, Grande CM : Trauma Anesthesia. Williams & Wilkins, Baltimore, 1991.
2）Merrick C(eds.) : Pre-Hospital Trauma Life Support. Mosby, St. Louis, 1994.
3）Chernow B(eds.) : The Pharmacologic Approach to The Critically Ill Patient. Williams & Wilkins, Baltimore, 1994.
4）吉田　哲，ほか：体位と頭蓋内圧・脳潅流圧の関係．ICUとCCU 13 : 921 - 929, 1989.
5）日本外傷学会外傷研修コース開発委員会：外傷初期診療ガイドラインJATEC．日本外傷学会，日本救急医学会（監修），へるす出版，東京，2002.

第2部 鈍的外傷

4. 動脈塞栓術の適応と手技

はじめに

　救急疾患に対する動脈塞栓術の中でも救命救急の成否をわける最初の1時間で主役となる手技は、生命を脅かす大量出血に対しての止血操作としての動脈塞栓術であろう。ここではその適応と手技について、体験から得られた小さなコツにもふれながら実戦に即してできるだけ具体的に述べていく。

[1. 動脈塞栓術の適応決定の手順]

　動脈塞栓術の適応決定には、全身状態(理学的所見)と出血部位(画像診断)の的確な診断が必要である。

A. 病態の評価

　治療法の選択肢として動脈塞栓術を考慮する病態としては、既に出血性ショックに陥っている場合、もしくは輸液や輸血への反応から出血性ショックに移行すると予想される場合である。これらの全身状態を五感を駆使して理学的所見から判断する。

B. 出血の評価

　JATEC[1]第3章の9「出血源の検索と止血」の項目に準じて出血部位の特定と出血量の推定を行う。
　血胸：FASTおよび胸部X線で診断する。出血量は胸腔ドレーンからの排液量で把握する。
　腹腔内出血：FASTとして超音波検査で診断する。われわれは松本の方法[2]を用いて定量的評価も加えている(表39)。
　後腹膜出血：骨盤X線や超音波検査では出血の診断は難しく、状況が許せばCT診断が最も確実である。
　軟部組織および体外：JATECに準じて推定を行う。
　頭蓋内出血：出血性ショックに至る以前に血腫による圧迫が問題となる。
　これら出血部位は複数みられるはずであるが(「外傷では損傷部位は複数あるはず!」)、このうち体循環に最も影響を及ぼしている出血源を特定する。最近のヘリカル(らせん走査型)CTやMDCT(多列検出器CT、マルチスライスCT)では、経静脈投与の造影剤を用いることによって動脈性出血を描出することが可能であるので、画像診断上の参考になる(図151)。

■表39　腹腔内貯留液量の推定法(松本の方法)■

腹水所見のある部位	推定量(ml)
1. 肝腎境界面／脾腎境界面	150
2. 1+ダグラス窩／膀胱上窩	400
3. 2+左横隔膜下	600
4. 3+左右傍結腸溝	800
5. 4+右横隔膜下(厚み0.5cm)	1,000
6. 4+右横隔膜下(厚み1.0cm)	1,500
7. 4+右横隔膜下(厚み1.5cm)	2,000
8. 4+右横隔膜下(厚み2.0cm)	3,000

(体重50kgの場合)

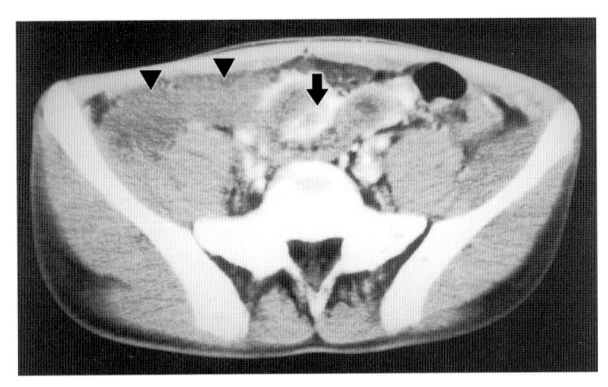

●図151　24歳、男性、交通外傷●
造影CTで腹腔内出血がみられ(矢頭)、腸間膜内には造影剤の漏出も観察される(矢印)。開腹手術を行い腸間膜損傷が確認された。

C. 塞栓術の適応の決定

　全身状態と出血部位の評価をもとにして塞栓術の適応は決定される。以下にわれわれの施設での適応基準とその根拠を示すが、この基準は各施設の救急体制との兼ね合いで独自に設定されるべきと思われる。

1) 後腹膜出血

　絶対的ともいえる適応である。中でも骨盤骨折に伴う出血に関しては、①タンポナーデ効果が温存できる、②出血部位の確認が容易、③側副血行路をも考慮した止血手技が可能である、などの理由から、手術的治療を凌駕して治療方法として確立している。

2) 腹腔内出血

　われわれの施設では、以下の理由から出血性ショックを呈するほどの腹腔内出血については塞栓術は行っていない。
　①腹腔内出血では後腹膜出血と比べてタンポナーデ効果が乏しく、急速に循環虚脱が進行する危険がある。
　②対象となる血管が多数であり、血管造影による出血部位の診断の精度に問題がある。
　③出血部位によっては塞栓術が技術的に困難であり、止血の確実性が手術に劣る。
　④腸間膜動脈損傷については、腸管虚血の危険を伴うため塞栓術での対応が難しい。
　⑤腸間膜動脈損傷に高頻度に合併する腸管損傷には手術が必須である。
などの理由から、腹腔内大量出血の症例については多臓器損傷の診断もかねて開腹手術の方針としている。

3) 異論・反論

　肝臓・脾臓損傷による腹腔内出血を塞栓術の適応とするかについては、全身状態との兼ね合いにおいて意見の分かれるところである[3]。その選択には、それぞれの施設の救急体制が大きくかかわっていると思われる。われわれの施設を例にとれば、救急医や外科医はもちろん、麻

酔科医や専属看護師など手術室全スタッフが常時待機体制にあるため、救急センターの初期治療から手術室へと直行すれば、約15分前後で開腹下での用手圧迫止血が可能である。これとは逆に、手術室の準備に時間を要し、血管造影の方が時を失せずに実施できる救急体制の施設であれば、腹腔内出血に対しても血管造影・塞栓術による止血を選択すべきであろう。JATEC第6章「腹部外傷」において腹腔内出血に対する手術とTAEの明確な適応が記載されていない事情もこの理由によるものと考えられる。

4）その他の外傷性出血

その他の外傷性出血に対する動脈塞栓術の対象部位としては、顔面外傷における外頸動脈塞栓術などがあがる。本稿では、このうちでも最も実戦的と思われる骨盤骨折による後腹膜出血に対する塞栓術を中心に、その具体的手技や留意点について述べていく。

[2．骨盤骨折に伴う後腹膜出血]

A．診断の問題点

後腹膜血腫は、救急外来の初期治療で行われる単純X線や超音波検査では、その存在診断すら難しい。単純X線では血腫を直接的に観察することはできず、膀胱や腸管ガス像の偏位や骨折の程度から推定することとなる。しかし、骨折の程度と出血量は必ずしも相関しておらず、小さな骨折にもかかわらず思いのほか大きな血腫を伴っている場合もある。腹腔内出血の診断には、絶大な威力を示す超音波検査も後腹膜血腫の診断については有用とは言い難い。体型による個人差を抜きにしても、腸管ガスやプローブ圧迫による圧痛のために、骨盤腔内での後腹膜腔の十分な観察は行えないことがほとんどである。後腹膜出血の診断にはCTが最も有用である。CT検査中には全身状態の把握が十分に行えないという理由から、血行動態の不安定な患者に対するCT検査に慎重な意見もあったが、検査時間の短縮や検査室の整備もあって、現在では短時間のうちに安全に検査を終了することが可能となっている。しかもCTで得られる情報は多岐にわたり、単に血腫の有無に留まらず、動脈性出血の存在までも描出することができる（図152、153）。さらに、単純X線では指摘の困難な骨折や異所性ガスといった重要な所見を検出することも可能である。但し、骨盤骨折に関しては、CT検査台への移動に際して骨折部位から再出血を生じる可能性が危惧されており、患者の移動にあたってはできる限り人手を集

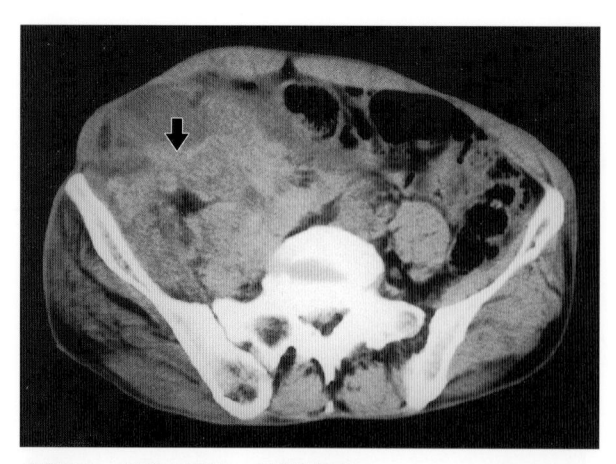

●図152　17歳、男性、交通外傷●
単純CTで右後腹膜腔に巨大な血腫がみられ（矢印）、腹腔内臓器を圧排している。

めて愛護的に行うよう心がけるべきである。患者がバックボード固定されているならば、そのままボードごとCT台に載せるのがよい。CTが簡単に行える施設であれば、後腹膜出血の診断は容易に下されるが、そうでない施設では胸部X線による血胸の評価、超音波検査による腹腔内出血の評価を経て、除外診断的に後腹膜出血に辿り着くことになる。超音波検査で容易に診断される腹腔内出血が、実は後腹膜血腫からの漏出の結果であることがあるので、腹腔内出血の陰には後腹膜血腫が隠されている可能性があることも念頭においておく。

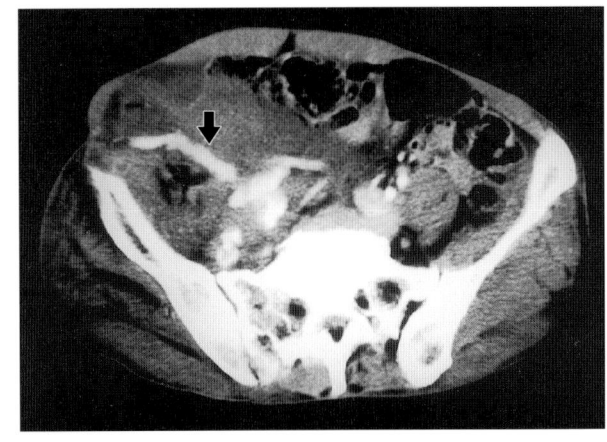

●図153　図152に造影を行ったもの●
後腹膜血腫内には造影剤の漏出がみられ(矢印)、動脈性出血が疑われる。

B. 血管造影および塞栓術の実際

血管造影・塞栓術の第一歩は、まずカテーテルルートを確保することにある。はじめに命綱ともいえるルートの確保について述べる。

1)確実にルートを確保するための工夫

(1)チェックマーク

出血性ショックによる血圧低下や、骨盤血腫の増大によって大腿動脈の触知が困難となる。ショックの進行に伴って大腿動脈がますます触れ難くなる場合が多いので、初期治療の合間などに隙をみつけて、あらかじめマジックインキで大腿動脈の走行と最適な穿刺部位にチェックマークをつけておく。

(2)局所麻酔薬

穿刺部に用いる局所麻酔薬によっても大腿動脈は触れにくくなるので、局麻剤を通常(0.5%)より高濃度のもの(1%)とし、少量で済ますようにする。

(3)動脈穿刺

穿刺針が動脈に命中しても噴出する逆流がなかったり、静脈血のような暗赤色を呈することがあるため、少量の造影剤で血流の向きを確認する。

(4)下肢の体位

下肢が過外旋、過内旋していると穿刺が困難になるので、足首部の角度が自然体になるよう下肢の体位を調節する。

(5)術者の交代

穿刺の失敗により形成される血腫と、血管攣縮(以下スパスム)がさらに穿刺を困難にする(皮肉にも、この思い入れも失敗の一因となる)。われわれは穿刺に3回失敗した場合には術者を交代することにしている。術者が変われば穿刺に成功することが多く、これは必ずしも経験

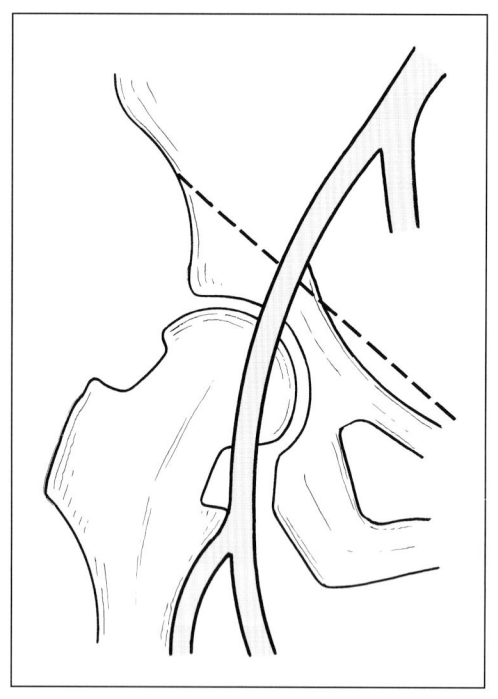

●図154 大腿動脈の走行と大腿骨頭の関係●
大腿動脈は、図のように大腿骨頭の内側1/2から1/3の部位を走行するものがほとんどである。大腿動脈が触知できないときには、X線透視下に大腿骨頭を目印にして、陰圧をかけながら穿刺する。このとき下肢の体位にも注意する（本文参照）。
（図中の破線は鼠径靱帯の走行）

数とは相関しない。

（6）超音波ガイド
超音波ガイド下に穿刺できるよう超音波装置を準備しておく。

（7）透視ガイド
X線透視下に、大腿骨頭を目印にしながら大腿動脈の走行を想定して穿刺する（図154）。

（8）カットダウン
最終手段はカットダウンであろうが、実際に穿刺のためにカットダウンした経験はない。

2）造影の実際
（1）シースの挿入
骨盤骨折が片側性であれば、血腫を避けて、骨折と反対側からアプローチする。両側性の骨折であれば、大腿動脈の触知の容易な方を選ぶ。出血性ショックにより、動脈にはスパスムが既に生じているか、または生じやすい状態にあるので、はやる気持ちを抑えて、すべての操作は丁寧に行う。特に若年者では、開始早々のシース挿入に伴い外腸骨動脈にスパスムを起こしやすく、この場合には外傷と無関係に術中・術後の下肢虚血の不安を残すので注意する。上腕動脈や腋窩動脈などの上肢の動脈からアプローチする方法もあるが、穿刺部位のスパスムによる上肢の虚血やカテーテル操作の困難さがあるので、大腿動脈からのアプローチを原則としている。

（2）骨盤部の大動脈造影
ピッグテール型のカテーテルを、下位腰動脈も描出されるように腸骨動脈分岐部よりやや中枢側に置き、骨盤部全体を撮影する。血管外漏出像のほか、血管途絶や偽動脈瘤などの血管損傷の所見に注目する。同時に内腸骨動脈など各血管の走行や分岐異常の有無、動脈硬化やスパスムの程度など、カテーテル操作に必要な情報を素早く収集する（図155）。意識障害や痛みによる体動、拡張傾向にある腸管ガス像とその蠕動による

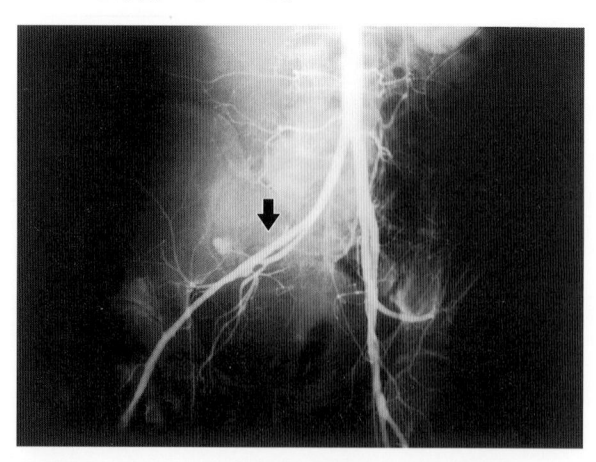

●図155 図152、153の症例の骨盤部大動脈 造影●
右上殿動脈に血管外漏出像をみる（矢印）。右内外腸骨動脈の走行が血腫によって偏位しており、動脈全般にスパスムが目立つ。

アーチファクトを避ける目的で、この最初の撮影に関してはDSA(Digital Subtraction Angiography)ではなくフィルム撮影を行うこともある。

(3)内腸骨動脈の造影

カテーテルを内腸骨動脈に選択的に挿入する。骨折の反対部位よりカテーテルを挿入している場合には、腸骨動脈分岐部を越えて反対側の内腸骨動脈を狙うことになる。最近は操作性に優れた親水性ガイドワイヤー(ラジフォーカス®：テルモなど)が市販され、血管選択性を容易にしている。さまざまな血管走行にその場で対応できるように、用手的に先端の性状を可変できる親水性ガイドワイヤー(ルブフロー®：東レ・メディカルなど)も市販されており、準備しておくと役に立つ。カテーテル先端の形状の変更にはスチームを用いる。出血性ショックの症例では、思いのほか腸骨動脈分岐部の角度が急峻となり、反対側へのガイドワイヤーやカテーテルの挿入に手間取ることも少なくないので、やや曲げ過ぎと感じる程度に先端を成形する。内腸骨動脈の入口部を確認するには、若干斜位をつけて透視撮影を行う。右内腸骨動脈撮影では左前斜位を、左内腸骨動脈撮影では逆に右前斜位をとることで血管の重なりがはずれ、カテーテル挿入が容易となる。外腸骨動脈への塞栓物質の迷入を防ぐために、この分岐部の位置は確実に把握しておく必要があり、また内腸骨動脈の中枢側より分岐する腸腰動脈や外側仙骨動脈を観察するためにも、カテーテルはあまり深く挿入せずに撮影を行う。内腸骨動脈塞栓術では、左右両側の内腸骨動脈の造影検索が必須であるので、シース留置側の内腸骨動脈へとカテーテルを誘導する技術が必要となる。単純に起始部から造影するだけならば、小さく曲げた先端を短くかけるだけで済ませられるが、超選択的造影や塞栓術を安全に行うためには、目標とする動脈の深さや分岐角度を考慮したカテーテル先端の成形が必要である。ここではカテーテル交換法を用いる(「急がば回れ」)ことと、内腸骨動脈入口部を探す際に内膜損傷を生じないよう丁寧な操作を行うことのアドバイスを加えるに留めておく[4]。

(4)読影のポイント

血管外漏出像と紛らわしい所見としては、女性では渦巻き状に拡張した子宮動脈が、男性では海綿静脈の濃染像があり、これらを異常と捉えないように留意する。一般には骨折部位の周辺に動脈損傷がみつかることが多いが、受傷時の外力の方向や程度も考慮しながら異常所見を拾い上げる。内腸骨動脈本幹からの造影で動脈損傷がはっきりしない場合には、「出血所見なし」と判定し、診断の目的ではこれ以上の超選択的造影は追加していない。

3)塞栓術の実際

(1)塞栓物質

塞栓物質としてゼラチンスポンジ(ゼルフォーム®：ファルマシア)を用いることで大部分の症例には対応できる。1〜2mm細片に切ったゼラチンスポンジを造影剤と混ぜ合わせることで(われわれは20cc注射器の中で陰圧を加えながら混和している)、より細径化が図れ、同時に透視下で塞栓物質が視認できるようになる。中には造影剤がジェット状に噴出し、ゼラチンスポンジでは止血できない重症例も存在するが、この場合には金属コイル(以下コイル)を用いる。その際には、側副路を介する再出血を予防するために、できる限り損傷部位の近くにコイルを留置することが望ましく、またコイル留置の前にゼラチンスポンジで側副路となる周囲の小動脈の血流を低下させておく。

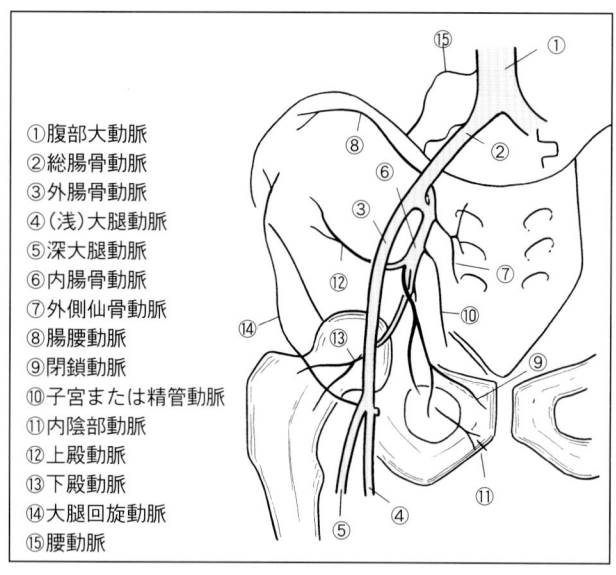

①腹部大動脈
②総腸骨動脈
③外腸骨動脈
④(浅)大腿動脈
⑤深大腿動脈
⑥内腸骨動脈
⑦外側仙骨動脈
⑧腸腰動脈
⑨閉鎖動脈
⑩子宮または精管動脈
⑪内陰部動脈
⑫上殿動脈
⑬下殿動脈
⑭大腿回旋動脈
⑮腰動脈

●図156　骨盤領域の血管解剖(略図)●

■表40　塞栓術の対象となる血管の分類■

骨盤環内側型血管と外側型血管

内側型
・外側仙骨動脈
・閉鎖動脈
・子宮または精管動脈
・内陰部動脈
　など

外側型
・腸腰動脈
・上殿動脈
・下殿動脈
(・大腿回旋動脈)
(・腰動脈)　など

末梢分岐型血管と中枢分岐型血管

末梢型
・閉鎖動脈
・子宮または精管動脈
・内陰部動脈
・上殿動脈
・下殿動脈　など

中枢型
・外側仙骨動脈
・腸腰動脈

(2)塞栓する血管(図156、表40)

　塞栓術に際しては骨盤内の豊富な側副路を考慮する必要があり、骨盤環の内側と外側では塞栓する血管群が大きく異なる(内側型と外側型)。さらに、内腸骨動脈からの分岐部位が、末梢側のものと中枢側のものとでは塞栓術に際しての超選択的カテーテル挿入の必要性に差が生じる(末梢型と中枢型)。

a)骨盤環内側型と外側型

　i)内側型：内腸骨動脈の内側に向かう動脈に損傷がみられる場合には、反対側からの側副路を介して容易に再出血が生じるので、対側の内腸骨動脈から内側に向かう分枝に対しても同時に塞栓術を行う必要がある。

　ii)外側型：内腸骨動脈から外側に分岐する動脈に損傷がみられる場合には、損傷側と同側の腰動脈や外腸骨動脈の分枝である大腿回旋動脈などが側副路を形成するので、これらの血管の検索と塞栓術を行う。

b)末梢分岐型と中枢分岐型

　i)末梢型：閉鎖動脈や内陰部動脈など内腸骨動脈の深部で分岐する末梢分岐枝については、ガイドワイヤーを活用すれば超選択的カテーテル挿入はさほど困難ではない。しかも、内腸骨動脈の本幹からであっても、塞栓したい動脈の僅かに中枢側にカテーテルを置いてゼラチンスポンジを注入すれば、確実かつ安全に塞栓術を実施することができる。

　ii)中枢型：外側仙骨動脈や腸腰動脈といった中枢分岐枝に対する塞栓術では、内腸骨動脈の本幹からの単純な塞栓物質の注入では十分な塞栓効果は期待できず、むしろ外腸骨動脈に溢れた塞栓物質によって下肢に虚血を生じる危険が大きい。したがって、これら中枢分岐枝に対する塞栓術では、超選択的なカテーテル挿入による圧入が必要となる。しかし、外側仙骨動脈や腸腰動脈は小径でしかも分岐角度が急であることから、ガイドワイヤーを用いた誘導が困難

であり、カテーテル先端の形成などの技術を要する。

(3) 塞栓物質の注入法

損傷動脈に対して超選択的カテーテル挿入を試み、ゼラチンスポンジを注入する。この場合の過剰な圧入は、却って血管損傷を生じるので、血流途絶を目安とする。僅かにカテーテルを中枢側へと引き、より広範囲の血管にゼラチンスポンジを追加塞栓する。この意図するところは、カテーテルを抜いたことにより再開する損傷動脈の血行を途絶させることと、周囲の側副血行路を介する再出血の予防である。塞栓術の後半では、内腸骨動脈から溢れたゼラチンスポンジが下肢に迷入しやすくなるので、注入速度は後になるほどゆっくりするように心がける。一般に塞栓物質の注入では、最初に慎重になり過ぎた結果、後半にむしろ雑になる傾向があるので注意する。1回きりのゼラチンスポンジ注入では、他部位の塞栓術を行っている間に、ゼラチンスポンジが末梢側に流入することにより再開通を生じることがある。われわれは、内腸骨動脈領域に関しては「二度締め」と称して、間隔を置いて最低2回のゼラチンスポンジの注入を行っている。

(4) 終了後の確認事項

塞栓術を実施したならば、最初の骨盤部大動脈造影に準じて確認の造影を行う。造影剤の血管外漏出が消失すれば手技を終了とするが、シースを抜去する前に他の血管損傷部位を確認する(「外傷では損傷部位は複数あるはず！」)。中でも留意すべきは外傷性胸部大動脈損傷であり、両者の合併は高頻度に認められる。外傷性胸部大動脈損傷は、重篤な病態であるにもかかわらず臨床症状に乏しい場合も少なくない。また、その画像診断も仰臥位の胸部単純X線では限界がある。このため、骨盤骨折に関して塞栓術を行う症例では、受傷機転から胸部大動脈損傷の可能性が少しでも危惧される場合には、原則的に胸部大動脈造影を追加している。出血傾向があり止血困難と考えられる場合や、短期間のうちに再造影が必要と考えられる場合にはシースを留置することも考慮する。

4) 臨床症状からは、後腹膜出血が出血性ショックの原因と思われるのに、血管造影で血管損傷の所見が認められない場合

この原因としては、損傷動脈が末梢の小動脈である場合や中枢側のスパスムによって損傷血管が描出されない場合、さらには静脈損傷の可能性などが挙げられる。血管造影では出血所見を欠く場合であっても、血行動態に影響を及ぼすと考えられる後腹膜血腫が存在するのであれば、左右の内腸骨動脈の本幹から塞栓術を行っている。ゼラチンスポンジを心持ち大きめに切り、塞栓物質の迷入による合併症に十分注意し、血流途絶の一歩手前の状態で塞栓術を終了する、いわゆる「軽め」の手技としている。これによる合併症は経験がなく、また遷延する出血性ショックの原因からは後腹膜出血は除外できるため、その後の治療方針の決定にも寄与するものと考えている。

C. その他の後腹膜出血

1) 腰動脈塞栓術

腰動脈損傷による後腹膜出血も出血性ショックの原因となり、塞栓術のよい適応である。腰動脈塞栓術に際して注意すべきは、前脊髄動脈の関与である。実際上は、さほど高頻度に描出

されるものではないが、造影所見については血管損傷の所見とともに前脊髄動脈についても注意をはらう必要がある。腰動脈塞栓術においても、側副血行路の関与を考えて、上下に連続した複数の腰動脈に塞栓術を加える。しかし、これは同時に脊髄枝に虚血を生じる可能性も秘めており、いたずらに塞栓効果のみを追求するのではなく、合併症も考慮してその程度や範囲を決定すべきである(「過ぎたるは及ばざるが如し」)。

2）腎動脈塞栓術

腎損傷に原因する後腹膜出血は、腎周囲の堅固な腎筋膜によるタンポナーデ効果によって保存的治療が可能であることが多い。塞栓術では、損傷血管をできる限り選択的に塞栓することで、腎梗塞の範囲を小さく止めるように配慮する。出血性ショックの原因となるほどの血尿をみることは、生検などの医原性と異なり外傷では少ない。

[3．腹腔内出血に対する塞栓術]

A．造影の実際

腹腔動脈の造影を行うが、スパスムによる血管径や分岐角度の変化、血腫の圧排による血管走行の偏位などが予想されるので、カテーテル先端の成形やその操作にあたっては血管損傷の予防に注意する。腹腔動脈の起始部付近から分岐する左胃動脈や下横隔膜動脈も、側副路として重要な役割を果たすことがあるので、これらも観察できるようにカテーテル位置を決めて撮影を行う。重症の出血性ショックの症例では、腹腔動脈全体がスパスムによって細径となり、通常のカテーテルでは挿入すら困難となることも少なくない。このような場合には、腹腔動脈の起始部に置いたカテーテルを親カテーテルとして速やかに二重管システムを構築すると、カテーテル操作に伴う血管損傷を回避することができる。

B．塞栓術の実際

肝臓については、胃十二指腸動脈との分岐を越えた総肝動脈までカテーテルを誘導できれば、塞栓物質を注入してかまわない。但し、ゼラチンスポンジの圧入は血管損傷を助長する結果ともなるので、まず損傷部の血流を軽減させることを目的に、慎重に手加減しながら塞栓する。ゼラチンスポンジで止血できないジェット状に噴出する血管外漏出像についてはコイルを用いる。カテーテルが目標とする総肝動脈に向わない場合には、胃十二指腸動脈の起始部をコイルで塞ぎ、この手前からゼラチンスポンジを注入する方法(血流変更術)でも肝損傷の塞栓は可能である。

脾臓については、止血のための塞栓術は結果的には脾梗塞を生じるので、できる限り損傷血管に近い末梢側での超選択的塞栓術を試みる。しかし、脾動脈に関しても、カテーテル挿入すら困難なほどの著しいスパスムを認めることが稀ではない。このような症例については、広範囲にゼラチンスポンジをばら撒く肝損傷への塞栓術と異なり、脾動脈本幹にコイルを留置することによって、脾臓への血流を減じて止血を促す塞栓術が行われている。腹腔内出血に限ったことではないが、少量の塞栓物質の注入により血行動態が回復することで、スパスムが消失し、

結果的に塞栓術後にもかかわらず再出血という臨床経過をたどることもある。このため、スパスムの著しい症例に関しては、再造影・再塞栓術を念頭にシースを抜去せずに留置しておくことも考慮する。腹腔内出血に関しては、腹腔動脈以外にも多数の損傷血管の検索が必要となるが、盲目的に血管造影を重ねることは、貴重な初期治療の時間をいたずらに浪費することであり得策とは思われない。

［4．その他の部位に対する動脈塞栓術］

外傷急性期に塞栓術の対象となるその他の主要な領域としては、顔面損傷に基づく外頸動脈塞栓術が挙げられる。この手技の注意点としては、何にもまして内頸動脈系への塞栓物質の迷入を予防することであり、同時に外頸動脈－内頸動脈吻合にも留意する。中硬膜動脈や上行咽頭動脈については、選択的塞栓術による神経症状も知られている。

［5．診療所では・・・］

「ひとり診療所」で実施する動脈塞栓術を想定することは実際的ではないと思われる。外傷によって出血性ショックに陥っている状況であれば迅速な搬送が先決であり、この時点で塞栓術の適否を決定する猶予はないからである。胸腔内や腹腔内への大量出血は速やかにショックへと移行するが、後腹膜出血はタンポナーデ効果によりショックの発現が遅れる傾向にある。このため、四肢の骨折などの目立つ外傷の処置に気をとられた結果、ショックが発現するまで後腹膜出血の存在が見逃され、塞栓術の時期をも逸したという教訓的症例も存在する。しかも後腹膜血腫の診断が困難なことを考え併せると、診療所においては塞栓術の適応決定の大前提となる後腹膜出血の早期診断こそが重要といえよう。しかし、既にふれたように、診療所で行えるであろう画像診断である単純Ｘ線や超音波診断での診断は容易ではない。この状況下での教訓としては、①単純Ｘ線の些細な所見にも注目する、②超音波検査で腹腔内出血をみたら後腹膜血腫からの漏出も考慮する、ということになるであろう。何よりも「常に隠れた後腹膜出血の存在を疑い続ける」姿勢が「ひとり診療所」では重要かも知れない。

おわりに

外傷急性期に行われる動脈塞栓術は有効な止血手段の１つではあるが、あくまでも治療の選択肢の１つに過ぎない。この技術を救急救命チームの戦術として有効に機能させるには、外傷特有の治療体系に精通した司令塔（救急医）による迅速な治療戦略の構築が不可欠であろう。

(堀　晃)

【文　献】
1) 日本外傷学会外傷研修コース開発委員会：外傷初期診療ガイドラインJATEC. 日本外傷学会，日本救急医学会（監修），へるす出版，東京，2002.
2) 松本廣嗣, 仲原靖夫：超音波断層法による腹腔内出血量の推定. 日超医論文集　41：639 - 640, 1982.
3) 高橋修司：腹部外傷性出血に対する緊急TAE. 医学のあゆみ　187：592 - 596, 1998.
4) 中尾宣夫, 三浦行矢, 高安幸生：カテーテル挿入術. 救急医学　18：3 - 7, 1994.

● 第3部
鋭的外傷、穿通外傷、その他

1. 刺創、切創

はじめに

外傷には種々の分類法があるが、その中でも、外力の種類に応じて鈍的外傷と鋭的外傷に分類することは、診断・治療のうえで極めて重要かつ基本的な分類法である。

鋭的外傷とは、ナイフや銃弾などで生じた損傷であり、皮膚が損傷されて外界との交通が生じ開放性損傷となる。その中で、創が深く胸膜・腹膜などが損傷され外界と体腔内とに交通が生じたものを穿通性外傷という。さらに、頭部では頭蓋骨または頭蓋底を貫き硬膜損傷が生じた場合、頸部では広頸筋より深部の組織損傷が生じた場合も穿通性外傷に含まれる。一方、胸壁や腹壁など皮膚・軟部組織内に限局する外傷は、非穿通性外傷に分類される。

欧米の成書では、鈍的外傷はblunt traumaと記載されているが、鋭的外傷を表現する用語は見当たらない。blunt traumaに対応する用語としてpenetrating traumaがあるが、厳密には鋭的外傷と穿通性外傷は同義語ではない。図1にこれらの用語の対応を示す。

＜総　　論＞

[1．受傷機転]

刺創(stab wound)とは、包丁やナイフなど先の尖った刃物やアイスピック、錐、釘、針、

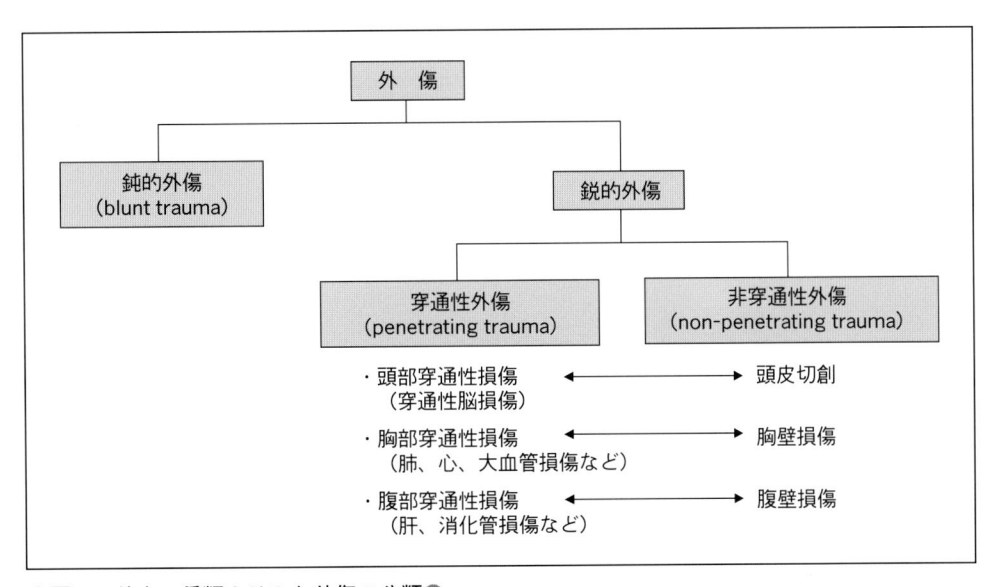

●図1　外力の種類よりみた外傷の分類●
①鋭的外傷には、刺創、切創、銃創などがあるが、体腔との交通の有無により穿通性損傷と非穿通性損傷に分類される。
②欧米では、blunt traumaに対応する用語としてpenetrating traumaが用いられているが、鋭的外傷の中でも腹壁、胸壁に限局する外傷は、non-penetrating traumaに分類されるべきである。

傘の先端、ガラス片などの刺入により生じた創であり、創口の大きさに比し創腔が深く穿通性損傷となることが多い。

一方、切創（incised wound）とは、包丁、刀剣類などの鋭利な刃物や、ガラス・陶磁器片などが皮膚面に接した状態で一定方向に動くときに生じる鋭利な創を指す。創面は創底まで平滑で組織の挫滅は少なく穿通性損傷となることは少ないが、創面よりの出血は多い。

[2. 分　　類]

臨床的には、穿通性損傷の有無と受傷部位・受傷臓器を組み合わせた分類が用いられる。穿通性損傷は、非穿通性損傷に比べて重症度・緊急度とも高くなる。受傷部位は、頭部、顔面、頸部、胸部、腹部、四肢に分類され、穿通性腹部刺創、非穿通性胸部刺創（胸壁刺創）などと表現される。

[3. 病態評価と初期診療]

刺創や切創では、隣接部位にまたがる穿通性損傷（頸部/胸部、胸部/腹部など）を除き多発外傷となることは少ない。しかし、刺創路の走行が複雑で損傷部位の検索が容易でないこともあり、損傷部の見逃しの可能性や、開放性損傷に伴う感染の危険性も高く、その診断・治療にあたっては十分な注意が必要である。

鋭的外傷の初期診療は、鈍的外傷と基本的には同じである。その手順は、①ABCDEsアプローチによるPrimary surveyと蘇生、②Secondary survey、③Tertiary survey、となる。

A. Primary surveyと蘇生

刺創・切創では、A（airway：気道）の異常として咽・喉頭損傷や頸部気管損傷による気道閉塞、B（breathing：呼吸）の異常として開放性気胸や緊張性気胸、C（circulation：循環）の異常として頸部大血管損傷、胸腔・腹腔内出血や開放性四肢主要動脈損傷による大量外出血などの出血性ショックと心タンポナーデや緊張性気胸による閉塞性ショック、が問題となる。

B. Secondary survey、Tertiary survey

創傷評価に際しては、患者の着衣をすべて取り除き、系統的に体表面を診察する必要がある（head to toe examination）。特に、後頭部、後頸部、背部、腋窩、側胸部、側腹部、臀部、会陰部などの刺創は見逃されやすいので注意を要する。そして、①刺入部位、②刺入口の数、③凶器の種類・形状（刃渡り、刃幅など）、④刺入方向・角度、⑤受傷時の患者の体位、⑥現場での出血量・血液の性状（鮮紅色/暗赤色）、⑦自傷/他傷の区別、⑧体重をかけて刺したか否か、などを患者自身のみならず警察や目撃者あるいは加害者よりできるだけ詳細に聴取し把握する。また、AMPLE history（特に既往歴や常用薬剤の有無）の聴取も極めて重要である。

凶器が刺入されたまま搬送された場合は、これを盲目的に抜去してはならない。凶器によりタンポナーデされていた出血が抜去を契機に再出血する可能性があるためで、このような場合は、直視下で出血に対応できる体制のもと手術室で抜去する。また、搬入直後に「Primary surveyと蘇生」を行うことなしに、刺入口へ不用意にゾンデを挿入したり、finger bougieにより創を検索するようなことも行うべきではない。創部よりの大量外出血に対しては、まずは用手圧迫止血を行う。

C. 血液・尿検査

鈍的外傷では、肝損傷のようにAST/ALTが受傷直後より上昇し組織損傷の程度を反映する場合があるが、鋭的外傷ではこのような特徴的な生化学所見は得られない。

初療時における血液検査は、鈍的外傷時と同様に、血液ガス分析、血液型、CBC、血液生化学的検査、凝固止血系検査などを行う。さらに腹部刺創例では、腎・尿路系損傷のスクリーニングとして血尿の有無を確認する。また、向精神薬や覚醒剤使用の有無を、トライエージ®などの尿中薬物検出キットを用いてスクリーニングすることも重要である。

D. 画像診断

鈍的外傷と同様、刺創・切創においても、その病態評価に画像診断の果たす役割は大きい。画像診断法としては、単純X線写真、造影検査、CT、超音波検査、血管造影などがある。但し、これらの画像診断を行う場合は、バイタルサインの安定が必要条件であり、血圧が不安定なまま画像診断に拘泥してはならない。

[4. 治療戦略]

刺創・切創においても、鈍的外傷と同じく外傷初期診療ガイドラインに則った初期診療や損傷部位に対するdefinitive treatment(決定的治療)とともに、開放性損傷に対する感染対策が治療戦略をたてるうえで重要なポイントとなる。

鋭的外傷はすべて開放性損傷であることより、損傷の修復にはなんらかの外科的処置を要するが、全身状態や損傷部位・程度によりその治療原則は異なる(図2)。

A. バイタルサインが不安定な場合

バイタルサインが不安定な場合は、損傷部位・程度を問わず緊急手術の対象となる。non responderやtransient responderを呈する出血性ショック、心嚢ドレナージや開窓術で解除し得ない心タンポナーデなどでは、一刻も早い緊急手術や救急室開胸(emergency room thoracotomy；ERT)が必要である。

B. バイタルサインが安定している場合

臨床所見や画像所見より手術適応を判断し、手術適応がある場合には、そのまま修復術が施行される。一方、その時点で明らかな手術適応となる損傷が認められない場合は、局所麻酔下の創検索(local wound exploration)を行い穿通性損傷の有無を診断する。

穿通性損傷の治療方針には、経過観察を行いながら種々の画像診断法を駆使して手術適応を判断し、それに応じた外科的修復を行う方法(selective exploration)と、はじめから外科的に創を展開して損傷部を直視下に検索する方法(mandatory exploration)がある。

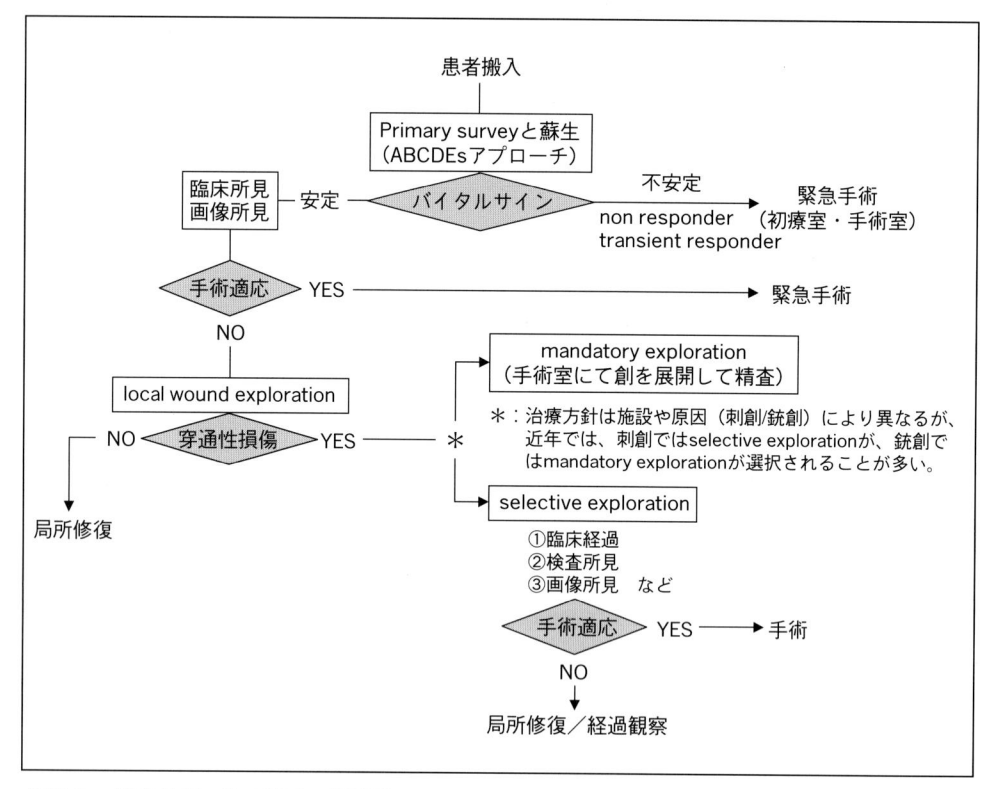

●図2　鋭的外傷の治療戦略の原則●

　mandatory explorationでは損傷の見逃しが少なく死亡例や術後合併症は減少するものの、negative explorationの頻度が高い。よって近年では、刺創や切創に対してはselective explorationが、銃創ではmandatory explorationが選択されることが多い。

C. 感染対策

　刺創・切創ともに開放性損傷であるため、感染対策は必須である。十分な創洗浄を行い、破傷風トキソイドや抗破傷風ヒト免疫グロブリンの投与および広範囲スペクトラムの抗生剤投与を行う。また、創感染の危険性が高い場合は、一期的創閉鎖でなくdelayed primary closureとする。

＜各　論＞

［1. 頭　部］

A. 病態と評価

　臨床上問題となるのは、①眼窩、鼻腔、口腔を経由して頭蓋底に達する穿通性頭部刺創と、

②血行の豊富な頭皮、帽状腱膜、側頭筋などが損傷される頭蓋穹窿部の切創（非穿通性損傷）、である。頭蓋穹窿部よりの穿通性損傷には、アイスピック、ハサミなどの金属製品による報告例があるものの、極めて稀である。

1）臨床所見

穿通性頭部刺創は、受傷直後はその約80％で無症状か比較的軽微な脳神経症状を呈するに過ぎないといわれている。一方、脳内主幹動静脈や静脈洞などの血管損傷（動脈解離および閉塞、血管離断、仮性動脈瘤、動静脈瘻など）により、外傷性くも膜下出血をはじめとする頭蓋内出血性病変や、脳梗塞などの虚血性病変を生じると致死的となる。また、頭蓋内感染や痙攣などを合併することがある。特に、頭蓋底を穿通して頭蓋内に達した場合には、刺入口、刺創路の確認が困難であることより見逃されやすいので注意が必要である。

2）画像診断

頭部CTは、刺創路、頭蓋内血腫、頭蓋内気腫、脳挫傷の程度、頭蓋内に飛散した骨片や異物、頭蓋底骨折の有無、などを診断できるため、全身状態が許される限り撮影する。

血管損傷が疑われる場合は、積極的に血管造影（4 vessels study）を施行する。

B. 治療戦略

穿通性頭部刺創では、原則として開頭術を行い、凶器や異物の除去、局所のdebridementを行う。近年では、CCF（carotid-cavernous sinus fistula：内頸動脈−海綿静脈洞瘻）や仮性動脈瘤などの頭蓋内血管損傷に対して、IVRによる治療が積極的に行われている。

［2. 顔　　面］

A. 病態と評価

傷害事件やフロントガラス損傷により生じる顔面の刺創・切創では、①整容的問題、②顔面神経損傷による表情作成の障害、③目、耳、鼻、口などの感覚器官の損傷、④耳下腺、耳下腺管、顎下腺損傷による唾液漏の発生、などが問題となる。また、創が口腔や鼻腔内に達していたり、眼窩を穿通している場合には穿通性頭部損傷や咽・喉頭損傷合併の有無の確認が必要となる。

顔面刺創・切創では、出血に伴う大量の血糊が付着して、一見すると重篤感が漂うので丁寧に顔面の血糊を拭って損傷部位の評価をする必要がある。また、口腔内への血液のたれ込みによる上気道閉塞を生じることもあり注意を要する。

B. 治療戦略

顔面神経損傷、耳下腺/耳下腺管損傷、顎下腺損傷、感覚器損傷を認めた場合には、止血・創洗浄の後、創面を一旦閉鎖してから早期に専門医の手に委ねる。

■表1　頸部穿通性外傷による損傷臓器・組織と局所症状■

	損傷臓器・組織	特徴的所見・症状
血管系	頸動脈（総頸動脈、内頸動脈、外頸動脈）	外出血、exp.hematoma、動脈解離・閉塞、脳虚血
	頸静脈（総頸静脈、内頸静脈、外頸静脈）	外出血、exp.hematoma、空気塞栓
	椎骨動脈	動脈解離・閉塞、脳虚血
気道系	喉頭、頸部気管	呼吸困難、皮下気腫、嗄声、発声障害、血痰
神経系	脳神経（XI〜XII）	嚥下困難、嗄声、舌偏位
	反回神経	嗄声
	星状神経節	ホルネル症候群
	腕神経叢	上肢神経障害
	横隔神経	胸式呼吸、低換気、呼吸困難
	頸髄	頸髄損傷、Brown Sequard症候群
消化器系	咽頭、頸部食道	嚥下困難、皮下気腫、頸部膿瘍、縦隔炎
筋組織	頸部筋群	局所出血
腺組織	甲状腺、副甲状腺	局所出血
	顎下腺、耳下腺	局所出血、唾液漏
合併胸部損傷（Zone I 損傷）	心大血管、肺、縦隔内気管・食道	

exp. hematoma：expanding hematoma

[3. 頸　　部]

A. 病　　態

　頸部は、その狭い範囲に重要臓器・組織が複雑に配置しているという解剖学的特性がある。よって、単一の創でも重大な損傷を引き起こしたり、重篤な損傷があっても明らかな所見を欠く場合もあり損傷を見逃しやすい。

1）穿通性損傷の診断と損傷臓器・組織
　広頸筋損傷の有無により穿通性損傷を診断し、穿通性損傷の場合には、損傷部位の精査が必要となる。頸部刺創により損傷される可能性のある臓器・組織は表1に示すように多岐にわたる。

2）解剖学的分類
　臨床上、頸部はZone I〜IIIの3つに分けられる（図3）。
　また、胸鎖乳突筋後縁を境として前方と後方に分類する場合もあり、刺入部ないしは損傷部が胸鎖乳突筋後縁より腹側にある場合は、気道損傷や血管損傷の頻度が高くなる。

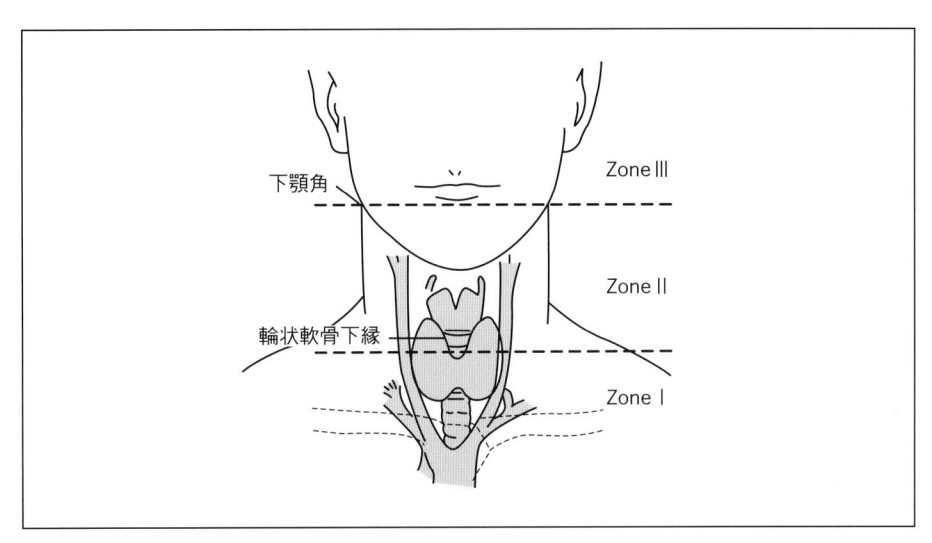

●図3　頸部の臨床解剖学的分類●
Zone I：鎖骨より輪状軟骨までの範囲で、胸郭出口、上縦隔を含み、鎖骨下動静脈、腕頭動静脈、総頸動脈、内頸静脈、大動脈弓、気管、食道、肺尖、胸管、腕神経叢などが含まれる。
　　　　Zone I の損傷では常に大血管損傷の可能性を考え診療にあたるとともに、胸部の合併損傷の有無もチェックする。
Zone II：輪状軟骨より下顎角までの範囲で、頸動脈、椎骨動脈、内頸静脈、頸部気管、食道、咽喉頭、頸髄などを含む。
Zone III：下顎角より頭蓋底までの範囲で、顎下腺、耳下腺、食道、頸部気管、口腔、内/外頸動脈、内頸静脈、第IX～XII脳神経などを含む。

(Thal ER: Injury to the Nesk. Trauma 2nd ed, Moore EE, Mattox KL, Feliciano DV (eds), pp305-317, Appleton & Lange, California, 1991より引用)

B. 評　　価

1）臨床所見

　頸部損傷は、損傷部位に応じて多彩な臨床所見を呈する。最も緊急度が高く生命を脅かす病態は、気道閉塞と大量出血である。気道閉塞は、喉頭や頸部気管損傷による直接損傷と巨大血腫による喉頭や気管の圧迫により生じる。いずれの場合も緊急に気管挿管または外科的気道確保による気道確保が必要となる。
　刺入部よりの大量外出血や急激に進行するexpanding hematomaは、血管損傷それも主要動静脈損傷を示唆する。一方で、頸部動脈損傷では約1/3の症例で初療時に症状を認めないとの報告もあり、神経症状、血管雑音、末梢での脈拍欠損の有無などを経時的に評価する必要がある。
　また、Zone I の損傷では、胸部損傷の合併に注意する。

2）画像診断

　頸椎および胸部の単純X線撮影に加え、状況に応じて造影CTや血管造影検査を行い、活動性出血や主要血管損傷の有無を診断する。また、頸部食道損傷が疑われる場合には造影検査を行う。

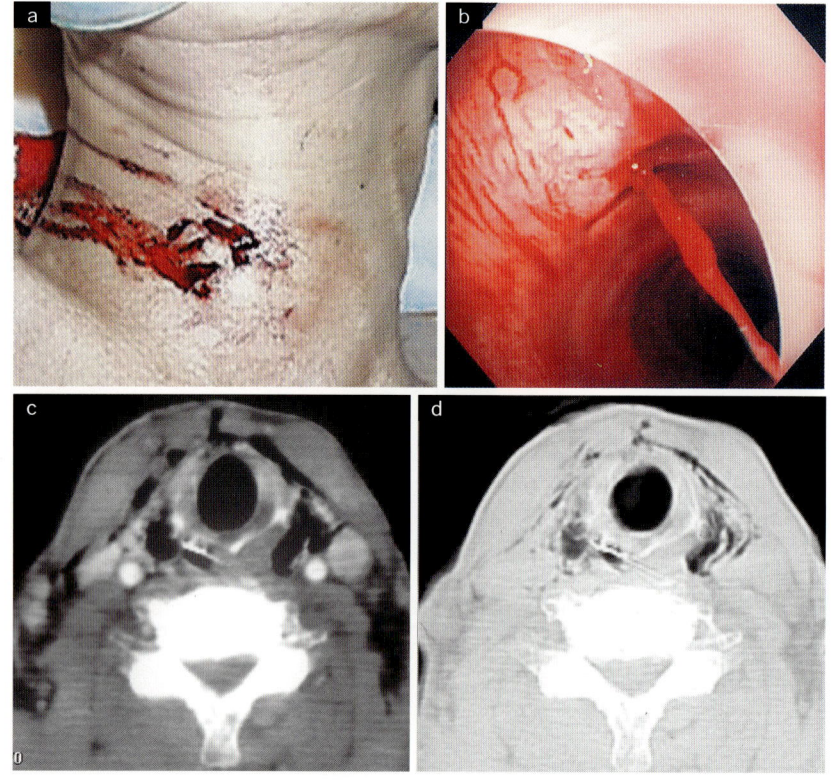

●図4　頸部刺創による喉頭損傷●
a．頸部正中に数条の刺創を認め、触診上皮下気腫も認められた。
b．気管支鏡にて2条の粘膜面損傷が確認され、同部よりの活動性出血が認められた。
　　手術所見では、甲状輪状靱帯の損傷を認めた。
c・d．頸部CTでも皮下気腫が著明であり、aerodigestive tractの損傷が疑われた。

3）内視鏡検査

　咽頭・食道損傷の診断遅延は、感染性合併症をきたし予後に大きな影響を及ぼす。皮下気腫や頸部握雪感があり、画像検査で気腫像の出現を認める場合は、aerodigestive tractの損傷を疑い、咽頭・食道造影検査とともに食道内視鏡や気管支鏡検査を行う(図4)。

C. 治療戦略(図5)

1）バイタルサインが不安定な場合

　搬入時よりバイタルサインが不安定な場合は、頸部主要血管損傷の可能性が極めて高く、緊急手術が必要である。この際、気管挿管や外科的気道確保によりいち早く気道を確保することが重要である。一方、出血性ショックであっても、fluid resuscitationで血圧を維持できる時間的余裕があれば、術前に血管造影を施行し血管損傷の有無や損傷形態を確認することが望ましい。

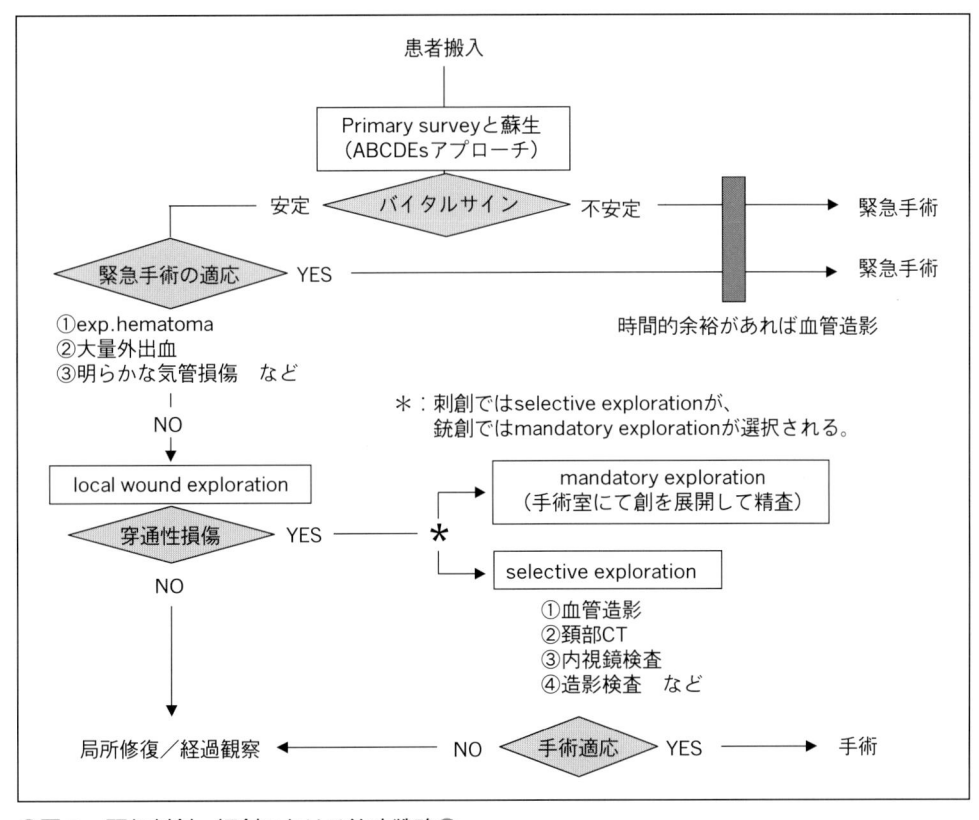

●図5　頸部刺創・切創における治療戦略●

2）バイタルサインが安定している場合

（1）緊急手術の適応
①大量外出血、②expanding hematoma、③気管損傷、④神経症状、を伴う血管損傷などは、緊急手術の適応となる。

（2）selective exploration
上記損傷が認められない場合には、種々の画像診断法を行い損傷部位を確認し、手術適応を考慮する。特に、ZoneⅠおよびⅢの損傷では血管造影検査を全例に施行すべきである。初療時の検査で手術適応となる損傷が認められない場合でも、頸部損傷では遅れて症状発現の可能性があるため、少なくとも受傷後24時間は経時的観察が必要である。

［4．胸　　部］

A．病　　態

1）胸壁損傷
非穿通性損傷である胸壁損傷は、それ自体で生命予後を左右することは少ない。しかし、時に内胸動脈や肋間動静脈損傷により縦隔血腫、胸膜外血腫（extrapleural hematoma）や血胸を生じることがある。

2）胸膜・肺実質損傷

（1）開放性気胸(open pneumothorax)

胸壁および壁側胸膜の損傷により外気と胸腔内に交通が生じ開放性気胸となる。小さな穿通創では、欠損部が胸膜により被覆され気胸が悪化することはないが、欠損部が大きいと換気に必要な胸腔内の陰圧を保てなくなり呼吸障害が生じる。

（2）緊張性気胸(tension pneumothorax)

sucking pneumothorax（開放性気胸のうち、開放創がcheck valveとなり吸気のたびに空気が胸腔内へ流入し緊張性気胸を呈する病態）や肺損傷部よりの持続的空気漏出により生じる。障害肺の虚脱と縦隔の偏位、胸腔内圧上昇による静脈環流の減少により閉塞性ショックに陥る。緊急の脱気ないし胸腔ドレナージが必要となる。

（3）血気胸(hemo-pneumothorax)

胸壁損傷、肋間動静脈や内胸動脈の損傷、肺実質損傷により種々の程度の血胸を生じる。さらに、開放性気胸や肺実質損傷よりの気胸を合併すると血気胸となる。

（4）肺裂創(pulmonary laceration)（図6）

肺への直接刺創により、血胸、気胸、肺内血腫などが生じる。多くの場合胸腔ドレナージで対処可能であるが、持続的な空気漏出や大量出血をきたした場合には、開胸止血術が必要となる。

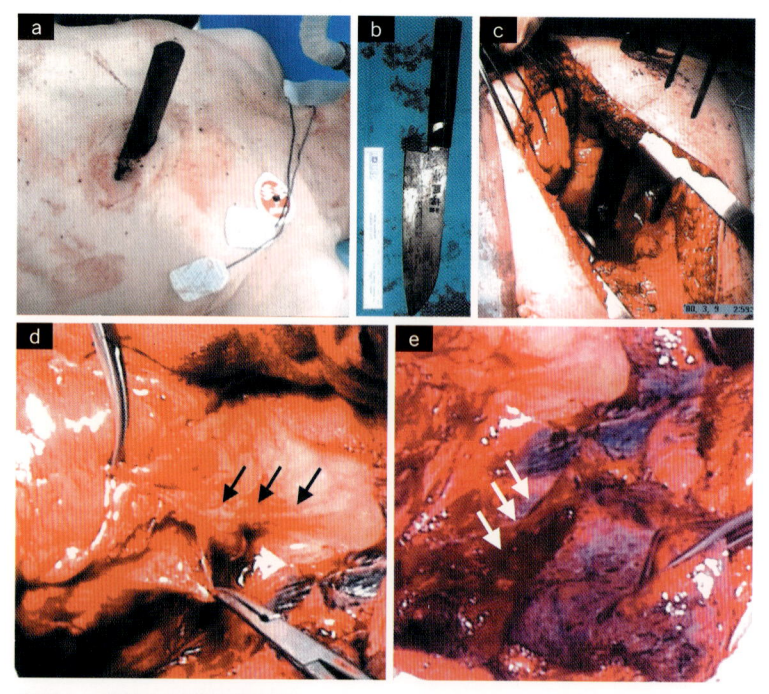

●図6　前胸部穿通性刺創●
a．前胸部刺創で、凶器(b)が刺入されたまま搬入された。
c．凶器が刺入されたまま開胸し、損傷部を確認後抜去した。
d．心膜損傷を認めたが、心損傷は認めず、横隔神経にも損傷は及んでいなかった。
e．左肺下葉裂創を認め、凶器の抜去とともに損傷部より大量の出血がみられた。下葉縫合術を行い止血した。
黒矢印：横隔神経　白矢印：肺裂創

3）肺門部損傷（hilar injury）

刺創が肺門部に達した場合には、大量血胸、緊張性気胸とともに換気不全や空気塞栓が生じる。特に空気塞栓は冠動脈塞栓などを合併し致死的となる。

4）心損傷

心損傷は、早期死亡の頻度が高く極めて緊急性が高い。特にSauer's danger zone（図7）における刺創では、心損傷を念頭におき診療を行う必要がある。

鋭的心損傷の病態は、①心タンポナーデ、②出血性ショック、③機械的障害による心原性ショック、である。

（1）心タンポナーデ（図7）

心嚢内に血液が貯留して拡張障害が生じ、静脈環流が障害され閉塞性ショックをきたす。Beck 3徴（低血圧、CVP高値、心音微弱）、外頸静脈努張、奇脈（自発呼吸の吸気相で収縮期血圧が10mmHg以上下降する）などの所見を呈するが、hypovolemiaの状態では出現頻度が低く、1/3以上の症例ではBeck 3徴を欠くとの報告がある。診断上最も重要なことは、心タンポナーデを疑ってUCGで心嚢内液体貯留の所見（echo-free space）を捉えることである。また、刺創では心タンポナーデを呈する場合が多く、心停止に陥っていなければ救命の可能性は高い。

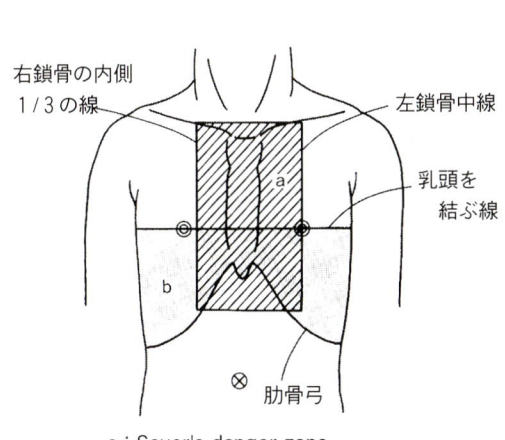

a：Sauer's danger zone
b：経横隔膜腹部臓器損傷危険域

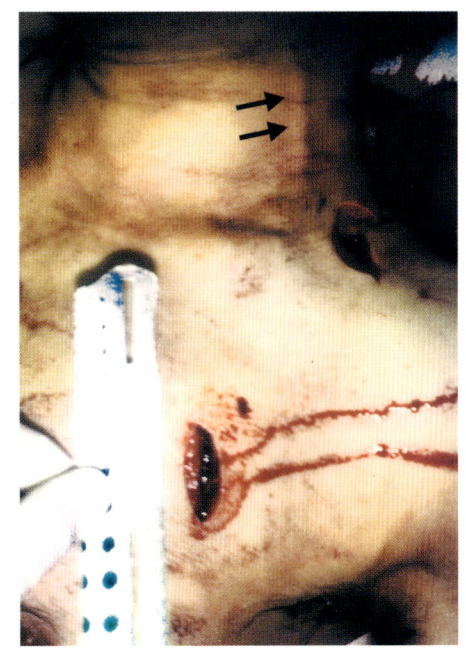

●図7　Sauer's danger zoneと心刺創●
心臓外傷危険区域（Sauer's danger zone）は、上縁は胸骨上窩、左縁は左鎖骨中線、右縁は右鎖骨近位1/3、下縁は心窩部で囲まれた領域。この範囲に刺入口がある場合は、心刺創の危険性が高い。
また、左右乳頭を結ぶ線より尾側の下位胸部に刺入口がある場合は、経横隔膜腹部臓器損傷の危険性がある。
症例写真は、Sauer's danger zoneに刺入部を認め、外頸静脈の怒張（黒矢印）が認められた。搬入時閉塞性ショックであった。
剣状突起下心嚢開窓術にて心タンポナーデを解除後、右室縫合修復ならびに肺縫合術を施行した。

(2) 出血性ショック（血胸型）

心損傷部よりの出血が、タンポナーデとはならずに心膜損傷部を通して胸腔内へと出血して大量血胸となる。CPAOAまたはprofound shockで搬入されることが多く、救命の可能性は低い。しかしながら、近年では搬入直後よりの心肺蘇生、ERT（emergency room thoracotomy：初療室開胸）、心縫合修復術による救命例も報告されている。

(3) 機械的障害による心原性ショック

損傷が冠動脈や中隔、弁に及んだ場合には、心臓の機械的障害による心原性ショックとなる。刺創では稀であり、銃創に多い。

5）横隔膜、経横隔膜腹腔内臓器損傷

横隔膜は、呼気時には腹側で第4肋間、背側で第6ないし7肋間まで上昇する。刺入部が第4肋間より尾側の下位胸部にある場合は、横隔膜損傷や横隔膜を貫通して肝、脾、胃、結腸などの腹腔内臓器損傷を合併する可能性がある（図8）。

そのほか、

6）胸部主要血管損傷

7）縦隔内気管・気管支、食道損傷

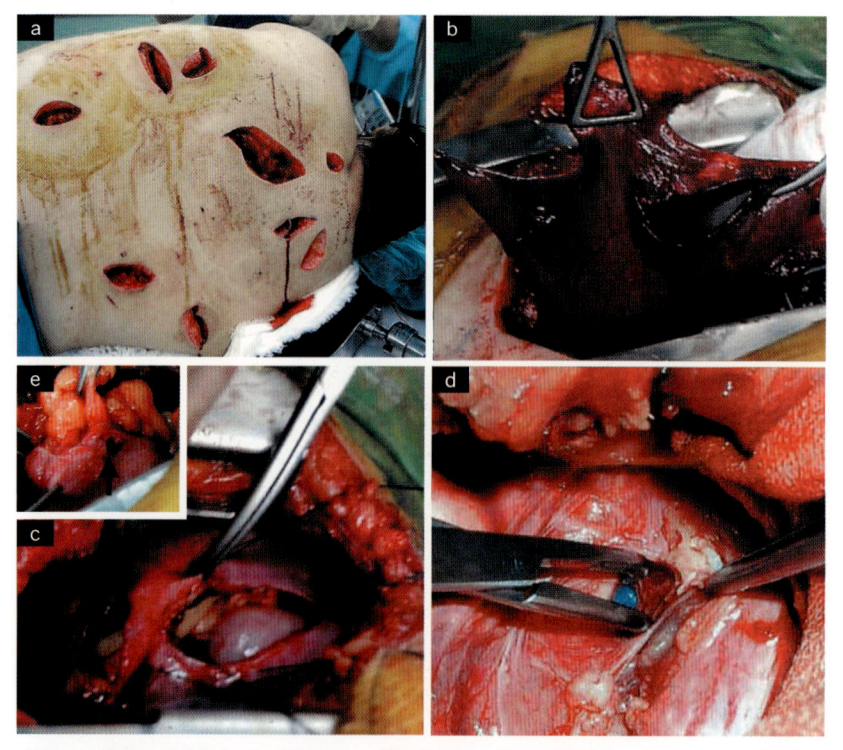

●図8　背部多発刺創による肺損傷、横隔膜損傷、横行結腸損傷、左主気管支損傷●
a．背部多発切創により搬入された。
b．左下葉多発損傷に対し肺部分切除術を施行した。
c．横隔膜損傷（2ヵ所）を認め、さらに経横隔膜横行結腸損傷（➡）を認めた（e）。
d．上背部の刺創による左主気管支損傷も合併していた（DLVチューブのカフが術野から確認できる）。

などがあるが、頸部ZoneⅠでの刺創以外では稀である。

B. 評　　価

1）臨床所見
　皮下気腫や創部よりの泡沫様出血がみられる場合、呼吸音の左右差や呼吸困難などを認める場合は、穿通性損傷の可能性が高い。さらに、初療搬入時既にショックを呈する場合は、緊張性気胸、心損傷、大量血胸、肺門部損傷、胸部大血管損傷などを疑う。

2）画像診断
　画像診断は、胸部単純X線撮影を基本とする。正面像でほとんどの病態診断が可能である。但し心タンポナーデを疑う場合は、経胸壁心エコーが必須である。また、微量の気胸や肺内血腫を診断するには、胸部CT検査を行う。さらに、胸部大血管損傷の確定診断には造影CTや血管造影を行う。

3）胸腔胸検査（video-assisted thoracoscopic surgery；VATS）
　バイタルサインが安定していれば、胸腔鏡を用いての横隔膜損傷の確定診断や心囊損傷の有無、血胸の出血源検索などが行われる。特に、横隔膜損傷が疑われる場合には、胸腔鏡検査を積極的に行い診断を確定する。

C. 治療戦略（図9）

1）バイタルサインが不安定な場合
　Primary surveyで大量血胸による出血性ショック、緊張性気胸や心タンポナーデによる閉塞性ショックが認められれば、気道確保、輸液療法とともに胸腔ドレナージや心囊ドレナージなどの蘇生処置を行う。これらの処置でも循環動態が改善しない場合はERTないしは手術室での緊急開胸術が必要となる。
　心囊ドレナージには、心囊穿刺（pericardiocentesis）、剣状突起下心囊開窓術（subxiphoid pericardial window）、左開胸による心囊開窓術などの方法があるが、初療室では低侵襲かつ迅速に行える心囊穿刺か剣状突起下心囊開窓術が一般的である。15mℓ程度の心囊内血液除去でも劇的に血行動態が改善し心内膜下の虚血も解除できることより、収縮期血圧が80mmHgを維持できない場合にはためらわずに施行する。外傷では心囊内で血液が凝固することがあるので、心囊穿刺だけでは不十分であり、心囊穿刺後に心囊開窓ドレナージの追加が必要となることが多い。

2）バイタルサインが安定している場合
（1）手術適応
　開胸術の適応となるのは、①大量血胸（胸腔ドレナージ挿入時の出血が1,200～1,500mℓ以上または200～250mℓ/時間以上の出血が3時間以上持続する場合）、②胸腔ドレナージにてもコントロールできない大量の空気漏出と肺虚脱、③心囊ドレナージよりの持続出血、④縦隔内気管・気管支損傷、食道損傷、などである。

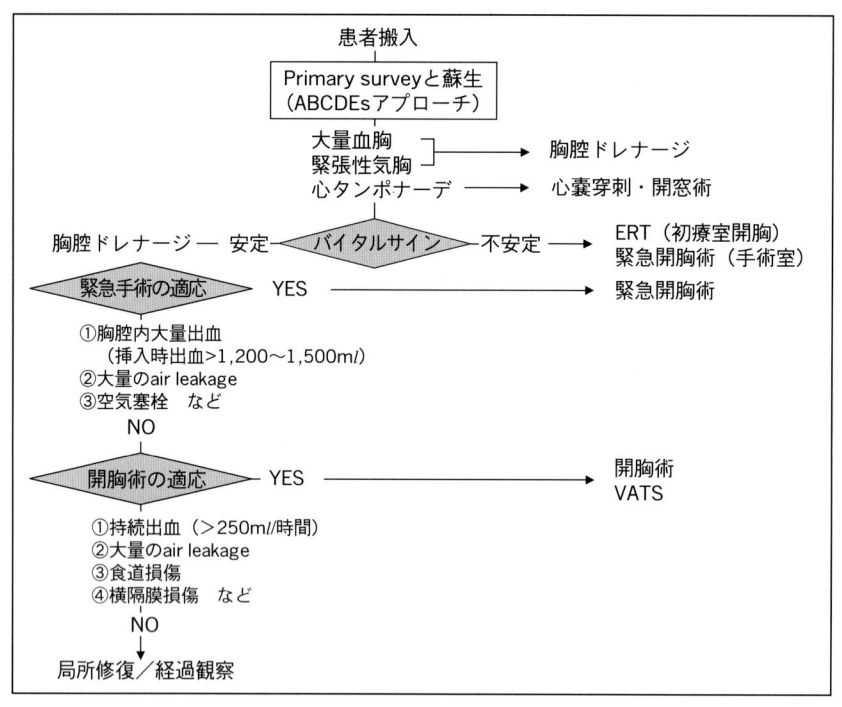

●図9　胸部刺創・切創における治療戦略●

(2) 胸腔ドレナージ

　血気胸が認められれば胸腔ドレナージを行う。胸部刺創の約80％は胸腔ドレナージのみで治療可能とされる。open pneumothoraxの場合は、3辺テーピング法を行った後に刺入部とは別の部位より胸腔ドレナージを行う。胸腔ドレナージに際しては、finger thoracotomyにより必ず胸腔を確認してドレナージチューブを挿入する。内筒付きチューブを用いて盲目的に挿入する操作は、医原性損傷の危険性が高いため行ってはならない。

[5. 腹　　部]

A. 病　　態

　腹部刺・切創では、実質臓器損傷や血管損傷による腹腔内や後腹膜腔への出血と、管腔臓器損傷による汎発性腹膜炎が主病態となる。

1) 腹壁損傷

　非穿通性損傷である腹壁損傷は、局所麻酔下でのlocal wound explorationにより対処可能であるが、時に下腹壁動脈損傷や腹直筋損傷により大量の外出血や腹腔内出血をきたすことがある（図10）。

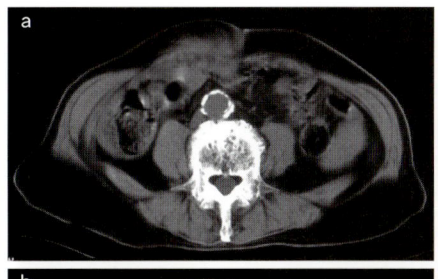

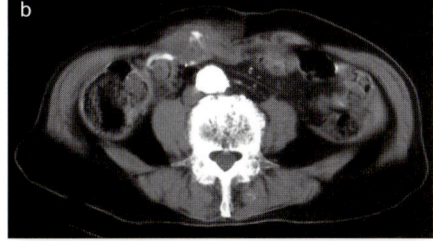

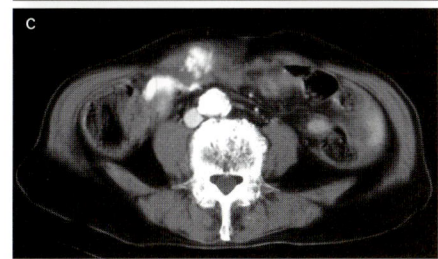

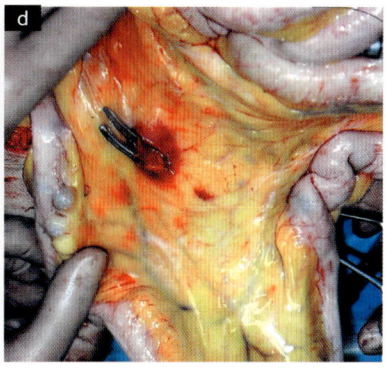

●図10 下腹壁動静脈損傷による腹壁血腫●
臍右方よりの刺創で下腹壁動静脈損傷をきたし出血性ショックとなり搬入された。
a．単純CT
b．造影CT（動脈相）
c．造影CT（門脈相）

腹直筋内に造影剤の漏出像を認めた。腹腔内は、腸管血行障害を伴わない腸間膜損傷のみであった（d）。

2）実質臓器損傷（solid organ injury）

　肝、脾損傷では、腹腔内出血が主病態となるが、創が横隔面から臓側面に貫通している場合には、肝門部や脾門部損傷、胆囊損傷、門脈損傷、十二指腸損傷、横行結腸損傷、膵損傷などを合併することがある（図11）。また、右下位胸部刺創により、bare areaの肝損傷が腹腔内出血とならずに、損傷された横隔膜を介して胸腔内出血となる場合もある。

　実質臓器内の血管損傷は、直接止血操作が困難で、併走する動静脈が同時に損傷することが多く、仮性動脈瘤や動静脈シャント、動脈−門脈シャントなどを形成しやすい。受傷1週間を目途に造影CTや血管造影を施行してこれらの合併症の有無を確認する必要がある（図12）。

　膵損傷の多くは、柳刃包丁などの刃渡りの長い凶器により生じることが多く、主膵管損傷の有無とともに膵周囲臓器（肝、脾、胃十二指腸、結腸および腹部大血管）損傷の合併についても十分な精査が必要となる。

3）管腔臓器損傷（hollow viscus injury）

　鋭的腹部外傷では、鈍的腹部外傷に比べ管腔臓器損傷の頻度が高く、また、複数箇所に損傷を認めることが多い。時に小腸の創外脱出により、脱出した腸管が刺入部で絞扼され二次損傷を生じる場合がある（図13）。

4）腎・尿路系損傷

　側腹部より背部にかけての刺創で認められることが多く、鈍的外傷では稀な尿管損傷につい

第3部　鋭的外傷、穿通外傷、その他

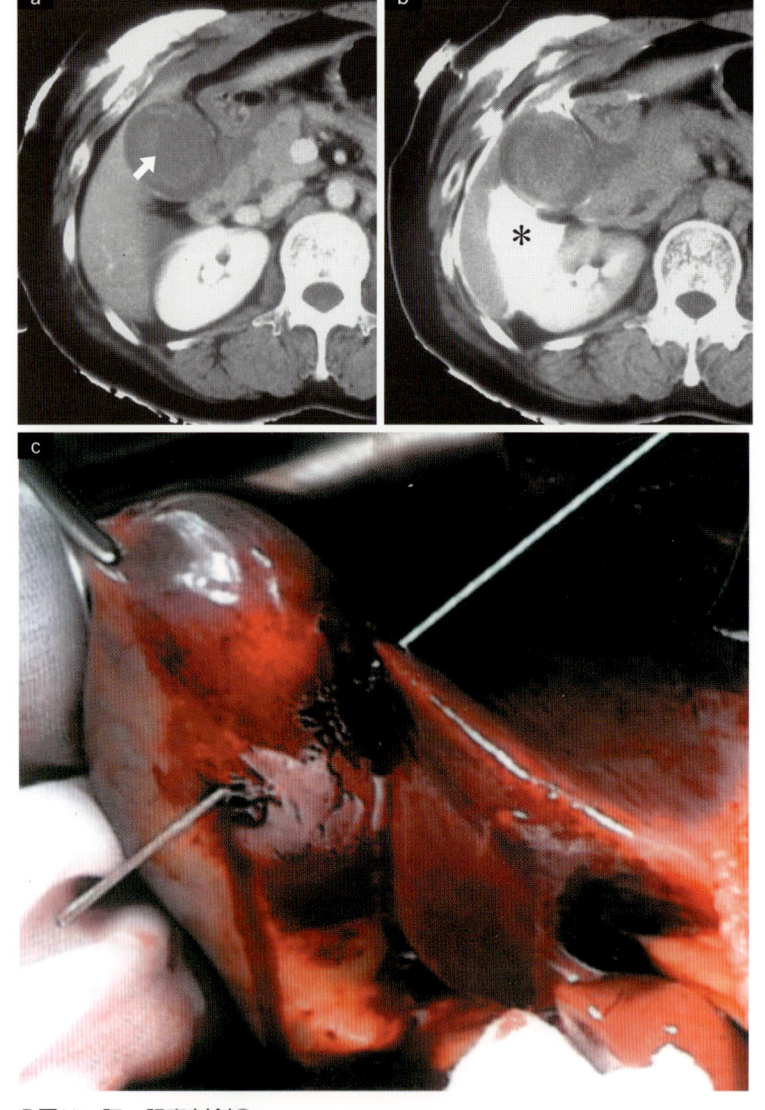

●図11　肝・胆嚢刺創●
a．右上腹部刺創にて搬入後の造影CTで胆嚢内にhigh density areaが認められ（白矢印）、胆嚢損傷が疑われた。
b．刺創路造影後のCTでは、造影剤がモリソン窩に貯留している（*）。
c．開腹所見では、凶器は肝右葉の辺縁から胆嚢を貫通しているのが判明した。

ても検索が必要である。

5）腹部主要血管損傷

　刃渡りの長い凶器による刺創では、腹部大動脈、下大静脈、腸骨動静脈などの主要血管損傷をきたす可能性がある。

1. 刺創、切創

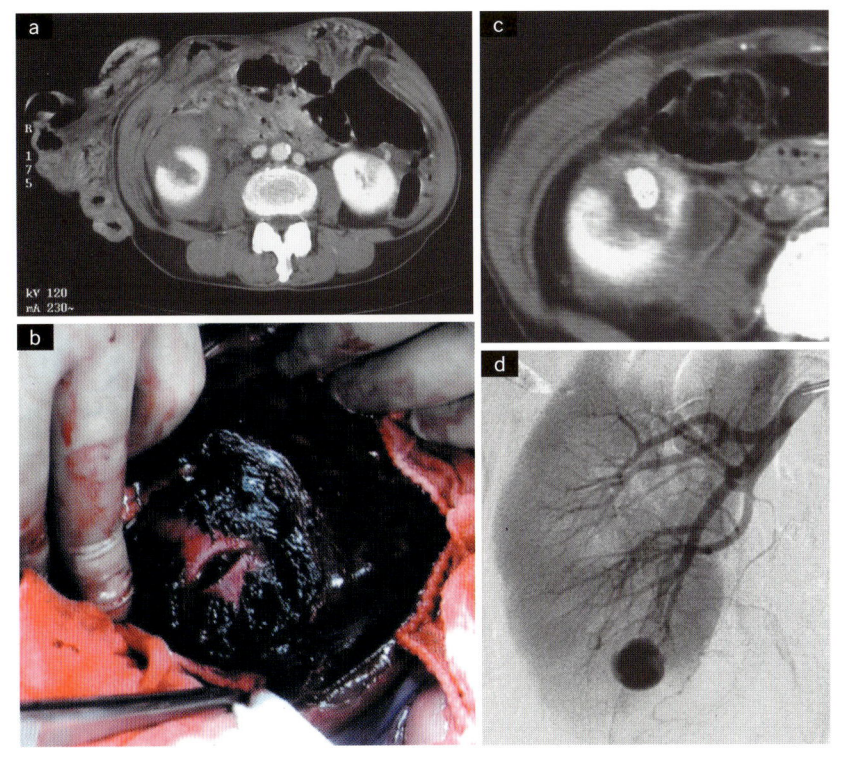

●図12　腎刺創と仮性動脈瘤形成●
a．搬入時造影CTでは腎実質内の血腫とperirenal hematomaを認めるとともに大量の脱出腸管を認める。
b．開腹にて結腸損傷、小腸損傷とともに腎実質への刺創を認めた。
c．受傷7日目の造影CTで腎実質内仮性動脈瘤を認めた。
d．血管造影にて仮性動脈瘤を確認し、coil TAEを施行した。

6）経横隔膜胸部臓器損傷

上腹部刺創では、経横隔膜的に肺、心などの胸部刺創を合併することがある。

7）その他

鈍的腹部外傷に比べて大網、小網損傷による腹腔内出血が多く、また、大網の創外脱出も多く認められる。

B．評　　価

1）臨床所見

(1)刺入口の位置

刺入部位より損傷臓器をある程度推測することができる。刺入部位は、①腹部前面(両側前腋窩線間で季肋部より鼠径靱帯まで)、②側腹部(前腋窩線と後腋窩線間)、③背部、④下位胸部、に大きく分類することができる。前面では腹腔内実質臓器(肝右葉－右上腹部、肝左葉－心窩部、左季肋部、脾－左上腹部)、管腔臓器損傷(横行結腸、S状結腸、小腸)および腹部大血管損傷が、側腹部から背部では腎尿路系、十二指腸、上行結腸、下行結腸などが、下位胸部で

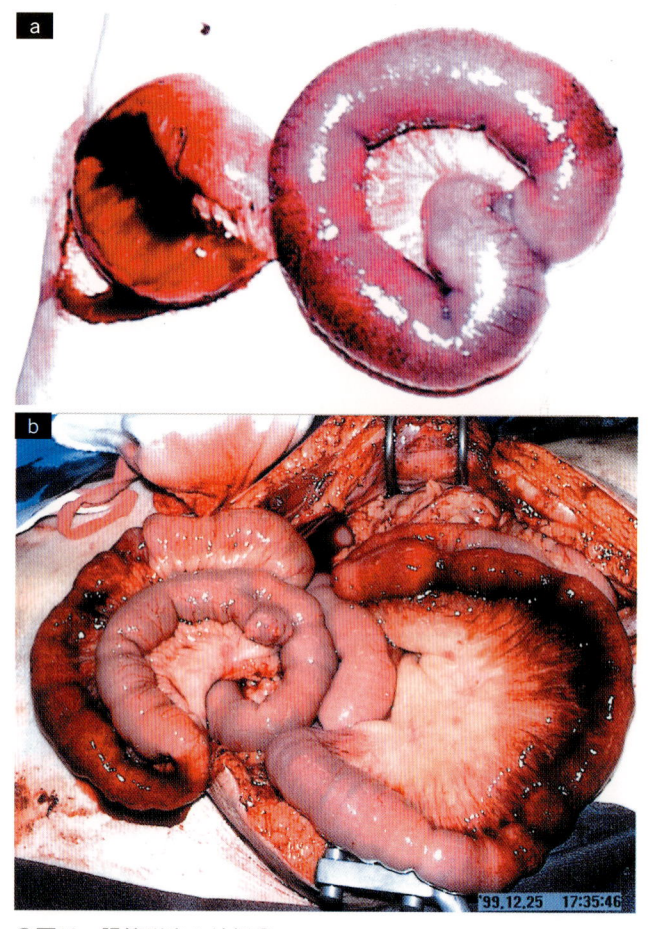

●図13 腸管脱出と絞扼●
a. 2ヵ所の腹部刺入口より腸管の創外脱出が認められ、刺入口で腸管が絞扼されていた。
b. 開腹すると、絞扼腸管の血行障害が認められ、腸管切除を余儀なくされた。

は肝、胃、結腸、脾など上腹部臓器損傷の可能性がある。

(2) 臓器脱出の有無

大網や小腸の創外脱出を認めた場合には、脱出腸管の損傷や刺入口での腸管の絞扼の有無を確認する(図13)。

(3) 腹腔内出血の有無

鋭的腹部外傷による腹腔内出血の評価は、鈍的外傷と同じくFAST(Focused Assessment with Sonography for Trauma)で行う。

(4) 腹膜刺激症状の有無

hemoperitoneumや腹直筋損傷がある場合にも、筋性防御や反跳痛を認めることがある。腹部刺創での腹部理学所見の信頼性は低く、腹膜刺激症状の出現のみでは緊急開腹術の適応とはならない。

2）画像診断

胸腹部単純X線写真は全例に必須である（凶器が刺入されたまま搬入された場合には2方向撮影が必要）。

腹部超音波検査は、腹腔内貯留液の診断に最も有用であり（FAST）、初療時より繰り返し経時的に検査することが重要である。一方、鈍的外傷の場合と異なり、実質臓器損傷時に認められる内部エコーの不均一性などの出現頻度は低い。

腹部CTは、腹部超音波検査と同様腹腔内液体貯留の有無とその程度の診断に有用であるとともに、腹腔内遊離ガス像の検出、腹壁軟部組織の損傷程度、臓器損傷に伴う活動性出血の有無などが評価できる。但し、刺創では開放性損傷となるため、「遊離ガス像＝管腔臓器損傷」とはならない。側腹部より背部の刺創で、十二指腸損傷、大腸損傷、腎・尿路系損傷が疑われる場合には、経静脈的に加えて経口および経肛門的に造影剤（2～3％ガストログラフィン溶液）を注入後撮影する（triple-contrast CTまたはContrast Enhancement CT Enema；CECTE）。また、造影CT後のKUB撮影は、腎尿路系損傷（特に尿管損傷）のスクリーニングとして有用である。

刺創路造影は、穿通性損傷の有無を確認する目的で行われる。ネラトンカテーテルを創内へ挿入後、巾着縫合で創を閉鎖し、60％ウログラフィンを注入してX線撮影を行うか、2～3％のウログラフィンを用いてCT撮影を行い腹腔内への造影剤の漏出を確認する（図12）。造影剤の漏出があれば穿通性損傷と診断できるが、穿通性損傷のみでは開腹適応とはならず、また、false negativeも多く診断的意義は少ない。

3）診断的腹腔洗浄（Diagnostic Peritoneal Lavage；DPL）

臨床所見や画像診断にても管腔臓器損傷の診断がつかない場合には、DPLを行う。

C. 治療戦略（図14）

1）バイタルサインが不安定な場合

non responderまたはtransient responderを呈する出血性ショックでは、緊急開腹術の適応となる。profound shockを呈する場合は、開腹に先立ちIABO（Intra Aortic Balloon Occlusion）や下行大動脈遮断によるvascular controlを行う。

2）バイタルサインが安定している場合

種々の画像診断を用いて損傷部位、損傷程度を把握し、必要に応じて開腹術を行う選択的開腹術（selective celiotomy）が行われる。

（1）手術適応

①腹腔内大量出血、②管腔臓器損傷、③横隔膜損傷、④還納不可能な臓器脱出や脱出臓器の絞扼や損傷、⑤凶器の残存、などを認める場合には開腹術を行う。

一方、明らかな手術適応となる損傷が認められない場合には経過観察とするが、その際は、local wound exploration、腹腔鏡などを行って損傷の見落としがないかを確認する。

（2）local wound explorationと診断的腹腔鏡

局所麻酔下に刺入部および刺創路を検索するが、必要に応じて刺入口を延長して切開し創腔

```
                    患者搬入
                        ↓
               Primary surveyと蘇生
               (ABCDEsアプローチ)
                        ↓
  臨床所見  ←安定― バイタルサイン ―不安定→ IABO/下行大動脈遮断
  画像所見                                  緊急手術（手術室）
     ↓              non responder
  手術適応 ―YES―――――――――→         緊急開腹術
     ①大量腹腔内出血                         TAE（実質臓器損傷の出血）
     ②管腔臓器損傷
     ③横隔膜損傷          ＊：治療方針は施設や原因（刺創/銃創）により異な
     ④環納困難な臓器脱出  など   るが、近年では刺創ではselective explorationが、
     ↓NO                        銃創ではmandatory explorationが選択されるこ
  local wound exploration       とが多い。
                     → mandatory exploration → 試験開腹術
  穿通性損傷 ―YES―→ ＊
                     → selective exploration
     ↓NO               臨床所見
                       診断的腹腔鏡
                       DPL など
  局所修復/経過観察 ←NO― 手術適応 ―YES→ 開腹術
```

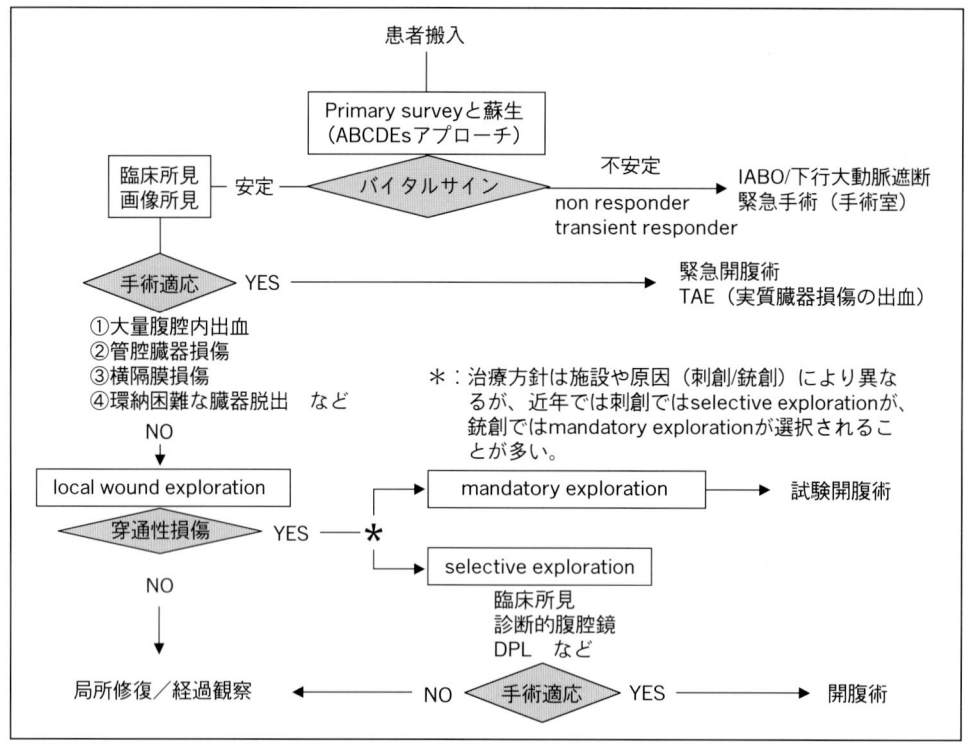

●図14　腹部刺創、切創の治療戦略の原則●

の最深部まで検索する。腹膜の損傷があれば、穿通性損傷と診断できる。しかしながら、穿通性腹部損傷のすべてに手術適応があるわけではなく、引き続き腹腔鏡下に検索したり、臨床所見や各種画像診断にてまったく所見を認めない場合には、創を縫合修復後経過観察することもある。

(3) TAE（図15）

鈍的腹部外傷と同じく腹部刺創においても、肝、脾、腎などの実質臓器損傷に対する止血手技として、また、仮性動脈瘤などの合併症に対してもTAEが行われる場合がある。

(4) 臓器脱出

刺創部より脱出した大網や腸管の還納が容易で、ほかに手術適応となる損傷がない場合は、そのまま還納し、刺入部を修復して経過観察を行うこともある。

このように、近年ではnegative laparotomyを避けるためにselective celiotomyが多く行われるようになってきている。しかし、この手法に拘泥して開腹時期を失することのないようにしなくてはならない。腹部刺創症例の経験が少ない場合には、穿通性損傷があれば試験開腹術を行った方が安全である。

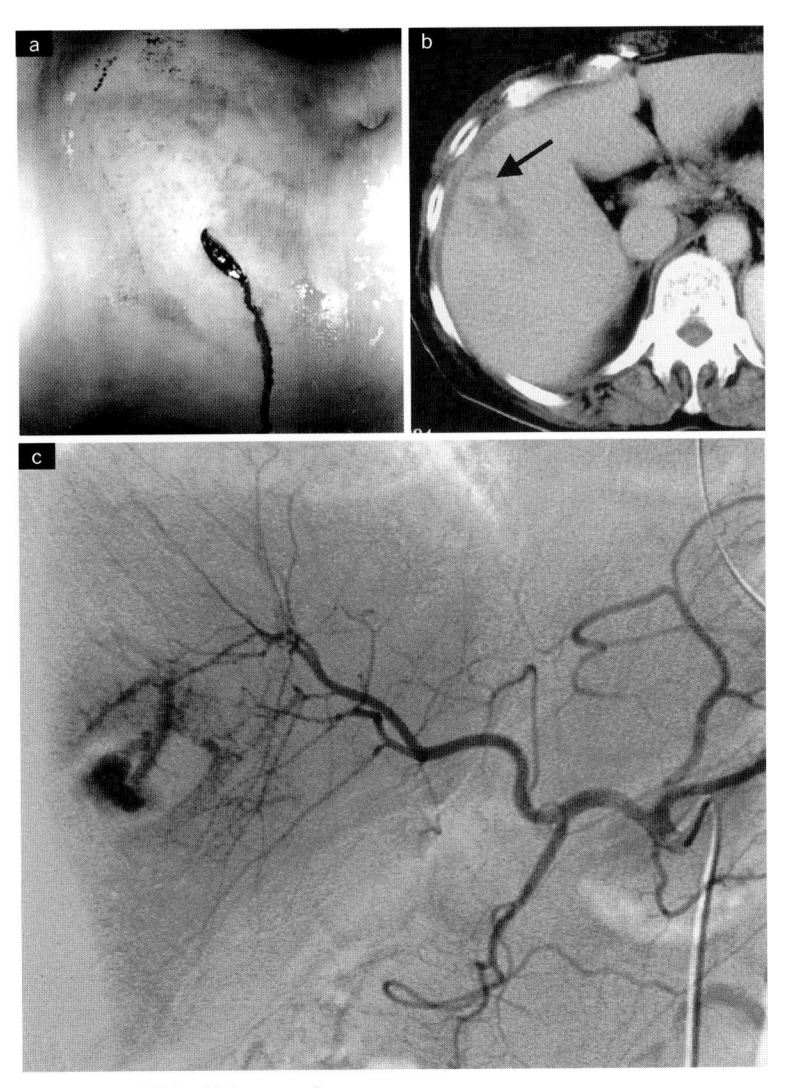

●図15 肝刺創に対するTAE●
右上腹部刺創例(a)に対しfluid resuscitationにて血圧が安定したのを確認後、造影CTを施行した。右葉S5領域に造影剤のextravasation(黒矢印)を認めたため(b)、引き続き血管造影検査を行い、その後損傷血管に対しTAEを施行し止血した(c)。本例では、管腔臓器損傷を示唆する所見を認めず、また、バイタルサインもTAE後には安定したため、血管造影後に刺入口を局所麻酔下に縫合閉鎖後、開腹せずに保存的に治療した。

[6. 四　　　肢]

A. 病態と評価

　四肢刺・切創では、主要血管損傷、神経損傷、筋組織ならびに腱損傷が問題となる。刺創部よりの大量の外出血を認める場合は、主要血管損傷の可能性が高い。
　不用意に創内を検索すると大出血をきたすことがあり、鼠径部や肘関節部、膝窩部など主要

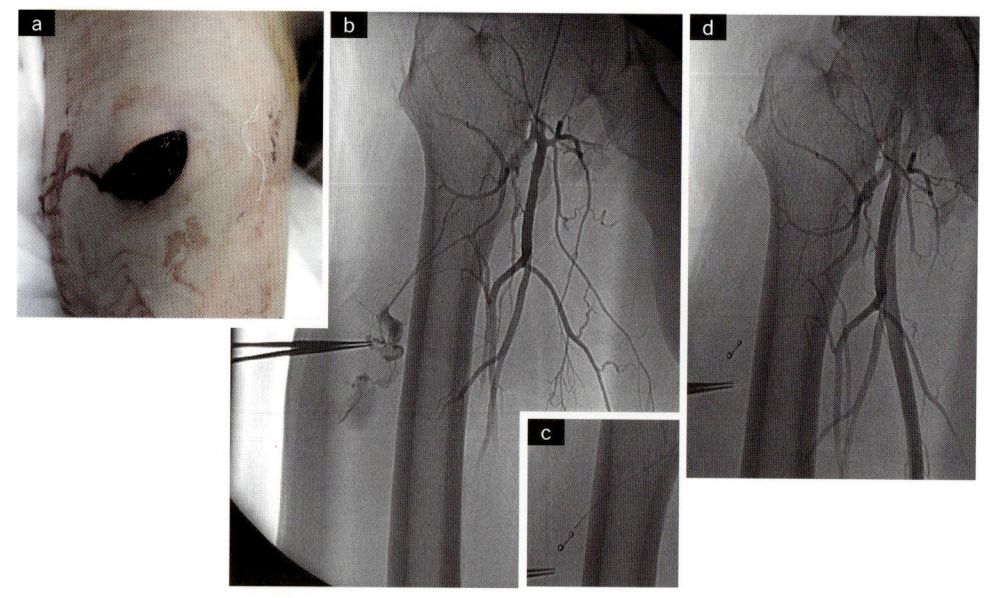

●図16　右大腿部刺創●
a．右大腿前面に刺創を認め、活動性出血による著しい血腫を認めた。
b．右大腿動脈造影では、大腿深動脈末梢よりの造影剤のextravasationが認められた。
c．micro catheterを用いてcoil TAEを施行した。
d．TAE後の大腿動脈造影では、造影剤のextravasationは消失している。
本例では、TAE後に創洗浄を行い一期的に創閉鎖を施行した。

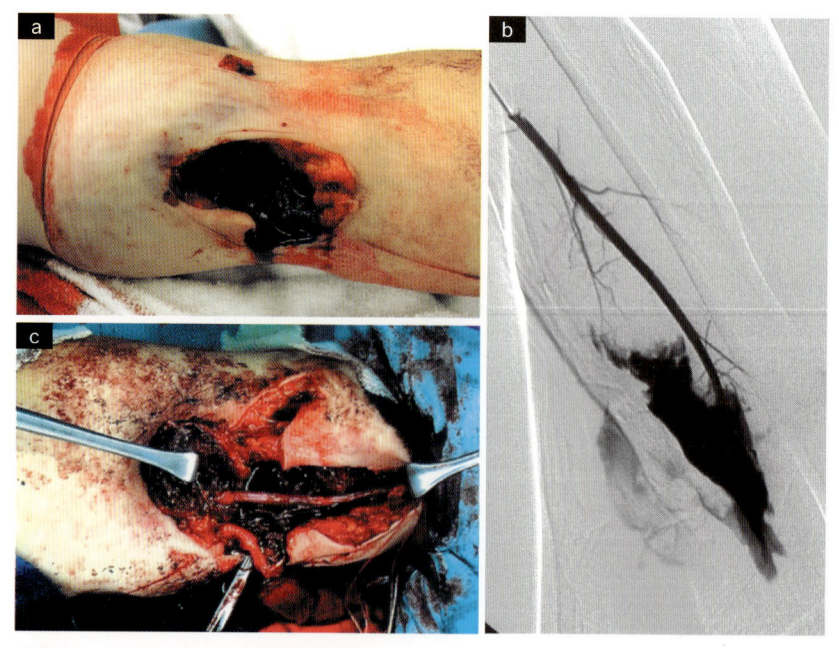

●図17　ガラスによる上腕切刺創●
a．ガラス窓に左上腕より衝突して受傷。直後より創部よりの大量外出血を認め、ショックとなった。
b．上腕動脈造影により上腕動脈の離断と大量のextravasationが認められた。
c．上腕動脈血行再建術(大伏在静脈を用いたgraft術)を行った。本例では、動脈損傷部で正中神経も離断していた。

血管近傍に刺入口がある場合には、創検索の前に血管造影検査を施行して動脈損傷の有無を確認することが望ましい(図16)。

B. 治療戦略

四肢の刺・切創を安易に考えないことが肝要である。主要血管損傷を認める場合には、血管縫合やvein graftなどを行う(図17)。

[7. 診療所における刺創・切創の診療]

診療所では、①致死的損傷に対しては、緊急処置を行い状態を一旦改善させて後送病院転送のための時間的余裕を得ること、②バイタルサインが安定している場合でも、穿通性刺・切創に対しては根治的治療を行わず後送病院へ転送すること(この際、すべての損傷を時間をかけて詳細に診断する必要はない)、③非穿通性刺・切創に対しては創閉鎖を行い経過観察とすること、の3点を治療原則とする。

A. 気道・呼吸・循環の維持

どのような状況下であっても、「Primary surveyと蘇生」を的確に行うことが重要である。大量の外出血に対しては、他の医療スタッフを動員して用手圧迫させる(ガーゼや包帯による「面」の圧迫では止血効果が不十分であり、必ず用手による「点」の圧迫を行う)。その間に静脈路を確保し、必要に応じ気管挿管による気道確保を行う。胸部刺創を認める場合には、気管挿管を行った直後に胸腔ドレーンを挿入して、陽圧換気による緊張性気胸の発生を防止する。確認のための胸部単純X線写真は、ドレーン挿入後に施行する。

B. 損傷部の評価

緊急度の高い致死的損傷の有無を局所所見や単純X線写真、超音波検査よりいち早く確認する。

C. 致死的損傷に対して診療所で行うべき処置

致死的損傷に対して診療所で行うべき(診療所で行わないと死亡する)処置は、外出血に対する圧迫止血のほかに、気道閉塞に対する気道確保と人工呼吸、緊張性気胸に対する胸腔ドレナージと心タンポナーデに対する心嚢ドレナージがある。

1)緊張性気胸に対する処置

胸部単純X線写真で確認する前に胸腔ドレナージを施行する。時間的余裕がない場合は、ドレナージに先立ち18Gの注射針や内筒付きカニューラを胸腔内に刺入して胸腔穿刺を行う。また、finger thoracotomyによる脱気のみでも効果が得られる。

2)心タンポナーデに対する処置

ショック状態で外頸静脈の怒張を認め、さらに心臓超音波検査にて心嚢内echo-free spaceを認めた場合は、心タンポナーデと診断し心嚢ドレナージや心嚢開窓術を施行する。

第3部　鋭的外傷、穿通外傷、その他

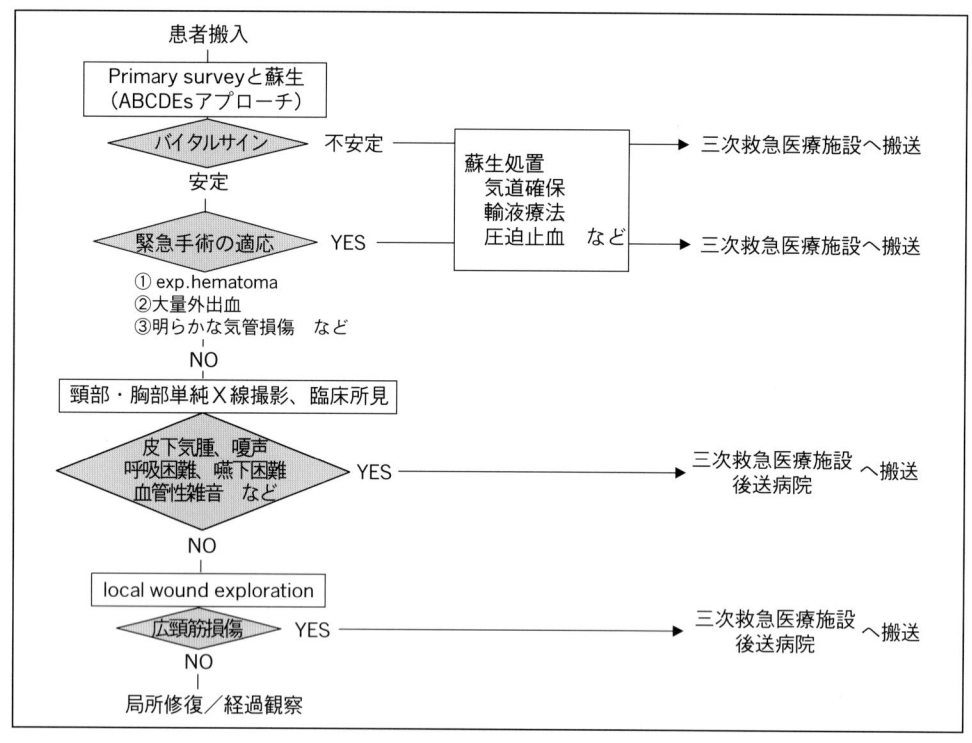

●図18　診療所における頸部刺創・切創の治療戦略●

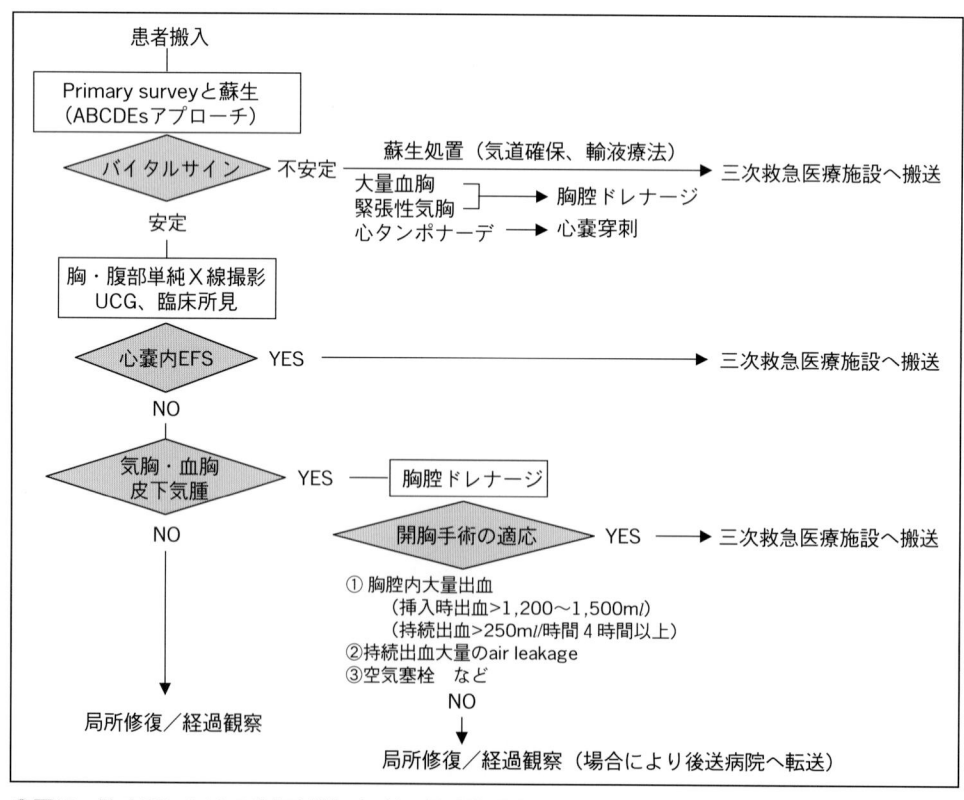

●図19　診療所における胸部刺創・切創の治療戦略●

1. 刺創、切創

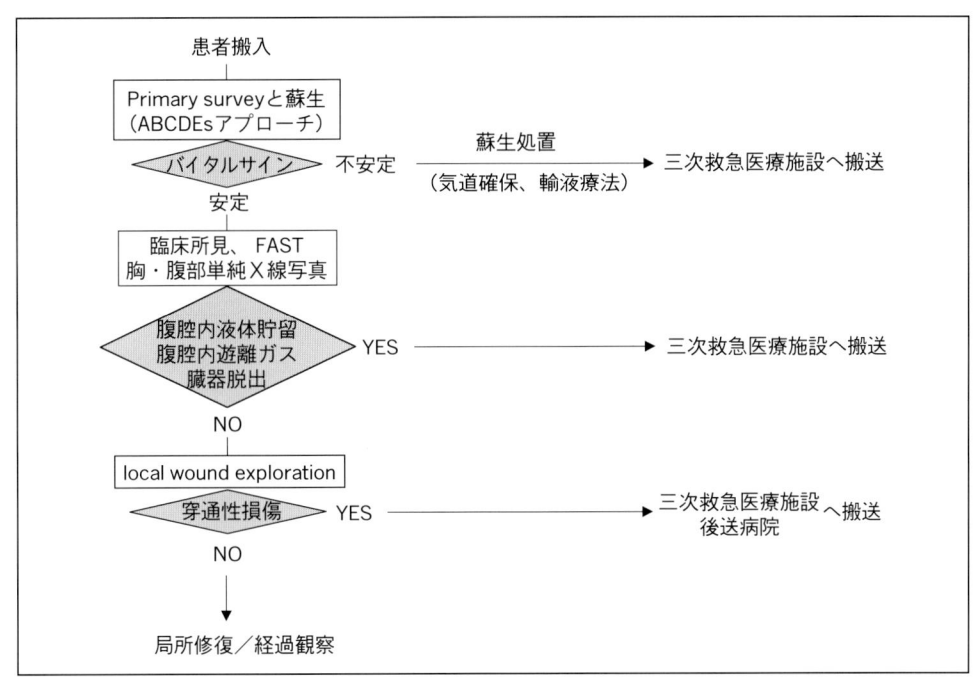

●図20 診療所における腹部刺創・切創の治療戦略●

3）状態が安定している損傷に対する処置

バイタルサインが安定しており、致死的損傷が否定された刺創に対する治療戦略は以下のとおりである。
①頸部刺創（図18）
②胸部刺創（図19）
③腹部刺創（図20）

（当麻美樹）

【文　献】
1）相川直樹：腹部外傷の分類．腹部外傷の臨床，山本修三（編），pp17-37，へるす出版，東京，1997.
2）安田和弘：鋭的外傷における注意点．救急医学 23：299-303, 1999.
3）Thal ER : Injury to the Neck. Trauma 2nd ed, Moore EE, Mattox KL, Feliciano DV(eds), pp305-317, Appleton & Lange, California, 1991.
4）Moore EE : Penetrating Wounds to the Neck, Chest, and Abdomen. 日外傷会誌 9：101-105, 1995.
5）Britt LD : Neck Injuries ; Evaluation and Management. Trauma 5th ed, Moore EE, Feliciano DV, Mattox KL (eds), pp445-458, Mcgraw-Hill, New York, 2004.
6）Demetrios D, George V : Indications for Laparotomy. Trauma 5th ed, Moore EE, Feliciano DV, Mattox KL (eds), pp593-612, Mcgraw-Hill, New York, 2004.
7）Boffard KD : The neck. Manual of Definitive Surgical Trauma Care, Boffard KD(eds), pp69-74, Arnold, London, 2003.

第3部 鋭的外傷、穿通外傷、その他

2. 銃創

はじめに

わが国における銃創症例は、「銃社会」といわれる米国と比べると、現時点ではかなり少ない。しかしながら、近年では拳銃が一般社会にまで浸透しつつあり、今後は銃創症例の増加が予想される。

銃創は、同じ鋭的外傷として刺創と共通する部分がある一方で、受傷形態や損傷のメカニズムなど銃創に特異的な点も多く認められる。本稿では、銃創の病態、評価、治療において刺創とは異なる点に重点をおき記述する。

[1. 受傷機転・分類・病態]

A. 銃創のメカニズム

銃創による組織破壊効果は、弾丸から被射体へ移行された運動エネルギーの大きさに依存する。すなわち、銃弾の有する運動エネルギー($KE=1/2mv^2$)の大きさではなく、運動エネルギーのうちのどれだけのエネルギーが被射体に移行されたかが問題となる。運動エネルギー移行量は、以下に述べる種々の因子により影響を受ける。

1）銃弾の運動エネルギー量（質量と速度）

運動エネルギーは$1/2mv^2$により規定されるため、弾丸の質量が大きいほど、速度が速いほど運動エネルギーは大きくなる。

2）銃弾の形状、構造、射距離

弾丸の形状やその構造によってもエネルギー移行量は変化する。非外套弾では、体内で硬組織に衝突後粉砕して複数の射創管を形成し、複雑で著しい損傷をもたらす。さらに、重心の位置や射距離などにより飛翔中の安定性が影響を受け、生体への損傷程度が異なる。

3）被射体内の弾丸動態（図21）

弾丸は、速度が増したり射距離が短い場合には飛翔状態が不安定となり、弾丸が長軸方向に揺れたり（yawing：揺れ）、回転したりする（tumbling：回転）。これらの現象が生じると、弾丸

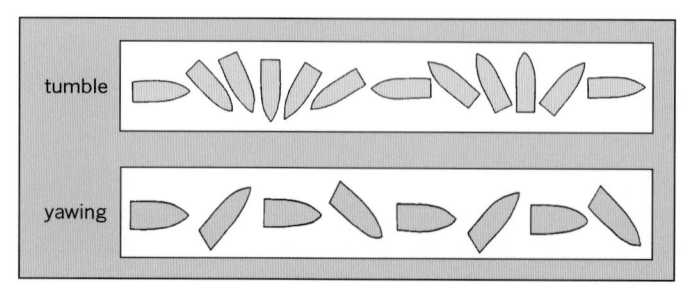

●図21 被射体内の弾丸動態（tumbleとyawing）●

(Dufour D, Jensen SK, Owen-Smith M, et al : mechanism of Injury in War Wounds. Surgery for Victims of War, Dufour D, Jensen SK, Owen-Smith M, et al（eds）, pp7-18, ICRC Publications, Geneva, 1992より一部改変して引用)

のエネルギー移行量が増加し組織損傷が高度となる。また、弾丸が被弾組織内で粉砕された場合(fragmentation)や弾丸により骨や歯牙が粉砕された場合には、その各々の破片が弾丸と同様な性質をもち組織破壊を助長し(secondary missiles)、より多くの損傷をもたらす。

B. 銃創の分類

銃創は、その弾丸速度により、拳銃などによる150～300m/secのlow velocity injuryと、ライフル銃などによる800m/secを超える速度を有するhigh velocity injuryに分類される。被射体に及ぼす組織損傷は、low velocity injuryよりもhigh velocity injuryの方が大きい。しかしながら近年では、Colt Armalite rifleやAK74など、拳銃なみの弾丸重量(3.5g)と口径(5.56mm)で1,000m/sec以上の速度を有する小口径高速弾を発射できる小銃が開発され、多大な損傷を与えることが可能となっている。

C. 銃創の病態(図22)

銃創の病態には、銃弾による組織損傷形態よりcrushing injuryとtemporary cavitationがある。また、組織損傷の程度は、被弾組織内での弾丸動態、銃弾の組織損傷形態とともに被射体側の因子にも依存する。

1) crushing injury (laceration)

crushing injuryは、弾丸の速度が300m/secまでのlow velocity injuryの際に認められる。

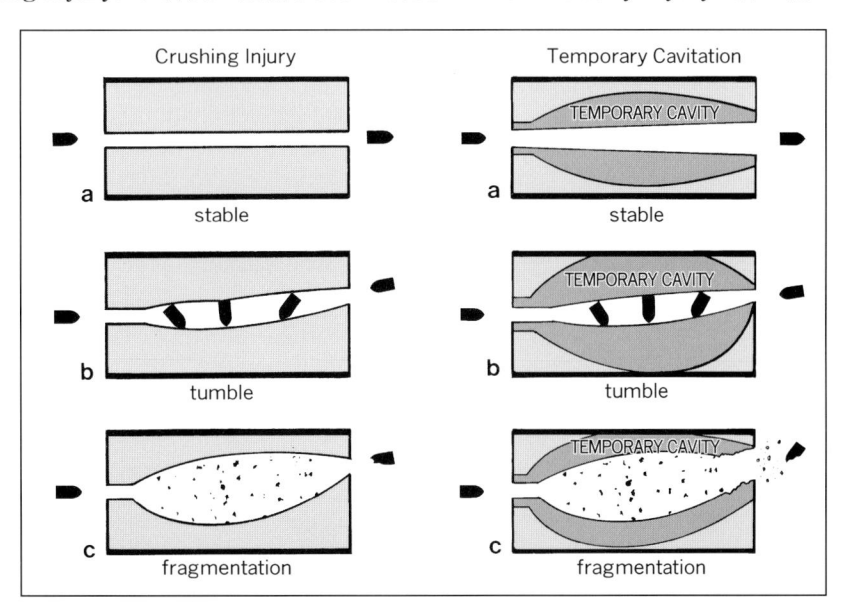

●図22 銃弾による組織損傷形態(Crushing InjuryとTemporary Cavitation)●
①Temporary Cavitationは、Crushing Injuryに比べ弾道周囲の組織にも大きな損傷を及ぼす。
②各病態ともに、弾道が安定している場合(a)よりも、tumbleを生じた場合(b)、fragmentationを生じた場合(c)の方が重症度は大きくなる(組織への運動エネルギー移行量が大きい)。すなわち、損傷度はa＜b＜cの順となる。
(Dufour D, Jensen SK, Owen-Smith M, et al: mechanism of Injury in War Wounds. Surgery for Victims of War, Dufour D, Jensen SK, Owen-Smith M, et al (eds), pp7-18, ICRC Publications, Geneva, 1992より一部改変して引用)

損傷形態は刺創と類似しており、被弾組織は弾道に一致した部位に挫滅を生じるが、弾道からはずれた部位には損傷が及ばない。よって、脳や心大血管などのvital organに損傷を受けない限りは重篤とはならない。しかし高速小口径弾では、銃弾が被射体内で粉砕することが多く、損傷形態としてはcrushingの形を取るものの、各々の破片がcrushingとなるためより重篤な病態を呈する。

2）temporary cavitation（stretch injury）

temporary cavitation（一過性空洞形成）は、high velocity injuryでみられる高度な組織破壊の重要な成因の1つである。弾丸の後方に陰圧が生じ、そこに空気が流入して組織中に気泡が発生して空洞が形成され、弾道周囲へ損傷が及ぶ。一過性空洞の大きさは、弾丸直径の約10～15倍にも及び、空洞部分の組織破壊と汚物や細菌などの進入による汚染創が生じる。

3）sonic shock wave（衝撃波）

sonic shock waveは、しばしばtemporary cavitationと混同されるが、衝撃波自体はエネルギーが低く、それによる大きな組織損傷が生じることはないとされている。

4）被射体側因子

損傷程度は被弾した組織の性状によっても異なり、被弾組織の密度と弾性に比例する。すなわち、筋組織では弾性が高いためtemporary cavitationによって被る損傷は比較的小さいが、肝、脾、脳などは均一で弾性の比較的乏しい組織であることより、その損傷程度は高くなる。一方、空気が充満している肺では、その損傷程度は低い。

以上、銃創による組織損傷の重症度に影響を及ぼす因子についてまとめたのが図23である。

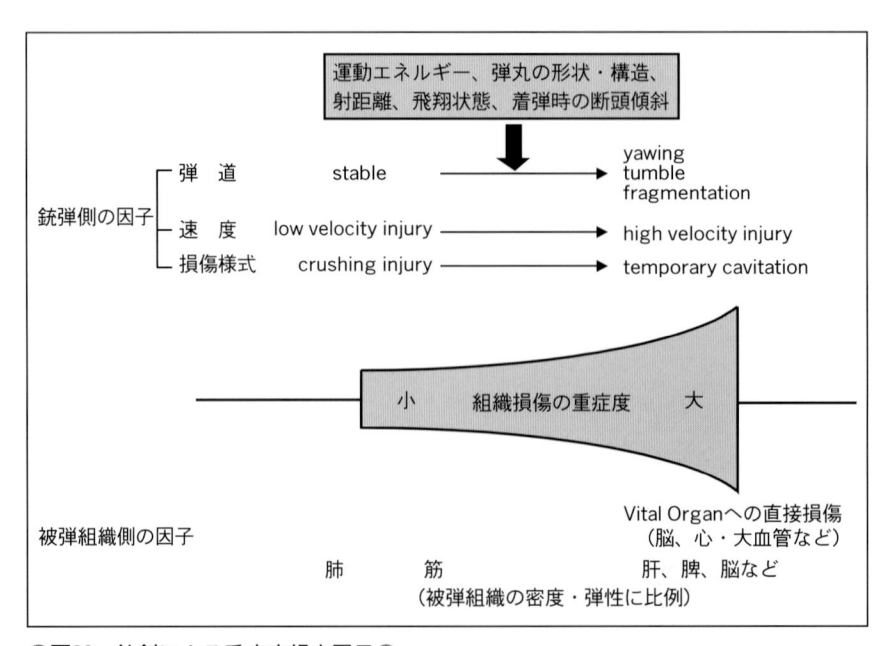

●図23　銃創による重症度規定因子●

[2. 病態評価]

A. 刺創と比較した銃創の臨床的特徴

同じ鋭的外傷であっても、銃創と刺創には種々の相違点がある。刺創との相違点を比較することよりみた銃創の臨床的特徴としては、以下のようなものが挙げられる。

1) 重症度

刺創では貫通創はほとんど認められないが、銃創では多くの例で体腔貫通創（胸腔、腹腔内を貫通し対側の皮下に銃弾が停留する）となる。このことは、刺創に比べて銃創では損傷臓器数が多くなり重症度が高くなることを示している。藤田らは、刺創151例の損傷臓器数が平均1.3であったのに対し、銃創18例の損傷臓器数は3.2であり、死亡率も刺創が1.4%に対し銃創が13.3%であったと報告している。

2) 創の特徴

刺創の創縁は鋭利で創路も直線的であるのに対し、銃創では創縁は挫滅し創路も直線的とは限らず、創縁の創治癒の遷延化傾向がみられる。

3) 損傷部位

刺創では骨損傷を認めることはほとんどないが、銃創では骨損傷が多く、長管骨では粉砕骨折に、骨盤や脊椎では神経症状を呈する貫通創となることが多い。また、骨損傷に伴い粉砕された骨がsecondary missileとなってさらなる組織損傷を引き起こす。藤田らの報告によると、銃創33例中、骨損傷を17例、消化管損傷を13例、肺損傷を10例、主要血管損傷を8例、実質臓器損傷を7例、心損傷を4例に認め、約半数の銃創例に骨損傷を認めている。

また、肝損傷6例中5例の射入口は右側胸部に認めている。すなわち、右側下位胸部に射入口を有する銃創では、高率に肝損傷が生じることを示している。刺創に比し銃創では横隔膜損傷の頻度が高く、射入口が下位胸部にある損傷では、横隔膜損傷を介して肝、脾などの腹腔内臓器損傷を伴い、上腹部銃創では胸部損傷を伴うことが多い。よって、これらの位置に射入口がある場合は、必ず横隔膜損傷と経横隔膜胸部/腹部損傷の有無を確認する必要がある（図24）。

B. 全身状態の評価

銃創でも、刺創の場合と同じ手順で「Primary surveyと蘇生」、「Secondary survey」、「Tiertiary survey」を行い全身状態を評価する。銃創では、搬入時ショックを呈する症例の約80%に心大血管損傷を合併している。

C. 創傷の評価、火器の種類

銃創の射入口、射出口はほとんどが1cm以下と小さくかつ出血も少ないため目立たないことが多い。また、複数箇所の被弾の場合もあり、射入口、射出口の検索は注意して行う。

第3部　鋭的外傷、穿通外傷、その他

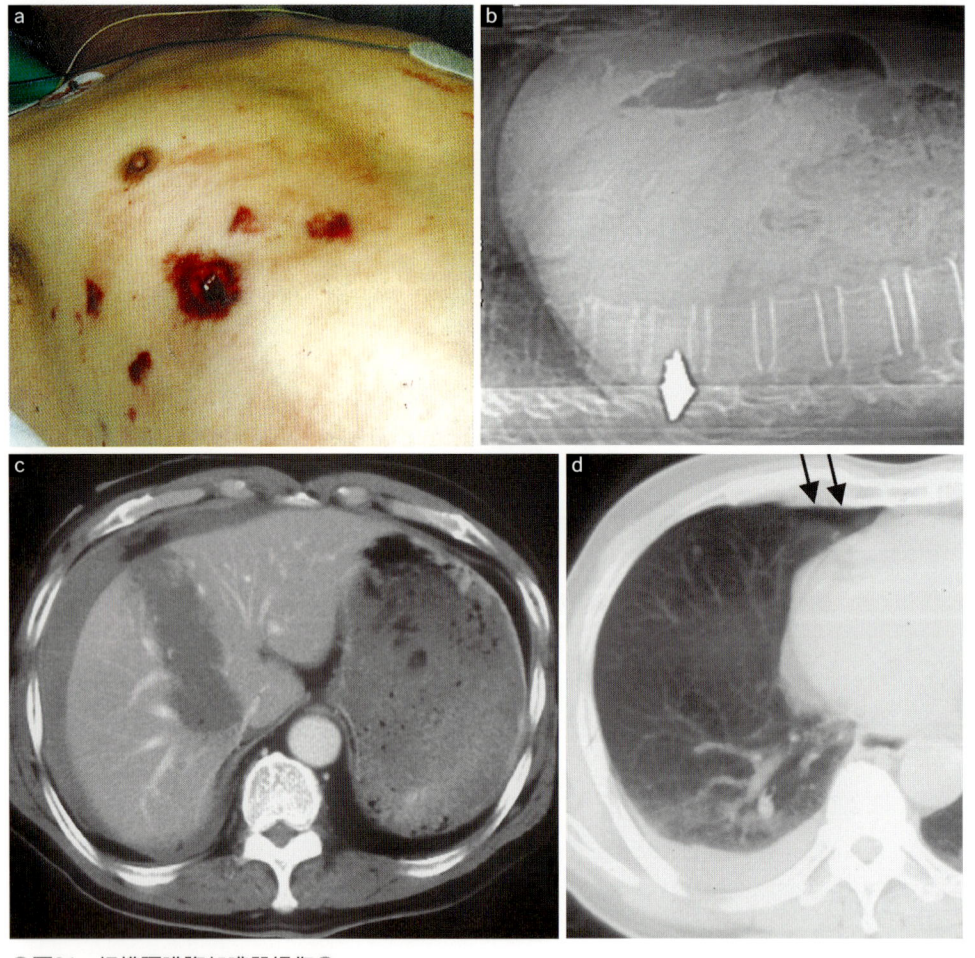

●図24　経横隔膜腹部臓器損傷●
a. 金属圧縮機の誤作動により金属片が右下位胸部より射入した。本例の損傷機序は、銃創(low velocity injury)と同様と考えられる。
b. 腹部単純XP側面像では、金属片は椎体の背側にまで達していた。
c. 腹部CT検査では、肝S8/4境界からS7にかけて帯状のlow density areaが認められた。
d. 胸部CT検査では、右側に少量の気胸(黒矢印)が認められた。

金属片の射入経路としては、右胸腔より横隔膜、肝を貫通し傍椎体まで達したものと考えられた。

　22口径拳銃では、弾丸重量が19g、速度が300m/sec程度とlow velocity injuryであり、運動エネルギーが小さい。よって、射入口、射創管、射出口の大きさは弾丸の大きさとほぼ同じ(crushing injury)で、組織障害は軽度で骨は貫通せず、刺創と類似した組織損傷形態をとる。45口径拳銃では、重量162g、速度256m/secとなって破壊力が増加し、22口径高速ライフルでは、速度が1,000m/secでhigh velocity injuryとなり組織損傷が大きくなる。

D. 画像診断

　銃創では、単純X線撮影正面および側面の2方向撮影を行うことが重要である。血気胸の診断、骨損傷の診断、停弾位置や微少弾丸破片の位置などが把握できることにより、体内弾道の

推定に役立つ。

　CT検査は、実質臓器損傷内の弾道路の把握、骨損傷の診断やsecondary missileとしての骨片の存在やその位置、弾丸破片の位置確認などに有用である。また、血管造影検査は、主要血管損傷が疑われる症例に施行される。

[3. 治療戦略]

A. バイタルサインが不安定な場合

バイタルサインが不安定な場合の治療戦略は、重度刺創の場合と同様である。

B. バイタルサインが安定している場合

1）各部位における治療戦略の特徴
（1）頭　　部

　頭部穿通性銃創は、頭蓋内に銃弾のエネルギーが閉じ込められるため、損傷が著しく死亡率も高い。緊急開頭術による骨片や異物の除去、壊死組織のdebridementが必要となる。

（2）頸　　部

　刺創に比べて、頸椎・頸髄損傷および椎骨動脈損傷の頻度が高い。よって、バイタルサインが安定している頸部銃創では、頸部血管造影を行う。また、mandatory explorationを行って積極的に損傷部を直視下で検索すべきである。

（3）胸　　部

　low velocity injuryで、心大血管損傷、縦隔内臓器損傷や経横隔膜腹部臓器損傷を認めず、肺損傷が主病態である場合は、胸部刺創と同様胸腔ドレナージにて対処可能な場合もある。一方、多くのhigh velocity injuryでは、肺のみならず縦隔内臓器損傷を伴うため開胸術が行われる。

（4）腹　　部

　腹部銃創の80％は穿通性損傷となり、穿通性腹部銃創の96～98％に重篤な腹腔内臓器損傷が認められる。臨床所見や画像所見上明らかな手術適応となる損傷が認められなくても、mandatory celiotomyを行い腹腔内、後腹膜腔を精査する。

（5）四　　肢

　創洗浄、汚染壊死組織のdebridement、骨損傷に対する観血的整復固定術や創外固定術、血管損傷に対する修復術などを行う。

2）射入口、射出口の処置と弾丸の摘出

　射入口や射出口の処置や弾丸摘出は、損傷臓器の処置が終了してから行う。

　射入口や射出口、軟部組織内の弾道に対しては、生理食塩水による十分な洗浄、挫滅組織のdebridement、弾丸破片の除去を行う。骨損傷や穿通性損傷を伴わない創は開放創とし、これらを伴う創は縫合閉鎖する。また、組織挫滅や汚染が著しい場合、創内よりの出血が認められる場合には、閉鎖式ドレーンを挿入する。

盲管銃創による体内停留弾丸の多くは、体壁や四肢の皮下、筋内に停弾しているため、術中イメージを用いて比較的容易に摘出できる。但し、散弾や被弾組織内でfragmentationとなっている場合、全身状態が不良な場合、解剖学的位置関係より摘出に際する危険性が高い場合では、そのまま放置することもある。しかし、消化管を損傷した弾丸は、放置すると感染源となるため摘出する必要がある。稀に、放置弾丸により瘢痕癌や扁平上皮癌、鉛中毒の発生を認める。

[4．診療所における銃創の診療]

　搬入時にバイタルサインが不安定な場合には、多くが心大血管損傷を合併しているため後送病院への転送の時間的余裕もなく、救命困難なことが多い。
　バイタルサインが安定している場合には、Primary surveyと蘇生の後、致死的損傷に対する処置(胸腔ドレナージ、心嚢ドレナージなど)の必要性を単純X線撮影、超音波検査にて判断し、必要があればこれらの処置を行ったうえで三次救命施設へ転送する。銃創では、mandatory explorationを原則とするため、状態の安定している症例であっても全例転送すべきである。

(当麻美樹)

【文　　献】
1) 高尾　健：銃創．日外傷会誌 10：110 - 114, 1996.
2) Dufour D, Jensen SK, Owen-Smith M, et al : mechanism of Injury in War Wounds. Surgery for Victims of War, Dufour D, Jensen SK, Owen-Smith M, et al(eds), pp7 - 18, ICRC Publications, Geneva, 1992.
3) McSwain NE Jr. : Kinematic of Trauma. TRAUMA 4th ed, Mattox KL, Feliciano DV, Moore EE(eds), pp127 - 151, McGraw - Hill, New York, 2000.
4) 藤田修弘, 富吉浩雅, 中森　靖, ほか：銃創36例の検討．大阪警察病院医学雑誌 20：3 - 10, 1996.
5) McSwain NE Jr : Pulmonary Chest Trauma. principles of trauma surgery, Moylan JA(eds), pp4.1 - 4.35, Gower, New York, 1992.

3. 杙創

［1. 受傷機転］

　杙創(impalement injury)とは、「鈍的な先端をもつ物体が、偶発的機転により身体を貫通することにより生じた穿通創」と定義され、通常の外力では刺入されないような先端の鈍な異物が、高所墜落や交通外傷などの際に加わった強大な外力により生体に突き刺さった状態となる。古典的には、杭などが会陰部や肛門より体内に刺入された損傷を指すが、実際に遭遇する杙創では、鉄筋や鉄棒が会陰部に限らず胸腹部、背部、頭部顔面を貫通することが多い。また、特殊な例として、乳幼児が転倒した際に口に銜えていた箸などが口腔内に刺入される口腔内杙創がある。

［2. 病　　態］

　杙創は、異物の先端が鈍であるため、穿通された組織を損傷するのみでなく、体内に刺入される際に加わる衝撃により他部位にも損傷が及ぶ可能性が高い。また、墜落や交通外傷といった際に生じるという受傷機転より、鈍的外傷の特徴も併せ持つ。よって、その病態評価にあたっては、①穿通性外傷による直接の組織損傷、②異物貫入の際の衝撃による周囲組織の損傷、③鈍的外傷による損傷、を捉えることが必要となる。さらに、異物貫入に際しては、土砂、木片、金属片、衣服などが創内に入り込み高度の汚染創となるため、より一層の感染対策が重要である。

［3. 評　　価］

A. 全身状態の評価

　Primary Surveyと必要な蘇生を行い、気道、呼吸、循環を担保する。

B. 局所評価

　杙創の原因となった異物の性状、受傷機転、異物貫入部位を把握し、体内の損傷経路を推測する。会陰部より貫入している場合には、直腸肛門損傷の有無を直腸診や造影検査、直腸鏡などにより診断する。

C. 画像診断

　貫入異物による直接の組織損傷を把握するためには、2方向以上の単純X線検査で異物の貫入経路を推測する。さらに血気胸、肺損傷、心陰影や縦隔陰影の拡大、腹腔内遊離ガス像の有無を確認する。また、腹部超音波検査やCT検査を施行し、腹腔内出血、腹部実質臓器損傷、血気胸、肺損傷などを診断する。血管損傷が疑われる場合には、血管造影検査を、尿路損傷が

第3部　鋭的外傷、穿通外傷、その他

疑われる場合には経静脈性尿路造影、逆行性膀胱尿道造影を行う。
　一方、異物貫入の際の衝撃による周囲組織への損傷の範囲を評価するには、CTや単純X線写真による気腫像の範囲を捉えることが有用である(図25)。

[4. 治療戦略]

初期治療は、他の重度外傷に際しての初期治療と同様である。以下、杙創に特徴的な治療戦略について列挙する。

A. 貫入異物の除去

異物が嵌入された状態で搬送された場合は、安易に貫入異物を抜去してはならない。異物除去は、異物が皮膚に貫通されている2点を含めた皮膚切開(いわゆるfistulotomy-type inci-

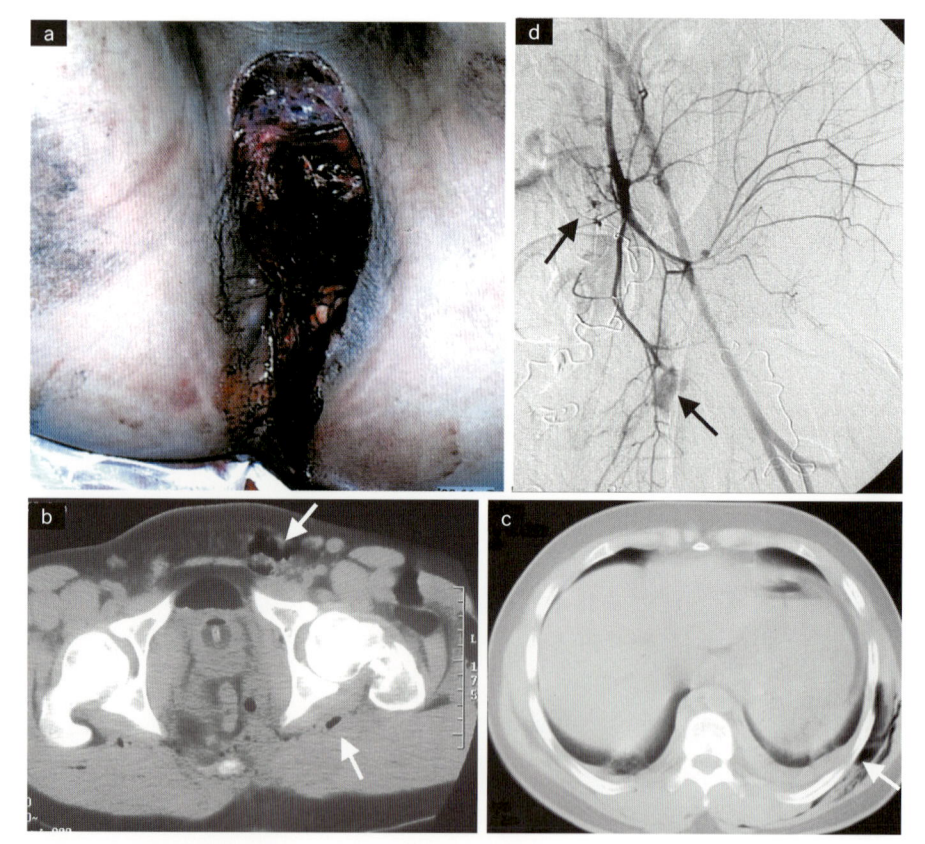

●図25　会陰部杙創(1)●
自動二輪車運転中自己転倒し、ハンドルが会陰部に貫入して受傷した。
　a．搬入時、会陰杙創部より大量の外出血を認め、出血性ショックを呈していた。
　b．c．初期治療(気管挿管、fluid resuscitation、会陰創部のガーゼ圧迫止血)にてショックより
　　離脱後CTを施行した。軟部組織の気腫像は、骨盤腔内から下腹部軟部組織内に拡がり、頭側で
　　は左側胸部にまで認められた(白矢印)。
　d．血管造影では、内陰部動脈と外側仙骨動脈にextravasationを認め(黒矢印)、TAEを施行した。

sion)や定型的開胸・開腹術などにより十分な視野(術野)が確保された後に直視下に施行することを原則とする。

B. 直腸・肛門部損傷に対する処置

直腸肛門損傷を合併している場合のみならず創部の便汚染が問題となる会陰部杙創では、ためらわず人工肛門を造設してfecal diversionを行い、創感染を予防する。

C. 感染対策と創処置

挫滅壊死組織の十分なdebridementと大量の温かい生理食塩水による創洗浄を行い、木片や巻き込まれた衣服などが残存しないようにする。挫滅汚染創に対しては、一次縫合を避け、創を開放し4〜6日後に創を閉鎖するdelayed primary closureを行う。さらに、破傷風トキソイドならびに抗破傷風ヒト免疫グロブリンの投与、広範囲スペクトラムの抗生剤投与を行う。

図25、26に単車事故による会陰部杙創例を示す。胸部CT検査で気腫像が会陰部より左側胸部まで認められ、異物貫入の際の衝撃による損傷は側胸部まで及んでいた。また、鈍的外傷に

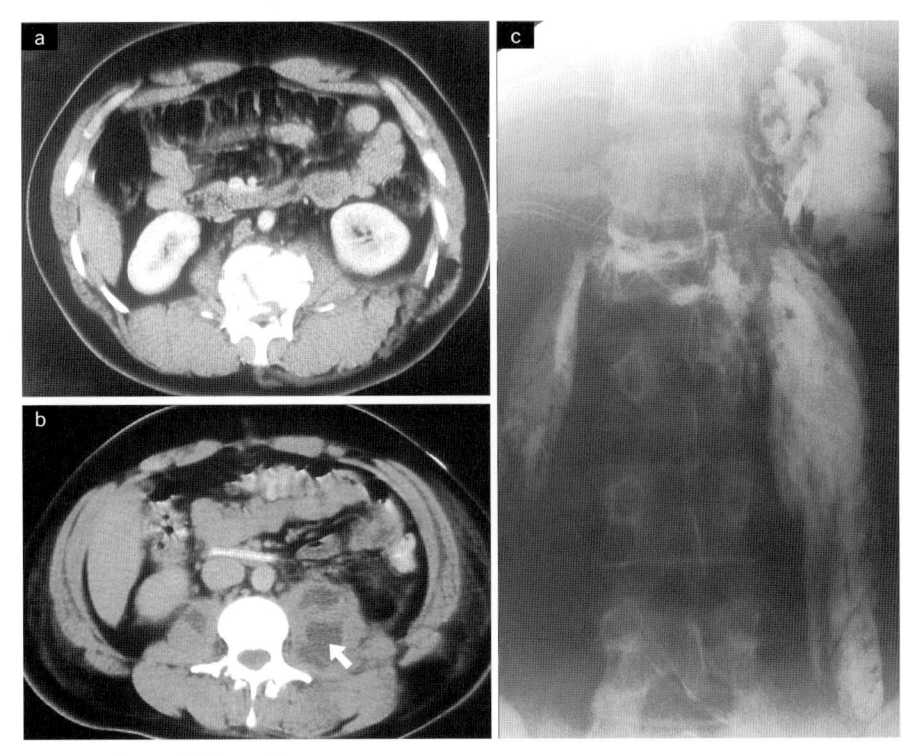

●図26 会陰部杙創(2)●
本例は、第5病日より会陰開放創よりMRSAが検出され、その後MRSA敗血症へと進展した。
a. 来院時のCTであるが、L1の粉砕骨折を認める。
b. 第8病日のCTであるが、腸腰筋膿瘍の合併を認める(白矢印)。
c. 経皮的ドレナージの際の膿瘍腔造影。

腸腰筋膿瘍の発生原因としては、杙創による広範な後腹膜軟部組織損傷や腰椎圧迫骨折に伴う腸腰筋内血腫など脆弱な組織にMRSAが血行性に感染したものと考えられた。

よる骨盤骨折、L1粉砕骨折を認めた。ガーゼパッキング、TAEにより出血は制御し得たが、会陰部開放創のMRSA感染、腸腰筋膿瘍など難治性感染症を合併した。

[5．小児口腔内杙創]

小児、特によちよち歩きの乳幼児が、箸や鉛筆を口に銜えて前のめりに転倒すると、口腔内杙創を生じる。決して稀な損傷ではなく、多くは医療機関を受診することなく自然治癒していると考えられるが、時に穿通性頭蓋内損傷や脊髄損傷、内頸動脈閉塞、後咽頭血腫による気道閉塞、後咽頭膿瘍や縦隔炎をきたし急速に生命危機に陥ることがあるので注意が必要である。

A．受傷機転

乳幼児、特に活動性の高い男児に多く生じる。箸、鉛筆、歯ブラシなどを口に銜えたまま転倒することにより生じる場合が多い。

B．病　態

多くは、口腔粘膜（口蓋粘膜や頬粘膜）に限局した表在性損傷であり、経過観察のみで自然治癒することが多い。しかしながら深在性損傷となった場合は、異物刺入による直接損傷と異物遺残による感染性合併症が問題となる。

異物刺入による直接損傷では、異物の刺入方向により生じる病態が異なる（図27）。すなわち、

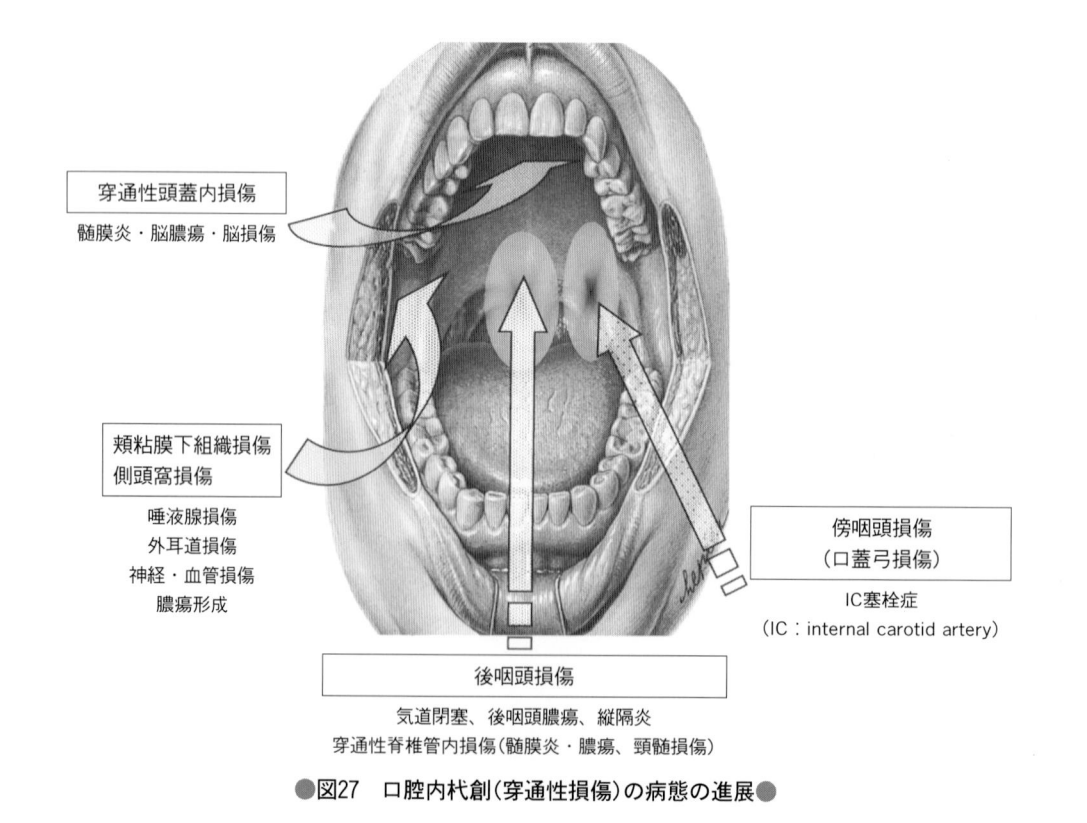

●図27　口腔内杙創（穿通性損傷）の病態の進展●

口蓋を貫通して頭側へ刺入された場合は、篩骨洞や蝶形骨洞を経由して穿通性頭蓋内損傷が生じる(経眼窩的あるいは経鼻腔的頭蓋内損傷に比べると発生頻度は低い)。口腔内より側方へ向けて刺入されると頬粘膜を損傷し、唾液腺損傷や神経血管損傷、外耳道損傷をきたすことがある。正中よりやや側方で口蓋弓周囲に刺入されると、そのすぐ背側を走行する内頸動脈が、異物と椎体や頭蓋底との間に挟まれて内膜損傷が生じる危険性がある。受傷後3～60時間で内頸動脈塞栓症をきたし、広範な脳梗塞を生じた例も報告されている。また、異物が正中方向に軟口蓋を貫通して椎体前面の後咽頭間隙まで刺入されると、後咽頭間隙内血腫による急性上気道閉塞を生じたり、後咽頭膿瘍から縦隔炎へと進展することもある。さらに、後頭骨・環椎間を貫通して穿通性脊椎管内損傷(頸髄損傷-Brown-Sequard症候群など)をきたす場合もある。

一方、異物遺残に伴う感染性合併症としては、難治性外耳道炎や中耳炎、難治性膿瘍形成などがあり、事故発生より数ヵ月から数年を経て発症する場合がある。

C. 評　　価

1)臨床所見

乳幼児に多く生じるため、病歴や身体所見の詳細な把握が困難である。異物遺残の可能性、なんらかの神経症状、気道閉塞所見などが認められれば、画像診断を含めた精査を行う。

2)画像所見

異物による直接損傷と木製異物に多くみられる遺残異物の検索を目的として行われる。木製異物などX線透過性異物は、単純X線写真では確認できないが、CTではlow density areaとして、MRI(T1WI、T2WI)ではlow intensity lesionとして描出される(図28)。しかしながら、木材のCT値はその種類により異なり、また水分含量の経時的変化によりCT値も変動するため、CTやMRIをもってしても必ずしも描出できるとは限らない。

D. 治療戦略

多くは、局所処置および外来通院で対処可能である。しかしながら、遺残異物の疑いがある場合、神経学的異常所見を認める場合、単純X線写真やCTで後咽頭間隙内の遊離ガス像が認められる場合、IC thrombosisのhigh risk groupである傍咽頭損傷がある場合は、入院のうえ経過観察が必要である。

刺入部よりの活動出血があれば止血操作を行い、異物遺残が確認されれば摘出術を行う。後咽頭間隙内遊離ガス像を認めた場合は、後咽頭間隙内出血による気道閉塞や縦隔炎などの感染性合併症に注意する。

局所観察・処置や画像検索を行う場合は、抱水クロラールやケタミンなどの鎮痛、鎮静剤を積極的に使用するが、その際には呼吸・循環抑制に十分注意し経過観察入院とする。

[6. 診療所における杙創の診療]

診療所における杙創治療の原則は、初期治療(気道確保、呼吸管理、fluid resuscitation)および緊急を要する致死的損傷に対する処置(緊張性気胸に対する胸腔ドレナージ、心タンポナーデに対する心嚢ドレナージなど)を適切に行うことと、その後の一刻も早い後送病院

第3部　鋭的外傷、穿通外傷、その他

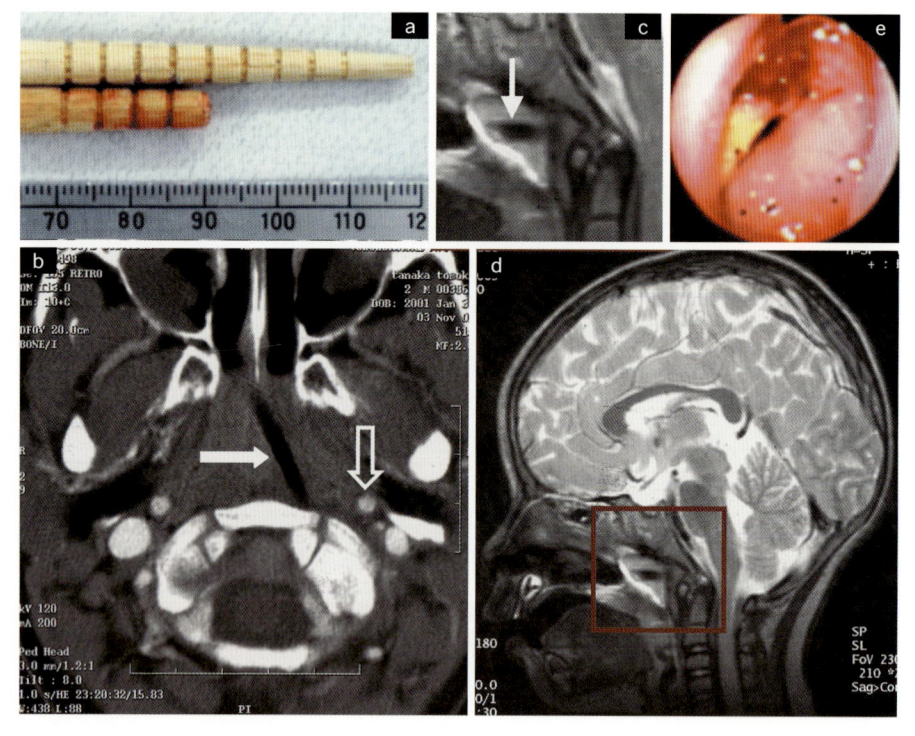

●図28　小児口腔内杙創●
2歳、男児。箸を口に銜えていて転倒し受傷した。
a．先端が約3cm欠損した木箸より、異物遺残が疑われた。
b．造影CTにて線状のLDAを認めた（白矢印）。先端は環椎前面に至り、左内頸動脈（白ヌキ矢印）よりの距離は約1cmであった。
c・d．MRIでも同様の所見を認めた（cはdの拡大像）。
e．鼻腔よりのfiberscopeにて、後咽頭間隙に刺入された箸を認めた。

への転送である。
　その際、貫入異物は抜去せず、搬送に際して障害となる場合には、異物を身体に貫入した状態で切離し、異物周囲を圧迫止血後異物が体内で動くことがないように固定して搬送する。一方、貫入異物が既に抜去されている場合には、創内に滅菌ガーゼを挿入し圧迫止血を行いつつ搬送する。
　非穿通性損傷の有無を確認するためのlocal wound explorationは、出血の制御が不可能となる場合もあるので診療所では行わない方がよい。
　また、破傷風予防のための破傷風トキソイドと抗破傷風ヒト免疫グロブリンの投与、広範囲スペクトラムの抗生剤投与などの感染対策も必須である。

（当麻美樹）

【文　　献】
1）安田和弘：杙創．救急医学 14：1528-1529, 1990.

4. 切断肢指再接着

はじめに

　20世紀初め頃から実験的な切断肢(指)再接着の報告がみられるが、現在行われている顕微鏡を使用したマイクロサージャリーではなかったと思われる。1960年頃から実験的な切断肢(指)再接着の成功例がみられ、臨床での切断肢再接着の報告は1962年Maltによる上肢完全切断再接着に成功したのが最初とされている。1965年小松と玉井は、微小血管吻合によって完全に切断された指の再接着に成功した。その後、切断指再接着は、その技術の発達とともに飛躍的に発展し、マイクロサージャリーを広く普及させることになった。1970年代の再接着シリーズの生着率は70～80％であったが、症例を重ねていくにつれ生着率も向上して、現在では90％程度である。生着率の向上は技術面や器具の発達もさることながら、基礎的研究に基づくところも大きい。例えば、筋肉の阻血による変性を予防するには、2～4℃での冷却が効果的であるとの基礎実験によって、臨床では切断肢指の冷却が一般的な前処置となった。また、切断肢の阻血による障害を最小限とすべく、前処置としての灌流についての研究も多くなされてきたが、生理的食塩水や低分子デキストランなどによる灌流については否定的となっていて、現在ではほとんど行われていない。

[1. 定　　義]

　身体の一部が、完全に身体とはなんのつながりもなく切離したものが完全切断であり、完全には切り離されていないが、血行再建を行わなければ壊死に陥る場合が不全切断である。完全には切断されておらず、ごく一部の連絡であっても血行が保たれているものは不全切断とはいわない。言い換えれば、血行再建をしなくても組織が生着する場合には不全切断ではない。
　再接着(replantation)とは、完全切断を修復することで、不全切断の場合は血行再建、あるいは再血流化(revascularization)という。

[2. 適　　応]

　すべての切断肢指に再接着の適応があるわけではない。患者の全身状態、社会的条件、個人的条件や医療サイドの技術的問題、施設などを考慮する。また、再接着後の機能回復に関与する因子を考え合わせたうえで適応を決定しなくてはならない。その因子とは、①切断レベル、②損傷の程度、③手術手技、④年齢、⑤職業、⑥全身状態、⑦精神状態、⑧術後のリハビリテーション、などである。もちろん、機能的予後ばかりではなく整容面も考慮されなければならず、一般に小児、事務系や接客業に従事しているもの、未婚、女性では機能的予後ばかりではなく、整容面も重視される。

A. 全身状態

　肢指切断の場合には、時に他臓器や他部位の損傷を合併しているので、それを検索し、全身

的合併症があればその治療が優先する。また、多発骨折があって重篤な合併症が危惧されるときには、再接着の適応は少ない。内科的には、循環器疾患のあるときは麻酔、長時間の手術、術後の抗凝固療法などを考慮して適応を決定しなくてはならない。高血圧や糖尿病などで血管性病変の存在が疑われるときには、適応に対して慎重になる必要がある。統合失調症やうつ病などの精神的疾患で切断を起こすことがあるが、専門医との検討が必須である。うつ病では後療法は可能であるが、統合失調症では後療法は不可能であり、再接着の適応はない。慢性アルコール中毒の患者は術後管理で問題を起こすことがあり、注意が必要である。

B. 年　　　齢

年齢の下限はなく、幼少児ではほぼ絶対的適応があると考えてよい。上限については個人差があるので一概にはいえないものの、いわゆる老人、70歳以上には適応がないといえる。

C. 上肢の切断と下肢の切断

下肢切断の場合は、成人では断端形成、義足の方が機能的であることが多いので、小児の場合を除いて再接着の適応は少ない。その点、上肢の義肢についてはいまだ十分といえるものはなく、再接着の適応は広い。また、後述するreplantation toxemiaの発生を考慮すると、下肢切断に対する再接着の適応は少ない。

D. 切断部位による絶対的適応と相対的適応

中枢部での切断は、その機能損失を考慮すると再接着の適応があり、末梢での切断は生着後の予後が良好であるために適応があるので、切断部位で適応が大きく変わることはない。手の機能から考えると、母指を含めた多数指切断の場合、母指の再建、第1指間の作成と、少なくとも2本の対立指の再建が必要である。よって、絶対的適応とは、手掌部より中枢での切断、母指の中枢での切断、手掌での4指切断である。指の中枢での多数指の切断で、示指または中指が含まれる場合には相対的適応とされている。それに対して、一般に再接着をしない方がよいのは、高度な挫滅を伴うもの、多数の引き抜き損傷で力源・神経の損傷を伴うものとされている。

E. 切断状況による適応

切断手段によって鋭利切断(guillotine)、挫滅(crush)と引き抜き損傷(avulsion)の3つに分類される。鋭利切断の条件が最もよく、引き抜き損傷の場合の条件が不良であるが、それを考慮したうえでは適応に差はない。二重切断では、通常再接着の適応はない。

F. 阻血時間

筋肉を多く含む切断肢を再接着し、血流再開後ショック状態を呈し死亡する場合もある、いわゆるreplantation toxemiaは、組織の阻血によって引き起こされる切断肢の浮腫に伴うhypovolemia、切断肢内での嫌気性代謝産物である乳酸の全身還流による代謝アシドーシス、切断肢および全身の細胞から漏出するカリウム(K)による高カリウム血症によると考えられている。また、阻血に伴う血管内膜の変性によるno-reflow phenomenonを引き起こしたり、血栓

形成を生じやすくする。no-reflow phenomenonは、動脈吻合後、静脈からの血液の還流がみられない現象で、動脈閉塞、動静脈シャント、血液凝固因子の変調、フリーラジカルなどの複数が原因となっている。このno-reflow phenomenonも阻血時間に影響され、温阻血で6時間、冷却で24時間が境界である。阻血時間の限度については、切断部位によって含まれる筋肉の量が異なるので一概に論じることはできないが、筋肉を多く含む中枢部での切断では、温阻血で4～6時間、4℃に冷却していた場合では8～12時間が限度であるとされている。指では含まれる筋肉の量が少ないので、温阻血で6～8時間、冷却で12～16時間が許容範囲であろう。しかし、再接着後の運動機能回復は、たとえ冷却しても阻血時間に大きく影響される。

G. その他の因子

年齢、性別、職業、利き手、社会的条件を考慮する必要がある。

[3．救急処置と保存]

A. 切断部中枢の処置（図29）

完全切断の場合の中枢切断端は、簡単に消毒した後ガーゼで軽く圧迫包帯固定をして止血する。通常、断端からの出血はガーゼによる圧迫のみで止血できるが、中枢での切断で出血がひどいときにはその処置が必要となる。血管に対しては愛護的に扱い、なるべく鉗子などでつまないようにするべきであるが、必要であればブルドッグ鉗子や血管クリップを使用する。止血後はアライメントを整えた後、副子を用いて簡単に固定する。

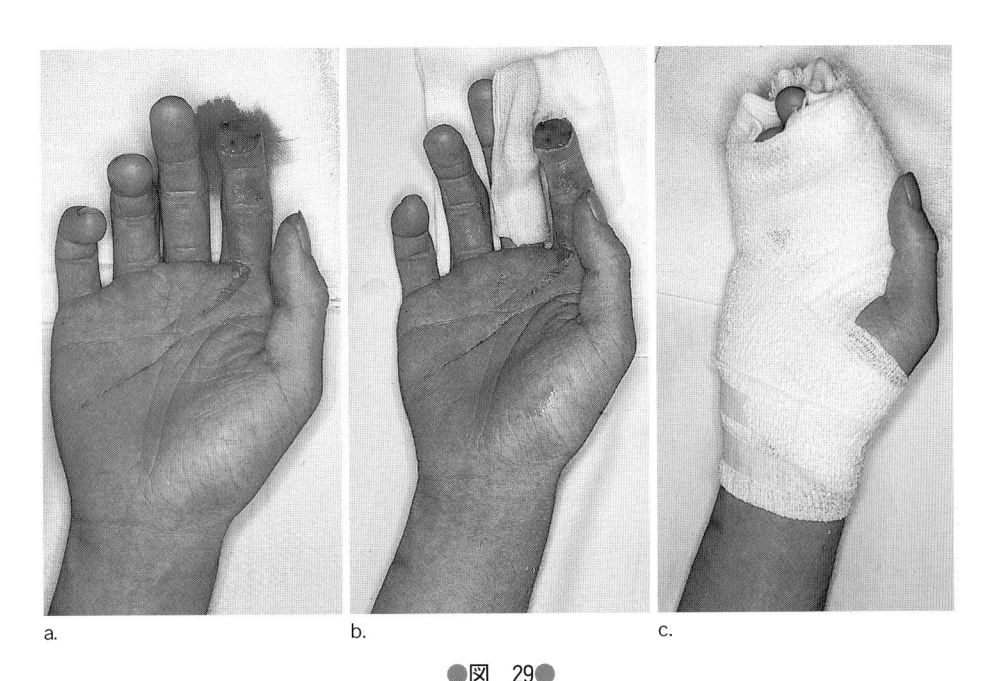

●図 29●
切断中枢端は簡単に消毒の後(a)、ガーゼにくるんで(b)、包帯固定する(c)。必要に応じて副子固定する。

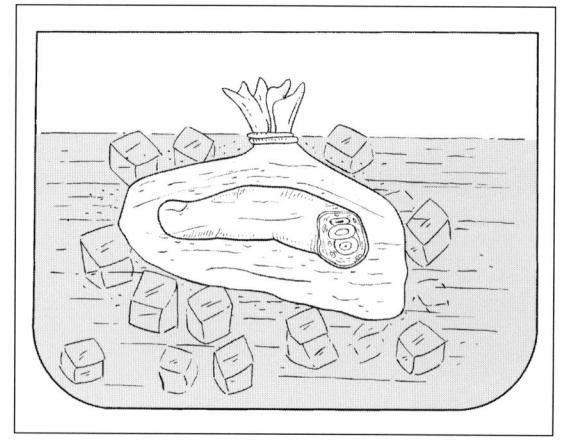

B. 切断肢指の保存法（図205）

切断肢指に対しては、阻血時間が長くなればno‐reflow phenomenonを生じやすくなるので、切断肢指を4℃の氷水で保存するのがよい。

①切断肢指を簡単に消毒の後ガーゼで被い、ビニール袋に入れて完全に密封する（図31）。但し、医療設備がない事故現場などでは切断肢指をすぐビニール袋に入れてもよい。
②ビニール袋をアイスボックスに入れるか、4℃の氷水の中に浮かせる。
③決して切断肢指を直接氷や氷水の中に入れない。
④不完全切断でも完全切断に準じて処置、管理する。

●図 30●
切断指を清潔なガーゼにくるんでビニール袋内に密封し、氷水の中で冷却する。指を直接、氷の中に入れないようにする。

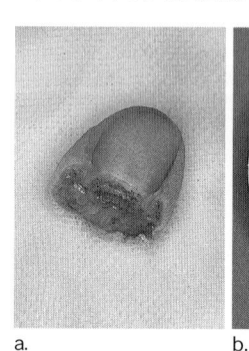

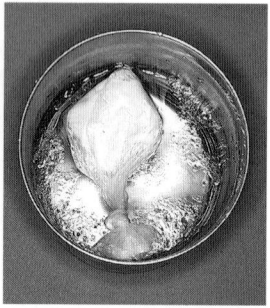

●図 31●
切断指を簡単に消毒した後、生理的食塩水を浸したガーゼにくるんで(a)、ビニール袋内に密封して、氷水に浸漬する(b)。

[4. 診　　察]

A. 問診と診察

全身状態をチェックのうえ、受傷時刻、受傷機転、既往歴、アレルギーの有無、職業、利き手側などを聞く。その後、切断肢指の状態を診察して再接着の適応の有無を決定するが、詳細な観察は外来処置室では限界があり、手術室で麻酔下に行う。診察が終了すると、切断肢指を切断中枢断端とともにX線撮影を行う。

B. インフォームド・コンセント

生着の可能性、予想される機能的結果、手術時間、術後の安静度、入院期間、抗凝固療法の必要性、職場復帰までの期間などについて十分に説明する。患者は一般に、切断指は簡単に生着して、もとのように動くと考えていることが多いので、正確な情報を与えるようにする。

[5. 再接着手術手技]

A. 麻　　酔

腋窩神経ブロックでも手術は可能であるが、短時間で終わる手術ではないので、患者の負担

4. 切断肢指再接着

からすると全身麻酔の方がよい。

B. 手　　技

再接着手技については本書の意図するところではなく、詳述はしないので成書などを参照して頂きたい。

1）術前処置と準備

切断された末梢部分を術前にブラッシングして、術中には適切なデブリドマンと洗浄を行うことで感染を予防する。汚染物質の除去、壊死組織の切除は特に重要である。

次に、顕微鏡のセッティングを行う。焦点距離は200mm内外のものが使いやすい。手術を開始する前に切断肢指で血管、神経を顕微鏡下に確認して、マーキングしておく（図32）。この操作は麻酔準備中にすると時間の短縮になる。

切断中枢断端も同様に、切断端の状況の観察、ブラッシング、洗浄を行う。以下のように骨から順に駆血帯使用下に組織を修復してゆく（図33）。

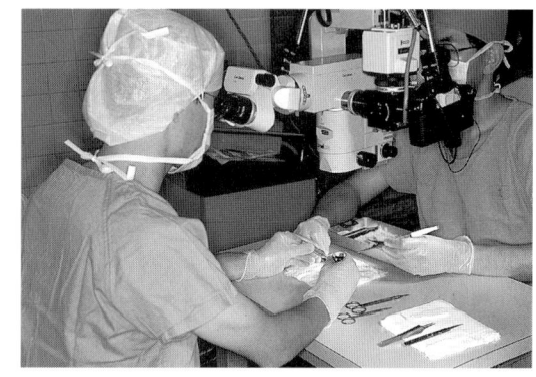

●図　32●
手術に先立って顕微鏡下に切断肢指を観察して血管、神経をマーキングする。

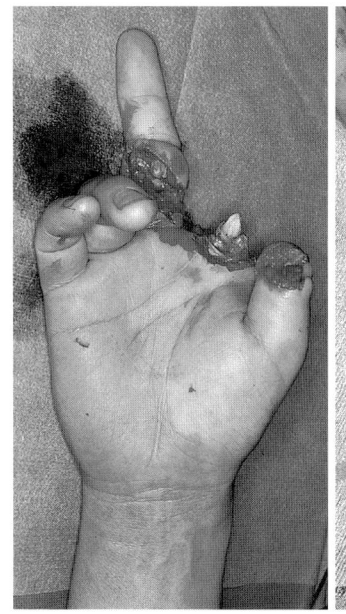

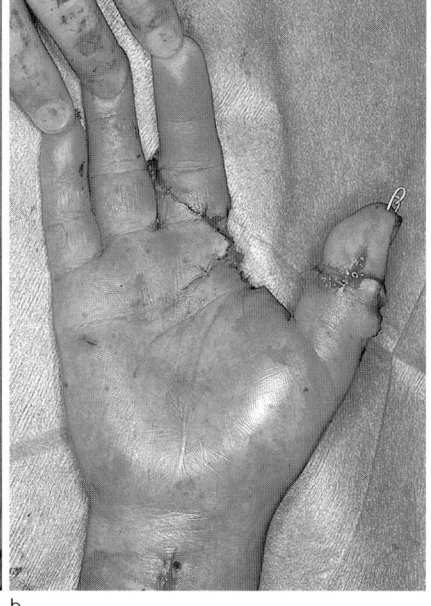

a.　　　　　　b.

●図　33●
40歳、男性。ミンチ機械に巻き込まれて、右示指完全、母・中指不全切断を受傷（a）。母指は神経・腱のみで連続していた。IP関節を固定し、動脈2本、静脈2本吻合し、中指は血行再建した。示指は中手骨レベルで断端形成した（b）。

術前後を通じての広域セフェム系抗生剤投与で感染予防する。また、汚染度が高く、破傷風の発生が危惧されるときにはトキソイドを投与する。

2）骨
手関節以下では骨短縮をすることはあまりないが、より中枢の前腕や上腕では2～3cm短縮しても機能的損失はないと考えられ、骨短縮を積極的に行って、血管吻合などの操作を容易とする。骨接合にはキルシュナー鋼線やプレートなどを適宜使用する。

3）腱
屈筋腱、伸筋腱の縫合を行うが、粉砕骨折や挫滅が高度で関節が温存できないときには関節固定を行う。

4）神　　経
通常血管吻合に先立って神経縫合を行うが、神経縫合によって血管の操作が困難になると考えられるときには血管吻合を優先する。

5）血管吻合
まず、中枢動脈断端から十分な血液の噴出があることを確認する。次に顕微鏡下に血管を観察して内膜損傷がないかをチェックする。あれば健常部まで切除する。挫滅が強く、損傷血管を広く切除したために、直接縫合すると緊張が強いときには静脈移植を行う。血管断端を新鮮化して、外膜切除、内腔を洗浄して血管吻合を行う。血管攣縮があれば、温かい生理食塩水、キシロカイン®や塩酸パパベリンを使用する。

6）皮　　膚
創縫合はできるだけ粗にして、緊張なく閉鎖する。血管を圧迫するくらいの皮膚の緊張があれば無理に閉鎖する必要はないが、血管の上は健常の皮膚で被覆するようにする。また、円周状の絞扼が生じないようにZ形成を追加する。

7）包帯と固定
圧迫しないように緩い包帯固定としてギプスシャーレ固定を行う。ガーゼは排液を促すもので、止血を目的としたものではない。患肢は挙上して静脈還流を助けるようにする。但し、動脈からの流入が悪いときには、患肢をほぼ心臓の高さに固定する。

C. 多数指切断(図34)

諸条件を考慮しなくてはいけないが、母指が最優先される。それ以外の4指が切断されている場合には、中指、環指、そして小指または示指の順に適応があり、この順番で1本ずつ再接着してゆく。

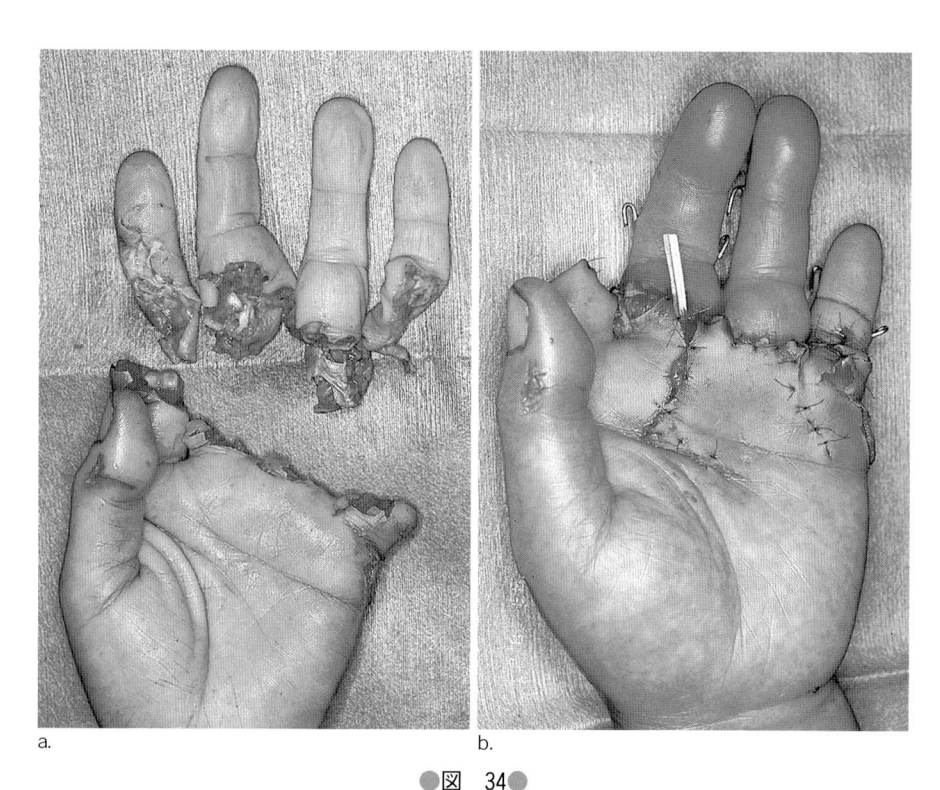

●図 34●
48歳、女性。餃子をつくる機械に巻き込まれて、左示・中・環・小指完全切断を受傷(a)。示指は断端形成、他指は再接着した(b)。

D. major replantation(図35)

　ほぼ全例に再接着の適応がある。上腕切断ではreplantation toxemiaに注意が必要である。そのためには、静脈吻合の前に静脈から必要かつ十分量出血させたり、代謝性アシドーシスの改善のためメイロン®の投与を勧める報告もある。また、必要に応じて筋膜切開をしておく。

E. 小児の切断(図36)

　小児の場合、受傷機転から引き抜き損傷をとることが成人に比べると多く、再接着術が困難な場合がある。しかし、一旦血行再開に成功すると、血管の条件は良好で機能回復もよいので、再接着が絶対的適応となることが多い。血行が良好に保持できれば、ほぼ正常の発育が期待できるが、血行が低下した場合には、萎縮したり、時には先細りになったりする。

F. 術後管理

　患肢の安静、挙上、保温に努める。術後疼痛や寒冷刺激は血管攣縮の原因となるので、除痛と保温に心がける。また、十分な補液を行って循環血液量を保つ。術直後には絶飲食として血行状態の急変、再手術に備える。禁煙とともにカフェインなどの刺激物を避ける。禁煙は6ヵ月くらい必要である。ガーゼ交換は、経過が悪くない限り術後5日間は行わない。但し、出血

第3部 鋭的外傷、穿通外傷、その他

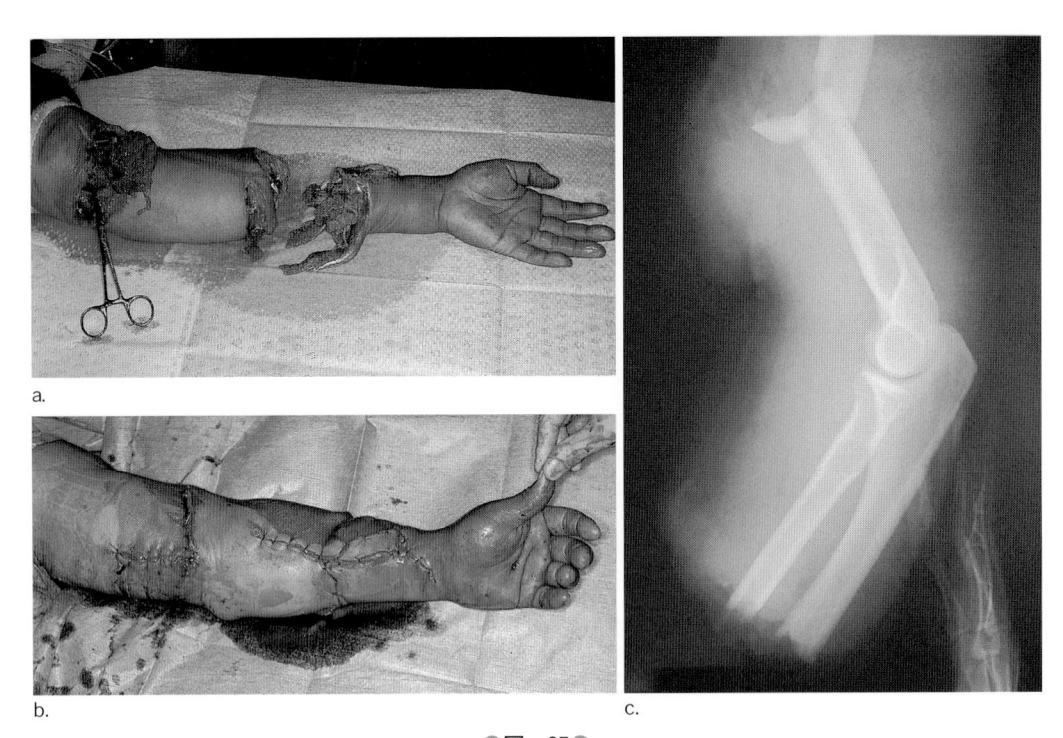

●図 35●
48歳、男性。ベルトコンベアに巻き込まれて、左上腕不全切断、前腕完全切断を受傷(a、c)。上腕骨を3cm短縮して骨接合、3.5cmの静脈移植で上腕動脈を再建した。前腕に対しては橈尺骨を3cm短縮して骨接合、橈骨、尺骨動脈ともに静脈移植して再建、静脈3本吻合、正中・尺骨神経を修復した(b)。

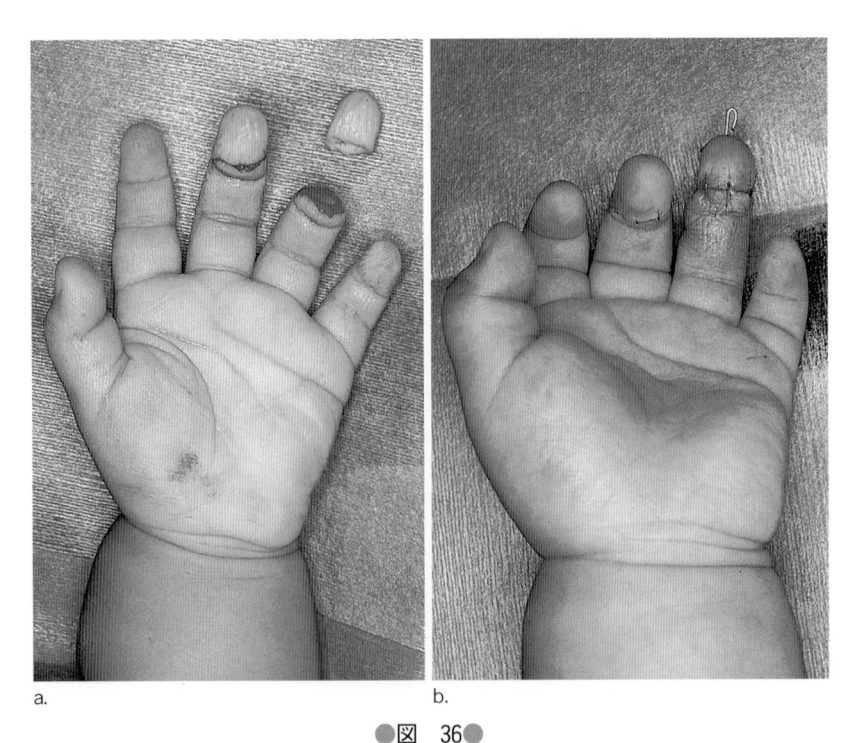

●図 36●
1歳、女児。剃刀で左環指完全切断を受傷(a)。橈側指動脈を吻合、静脈1本吻合した(b)。

がみられ、圧迫の原因となっていると考えられるときにはガーゼ交換を行う。

［6．抗凝固療法］

以前はほとんどすべての症例で抗凝固療法が行われていたが、合併症や薬剤の真の効果が明らかになるにつれ、その適応は限定されてきた。つまり、手関節より末梢では血管系が細く抗凝固療法を行った方が無難であるが、より中枢では条件が不良でなければ必ずしも薬剤は必要ではなく、むしろそれによる合併症、過剰の出血を危惧しなければならない。抗凝固剤の投与は再接着肢指の血行状態や出血状況と凝固時間、APTTなどの値を考慮して決定する。

A．ヘパリン

血液凝固機能を低下させる。縫合部を通過する血液は最初からヘパリン化されていることが望ましいので、投与開始時期は縫合を終了して血管固定鉗子を除去する5～10分前がよい。投与法は点滴内持続投与で、投与量は成人で時間あたり300～400単位が目安であるが、凝固時間やAPTTなどを参考にして調節する。つまり、凝固時間は20分程度、APTTは正常の2倍程度を上限とする。投与は血栓形成の危険性の高い術後7日くらいまで行う。副作用としての大量出血に注意が必要である。つまり、他部位の外傷、消化管からの出血、生理出血のほか、ガーゼ、ギプス内で思わぬ出血をみることがあるので注意が必要である。ヘパリンは投与中止後4～5時間で凝固能は正常に回復するが、急ぐ必要があるときにはヘパリンと同量の硫化プロタミンを投与して中和する。

B．低分子デキストラン

赤血球凝集抑制剤である。投与量は成人で時間あたり30mlであるが、肝・腎毒性があるので大量投与はできない。

C．その他の抗凝固療法

ウロキナーゼ、プロスタグランジンやアスピリンなどを使用することがある。ウロキナーゼは大量投与でなければ線維素溶解の効果は少なく、1日量で24万単位を持続投与する。

［7．術後循環障害］

術後循環障害はほとんど24～48時間以内に発生する。動脈性のものか、静脈性のものかの鑑別が必要である。指の色調は動脈性の障害では蒼白となり、静脈性の障害では紫色ないし青藍色となる。また、capillary refillをみる方法もある。これは指尖部を軽く圧迫して血液の還流をみる方法である。動脈性障害ではこれが遅く、繰り返すと次第に還流がみられなくなるのに対して、静脈性障害では還流が非常に早く、繰り返すと色調が改善するが、中断すると再びもとの紫色か青藍色に戻る。皮膚温測定（図37）も有意義で、32℃以下あるいは2℃以上の急激な温度下降を示すと、循環障害を疑わねばならない。そのほか、ドップラー血流計やレーザードップラー血流計を使用することもある。

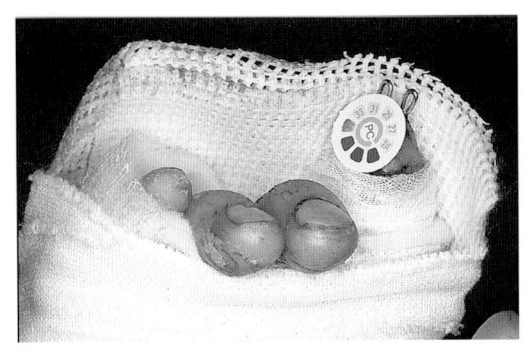

●図37　再接着指の温度モニタリング●
プロチェッカーで簡便に温度測定できる。

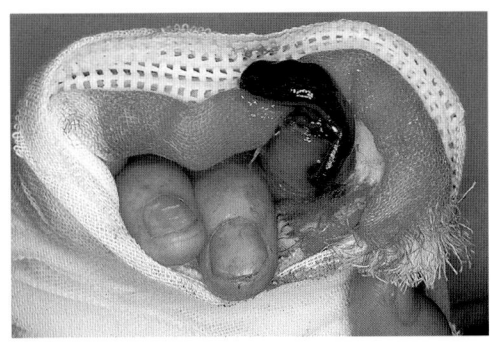

●図38　医用ヒルを用いてのうっ血に対する処置●

　循環障害は血管縫合部の問題以外でも発生するので、まず全身状態、特に循環血液量に問題がないかチェックし、局所では圧迫要因となるギプス、ガーゼを除去する。血腫などで圧迫されることもあり、一部抜糸をすることもある。うっ血がみられるときに指尖部にfish mouth incisionを加えたり、部分的に抜爪して瀉血し、ヘパリン加生理食塩水を滴下する。また、医用ヒル(図38)を使用することもあるが、毒性もあり慎重に使用しなくてはならない。循環障害が疑われたら抗凝固剤の増量などで様子をみることもあるが、そのうえでなお改善がみられないなら再手術をためらってはいけない。血行不全状態の持続は再手術による救済率を低下させる。血行不全が生じてから4～6時間以内に再手術を行わないと成功しにくい。これに対して、動脈攣縮による循環不全の場合には、保温のうえ星状神経節ブロックか腕神経叢ブロックを行い、2～3時間待機する。

[8. 合併症]

　術後早期の合併症として、吻合部血栓形成、感染、出血のほか、replantation toxemiaや腎機能障害を主体とする挫滅症候群(crush syndrome)、つまり阻血筋肉の代謝産物であるミオグロビン、循環血液量の減少、感染に起因する多臓器機能不全がある。また、寒冷刺激に対して疼痛などの過敏症状を呈する寒冷不耐性は術後1～2年に生じやすく、この期間保温には十分注意を払う。晩期の合併症としては、偽関節、関節拘縮、腱の癒着がある。

[9. リハビリテーション]

　術後3週までの安静期、6週までの自動運動期、それ以後の抵抗運動期の3期に分けて考える。安静期では固定の必要のない肩や肘関節の拘縮を予防するとともに、患肢の浮腫の予防が大切である。また、今後の訓練方法やゴールなどを理解してもらうようにする。自動運動期では、ハンドセラピストによる積極的な後療法を行う。抵抗運動期ではダイナミックスプリントを使用して筋力向上をはかるとともに拘縮を除去する。この時期に神経の知覚再教育を行うが、その目的は知覚の早期獲得ばかりでなく、疼痛の除去にもある。その後、術後3～4ヵ月で一度機能評価を行って、必要であれば二次再建術を行う。

[10. 最終成績]

　生着率は施設や術者の熟練度に左右されるが80～90％である。また、切断部が中枢であるほど、また不全切断の方が完全切断よりも生着しやすく、切断状況では鋭利切断、挫滅切断、引き抜き切断の順で生着率が低下する。小児ではやや生着率が低下する。約半数の症例で正常指の40～60％の可動域に留まる。知覚回復は60～70％の症例で有用な知覚を獲得する。患者の満足度は高いが、寒冷不耐性や反射性交感神経性ジストロフィーによる疼痛は満足度を低下させる。小児では、血行が良好であれば再接着肢指は正常に近い発育が期待できる。

[11. 今後の問題点]

　再接着は初めて成功して以来30年を経過して、今やごく一般的な整形外科治療法となっているが、医療費の問題があるほか、積極的に整形外科外傷の１つとして対処しうる施設は少なく、残念ながらわが国においては救急医療の中では確立された治療とはいえず、いまだに特殊な治療法として位置づけられている。今後は救急医療の枠組みの中で他の治療法と同様に対応してゆかなければならない。

[12. 診療所では・・・]

　完全切断ないしは不全切断の患者が搬送されてきたら、まず①全身状態のチェック、②出血に対する処置、③切断状況の把握、つまりどういう受傷か、断端はどんな状態か、④患者の社会的背景、つまり年齢、性別、職業、利き手についての情報、⑤既往歴、循環器疾患、糖尿病、肝疾患などの有無について、⑥精神状態、などを把握する。完全切断では、中枢断端の処置を前述したように行い、末梢断端を処置、保存して搬送する。

　不全切断では、完全切断の場合のチェックに加えて、血行の有無を的確に判断する。血行が存在すれば、切断に近くても不全切断としては扱わない。血行が存在する限り、処置、手術には時間的余裕があるからである。しかし、末梢に血行がなければ阻血が開始しており、待機する余裕はなく、一刻を争うといっても過言ではない。この場合には、出血に対する処置のうえ、受傷部を簡単に消毒、固定して速やかに手術のできる施設に搬送する。但し、脱臼・骨折で転位が著明なときには、血管損傷がなくても転位だけで血行が障害されていることがあるので、簡単な整復操作をまず行ってみてもよい。しかし、あくまで愛護的に行うべきで、血管損傷を助長するような操作を行うべきではない。

　搬送された施設では、前医の情報が非常に重要なので、上記の①～⑥について報告する。できれば口頭で直接連絡した方がスムーズに情報が伝わる。

（石田　治）

第3部 鋭的外傷、穿通外傷、その他

【文　　献】
1）生田義和，土井一輝，吉村光生：切断肢指再接着．微小外科 改訂第2版，pp84-137，南江堂，東京，1993.
2）吉津孝衛：切断肢・指再接着．別冊整形外科 1：199-207, 1982.
3）土井一輝，ほか：Multiple organ failureを来した大腿不全切断．別冊整形外科 5：125-131, 1984.
4）鈴木修身，ほか：小児の切断指再接着術の遠隔成績．日手会誌 15：358-361, 1998.
5）村上恒二，ほか：切断指再接着後の長期経過例の検討．整形・災害外科 26：267-273, 1983.

第4部
必須基本手技

1. 頸椎保護

1 プレホスピタル

[1．頸椎固定の重要性]

頸椎外傷に伴う頸髄損傷は外傷患者にとって回復後の生活の質を大きく左右する。国内における脊髄損傷の発生率は、人口10万人あたり年間4人程度[1)2)]で、その約60％が頸髄領域に発生する。しかも、発生頻度の年齢分布は、一般の外傷と同様、生産年齢層に集中している。英国での調査[3)]によれば頸髄損傷の約1/4は、プレホスピタルにおける不十分な頸椎固定が原因であるといわれている。これらの統計から推察すれば、全国で年間1,000例以上の「Preventable」な頸髄損傷が発生していることになる。プレホスピタル救護における予防的頸椎固定(全脊柱固定)の普及が急務であることは論を俟たない。さて、全脊柱固定の目的は頸椎・頸髄の保護だけにあるのではない。潜在しうる実質臓器損傷や大血管損傷に対しても、移動や搬送を安全なものとすることができるのである。

[2．頸椎固定の方法]

プレホスピタルにおける頸椎固定は、ロングボード(バックボード)上で、頭頸部、体幹、四肢のすべてを完全に非動化するのが原則である。この状態を全脊柱固定(packaging)という(図1)。ロングボード以外の固定用器材は、すべてロングボード上での固定を補助する目的で使用される。以下、それぞれについて簡単に述べる。

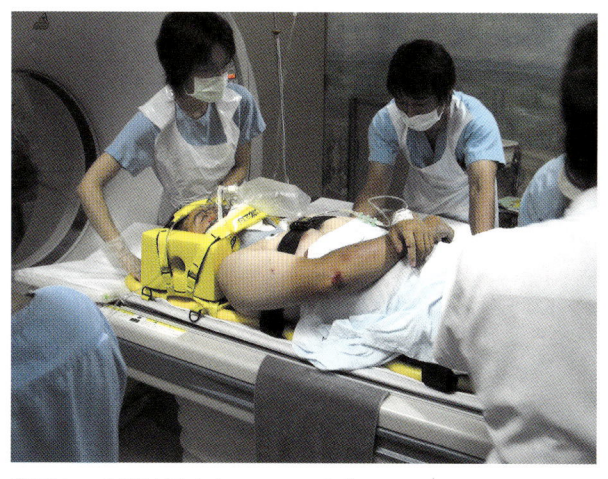

●図1　全脊柱固定(packaging)●

A. 用手的頭頸部固定

熟練した救助者が両手で傷病者の頭部を保持する方法は効果が高いだけでなく、即時に行うことができる。頸椎外傷が疑われるすべての症例において、まず行うべき処置が用手的頭頸部固定である。用手的固定はロングボード上での固定が完了するまで継続して行わなければならない。また、緊急時には唯一の有効な固定法となる。余分な人手が必要なため、おろそかにされる傾向があるが、用手固定の有効性は再認識されてよい。

図2に示すように、救助者は傷病者の頭部を両側から保持し、同時に気道確保を行う。Advanced Trauma Life Support(ATLS)でいうところの、Airway with C-spine Protectionである。用手的固定を行う救助者は、以後、傷病者の気道確保と呼吸管理に関する責任を担当する。傷病者を移動したり、体位を変換する場合、救助者は両手を傷病者の肩甲骨部に置き、両前腕で傷病者の頭部を挟むようにして固定する方法もある。体幹との一体感を保ちやすいが、前腕の間で頭部が滑らないように注意が必要である。頸椎カラーを装着したからといって、用手的固定を解除するべきではない。

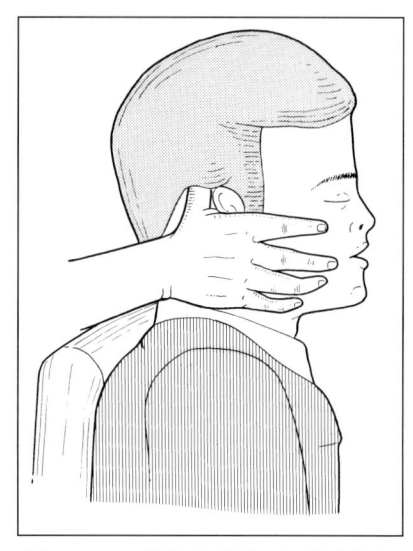

●図2　用手頭頸部固定と気道確保●

B. 頸椎カラー

手軽に用いることができるため頻用されているが、カラー単独で使用した場合は固定効果に乏しい。特に、上部頸椎に対しては事実上無効である。プレホスピタルにおける頸椎カラーは、傷病者と救助者、両者にとっての「覚書」程度の意味しかないと心得るべきであろう。すなわち、カラーを装着した傷病者が頭部を動かそうとすると、カラーが邪魔になる。これによって「頭部を動かさない」ことの重要性を傷病者が再認識することができる。また、救助者にとって、カラーは頸椎固定が必要であることを示すトリアージタッグとして機能する。

C. Kendric Extrication Device(KED)

KEDはショートボードの改良型に位置づけされる器材である(図3)。交通事故による傷病者を事故車両から救出する際、ロングボード上に固定するまでの一時的固定用として用いられる。原則として、頸椎カラーと併用する。固定力は良好である。胸腹部と頭部を両側から包み込むようにしてベルトで固定するため、胸郭の呼吸運動が制限されることがある。また、下顎部のベルトは気道閉塞の原因となり得るので、使用に際しては慎重な呼吸管理が必要となる。ロングボード上へ収容した後は、胸腹部のベルトを緩めてよい。

D. ロングボード(バックボード)

頸椎の非動化を得るには、頭部と胸部を固定するだけでは不十分である。骨盤や下肢の動き

1. 頸椎保護−1. プレホスピタル

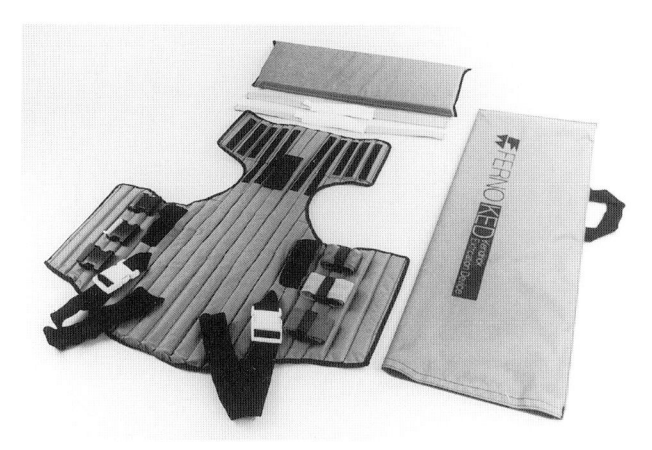

●図3-a　Kendric Extrication Device (KED)●
(日本船舶薬品(株)の提供による)

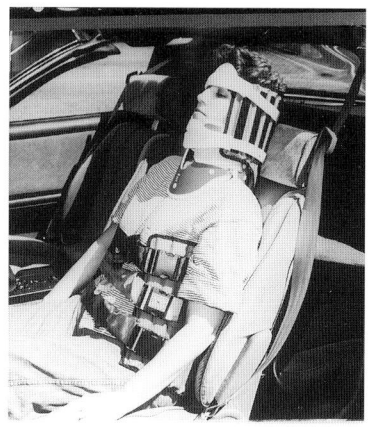

●図3-b　KEDを装着したところ●
(日本船舶薬品(株)の提供による)

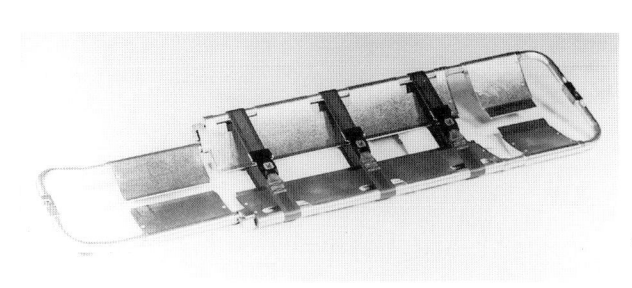

●図4　スクープストレッチャー●
(日本船舶薬品(株)の提供による)

が頸椎を動揺させるためである。最低でも、頭部、胸部、骨盤、下肢の4点を確実に固定しなければならない。ロングボードが必須である。特に、骨盤部のベルトは上前腸骨棘の直下に位置するように注意する。近年、固定用ベルトにさまざまな工夫を凝らしたものが商品化されており、これらを用いることにより確実かつ迅速な固定が容易になった。

　全身を固定することにより、傷病者とロングボードを一体として側臥位にすることができる。傷病者が嘔吐した場合には有効な手段である。この場合、体位変換によって傷病者が側方にずれないような工夫が必要となる。ロングボードの幅は比較的狭く設計されているが、細身の患者では体側に隙間が生じる。この場合には、タオル、毛布などで体側の隙間を埋める。単にベルトを強く締めるのは効果がないだけでなく、胸部では胸郭運動の制限が強くなるので不利である。頭部の両側にできる隙間も同様に処理するが、従来使われてきた砂嚢は好ましくない。側臥位にした場合、砂嚢自体の重さによって頭部が側方にずれやすい。体側と同様、毛布やタオルを用いるのがよい。頭部固定専用に設計された軽量品も市販されている。

　成人の場合、バックボード上で平らに横たえると頸椎は軽度伸展することが多い。2～3cm程度の厚さの枕を敷くのがよい。逆に小児の場合には体幹部に2～3cmの厚さの敷物を詰めることにより不必要な頭部前屈を防ぐことができる。

E. スクープストレッチャー

　左右2つの部分に分割できるよう工夫された剛性担架である(図4)。ロングボードの代用と

して用いる場合には、テープやベルトによって全身を固定する必要がある。道路上などに横たわる傷病者を搬送する際には便利であるが、事故車両から傷病者を救出する場合には、傷病者と座席の間に差し込むのが困難なため使い勝手が悪い。金属製のものはX線透過性の点で敬遠されるきらいがあるが、実用上はそれほど問題になることはない。

F. 患者の協力

どのような固定法を用いるにせよ、傷病者自身の自発的動きを抑制することは極めて重要である。傷病者が頭部を動かすような努力をすると、外見上、頭部が固定されていても、頸椎は彎曲する(スネーク現象：図5)[4]。患者に理解力がある場合には、頭頸部を安静に保つことの必要性を説明すべきである。説明を繰り返し行うことにより、傷病者の不安を軽減することもできる。傷病者が興奮状態にある場合には処置が困難な場合もある。暴れる傷病者を抑制するための専用固定具も市販されているが、その適応や効果については確定していない。

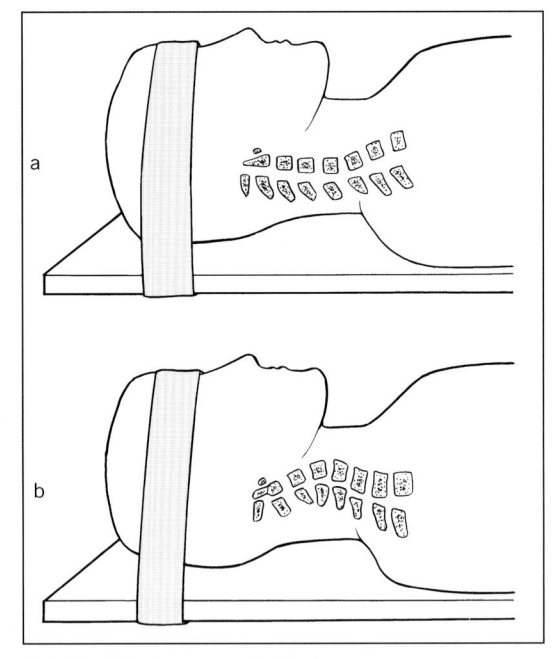

●図5　頸椎のスネーク現象●

[3. 固定の適応]

頸椎を損傷している可能性のある傷病者が頸椎固定の適応である。アンダートリアージによって傷病者が被る不利益を考えれば、高率のオーバートリアージもやむを得ない。外傷全般では、50％程度のオーバートリアージを受け入れることにより、アンダートリアージの確率を10％以下にすることができるといわれているが、頸椎損傷に限定した場合の報告はない[5]。

具体的な適応基準の例を表1に示す。「厳しい基準」は米国の救急システムで使用されてきたものである。この基準に従えば、外傷患者の7割以上が適応となるといわれている。あまりにも高率のオーバートリアージに対する反省から、近年、「より緩い基準」が提案された。これは、神経学的所見、その他から、頸椎損傷の可能性を否定できる場合には頸椎固定を省略するというものである。これにより、オーバートリアージの確率を減らすことができる反面、神経学的検査のために現場滞在時間が延長する可能性が指摘されている。いずれの基準においても、受傷機転は最も重要な要素である。但し、頸椎損傷に限定した場合には、受傷機転は予測因子として重要ではないとの報告が多い。むしろ、頭部の痛みと神経学的所見が重要視されつつある。頸椎以外の外傷で激しい痛みを伴う傷病者や興奮状態の傷病者の訴えに頼って、安易に脊椎損傷の可能性を否定するのは危険である。

ここで紹介した適応基準は、あくまでも例であって確定したものではない。米国では現在も、

■表1 頭頸部固定の適応■

□厳しい基準□	○より緩い基準○
障害部位、受傷機転から	受傷機転が下記に相当する場合→頭頸部固定
交通事故	高速で走行中の交通事故
転落	身長の3倍以上の高さからの墜落
飛び込み	プールでの飛び込み事故
首吊り	頸椎周辺の穿通性外傷
頭頸部など鎖骨より頭側の外傷	スポーツ中の頭頸部外傷
多発外傷	意識のない外傷患者
症状から	受傷機転が上記に相当しない場合→固定は不要
四肢の感覚・運動傷害	受傷機転が不明の場合で、以下の全ての基準を満たす場合→固定は不要
異常な呼吸様式	患者の意識が清明で落ち着いており、理解力がある
脊椎部の痛み・変形・腫脹	患者が気をそらされるような外傷がない
低血圧で徐脈	脊椎部の圧痛や自発痛がない
尿失禁、便失禁	運動・感覚麻痺が認められない
意識障害を伴うすべての外傷	

*上記(左欄)のいずれかに相当するすべての症例で頭頸部を固定する。
　歩ける、四肢を動かせる、感覚障害がない、脊椎部に痛みがない、
　などの症状から、脊椎損傷の可能性を否定することはできない。

(Goth PC : Spinal Injury, Clinial Criteria for Assessment and Managementより一部改変して引用)

より優れた基準を模索中である。いずれにせよ、外傷患者の多くで頸椎を固定して搬送している。一方、わが国では、特定の地域を除けばプレホスピタルにおける頸椎固定は存在しない、といっても過言ではない。国内で相当数の「preventable paralysis」が発生していることは想像に難くない。プレホスピタル医療関係者は大いに反省すべきであろう。

［4．頸椎固定解除の時期］

医療施設収容後、頸椎損傷が否定されるか、あるいは損傷頸椎の本格的固定が完了した時点でプレホスピタルで行った固定を解除する。頸椎損傷の診断法として確実な方法はないので、臨床所見や画像診断により総合的に判断せざるを得ない。意識清明で、落ち着いており、薬物の影響下にないと判断される患者を慎重に診察し、頸部の痛みや患者が注意をそらされるような外傷がなく、神経学的所見も正常な場合には固定を解除してよい。患者の自覚症状が信頼できないときには、頸椎の3方向X線撮影(前後像、側面像と歯突起撮影)、必要によりCT・MRI検査などを行う。専門医による読影が望ましい。画像診断の適応に関して受傷機転が重要視されない点は、プレホスピタルにおける頸椎固定の適応基準と異なる。なお、X線検査の際も固定を継続できるよう、プレホスピタルで使用する固定用器材はX線透過性でなければならない。事故現場での患者の状態によっては、頸椎固定の一部を解除する、あるいははじめから省略することもある。頸椎カラーやKED装着中の患者で気道確保が困難な場合には、これらの固定を解除することもやむを得ない。この場合、用手的固定や救助者の両膝で傷病者の頭部を挟み込む方法が唯一の頼りとなる。事故車両内の傷病者で意識レベルの低下がある場合や、緊張性気胸、出血など呼吸・循環動態が不安定な場合などのいわゆるLoad & Go症例では、KEDの使用をあきらめ、直接ロングボード上に救出する。時間とともに進行する出血、浮腫、低酸素症

は二次的脊髄損傷を助長する。また、重症外傷患者では1分あたり1％ずつ生存率が低下するといわれている[6]。時間は、頸椎損傷の傷病者についても転帰を左右する重要な要素である。

おわりに

脊髄など中枢神経系の損傷は永続的な機能障害を残す。緊張性気胸や心タンポナーデは致死的であっても、適切な処置が行われれば機能障害を残すことがないのとは対照的である。

頸髄損傷の多くは受傷と同時に発生する。これはプレホスピタルにおける適切な対応でも対処できない。にもかかわらず、プレホスピタルにおける頸椎固定が重要であることは間違いない。冒頭でも述べたように現在なおpreventableな障害が発生している。また、損傷した頸椎が不必要に動揺すれば損傷領域が大きくなる。頸椎損傷の好発部位とされる下部頸椎の場合には、損傷領域の拡がりにより上肢の残存機能が左右される。回復後も車椅子での生活を余儀なくされる傷病者にとって、上肢機能の回復状況は切実な問題である。

本稿で引用したデータは多くは国外での調査による。残念なことに国内でのデータは不十分である。今後、外傷性脊髄損傷の発生状況と適切な対応、特に搬送体制（救急隊）と医療施設の連携について、十分な調査に基づく検討が必要である。

（畑中哲生）

【文　　献】

1) 長崎救急医療協議会：長崎救急医療白書, 2002. 長崎市医師会, 2003.
2) 新宮彦助：日本における脊損発生の疫学調査. 日本パラプレジア医学会雑誌 6：24 - 25, 1993.
3) Pons PT, Markovchick VJ : Immobilization and Splinting ; Prehospital Emergency Care Sectets. pp261 - 263, HANLEY & BELFUS, INC, Philadelphia, 1998.
4) Benzel EC, Hadden TA, Saulsbery CM : A comparison of the Minerva and halo jackets for the stabilization of the cervical spine. J Neurosurg 70：411 - 414, 1989.
5) Committee on Trauma, American College of Surgeons : Resources for optimal care of the injured patient, 1999. American College of Surgeons, Chicago, 1999.
6) Caroline NL : Injuries to the Head, Neck, and Spine. Emergency Care in the Streets, 5 th Edt, Little Brown and Company, Boston, 1995.

2 医療機関

はじめに

救急患者においては頸椎保護を当然のことと考えておかねばならない(図6)。意識障害のある例では、特に慎重に頸部を保護する必要がある。本稿では病院到着後の頸椎保護について、総合せき損センターでの方法を中心に述べる。

[1. 基本的体位]

仰臥位で頸椎は前屈でも後屈でもない中間位が原則である(図7)。枕はタオルを置く程度でよい。頸椎前彎にあうようにタオルをロール状にし頸部下に置くのもよい(ネックロール)(図8)。注意すべき例として胸椎後彎増大例がある。高齢者で背中が曲がっている例を想像すればよい。このような例に通常の枕を用いると、頸椎は過伸展位となってしまう。頸椎中間位というのは特別な道具が必要でなく、頭から足まで体軸が直線で捻じれがなく、側面からみておかしくない肢位を保つということである(図9)。

[2. 移 乗]

X線検査、CT、MRIなどで移乗する必要があるが、そのときには必ず頭頸部を保持し頸部を保護する必要がある(図10)。「all‐in‐one piece」の原則で移乗する。総合せき損センターでは、さらに電動移乗搬送ベッド(電動モビライザー、梅田医科器械、北九州市)を用い、患者の移乗に利用している(図11)。

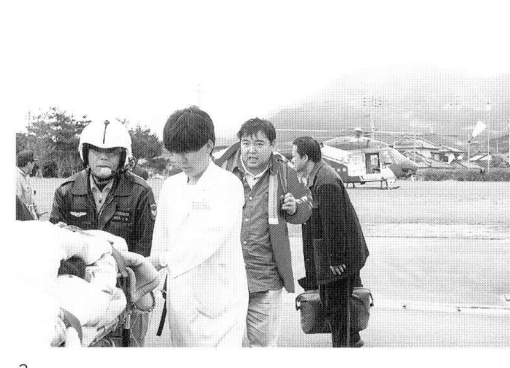

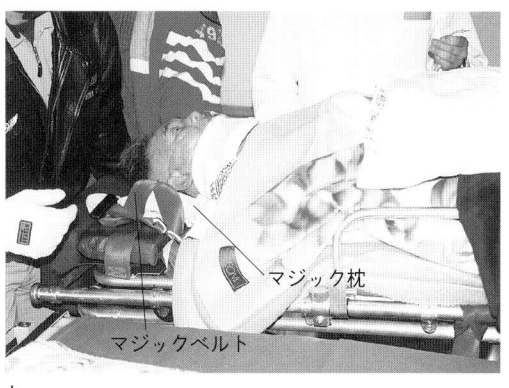

a.   b.

●図6 ヘリコプターによる搬送●
総合せき損センター内のヘリポートに到着しヘリコプターから院内へ搬送しているところ(a)。頸椎保護のため、マジック枕(空気を入れると膨らみ、横から挟み込むように固定する)、額部へのマジックベルト固定、頸椎カラーが用いられている(b)。

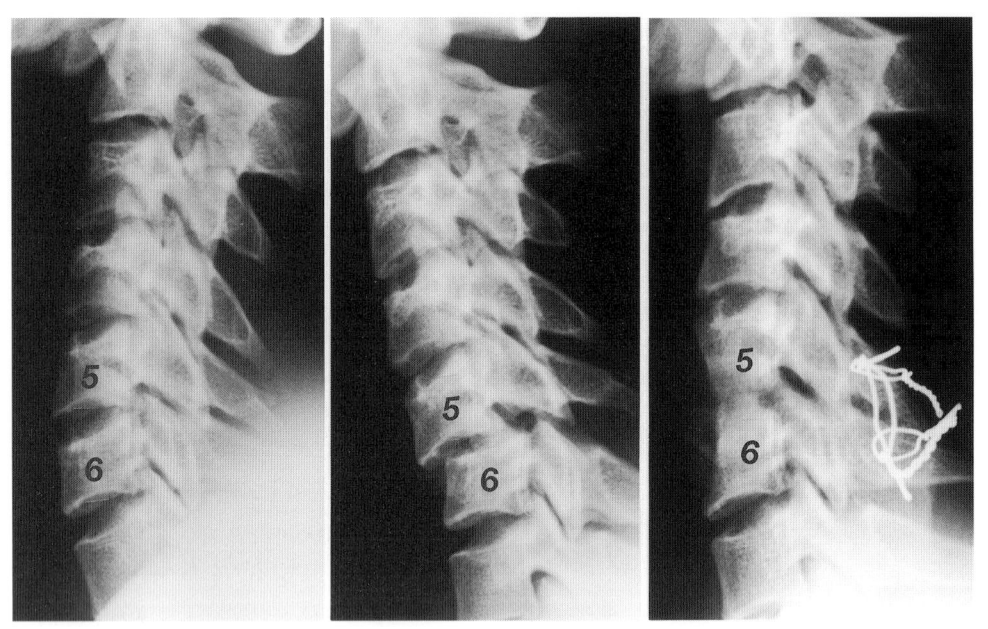

第4部　必須基本手技

a．頸椎中間位　　　　b．前屈位　　　　c．術後

●図7　頸椎不安定性●
頸椎中間位ではよいが、軽度前屈位ではC5前方亜脱臼位となり不安定である。内固定が行われた。

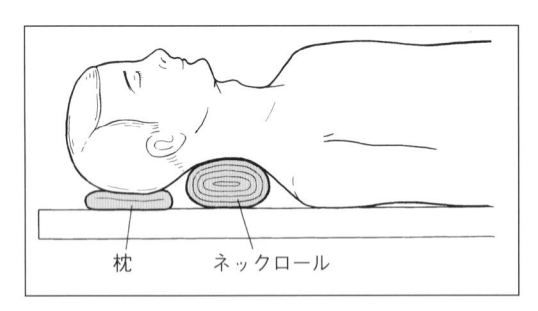

枕　ネックロール

●図8　頸椎中間位●
側面からみて、頸椎が前屈でも後屈でもない中間位であることを確認する。枕の高さが重要である。

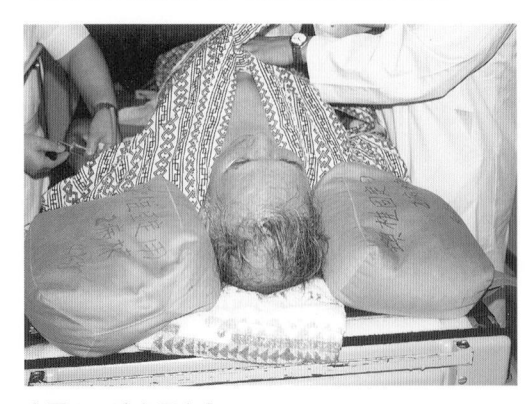

●図9　砂嚢固定●
体軸が直線で、捻じれがないことが大切である。診察のためには、砂嚢固定程度がよい。

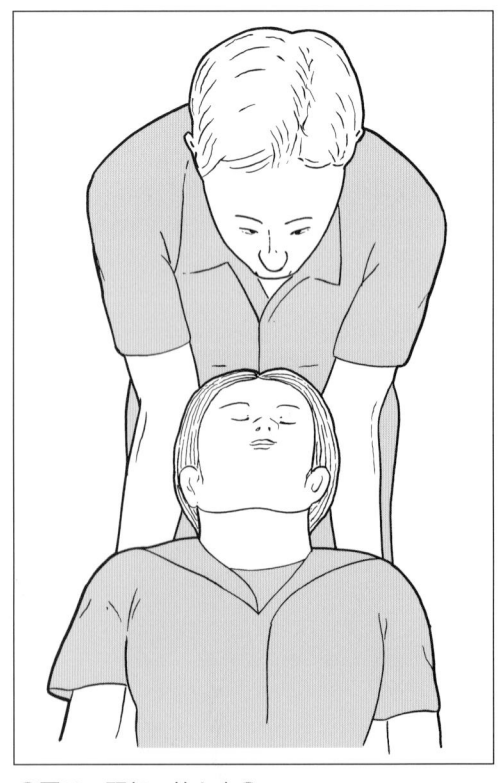

●図10　頸部の持ち方●
肘、前腕で頭を支え、両手を肩の下に入れ持つ。

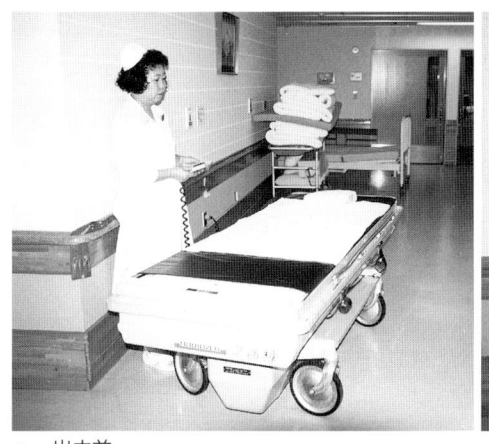

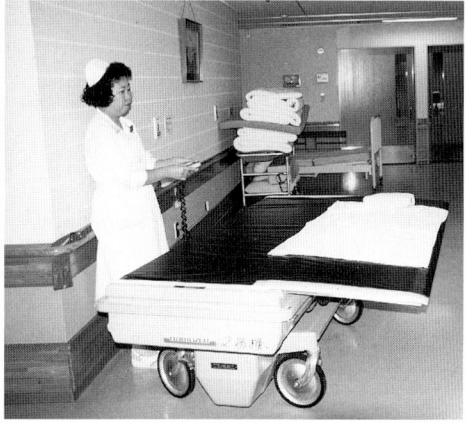

a. 出す前　　　　　　　　　　　　　　　b. 出したところ

●図11　患者移乗搬送ベッド（電動モビライザー）●

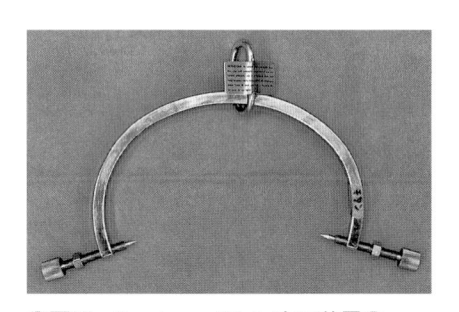

●図12　Gardner-Wells牽引装置●

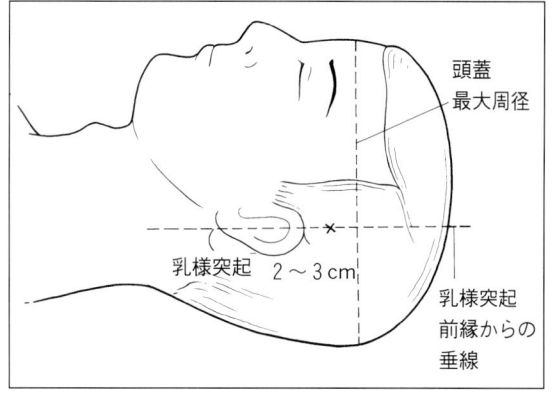

●図13　ピン刺入部●
乳様突起前縁の垂直延長線上で耳介より2～3cm頭側。頭蓋最大周径線より尾側。

［3．頸椎牽引］

　頭蓋直達牽引とGlisson牽引などの介達牽引があるが、介達牽引の適応は極めて少ない。頭蓋直達牽引装置は種々あるが、総合せき損センターでは過去20年間主にGardner-Wells tongsを用いてきた(図12)。近年はMRI用にチタン製となっている。装着方法は左右からピンを頭蓋骨に刺入するだけである。ピン刺入点は、乳様突起前縁からの垂直延長線上で耳介から2～3cm頭側である(図13)。骨膜まで十分局麻剤を浸潤させたうえでピンを刺入する。牽引力は2、3kg程度としている。過度の牽引は脊髄障害の原因となる可能性もあり、安静の意味では2kgで必要十分である。またここ10年、総合せき損センターでは、頸椎損傷例に対してこのような頭蓋牽引を行うことは手術中だけに限定されるようになった。すなわち、脱臼を整復し固定する手術を行うため全麻をかけるので、その間牽引を装着し、手術終了直後にはずす。最近ではこの術中直達牽引をも省略できるようになった。脱臼や骨折のない、いわゆる「非骨

傷性頸髄損傷」においては、牽引はまったく行わず入院当日から頸椎カラーで起座、体交を行っている。牽引を装着していると体交などが煩雑で不十分となるので、簡単な頸椎カラー程度で早期リハビリが行えるように必要あれば内固定を行っている。内固定不要であれば頸椎カラーで即座に体交を行っている。

[4．ハローベスト]

ベストは、胸部を圧迫し呼吸を抑制するので適応は少ない。ハローベストを装着するのは麻痺のない上位頸椎損傷くらいである。胸部腹部を十分観察できないことは、頸損重度麻痺例では適当でない。

[5．頸椎カラー]

軟性カラー、フィラデルフィア型カラー、SOMI(Sternal‐occipital‐mandubular immobilization)などがある(図14)。総合せき損センターではオルソカラー(有園製作所、北九州市)というフィラデルフィア型に属するカラーを使用する例が多い。これは前方部と後方部からなり、それぞれターンバックルで高さの微調整が可能である(図15)。救急車やヘリコプターでの搬送の際の頸椎保護にも用いることができ、簡単で有用である。

[6．挿管時頸椎保護]

全身麻酔の際、挿管操作のために頸椎を後屈させると、頸椎の不安定性の強い例では脊髄障

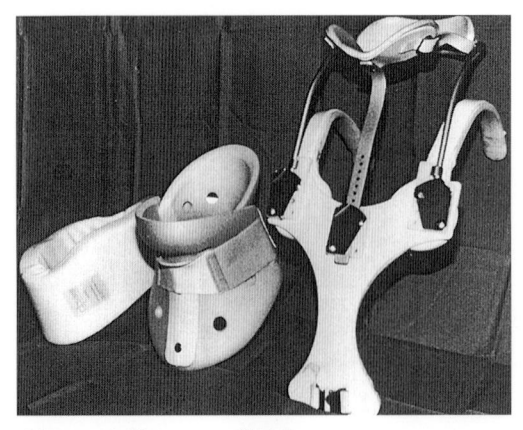

●図14　頸椎カラー、装具●
左から軟性カラー、フィラデルフィア型カラー、SOMI装具

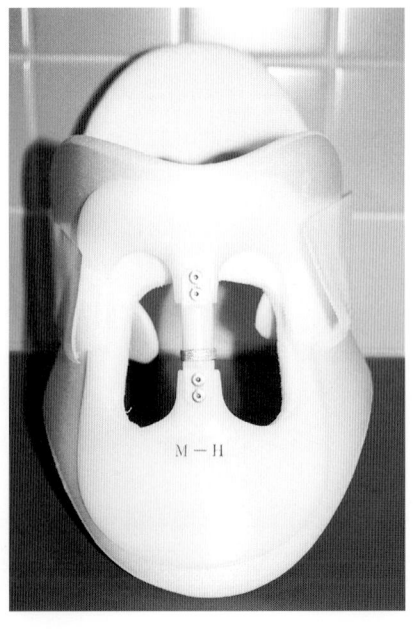

●図15　オルソカラー●
前方部分、後方部分ともターンバックルで高さの微調整が可能である。

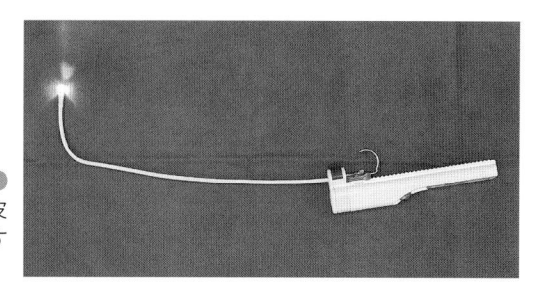

●図16　トラキライト™●
ペンライトが先端に付いたスタイレットである。光を皮膚の上から透見し、喉頭展開せず盲目的に気管へ挿入する。頸椎の動きはほとんど必要ない。

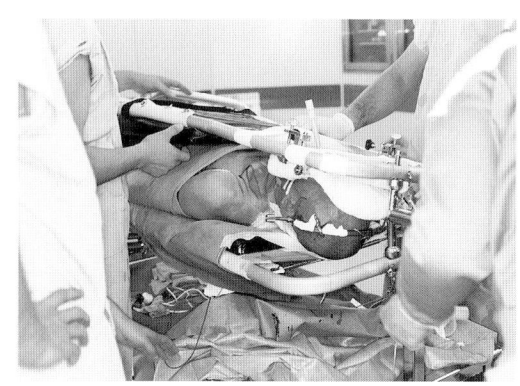

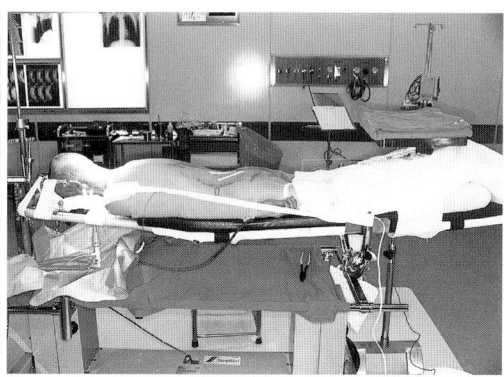

●図17　ストライカー社製回転ベッド●
仰臥位から180°回転し腹臥位とする。

害の起こる可能性がある。気管支鏡を用いた挿管もよいが、総合せき損センターではトラキライト™を用いた挿管を行っている(図16)。トラキライト™とは、簡単にいえば先端にペンライトが付いたスタイレットである。皮膚の上からライトの灯りを見ながら、喉頭展開せず気管へ入れ、それをガイドに挿管するものである。頸椎をほとんど動かさず挿管できる優れた方法である。

[7. 術中体位変換]

仰臥位から腹臥位、腹臥位から仰臥位の体位変換にはストライカー社製の回転ベッドを用いている。これまで1,000例以上用いてきたが特に問題はなく、術中体位変換には有用な方法である(図17)。

[8. 病棟での体位変換]

肺合併症や褥瘡予防のためにも3時間おきの体位変換を行っている。手術例では術後1日は図18のような装置で頸部の保護を行い電

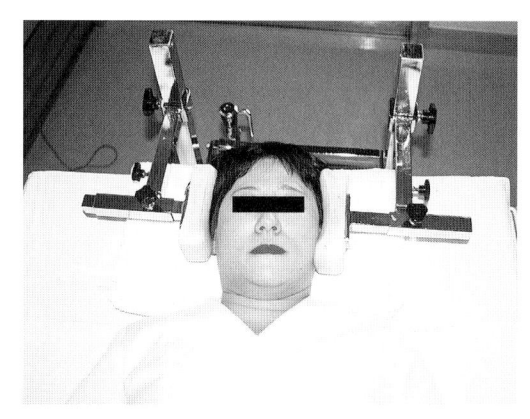

●図18　頸椎固定装置●
両側から頭部を挟み込むようにして固定する装置である。この状態で電動でベッドが左右に傾き体交する。しかし、傾きは30°程度であり、十分な体交とはいえない。

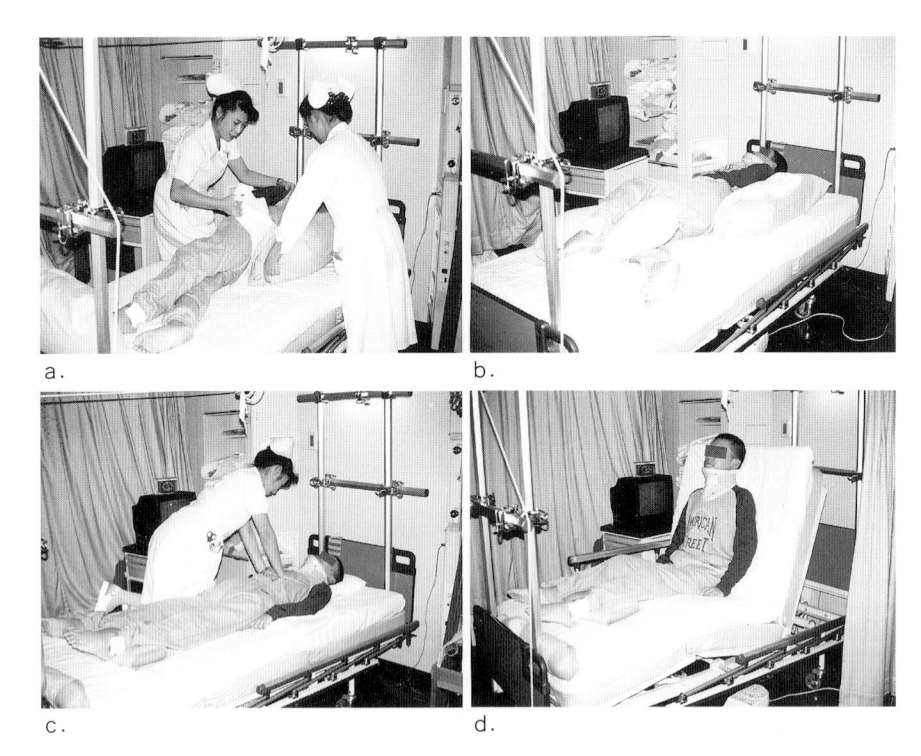

●図19 受傷後10日の頸損例●
a、b：3時間ごとの体交、c：胸部圧迫による排痰介助、d：座位。装着しているのはフィラデルフィア型カラーである。

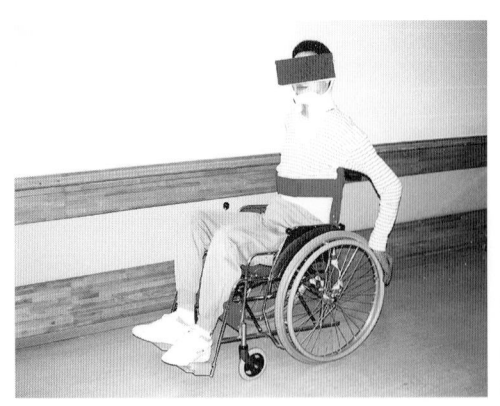

●図20 受傷後1ヵ月の状態●
21歳、男性、C5骨折、完全麻痺。内固定術を施行した。受傷1ヵ月の状態である。オルソカラーにて車椅子駆動訓練中。

動で左右への体位変換を行っているが、完全側臥位になるわけではなく十分な体位変換とはいえない。2日目には前述したオルソカラーを装着し完全側臥位、起座を開始している。非骨傷性頸損など保存治療例では入院当日からオルソカラーで体交、起座を開始している（図19、20）。

[9. 診療所では・・・]

　ストレッチャーの上で仰臥位で頸椎中間位が原則である。頭から足まで体軸が直線で捻じれがないように注意すればよい。頸椎損傷が疑われる例においても仰臥位で中間位であればよい。これはX線写真で確認せずとも、観察すれば十分評価できることである。検査のための移乗の際は、特に頸椎保護に留意せねばならない。搬送の際の頸椎保護には、頸椎カラーを装着し、バックボードにヘッドイモビライザー、ストラップを用いて固定する。ヘッドイモビライザーがないときはタオルを丸めたものでも構わないが、テープでしっかり固定する。嘔吐時はバックボードごと横に向けるので、砂嚢のような重いものは危険で、搬送中の固定には適さない。頸椎損傷の可能性があるという認識と、頸椎保護が必要という認識をもって愛護的に扱うことが重要である。

おわりに

　頸椎保護は救急患者において重要な管理である。体軸に捻じれがなく、頸椎が中間位に保持されなければならない。また、頸椎保護のため仰臥位ばかりというのは不適切であり、急性期といえども十分な体位変換を行う必要がある。

（植田尊善）

【文　献】

1) 小西晃生, ほか：トラキライト™による光ガイド挿管時の頸椎の動き. 麻酔 47：94-97, 1998.
2) Meyer PR : Acute injury retrieval and splinting techniques. On-site care, Surgery of spine trauma, Meyer PR (ed), pp1-23, Churchill Livingstone, New York, 1989.
3) 植田尊善：よくわかる外傷看護. 脊椎脊髄損傷. Emergency Nursing（春季増刊号）：101-110, 1994.
4) 米延策雄, ほか：脊椎・脊髄損傷のプライマリーケア. 整形外科MOOK 46：52-61, 1986.

第4部　必須基本手技

2. 気道確保

はじめに

外傷に限らず救急初療において気道・呼吸管理は最も優先度の高い処置である。救急医療に携わる医師は、外傷に特有の手技を含め、さまざまな気道確保のノウハウをマスターしておく必要がある。

図21にEAST(East Association for the Surgery of Trauma)の気道確保のガイドラインを示す。外傷においても気管挿管が気道確保のゴールドスタンダードであることは、他の救急疾患と変わらない。しかし、外傷に特有の気道確保法も存在する。例えば、顔面外傷で出血や血腫のため声門が直視できないときは、迷わず輪状甲状靱帯切開あるいは穿刺を実施しなければならない。このような手技はしばしば唯一の起死回生の手段となるが、平素の診療業務を通じて習熟することは困難で、いきなり本番を強いられることになる。シミュレーターを用いたトレーニングなどを通じて手技と心構えを準備しなければならない。このようなことから"外傷初期診療ガイドライン"JATEC(Japan Advanced Trauma Evaluation and Care)の研修コースにおいても、気道確保の研修項目として外科的気道確保法(輪状甲状靱帯穿刺および輪状甲状靱帯切開)が取り入れられている。

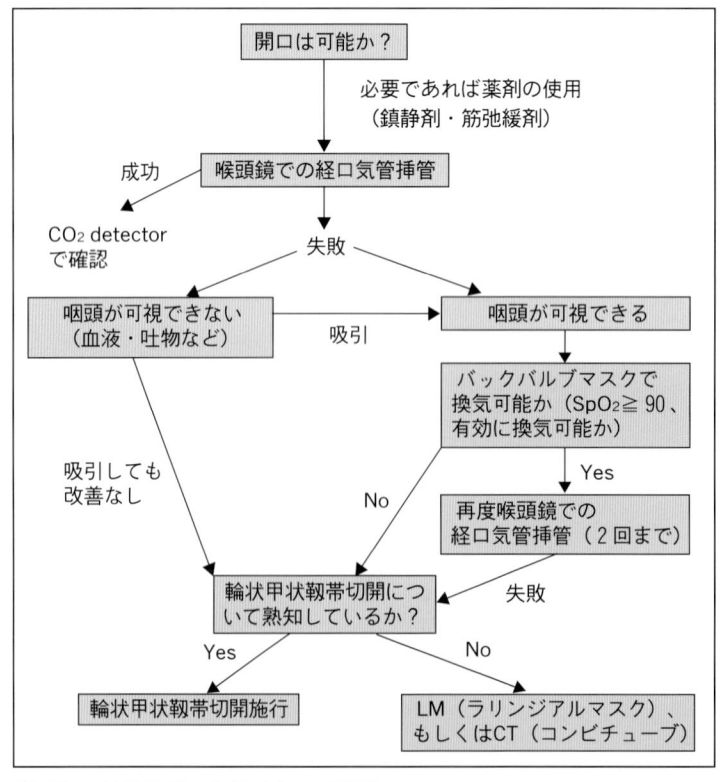

●図21　外傷患者の気道確保の手順●
(An EAST Practice Management Guidelines Workgroup : Guidelines for emergency tracheal intubation immediately following traumatic injury.
http://www.east.org/tpg/intubation.pdf, 2002より改変して引用)

［1．用手的気道確保］

　外傷患者の気道を扱ううえで、頸椎保護を忘れてはいけない。高エネルギー外傷の場合は当然であるが、それに該当しない場合も、頭部外傷、鎖骨より頭側に外傷を認める患者、意識障害患者、飛び込み事故などでは頸髄・頸椎損傷があるものと考え、頸椎の愛護的な取り扱いに配慮しなくてはいけない。頸椎・頸髄損傷が疑われる外傷患者に対して実施してよい用手的気道確保は原則として下顎挙上法のみである。顎先挙上や頭部後傾はやむを得ない場合を除き行わない。頬骨弓に母指を置き、残りの指で下顎角を持ち上げると、より頸椎が後屈せずに気道確保が可能になる。

　下顎骨が2ヵ所で骨折すると、前方向への支持を失った舌が咽頭に向かって落ち込み気道が閉塞する。このときは下顎を把持し、前方へ引き出す（下顎引き出し法）とよい。

　口腔内に血液などの液体が溢れて気道を脅かしているときは吸引を行う。吸引はしばしば必須の気道確保手技であるから、救急患者搬入に先立って必ず準備しなければならない。生命を脅かすほどの出血や嘔吐物を吸引する場合には、ネラトンなどのカテーテル類は邪魔である。カテーテルも接続管もはずして、直接、吸引ホースで吸引する。

　粘度の高い異物・嘔吐物を除去するときはすかさず側伏位にする必要がある。バックボードに全身固定（packaging）されている場合はバックボードごと横に向ける。そうでない場合はログロール法を用い、躯幹軸のinline状態を保持したまま横に向ける。

［2．器具による気道確保］

A．経口・経鼻エアウエイ

　自発呼吸を認めるが、意識障害のため舌根が落ち込んでいる患者に対してはエアウエイが有用である。気道閉塞の原因が舌根沈下によるものであれば、これで解消できる。

　経口エアウエイは初め先端を軟口蓋へ向けて挿入し、口腔内で反転させるか、または喉頭鏡を用いて直視下に挿入する。エアウエイのサイズ選択や挿入方法を誤ると、逆に舌根を下咽頭に押し込み上気道閉塞を増悪させてしまうので注意が必要である。サイズは口角から外耳孔までの長さのものを選択する。

　概して経鼻エアウエイの方が経口エアウエイよりも挿入は簡単で効果も良好である。経鼻エアウエイは鼻出血をきたさないよう、たっぷりと潤滑材を塗布し前顔面に対して垂直方向に優しく挿入する。サイズは患者の小指のDIP関節の太さのものを標準とする。咽頭に対する刺激が少ないので経口エアウエイよりも嘔吐を誘発することが少ない。

　前頭蓋底骨折が疑われる場合（さらさらした鼻血、パンダの目など）は頭蓋内に迷入するおそれがあるので経鼻エアウエイは禁忌である。

B．LMA、ETCなど

　プレホスピタルでは従来、気管挿管に代わる気道確保法としてLMA（Laryngeal Mask

Airway)、ETC(Esophageal Tracheal Combitube)、などが使用されてきた。LMAやETCは、喉頭鏡を用いずに挿入できること、バッグバルブマスク換気と比較してより確実に気道が確保されること、疲れにくい、片手がフリーになるなどの利点がある。但し、咽頭反射が残っている患者に挿入すると嘔吐を誘発する可能性があり、また盲目的に挿入することから咽頭・食道損傷などの合併症のリスクがある。

ETCは盲目的に食道内に挿入し、先端付近と咽頭部分の両方のカフを膨らませ、そのカフの間の複数の側孔につながったルーメンから換気を行うものである。誤って、気管に挿入されても、先端から換気することが可能である。

EASTのガイドラインでは、挿管ができない、マスク換気もできない、輪状甲状靭帯切開術もできない、といったときの最終手段としてLMA、ETCの使用を勧めている。

最近では、LMAを挿入した後にシャフトの中から気管チューブを挿入する方法(intubating laryngeal mask)や、LT(Laryngeal tube)なども開発されている。

C. 気管挿管

1)気管挿管施行に際して

気管挿管は気道確保のゴールドスタンダードである。しかし心肺停止以外の症例で行う場合、挿管操作にはある程度の侵襲を伴い、合併症が少なくない方法であることを忘れてはいけない。通常の喉頭鏡を使用した気管挿管の方法・手技については麻酔科学の成書を参照されたい。

気管挿管施行時の問題点は、
①脳圧や循環動態への影響
②誤嚥
③食道挿管
④挿管困難(difficult airway)

などが考えられる。予定手術のときに行う全身麻酔下の気管挿管とは違い、情報が少なく全身状態が不安定な外傷患者に対して行う気管挿管ではさまざまなリスク因子が潜在することが多い。したがって、その場にいるメンバーの中で気道確保に関して最も熟達した医師が行うべきであり、それでも挿管できないときには躊躇せず外科的気道確保を選択するべきである。

2)Rapid sequence intubation

Rapid sequence intubationは外傷患者(顔面外傷を除く)に対し、循環動態や脳圧への影響を最小限に抑えながら、誤嚥を予防しつつ、速やかに気管挿管を行うためのノウハウである。

操作に先立ち、まず十分な酸素化を行う。その後、鎮静薬(ミダゾラムなど)、鎮痛薬(ブプレノルフィンなど)、筋弛緩薬(ベクロニウムなど)を静脈投与する。薬物が効き始めたら挿管操作終了までの間、介助者が輪状軟骨圧迫(Sellick maneuver)を行い胃からの逆流を防止する。筋弛緩が効くや否や喉頭展開し気管挿管を行う。この方法をRapid sequence intubation(急速導入法)(表2)という。輪状軟骨を圧迫している手は、カフをinflateし気管内にチューブが確実に入っていることが確認されるまで緩めてはいけない。この間、もう1人の介助者は頸部をニュートラル位に保つように患者の足側から頭部保持をしっかり行う。喉頭展開直前に1～2 mg/kgのリドカインを急速静注すれば循環動態や脳圧の変動防止に有効である。

■表2　Rapid sequence intubationの実際の流れ■

挿管までの時間	処置・投薬内容		投与量
5分前	十分な酸素化		
3～5分前	非脱分極性筋弛緩剤　ベクロニウム		0.01mg/kg
3～5分前	小児	アトロピン	0.01～0.02mg/kg
3分前	鎮痛剤	ブプレノルフィン	5μg/kg
		フェンタニール	5～7μg/kg
	入眠剤	ミダゾラム	0.1mg/kg
		ケタミン	1.0mg/kg
	入眠後に Sellick maneuver（輪状軟骨圧迫）施行		
90秒前	筋弛緩剤　ベクロニウム 筋弛緩が得られたら喉頭展開して挿管		0.15～0.2mg/kg
直前	頭部外傷	リドカイン	1.5～2.0mg/kg

　各種薬剤の使用法、薬理作用などを修得しておくことが重要なことはいうまでもない。重症外傷患者に対してこれらの薬剤を使用するときには循環系への影響も大きく血圧低下などを認めることが予想されるため、万全の準備態勢を整えて使用することが肝要である。時には薬剤を使用することで、辛うじて患者の呼吸努力によって開放されていた気道がさらに脅かされ、危機的状況を招来することもある。特に顔面外傷により気道が脅かされている場合は、安易に鎮静薬や筋弛緩薬を使用してはならない。顔面外傷の患者に対しては意識下挿管が原則である。それでも挿管ができないときには躊躇せず輪状甲状靭帯穿刺・切開（後述）を施行するべきである。

　頭部外傷患者に気管挿管を行うときにはとりわけ、脳圧上昇防止への配慮が重要である。操作に先立ち処置台を軽度頭部高位とし、鎮静薬、筋弛緩薬投与下に数分間の過換気を行った後、リドカインの静脈投与に引き続いて速やかにかつ愛護的に挿管操作を終了する。この間、もちろん誤嚥防止手技を併用する。

3）気管支ファイバーを用いた気管挿管

　気管チューブの内腔にあらかじめ気管支ファイバーを通しておき、ファイバーを気管内に挿入したあと、ファイバーをガイドとして気管チューブを気管内に進める方法である。

　利点としては、①頭部を後屈しなくても挿管可能であること、②挿管困難症例に対しても声門を直視し挿管可能であること、などが挙げられる。但し、操作には熟練を要し、また挿管操作完了までにある程度時間がかかるため、緊急時の気道確保には適さない。1分1秒を争う場合には外科的気道確保（後述）などが推奨される。

　頸椎・頸髄損傷が疑われ後屈を制限された患者に対する気道確保の際には、通常の喉頭鏡を用いた気管挿管では挿管困難な症例に遭遇する機会が多く、気管支ファイバーを用いた挿管は有用な手段である。ファイバー挿管に関する一連の操作・手技、コツなどを習得しておくことは、いざというとき非常に役に立ち習得しておきたい重要項目の1つである。①介助者が下顎挙上すると下咽頭腔のスペースが広がり声門を発見しやすい、②下咽頭腔のスペースを確保す

る目的でつくられた専用器具(オバサピアンエアウエイ™)も有用である、あるいは、③ファイバー内を覗かず、前頸部の皮膚を透見しながら、甲状軟骨直上の正中へファイバー先端の光を誘導し、そこで初めてファイバー内を覗くと視野の中央に声門が見える、などいろいろなコツがある。経鼻挿管の方が経口挿管よりも容易であるかも知れない。局所麻酔を十分行い、軽く鎮静下に行う方が、より安全に行える。

　ファイバー挿管に熟達すれば、顔面外傷以外のほとんどの挿管困難症例に対処できることから、極めて重要な手技である。われわれの施設では、救急外来に電池式光源の気管支ファイバーを常備している。

4）左右肺分離

　重症肺挫傷の患者では、救急外来やCT室での検査中などに突然大量の喀血を生じ、瀕死となることが稀ではない。肺内裂傷内に出血が貯留し(外傷性仮性肺囊胞)これが気管内に溢れ出ることにより生じることが多い。この場合、通常の気管挿管では大量喀血による窒息を解除できない。

　われわれは、重症肺挫傷や外傷性仮性肺囊胞を合併する外傷患者の初療にあたって以下のように対処している。

　①初療時に喀血を認めれば、窒息予防のため予防的にダブルルーメンの気管挿管を行い、左右肺分離を行っておく。

　②出血が大量のときは出血側のルーメンを遮断し、タンポナーデ効果による止血を期待する。

　③以上の保存的治療で改善しないとき、気管支動脈塞栓術や手術適応を考慮する。

　この左右肺分離による保存的治療の根拠および利点は、

　①窒息に至るほどの大量喀血は多くの場合片側性であり、左右肺分離により非出血側で換気を確保できれば患者を窒息の危機から救うことができる。

　②30～40mmHg程度の動脈圧しかない肺動静脈系の出血はタンポナーデ効果により止血が期待できる。

　③後日、不幸にして肺囊胞が感染すれば肺葉切除となることもあるが、ADLのより悪い緊急一側肺全摘は避けることができる。

　一方、胸部外傷では高頻度に両側の損傷を合併しコンプライアンスが低下している。この場合、片肺換気にすると異常に高い換気圧を強いられることになり、空気塞栓のリスクが増す。また頭部外傷を合併している症例では頭蓋内圧の制御上支障を生じるなどの問題点がある。

［3．観血的気道確保法］

A．輪状甲状靭帯穿刺(図22)

　輪状甲状靭帯穿刺は、顔面外傷などでマスク換気も気管挿管もできないといった、気道閉塞が切迫した患者に対してしばしば起死回生の手段となるガス交換法である。但し、一時的な気道確保、換気の手段に過ぎない。吸引はできず、口腔内の出血などの気管へのたれこみは防げない。そればかりか、ジェット換気を行うことで、口腔や咽頭の血液をベンチュリー効果に

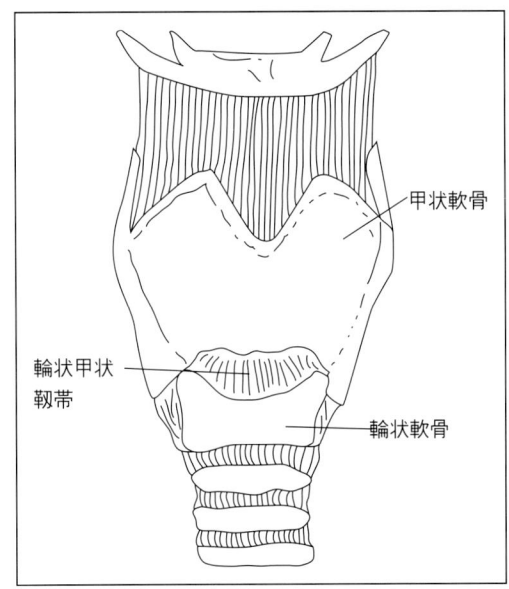

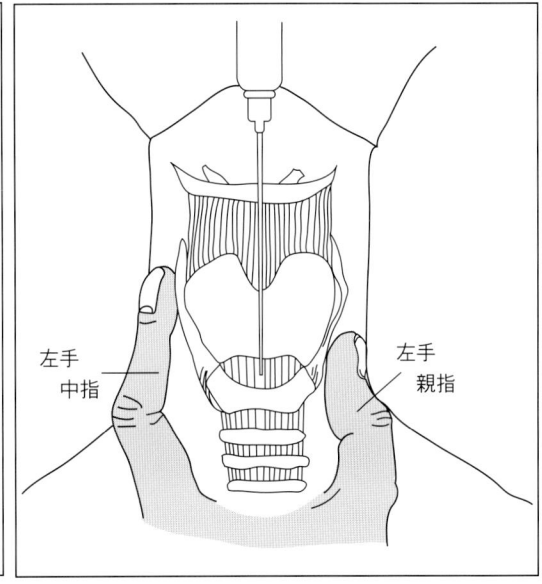

● 図22 輪状甲状靱帯穿刺・切開に関する頸部の解剖 ●

● 図23 輪状甲状靱帯穿刺の実際 ●

よって肺内へ送り込むことにもなる。あくまでも一時しのぎの手段でしかないので、これで時間稼ぎをしている間に、他の確実な気道確保(気管挿管や輪状甲状靱帯切開など)を行う必要がある。

1)手技の実際(図23)

まず、甲状軟骨と輪状軟骨を触知しその境界の輪状甲状靱帯を同定する。5～10mlの注射器を接続した14Gの血管留置針を靱帯に刺入する。このとき針先を尾側方向に約45°程度傾け陰圧をかけながら進める(以上は教科書的な説明であるが、針を持つ手の脇を開いて陰圧をかけながら針を進める危なっかしい手技を著者は推奨しない。針を持つ手の手掌は患者の前頸部皮膚に固定し安定した状態で進めるべきである。吸引は適宜行えばよい)。

空気の吸引が確認できたら外筒を下方に進め内筒は抜く。再度、注射器を接続し空気の吸引が確認できれば酸素チューブを接続する。

穿刺部位よりも末梢側に狭窄が存在すると有効な換気は期待できない。

2)穿刺後の換気方法

ERなどにジェットベンチレーターが常備されていなければ(常備することが望ましい)、穿刺後の換気には工夫が必要である。酸素チューブにYコネクターもしくは三方活栓を接続し、血管留置針の外筒に接続する。酸素を10～15l/分で流して側孔を間欠的に手で塞いで換気を行う方法がある。あるいはこれらの接続デバイスを省き、留置針と酸素を直接接続し、接続と解除を反復してもよい。送気に1秒、排気に4秒のペースで換気を行う。ジェットベンチレーターに接続すれば圧倒的に確実な酸素化を達成できる。上記いずれの方法においても、ベンチュリー効果による血液吸入や、二酸化炭素の蓄積のため長くはもたない。45分以内に別の気

道確保(輪状甲状靱帯切開など)を完了すべきである。各施設で穿刺後の換気手段をERに準備しておくことが重要である。われわれの施設では、救急外来、集中治療室それぞれに高頻度ジェット換気(HFJV)の可能なジェットベンチレーターを常備している。救急外来での使用頻度は少ないが、お守りと思えば安い。

B. 輪状甲状靱帯切開(図24)

輪状甲状靱帯切開は、輪状甲状靱帯穿刺と同様、顔面外傷などによりマスク換気も気管挿管もできないという超緊急時に、瞬時に気道を開通させることができる起死回生の気道確保法である。輪状甲状靱帯穿刺に引き続いて実施するか、あるいはいきなり切開を行ってもよい。輪状甲状靱帯切開の利点は、①頭部を後屈しなくても施行可能であること、②チューブを挿入しカフを膨らませることにより、気道と食道を分離できること、③気管内の吸引が可能であること、④バッグによる換気が可能であること、などが挙げられる。12歳以下の小児は声門下狭窄を後遺する危険があるため禁忌とされている。

術者が右利きの場合、患者の右側に位置し左手で下顎を固定しながら母指と中指で甲状軟骨をしっかり保持し、示指で輪状甲状靱帯を同定する。消毒をした後、余裕があれば局所麻酔を施行しメスで皮膚から喉頭前壁まで一気に切開する。空気の流出を確認したらペアン鉗子で切開口を広げ、気管内にチューブを挿入する。

ポイントは、①切開する部分(輪状甲状靱帯)を同定したならば、しっかり保持すること、②ペアン鉗子で切開口を広げるときに、咳反射のため切開口が動揺したり、血液・痰などで視野が悪くなるため、押し広げてからチューブを挿入するまでを手際よく行えるようにすること、である。気管切開チューブ、気管チューブ、いずれでもよいが5.0〜7.0mmのカフ付きチューブを使用する。慣れれば10秒程度で気道が確保できる。

合併症としては声門下狭窄、皮下気腫・縦隔気腫、気胸、食道損傷、嗄声、出血、誤嚥などが考えられる。

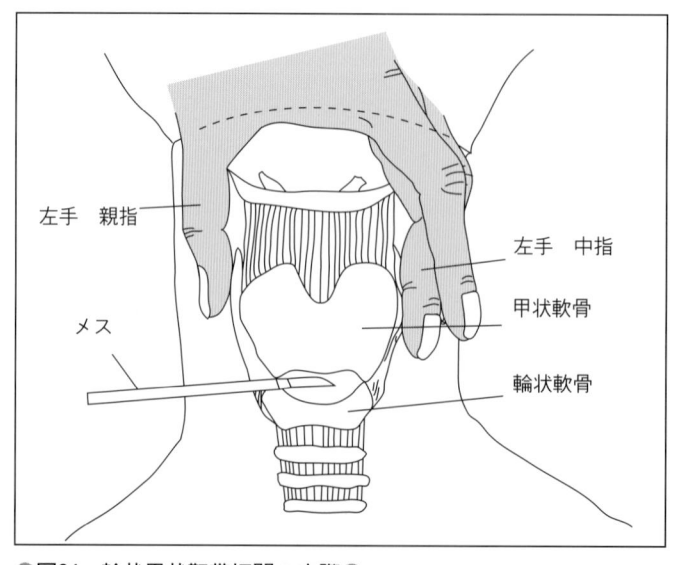

●図24 輪状甲状靱帯切開の実際●

C. 経皮的気管切開術

近年、経皮的に気管内へガイドワイヤーを挿入し、専用の鉗子やダイレーターなどを用いて穿刺孔を拡張してそこから気管切開チューブを挿入する、経皮的気管切開術が普及してきた。従来の定型的気管切開と比較して、低侵襲であり慣れると数分で完了できるため緊急時の気道確保法としても有用であるが、ある程度余裕がある状態で行うのが前提である。心停止が切迫した状況での蘇生的気道確保には適さない。そのような状況であれば、輪状甲状靱帯穿刺あるいは切開を施行するべきである。

また、本法では頸部を伸展位とする必要がある。そのため、頸椎損傷の有無が明らかでない外傷急性期には適切ではない。

合併症としては、穿刺時に気管後壁や食道を損傷する可能性がある。われわれは、気管支ファイバーを用いて穿刺時の状況をモニターに写し、術者にも確認できるようにして合併症の防止に努めている。また、予期せぬ出血や気管切開チューブの挿入が困難な症例もあり得るため、すぐに定型的気管切開ができる準備をしておくことが賢明である。

[4. 逆行性気管挿管]

輪状甲状靱帯を18Gの針で穿刺し、この針を通してガイドワイヤー(硬膜外カテーテルでもよい)を逆行性に口腔内へ導き、これを摘んで先端を口腔外へ引き出す。このガイドワイヤーに沿わせて気管内にチューブを誘導する方法である。コツがあり、いささか経験を要する。気管チューブの先端が声門に近づいたら、ガイドワイヤー(あるいはカテーテル)の両端を軽く吊り上げて喉頭蓋を起こす。また、同時に、チューブのベベルを前方に向け、先端が喉頭蓋に引っかからないようにして声門を通過させる。通過したなら直ちに、ベベルの向きを適正に戻し、ガイドワイヤーの張りを緩め、気管内に少し進める。そこでガイドワイヤーを抜去する。抜去に際し抵抗があるときはチューブを少し抜き気味にする。以上がコツである。

逆行性気管挿管はASA(米国麻酔学会)の挿管困難アルゴリズムにおいて、「気管挿管に失敗したがマスク換気が可能である非緊急時」に、次に考えるべき手技の1つと位置づけられている。この範疇にはファイバー挿管、特殊なブレードを用いた挿管などが含まれる。

(河野安宣)

【文　　献】
1) 日本外傷学会外傷研修コース開発委員会：外傷と呼吸．外傷初期診療ガイドラインJATEC，日本外傷学会，日本救急医学会(監修)，pp23-36，へるす出版，東京，2002．
2) An EAST Practice Management Guidelines Workgroup : Guidelines for emergency tracheal intubation immediately following traumatic injury. http://www.east.org/tpg/intubation.pdf, 2002.
3) 熊谷　謙：気管支鏡による気道確保；適応と手技．救急・集中治療 15(6)：605-609, 2003．
4) 金子高太郎，石原　晋，土井正男：外傷性喀血における救命と手術回避を目的とした分離肺換気．人工呼吸 15：153-154, 1998．
5) 金子高太郎：大量喀血による窒息切迫状態となった転院患者．第6回全国救急隊シンポジウム議事録．pp149-151, 1998．
6) 金子高太郎，石原　晋：DLV．救急医学 22：1284-1288, 1998．
7) Joseph J, Tepas Ⅲ : Airway Control.Trauma, 3rd ed, David VF, Ernest EM, Kenneth LM(eds), pp879-898, Appleton & Lange, Stamford, Connecticut, 1996.

3. 胸腔ドレナージ

はじめに

　胸腔ドレナージ(Tube thoracostomy)は、胸腔内に貯留する空気や血液などの液体を排出し、肺や心臓への圧迫を解除するための処置である。

　外傷の急性期の死亡原因として緊張性気胸や大量血胸はありふれたものであるが、それらのほとんど(85%)は胸腔ドレナージだけで救命可能であり、死亡例の多くはPTD(preventable trauma death)と考えられる。

　外傷初療においては、胸腔ドレナージは気道確保に次ぐ、あるいはそれに匹敵する最も重要度・緊急度の高い処置である。

　JATECにおいても胸腔ドレナージが必要な病態は必ずPrimary surveyの段階でみつけ、対処するべきことを強調している。

　初診時に上記の病態があるにもかかわらず、胸腔ドレナージを行わずに紹介転院させることは、非常に危険なことである。

　胸腔ドレナージは外傷性、非外傷性、あるいは呼吸不全・ショック合併の有無により、考え方や手技が異なる。本稿では外傷急性期に照準を当てて記載している。

[1. 適　　応]

①血胸
②気胸

緊張性気胸、開放性気胸、大量血胸は胸腔ドレナージの絶対適応である。

[2. 禁　　忌]

　絶対的禁忌はない。しかし胸膜の癒着が予想される場合は、胸腔ドレナージにより癒着を剥がしたり、肺を損傷するなどして、大量出血を引き起こす可能性があるため、より慎重に行う必要がある。

　また、出血傾向がある場合や、抗凝固剤などの服用中の症例でも慎重に行わなければならない。

　以上のようなことに留意することは重用ではあるが、呼吸不全あるいはショックが進行する状態では胸腔ドレナージの実施を躊躇してはならない。

[3. 目　　的]

①胸腔内に溜まった空気や、血液による換気障害、心拡張障害を解除する。
②肺と胸腔内壁を密着させて損傷部からの出血を圧迫止血する。
③損傷が予想される肺に対する陽圧換気の安全性を高める。

④開胸手術適応の判断材料になる(出血量、出血速度、空気のリーク量)。
⑤無気肺の改善。

[4．準備と必要物品]

①滅菌手袋、マスク、滅菌ガウン、帽子。
②消毒用具：滅菌綿球、ポビドンヨード液、滅菌鑷子。
③有窓ドレープ
④局所麻酔：1％塩酸リドカイン(1％キシロカイン®)、10mℓ注射器1本、針21～23G。
⑤胸腔ドレーン挿入用具：スピッツメス、曲ペアン鉗子、カテーテルクランプ用鉗子、ガーゼ。
⑥胸腔ドレナージチューブ　気胸の場合：成人20～24Fr、小児16～18Fr。
　　　　　　　　　　　　血胸の場合：成人28～32Fr、小児18～20Fr。
⑦吸引道具：持続吸引セット、または水封式ドレナージボトル、連結チューブ、コネクター。
⑧固定用具：持針器、縫合針、皮膚縫合糸(2-0または1-0絹糸)、Yガーゼ、タイ／タイガン、固定用絆創膏。

[5．解　　剖]

　図25のように体表面から胸腔に向けて、皮膚・皮下組織・前鋸筋・外肋間筋・内肋間筋・最内肋間筋・壁側胸膜を経て、胸膜内に達する。
　肋間動静脈と肋間神経は肋骨内面下縁の肋間溝を上からV・A・N(venous、artery、nerve)の順に走行している。これらを損傷しないように、穿刺は肋骨上縁に沿って行う。中腋窩線より前胸部では、肋骨上縁に肋間動脈や肋間神経が分枝を出していることがあるため、前胸部では肋骨上縁での穿刺でも、肋間動脈や肋間神経を損傷させる危険性に留意する必要がある。
　鎖骨中線よりも中央では内胸動脈損傷の恐れがある。

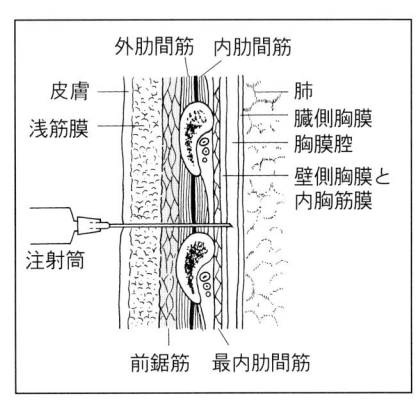

●図25　胸壁の解剖●

[6．静脈確保とモニタリング]

　出血、胸膜穿刺時の迷走神経反射、pleural shockと呼ばれる一過性の血圧低下などに対し、迅速な対処ができるように、あらかじめ静脈確保をしておくことが原則であるが、緊張性気胸ではドレナージが静脈確保に優先することも少なくない。
　心電図、脈拍数、血圧、酸素飽和度などのモニタリングを行い、異変にすぐ気づくようにしておかなければならない。

［7．胸腔ドレーンの挿入］

A. 既往歴の確認

余裕があるときは、胸膜の癒着が疑われるような既往歴があるかどうか確認する。つまり患者もしくは家族から胸膜炎や開胸手術の既往がないかを聴取し、実際に視診で胸郭の変形や手術痕がないか確認する。

呼吸不全やショックを呈している場合はこれらの情報の聴取は省略されてもやむを得ない。

B. 気胸・血胸の確認

余裕があれば胸部X線写真により肺虚脱の程度、胸膜癒着の程度、横隔膜損傷の有無を確認してもよい。

緊張性気胸により循環動態が不安定になっている場合は、X線写真を撮る時間的余裕はない。視診(胸郭運動の左右差、打撲痕や挫創の有無、外頸静脈の怒張)、聴診(呼吸音の左右差)、触診(皮下気腫、肋骨骨折、気管の偏位)、打診(鼓音の有無)などの理学所見だけで診断し、直ちに胸腔穿刺または胸腔ドレナージを行う。

> **MEMO ①**
> 胸腔穿刺
> 　緊張性気胸で、心停止が切迫するなど、胸腔ドレナージが間に合わないと思われるときはとりあえず胸腔穿刺で脱気を試みる。患側の第2肋間鎖骨中線上で14Gまたは18Gの静脈留置針を穿刺留置する。これは一時しのぎに過ぎないので、引き続いて胸腔ドレーンを挿入する。

血胸はFASTで確定できる(図26)。理学所見で疑い、FASTで所見があればドレナージを実施する。理学所見は、視診で胸郭運動が低下、聴診で呼吸音が減弱、打診で濁音などである。呼吸や循環動態が安定していれば、胸部X線写真で肋骨骨折の位置や大血管の損傷の有無を確認してもよい。

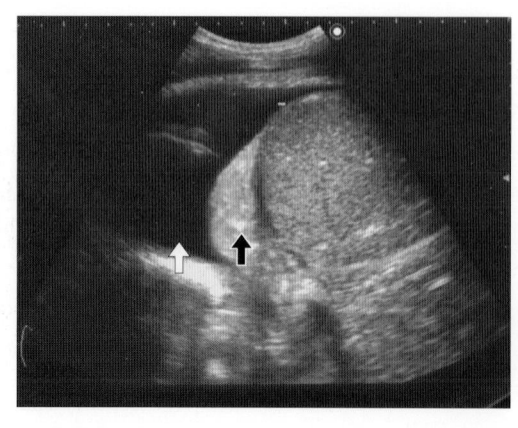

●図26　血胸のエコー写真●
右胸腔に大量の血胸(⇨)と虚脱した肺(➡)が認められる。

C. 挿入部位

　胸腔ドレーンの挿入部は、気胸の場合も血胸の場合も第4・第5肋間の前または中腋窩線上に挿入する。この部位は、筋層が薄く、横隔膜より十分上方にあるため、安全で挿入しやすい[1]。
　皮膚切開部位は、挿入肋間より1肋間下におくとする意見がある。その理由は、①挿入したドレーンが肺尖部方向に向かいやすい、②チューブが途中で折れにくい、③挿入時あるいは抜去時に空気の流入が抑えられる、などである。
　しかし、緊急時はこのようなことにこだわらず、挿入肋間に対して垂直に挿入し、最短距離で胸腔に達するようにする方が確実である。
　初心者は皮膚切開部に皮膚ペンなどでマーキングを行い、肋骨の走行もマーキングするとよい(図27)。
　挿入部位の近くに汚染された胸壁損傷があれば、胸腔内の感染を起こす可能性があるので、汚染部位から離れたところに挿入する。また肋骨骨折部付近の挿入も避けた方がよい。

D. 体　　　位

　側胸部から挿入するときは患側がやや上になるように軽度(約15°)側臥位気味にすると操作しやすい。背部にタオルあるいは枕などを入れるとよい。
　次に患側の上肢を挙上して固定する。これにより肋間が開き挿入しやすくなる。
　また、上肢挙上により皮膚も上方に移動するため、挿入肋間に対し垂直にチューブを挿入しても上方に向かわせやすい。上肢挙上が困難な場合、介助者により皮膚を頭側に牽引してもらうと、1肋間下から挿入するとの同等の効果が得られるが、こだわるほどのことではない。

E. 消　　　毒

　皮膚切開部を中心として直径20cm以上の範囲を、ポビドンヨード液などで消毒する。消毒した部分に有窓の滅菌布を被せる。

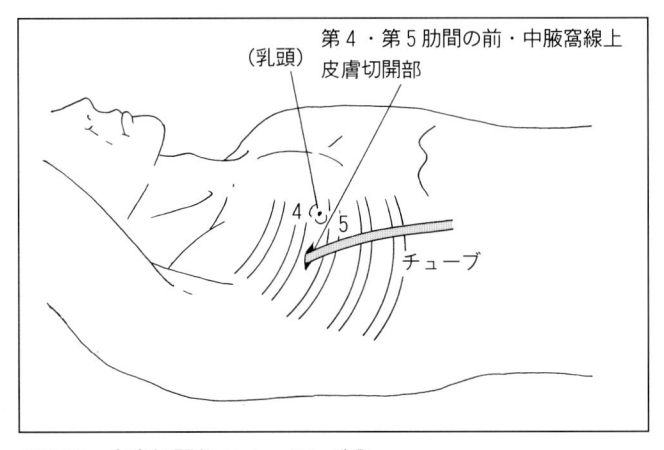

●図27　皮膚切開部のマーキング●
上肢挙上により肋間が開き挿入しやすくなる。上肢挙上により皮膚も上方に移動するため、挿入肋間に対して垂直にチューブを挿入してもあとで固定しやすい。

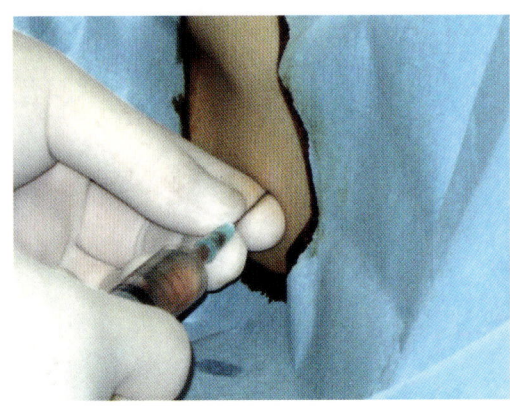

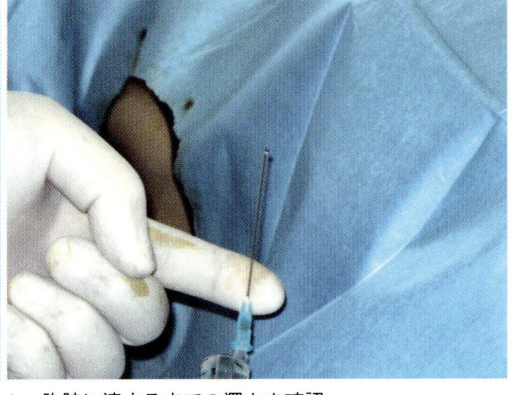

a. 血液の貯留を確認　　　　　　　　　b. 胸腔に達するまでの深さを確認

●図28　試験穿刺時の写真●

F. 局所麻酔と試験穿刺

挿入肋間に21～23Gのカテラン針を用いて、広めに膨疹ができる程度に局所麻酔薬を注入し、浸潤麻酔を行う。その後注射器に間欠的に陰圧をかけ、血流の逆流がないことを確認しつつ局所麻酔薬を適宜注入する。穿刺する際、神経痛がないか確認しながら針を進めていかなければならない。針は肋骨上縁に沿って進めることになるが、まず肋骨に当て、徐々に針を頭側にずらし、上縁に沿って進めてもよい。肋骨に当たったとき、骨膜に十分に麻酔をする。その後も陰圧をかけながら針を進めていくと針先が胸腔内に達し、気胸であれば空気が、血胸であれば血液が吸引できるはずである。陰圧をかけながら針を少し戻すと空気あるいは血液が吸引できなくなり、針が胸腔の外に出たことを意味する。その部分は、痛みを強く感じる壁側胸膜であるから、そこで十分に局所麻酔薬を注入する。

その後針の皮膚挿入部に指を当てたまま引き抜き、体表から胸腔までの距離を把握しておく（図28）。

G. 皮膚切開

挿入肋間の下位の肋骨の走行に沿って、示指が十分通るくらいの大きさ（約3cm）の切開を行う。

H. チューブの挿入

大きめの曲ペアンまたは直ペアン鉗子で皮下や肋間筋群を肋骨の上縁に向けて鈍的に剥離していく。ペアン鉗子が入り過ぎて肺を損傷させないように、ペアン鉗子を持っている手の示指やあるいは反対の方の手でストッパーの役目をさせながら、ペアン鉗子を閉じた状態で押し込んでいく（図29）。

そして若干の抵抗の後、「ズボッ」という感触とともに胸膜を貫通することになるが、気胸であれば「シュー」という空気流出音を聴くことができる。胸腔内に鉗子が達したら、肋間方向に鉗子をしっかり開き、胸膜をチューブ径より大きく破る。緊張性気胸の場合は30秒程度この状態で胸腔内の陽圧が解除されるのを待つとよい。循環動態の急速な改善が観察されるだろう。

3. 胸腔ドレナージ

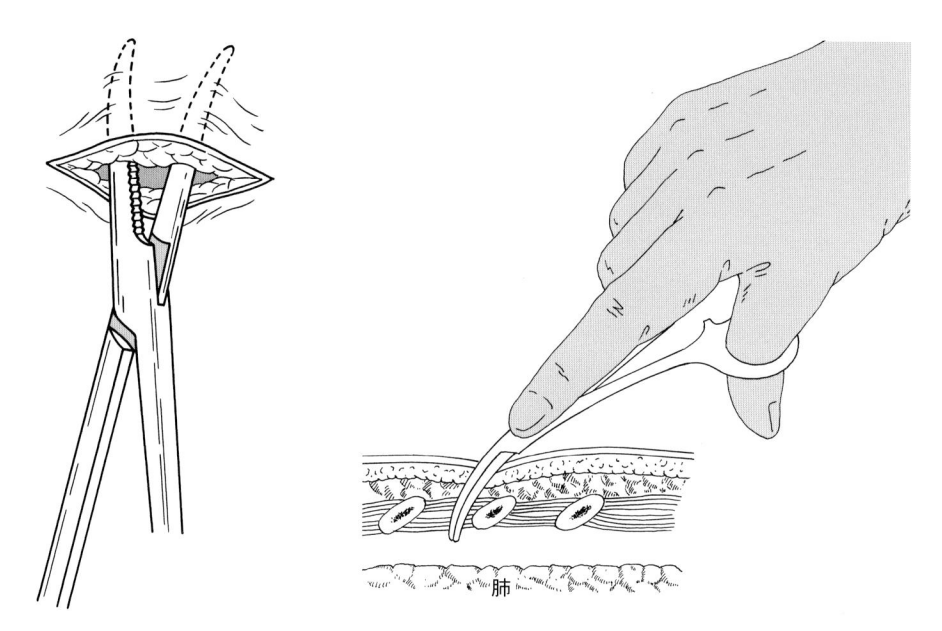

●図29　ペアン鉗子による胸壁トンネルの作成●
挿入肋間に示指が通るくらいの大きさ（約3cm）の横切開を行う。肋骨上縁に沿って鈍的に剥離する。ペアン鉗子が入り過ぎて肺を損傷させないように、ペアン鉗子を持っている手の示指やあるいは反対の方の手をストッパーにしながら、胸膜を穿破する。

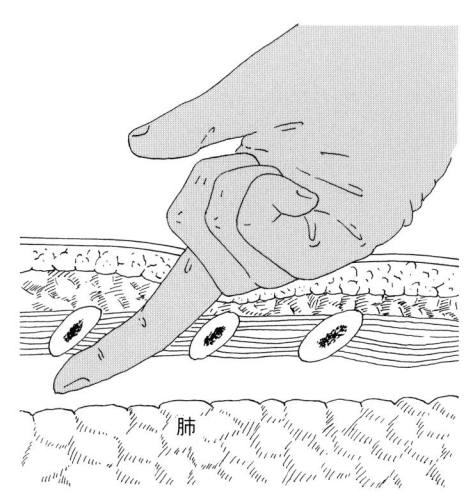

●図30　指による胸腔内の触診●
胸腔内を触診し、胸膜の癒着の有無を確認する。示指や小指でトンネルを広げ、ドレーンの進入経路を確認する。

　その後さらに鉗子を引き抜きながら皮下組織を再度押し広げておく。
　次に指を創内に挿入し、チューブの進入経路を確認し、肺が触知できるかどうかを指先で確認する。このとき腹腔内臓器が触れないことも確認しておく。
　胸腔内に指が入ったら、癒着の有無を調べ、癒着があれば指で剥離を行う。高度の癒着や心拍動を感じたら、挿入部位の変更を検討する（図30）。

また穿破した胸膜の位置や胸腔までの深さも確認しておく。

チューブ挿入時は、曲ペアン鉗子でチューブの先端を図31のように挟み、胸腔内に誘導し、チューブを肺尖部の背側方向に進める。

その他ドレーンの挿入法として、チューブに金属製の内筒を入れたまま胸腔内に挿入する方法があるが、この方法は肺損傷をきたしやすく、心大血管損傷も起こしかねないので、標準的ではないとされている。特に外傷の初療段階では通常この方法は行わない。ある程度の余裕があり事前の画像検査で安全性が確認されている場合は、内筒がある方が操作性もよく、切開創も小さくて済むので、この方法を用いることもある。一般にこの方法の最大の利点は、操作中、できるだけエアタイト（胸腔内へ空気が流入しにくい）な状態を維持できる点にあるが、外傷急性期に問題となる緊張性気胸や大量血胸では胸腔内が陽圧となっており、それを一刻も早く解消することが重要であるので、エアタイトな操作に固執することはむしろ有害である。外傷急性期にはこの方法の利点はない。

この方法で挿入するときは、内筒が肺を傷つけないように、チューブの先端の胸腔までの深さのところに片手をストッパーとして置き、もう一方の手でチューブの遠位を持ち、少しずつ押し込みながら胸腔内に進める。胸腔内に到達すると抵抗がなくなるが、さらに1cm程度進めたところで内筒を数cm引き抜き、ドレーンの角度を寝かせ、内筒をスタイレットとして、ドレーンを肺尖部背側に進める。

空気の流出音、チューブの曇り、液体の流出、流出した液体の呼吸性運動などが認められれば、胸腔内に挿入されていることの確認になる。それらが認められない場合、誤って皮下に迷入していたり、チューブが折れ曲がっていたりすることがあるため、チューブ内に少量（3〜5 m*l*）の生理食塩水を注入して呼吸性の移動があるかどうか確かめた方がよい。呼吸性変動がない場合、一旦抜去し、入れ直さなければならない。

挿入する長さは、患者の体格や皮下組織の厚さなどにもよるが15〜20cmである。挿入する前にチューブを体表に当てて、挿入する長さの目安をつけるとよい。

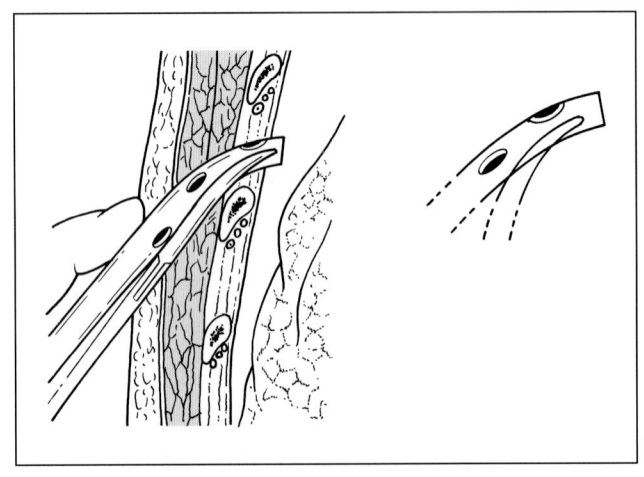

●図31　ペアン鉗子によるチューブの挿入法●
チューブの先端を挟み、胸腔内に誘導し、挿入したい方向にチューブを進める。

チューブが肺尖部に達し、同側の腕の痛みや胸痛が出現するようであれば、2cm程度チューブを引き抜いて痛みのないところで固定するとよい。

そして最後にドレーンの側孔が体表にないことも確認しておく。

チューブが適切な位置に留置できたら、吸引器に接続する。接続までの間、チューブをクランプするか否かは病態により異なる。外傷の初期診療の段階で、緊急処置あるいは蘇生処置として実施するドレナージの場合、陽圧の解除が最重要なのであって、吸引開始までの短時間、平圧下におかれることは問題ではない。すなわち、クランプする必要はない。

陽圧換気を行っているときはクランプしてはならない。

I. 吸引器への接続

吸引器としては、水封式三連吸引瓶(図32)や市販の持続吸引ボトルを用いる。

吸引器に接続したら8cmH$_2$O程度の陰圧で吸引を開始し、エアーリークの程度や排液の性状を確認する。

接続時に鉗子や延長チューブの重さで、挿入したチューブが抜けることがないよう、あらかじめチューブをドレープなどに固定しておく。

最終的に吸引圧は、10〜15cmH$_2$Oくらい必要になることが多いが、開始時の吸引圧は、ショックや再膨張性肺水腫などを避けるために低めに設定し、その後バイタルサインの変化をみながら徐々に上げる方がよい。

ドレナージ開始とともに800m*l* 以上(JATECでは1,000m*l* 以上)の血性排液があった場合は緊急開胸手術の適応である。このような症例では手術までの間、排液を垂れ流しにしていると出血性ショックになることがある。急速輸液、急速輸血で循環が維持できないときはドレーンを一時的にクランプする。クランプを続けると換気不全や閉塞性ショックになるから血圧が90mmHg以上になれば再び開放する。これを繰り返しながら速やかに手術を開始する。手術

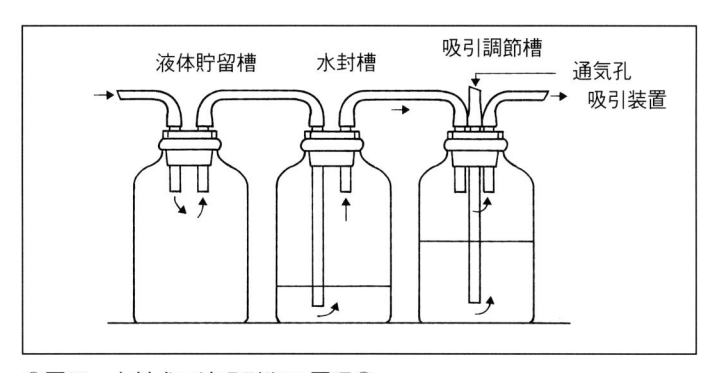

●**図32 水封式三連吸引瓶の原理**●
1番目のボトルは、胸腔に接続され、胸腔内からの排液を貯める液体貯留槽である。
2番目のボトルは、水封されており、胸腔内への空気の流入を防いでいる(水封槽)。
1番目のボトルとつながっているチューブは水面下にあり、脱気された空気は、ここで気泡をつくり、エアーリークの存在を示す。
3番目のボトルは吸引装置に接続されている。大気に開放された空気流入管は水封されておりその空気流入管の水位の差によって吸引圧が示され、最大陰圧が決定される(吸引調節槽)。

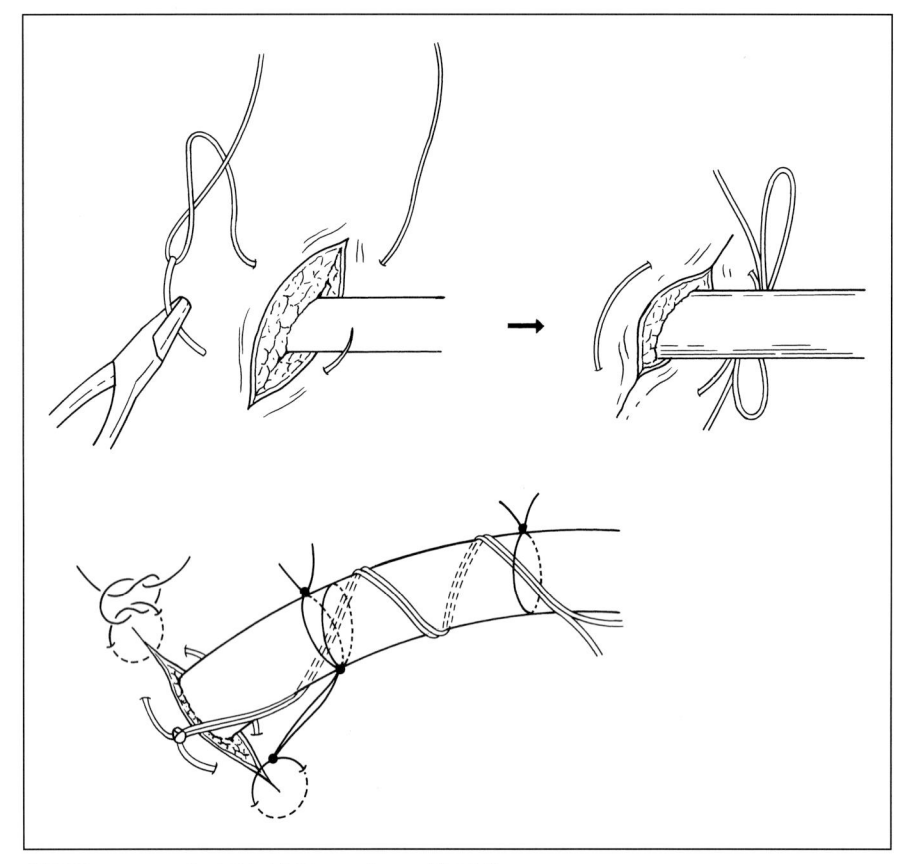

●図33 チューブの固定(水平マットレス縫合)●
皮膚切開部は、水平マットレス縫合を行う。チューブの抜去時に再縫合しなくてもいいように蝶結びにしておくとよい。
水平マットレス縫合後チューブに巻きつける方法もある。さらにもう1本で余分な皮膚切開部を縫合し、チューブにも糸をかけ固定する。

開始が間に合わず、心停止が切迫するようであれば、救急室開胸(ERT)の適応である。
　気胸でエアーリークが著明な場合は、30cmH_2Oを超す陰圧で吸引すると、気道から吸入した空気までも吸引され、酸素化が悪くなるという報告がある[2]。
　持続吸引を開始しても、エアーリークが著明で酸素化の改善が得られない場合は、開胸手術の適応である。いたずらに吸引圧を上げることを試みるよりも、速やかに手術を実施すべきである。手術までの間の酸素化の補助手段として、二腔管挿管による左右肺分離やジェットベンチレーションが有用である。
　胸腔内の排液や脱気が不十分なときは、チューブの位置調節や追加挿入を検討する。

J. チューブの固定

　皮膚切開部は、空気が胸腔内に流入しないように、1-0絹糸を用い、水平マットレス縫合を行う。このとき抜去時に再縫合しなくてもいいように蝶結びにしておくとよい。もしくは軽く結んだ後、チューブに巻きつけておく方法もある。

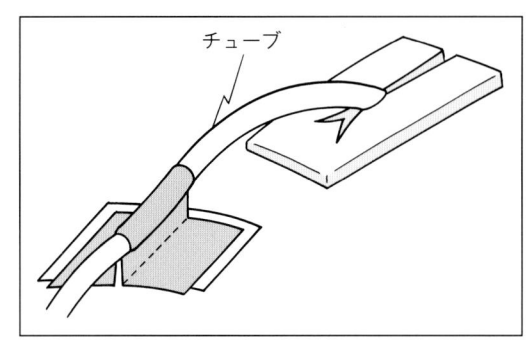

●図34 チューブのテープ固定●
チューブ挿入部に厚めのYガーゼを当てる。挿入部から離れたところで、まず体表に幅広テープを貼り、その上にチューブの全周に巻きつけるように貼り付けたテープを体表に固定する。その後全体をガーゼで覆い、テープで固定する。

さらにもう1本で余分な皮膚切開部を縫合し、チューブにも糸をかけ固定する(図33)。
皮膚切開部を強く締めつけ過ぎると皮下気腫を起こすことがある。
チューブ挿入部にはYガーゼを当て、さらに上からガーゼを当てる。挿入部から離れたところにも幅広テープで、図34のようにチューブの固定を補強するとよい。

K. 胸部X線写真によるチューブ位置の確認

胸腔ドレーンの挿入・固定が終了したら胸部X線写真を撮影し、チューブの位置は適切か・肺が拡張しているか・医原性の出血や再膨張性肺水腫が起きていないか・皮下気腫の拡大がないか、などを確認する。

L. 経時的観察

その後も経時的にエアーリークの程度・排液量・皮下気腫の程度を観察する。
バイタルサインやSpO$_2$、血液ガス検査、呼吸音の聴診なども経時的に観察する。

[8．胸腔ドレナージ中の合併症]

A. 医原性肺損傷・血胸

壁側胸膜と肺(臓側胸膜)の癒着部がチューブによって剥離されたり、ペアンやチューブの内筒が直接肺を傷つけることによって起こる。泡沫状の気泡を含んだ鮮血が流出してくる場合は、肺を穿刺したと考えられる。また内胸動静脈や肋間動静脈を損傷させた場合、大量血胸となる。
予防として、①チューブ挿入時に胸腔内に指を入れて癒着がないか確かめる、②ペアンやチューブの内筒が一気に胸腔内に入り過ぎないように、指でストッパーをつくって操作する、③前胸部から挿入する場合は、鎖骨中線より内側にドレーンチューブを挿入しない、④肋骨の上縁に沿ってドレーンチューブを挿入する、⑤明らかな胸壁損傷や肋骨骨折の付近にチューブを挿入しない、などのことに留意する。

B. 胸腔ドレーンの閉塞

凝血塊やフィブリン塊によりチューブが閉塞したり、チューブが折れ曲がり閉塞することが

ある。定期的にミルキング法やストリッピング法を用いて、①凝血塊やフィブリンを排出させる、②チューブを腋窩中線より後方から挿入しない、などの配慮が重要である。

C. 胸腔ドレナージシステムのリーク

チューブが抜けて側孔が胸腔外に出ていたり、挿入部の皮膚閉鎖が不十分であったり、連結部の緩みや破損により大量にエアーリークが認められることがある。

対策として、チューブの側孔が胸腔外にないか、連結部の緩みや破損がないか、吸引セット自体に問題がないか確認する。

D. 気胸の持続

肺裂傷の程度が強いか、または中枢気道の損傷により、高度のエアーリークが持続することがある。胸腔鏡や気管支鏡検査などを行い、損傷部位を確認する。また、吸気がそのまま吸引されることにより酸素化が保てない場合は、いたずらに吸引圧を上げることで対処しようとせず、肺の分離換気や外科的処置を検討する。

E. 皮下気腫

胸腔内の空気が脱気されずに、皮下に気腫をつくることがある。皮下気腫が拡がるときは、縫合を緩めて皮膚とチューブの隙間に余裕をもたせる。それでも皮下気腫が拡がるときは、チューブの入れ替えや追加を検討する。

F. 肝・脾損傷

胸腔穿刺時に肝臓・脾臓を損傷させる可能性がある。

第6肋間より下位で穿刺すると、肝臓・脾臓を損傷させる危険性があるため、原則として、第6肋間以下では行うべきではない。第5肋間でも肺が虚脱し、横隔膜が挙上していることもあるので、穿刺前にエコーで確認しておく。

G. 再膨張性肺水腫（reexpansion pulmonary edema）

急性期外傷患者では稀であるが、気胸（図35）や胸水により数日間肺が虚脱していた場合胸腔ドレナージにより肺を急速に再膨張させたときに肺水腫を起こすことがある。

これは、肺の再膨張により、肺血流の急速な増加とフリーラジカルを介した再灌流障害により、血管透過性が亢進するためと考えられている。

肺虚脱期間が長いときに発生しやすいといわれているが[3]、肺虚脱の期間と関係なく発生するという報告もある[4]。

動物実験では、3日以上肺が虚脱しており、20cmH$_2$O以上で再膨張させたときに起こるといわれている。

症状としては、ドレナージ直後から数時間後に、呼吸困難をきたし、胸部X線写真上肺水腫を認める（図36）。本症の死亡率は、19％といわれている[5]。

発症した場合、PEEPを用いた人工呼吸器管理を行う。

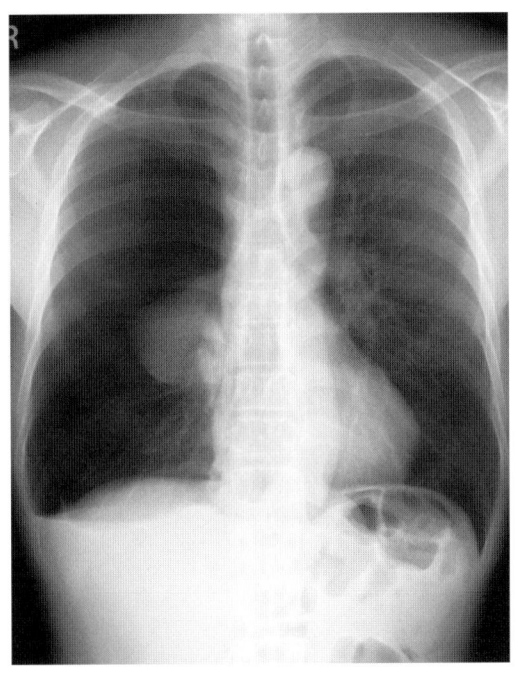

●図35 気胸のX線写真●
発症して数日経過している右肺の気胸

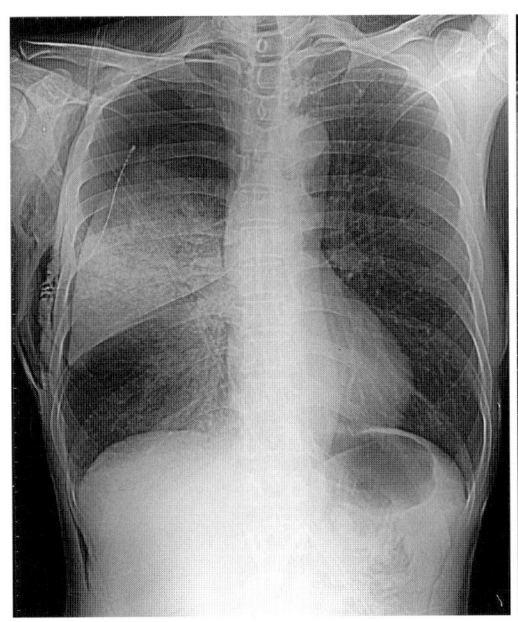

a. 脱気3時間後　　　　　　　　　b. 脱気5時間後
●図36 再膨張性肺水腫のX線写真●

H. 膿胸・肺炎

　チューブの挿入部から細菌が侵入し、感染を起こす。また肺損傷により気道から胸腔に細菌が侵入し、感染を起こすこともある。
　チューブの留置による膿胸の発生率は2.4%といわれている[6]。

対策として、胸腔ドレーンチューブの挿入に際し、清潔操作を徹底する。人工呼吸中は、口腔内洗浄や喀痰吸引を励行し、口腔や気道を清潔に保つ。予防的に抗生剤を投与する。

[9. 胸腔ドレーンの抜去]

　一般に、気胸では発症後72時間以上経過し、かつ24時間以上エアーリークが認められない場合、血胸では1日の排液量が100m*l*以下になった場合に抜去するとされている。しかし、陽圧換気を要する間は、ドレナージを継続する方が安全である。一般的に、胸腔ドレーンよりも気管内チューブの抜管の方が先である。

　6時間程度チューブをクランプし、自覚症状がなく、胸部X線写真上再貯留がなければ、抜去可能である。

　抜去時は、クランプをはずし持続吸引を再開しておく。清潔操作で挿入部に水平マットレス縫合をかけておく（挿入時にかけておくとよい）。胸膜貫通部の皮膚を圧迫しつつ、縫合した絹糸を術者が締めながら、介助者がドレナージチューブを抜去する。抜去後にしっかり結紮する。抜去の際は患者にゆっくり息をはかせるか、息こらえをさせるとよい。気管挿管中であれば、バッグバルブマスクで軽く陽圧をかけながら抜去する。しかし吸気時に抜去しても差はないという報告もある[7]。

　抜去後も胸部X線写真で再発がないか確認をしておくとよい。

（森川真吾）

【文　　献】

1) Moore EE, Feliciano DV, Mattox KL : TRAUMA(FIFTH EDITION). p164, The McGraw-Hill Companies, New York, 2004.
2) Pierson DJ : Persistent bronchopleural air leak during mechanical ventilation ; a review. Respir Care 27 : 408-415, 1982.
3) Bernstein A : Re-expansion pulmonary edema. Chest 77 : 708, 1980.
4) Sherman S, Ravikrishna KP : Unilateral pulmonary edema following reexpansion of pneumo thorax of brief duration. Chest 77 : 714, 1980.
5) Mahfood S, et al : Reexpansion pulmonary edema. Ann Thorac Surg 45 : 340-345, 1988.
6) Miller KS, et al : Chest tubes ; indication, technique, management and complication. Chest 91 : 258, 1987.
7) Bell RL, et al : Chest Tube Removal ; End-Inspiration or End-Expiration? J Trauma 50 : 674-677, 2001.

4. 心嚢穿刺・心嚢ドレナージ

はじめに

　心嚢穿刺の目的は心タンポナーデの解除であり、その適応は心タンポナーデによる循環不全を認める場合である。

　心タンポナーデは、慢性的に進行した場合は心嚢液貯留が2,000mlにもなって初めて症状が出現することもあるが、外傷のように急性に発症する場合は150ml程度溜まっただけでも症状を呈する。

　急性心タンポナーデは、慢性で発症する心タンポナーデと比べ、貯留した心嚢液(血液)が少なく、心嚢穿刺は難しい。特に心嚢貯留液が200ml以下の場合は心筋や心腔内を穿刺する危険性が高い[1]。しかし、急性心タンポナーデの場合、心嚢穿刺により少量の心嚢液(血液)を吸引するだけで血行動態が改善することが多い。

　心嚢穿刺は緊急性の高い処置で、適切に施行すれば症状を劇的に改善する一方、処置の遅れや誤った手技が死につながる。心タンポナーデと診断したら、躊躇なく心嚢穿刺を施行しなければならない。処置前後を通して患者の血行動態や症状の変化を観察することが重要である。

[1. 禁　　忌]

　絶対的禁忌はない。心破裂、大動脈解離などに伴う心タンポナーデでは、穿刺や開窓がパニックの引き金になることがあるので、診断がついていれば体外循環下での開胸が原則であり、これらは相対的禁忌といえる。重篤な出血傾向、穿刺部位の皮膚感染も相対的禁忌。

[2. 準　　備]

- 三方活栓、延長チューブ
- 注射器(10ml、20ml、50ml)
- カテラン針(22G、23G)、18-16G静脈留置針(テフロン針)
- 消毒薬(ポビドンヨード、クロルヘキシジン、アルコールなど)
- 滅菌手袋,滅菌ガウン、帽子、マスク
- 滅菌ドレープセット、滅菌ガーゼ、縫合セット、メス、固定用テープ
- ドレナージ用カテーテル(ピッグテイルカテーテルのアスピレーションキットが販売されているが、中心静脈カテーテルキットでも代用可能である)
- 排液バッグ
- 局所麻酔薬(1％リドカインなど)、鎮静薬
- 救急薬品(アトロピン、エピネフリン、リドカインなど)
- 除細動器
- 心電図モニター
- 超音波装置

第4部　必須基本手技

・気管挿管セット

［3．手　　技］

A．心嚢穿刺 pericardiocentesis

1．体位は仰臥位、状態が可能であれば30〜45°頭位挙上にする。頭位挙上することにより心嚢液を心前面から心下面に貯留させる。
2．超音波検査で心嚢腔までの距離・方向を把握し、穿刺部位を決め、マーキングする（図37〜図41）。

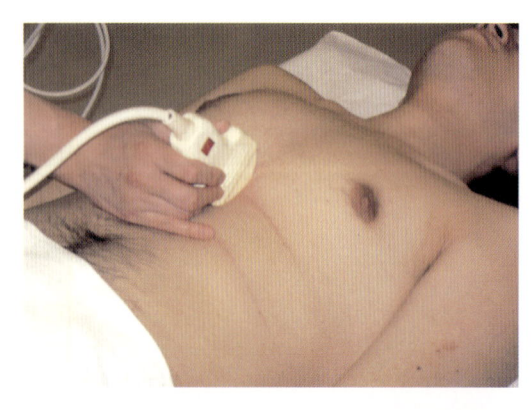

●図37　心窩部アプローチ（縦走査）からの心嚢の観察●

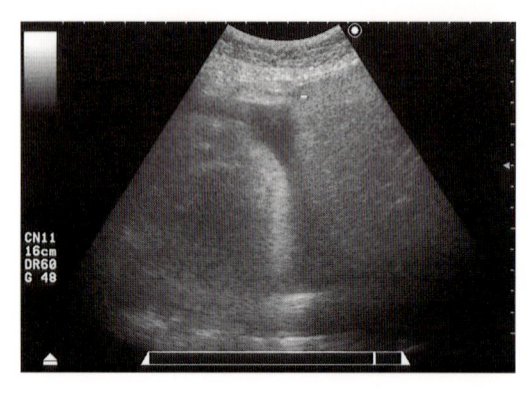

●図38　心窩部アプローチ（縦走査）による心嚢貯留液●

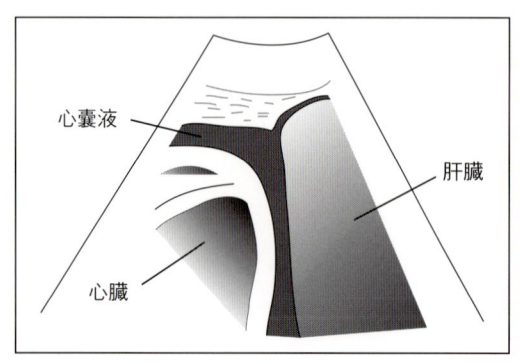

●図39　図2の解剖図●

4. 心嚢穿刺・心嚢ドレナージ

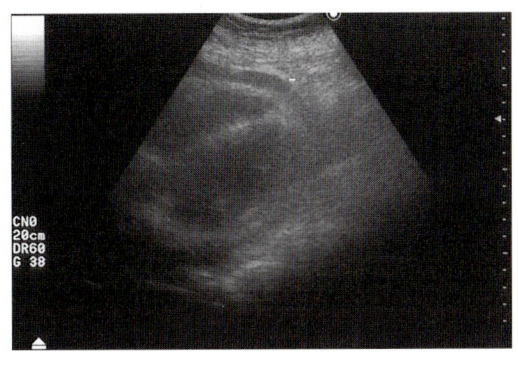

●図40 左季肋部走査から左上を覗き込むようにみた心嚢貯留液●

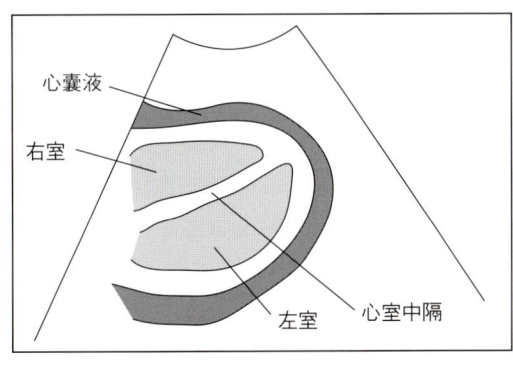

●図41 図40の解剖図●

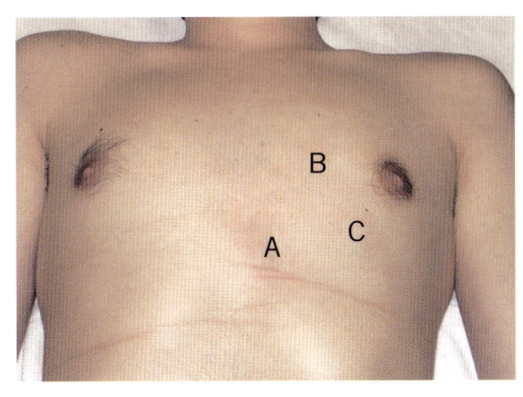

心嚢液
右室
左室
心室中隔

●図42 穿刺部位●
A：Larrey's point　B：胸骨左縁第5肋間　C：心尖部

> **MEMO ①**
> 穿刺部位は、Larrey's point（剣状突起左縁と左肋骨弓の交点の1横指下）が一般的であるが、胸骨左縁第5肋間や心尖部から穿刺することもある（図42）[2)3)]。

3．決定した穿刺部位を中心に前胸部から上腹部にかけて十分消毒し、滅菌穴あきドレープをかけ清潔野を確保する。
4．試験穿刺をする。22-23Gのカテラン針を付けた局所麻酔薬入りの10m*l*注射器を持ち、超音波検査で定めた穿刺部位と方向に従い、注射器の吸引と局所麻酔薬の注入を繰り返しながら十分に局所麻酔を浸潤させつつ、カテラン針を徐々に進める。心膜に近づいたら、さらに慎重に針を進め、心膜の軽い抵抗を感じた後、抵抗がなくなると同時に心嚢貯留液が吸引される。

第4部　必須基本手技

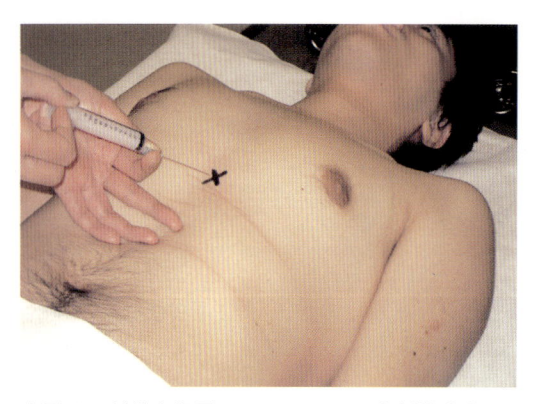

●図43　剣状突起下(Larrey's point)穿刺法①●

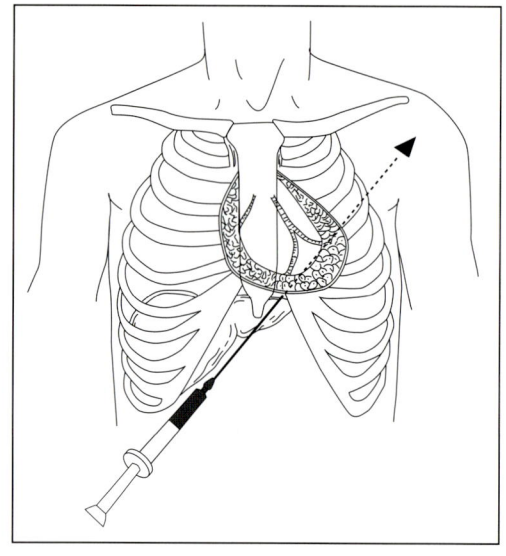

●図44　剣状突起下(Larrey's point)穿刺法②●

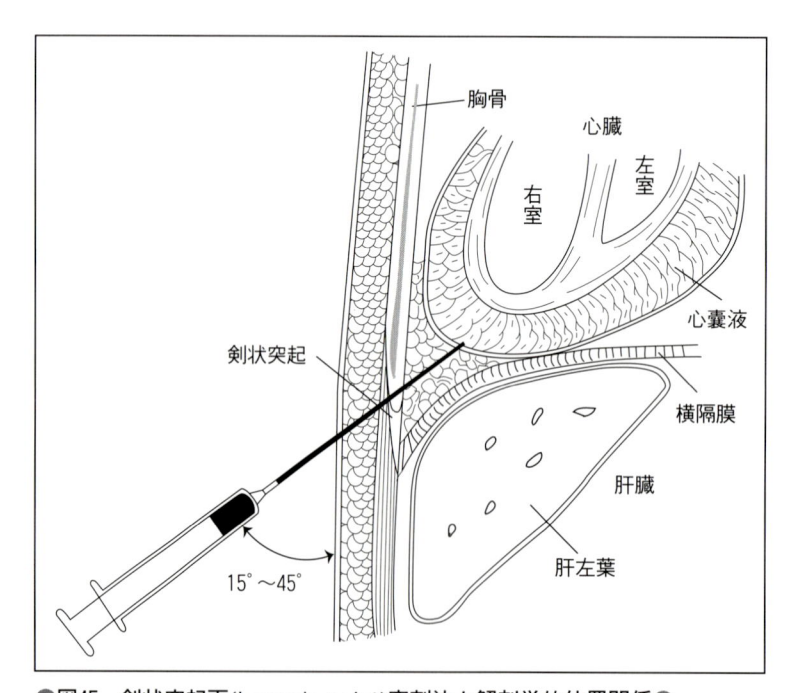

●図45　剣状突起下(Larrey's point)穿刺法と解剖学的位置関係●

MEMO ②

①Larrey's pointから穿刺する場合、針は腹壁から15°〜45°の角度を保ちながら左肩（烏口突起）方向へ針を進める（図43〜図45）。心尖部から穿刺する場合は内側に針を進める[2)-4)]。胸壁に対して垂直に穿刺できる場合は胸骨左縁第5肋間から穿刺することがある。
②カテラン針は細くてしなりやすいので、目的の方向へ進んでいるか確認する。
③試験穿刺前にあらかじめ穿刺部位をメスで小切開してもよい。

5．試験穿刺で針の刺入方向と距離を確認したら、テフロン針で本穿刺を行う。試験穿刺と同様に注射器を吸引しながら針を進める。心囊貯留液が吸引されたら、さらに穿刺針を僅かに進め外筒のみを心囊内に挿入し、内筒針を抜く。
6．外筒に三方活栓付きの延長チューブを接続し、20～50mlの注射器を接続して心囊貯留液を吸引する。

B. 心囊ドレナージ

1．少量の排液で血行動態が改善することがあるが、引き続き排液の経過観察を行う場合は、心囊ドレナージを行う。ドレーンとしてはピッグテイルカテーテルのアスピレーションキットが使いやすいが、中心静脈カテーテルキットでも代用可能である。
　　凝固が進んでいるときは太いカテーテルでなければドレナージできず、透析用のブラッドアクセスなどを使用することもある。ここでは中心静脈カテーテルを使ったドレナージを説明する。
2．心囊穿刺と同様に、外筒を心囊内に挿入し、内筒を抜く。

> **MEMO ③**
> ピッグテイルカテーテルを使用する場合は、心囊穿刺時の抵抗を敏感に感知するために、あらかじめ穿刺部位に小切開を加える。

3．外筒を通して心囊内にガイドワイヤーを挿入する。
4．刺入部の皮膚をメスで小切開し、ガイドワイヤーに沿ってダイレーターを心囊内まで挿入後、ダイレーターを抜去する。

> **MEMO ④**
> ①ダイレーターが心膜を通過するときに、少し抵抗を感じる。
> ②ダイレーターを挿入する際は、ガイドワイヤーが屈曲しないように愛護的に進める。

5．カテーテルをガイドワイヤーに沿って心囊内に挿入する。

> **MEMO ⑤**
> カテーテルは側孔付きのものが適している。

6．カテーテルが抜けないように皮膚に縫合し固定する。

> **MEMO ⑥**
> 排液の心囊内への逆流は感染の原因となるため清潔な閉鎖式のバッグを用い、心臓より低い位置に置くか、低圧で持続吸引を行う。

7．排液バッグに接続し、自然落下にてドレナージを開始する。

> **MEMO ⑦**
> 胸部X線撮影を行い、気胸の有無とカテーテルの位置を確認する。

8．終了後は超音波検査にてドレーンの位置を確認する。

[4. 合併症]

冠動脈損傷、冠静脈損傷、心室・心房の穿刺や損傷、急性左心不全、内胸動脈損傷、出血、局所の血腫、不整脈、心膜炎、低血圧、気胸、血胸、肺水腫、肝損傷、感染など。

[5. 注意すること]

1．穿刺およびドレナージが開始されたら、血行動態の変化、呼吸状態の変化、心電図モニターの変化に注意する。特に心膜穿刺時の迷走神経反射により徐脈、低血圧が引き起こされることがある。
2．排液が血性であった場合、心腔内穿刺との鑑別のため、ヘマトクリット値や凝固の有無をチェックするが、あまり実用的ではない。というのは、一般に心嚢液は静脈血よりもヘマトクリット値が低く、凝固しないとされているが、外傷患者の場合はほとんどが出血による心嚢内貯留であり、心腔内穿刺との鑑別が困難だからである。最も信頼できる指標は血行動態の改善である。
3．排液が血性で、排液量が急に減少した場合はドレーン閉塞を疑う。
4．ドレナージチューブの逸脱は危険であり、管理中のチューブの固定は確実に行う。
5．感染を考慮すると、可能であれば24時間後にはカテーテルを抜去すべきである。
6．ドレナージの効率を最大限にするための陰圧吸引はすべきではない。
7．急激に心嚢液を排出すると、心タンポナーデの解除に伴い血圧が上昇し、動脈瘤や心損傷からの再破裂・再出血を生じる場合がある。

[6. コ ツ]

1．超音波ガイド下穿刺用プローブがあれば、リアルタイムで針先を確認しつつ穿刺ができ、最も安全である。
2．超音波検査は最低でも2方向行い、心嚢液の分布状態や心嚢液までの距離を観察し、穿刺角度が多少ずれても心筋や肝臓を損傷しない方向と距離を確認する。
3．穿刺の際に穿刺針の金属部分に心電図のV$_1$誘導を接続して穿刺する方法もある(図46)。心筋を穿刺するとST上昇(障害電流)や期外収縮などの心電図変化をきたす。しかし、手技の邪魔になったり、心電図の基線の動揺のために評価が難しいなどの問題がある。また、心室細動を誘発する危険性がある[1]。
4．超音波でecho free spaceが確認できているにもかかわらず、心嚢液が吸引できない場合は、患者の体動などで穿刺角度がずれたり、心嚢液の分布が変化していることがある。無理せずに、改めて超音波で刺入方向と距離を確認するとあっさり穿刺できるものである。
5．誤って心腔内にドレーンを挿入した場合は、手術的な修復が必要な場合があるので、すぐに引き抜いたりせずに心臓外科医に連絡する。
6．外傷患者では、心嚢内に貯留した血液が凝血しており、心嚢穿刺や心嚢ドレナージでは十

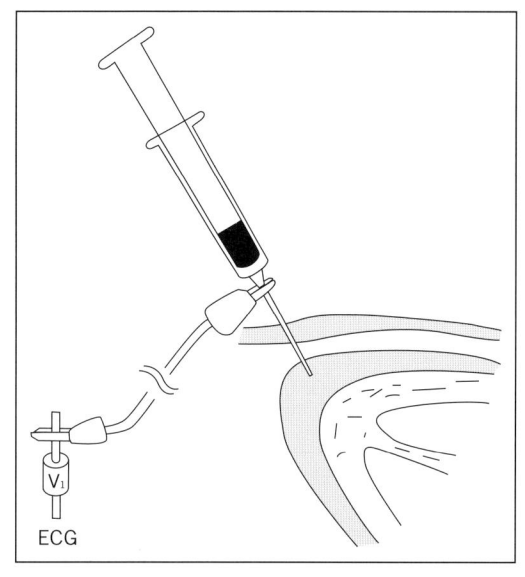

●図46　心電図V₁誘導を使った心嚢穿刺法●

分な排液ができずに、血行動態などの臨床症状の改善を認めないことがある。このような場合は、心嚢穿刺に固執せずに心嚢開窓術や、左前側方開胸術か胸骨正中切開による心膜切開術に変更すべきである。

[7．診療所では・・・]

　外傷初期診療、出血性ショックで説明のつかないショックの場合、必ず超音波検査(Focused assessment with sonography for trauma；FAST)で心タンポナーデの有無を確認する。心タンポナーデと診断したら、直ちに心嚢穿刺・心嚢ドレナージを行い、心タンポナーデ解除後に然るべき施設に転送する。

(安達普至)

【文　　献】
1) 宮崎浩司：心嚢穿刺．救急医学 26：1305 - 1307, 2002.
2) Spodick DH：Acute cardiac tamponade. N Engl J Med 349：684 - 690, 2003.
3) 日本救急医学会：心嚢穿刺・心嚢開窓術．救急診療指針，pp434 - 438，へるす出版，東京，2003.
4) 日本外傷学会外傷研修コース開発委員会：胸部外傷．外傷初期診療ガイドラインJATEC，日本外傷学会，日本救急医学会(監修)，へるす出版，東京，pp55 - 70, 2002.
5) 藤川　正：心嚢穿刺．救急医学 27：1199 - 1202, 2003.

5. 静脈確保

はじめに

　静脈路確保は、外傷患者に対する最も基本的な救急処置の1つである。静脈確保の種類には、末梢静脈確保、大腿静脈確保、中心静脈確保、静脈切開と大別されるが、静脈切開は最終手段と考えるのが一般的である。また、最近では次章に紹介する骨髄内輸液法が知られるようになり、静脈切開よりも先に骨髄輸液法を選択すべきであると著者は考えている。特に、小児・乳幼児では末梢静脈確保の次に、骨髄内輸液を選択すべきである。したがって、本稿では静脈切開については触れないこととした。静脈切開については、他書を参照されたい。

　本書の主題である重度外傷患者に対しては、2本以上の大口径(14～18G)の末梢静脈路または大口径の中心静脈路を確保すべきである。中心静脈とは、胸腔内にある上大・下大静脈を指し、この部位での静脈圧を中心静脈圧といい、右房圧に近似する。したがって、カテーテル先端が必ず右房内に入る必要はなく、胸腔内に入っていれば中心静脈路となる。

[1. 末梢静脈確保]

A. 留置針

　現在、末梢静脈路確保に用いられる留置針は、金属製の内套とプラスチック製の外套からなる二套針が主流であり、口径も14～24Gまで、長さもさまざまなものが市販されている。プラスチック製外套の材質により、テフロン製とポリウレタン製があるが、後者は熱に対し可塑性で、折れ曲がっても口径が保たれる性質があるため、長期の血管内留置に際し安定した性能が得られやすい。重度外傷患者には、できるだけ口径の太い留置針が理想であり、18G以上の太さが望ましい。

B. 末梢静脈の部位(図47)

　末梢の皮静脈の分布は個人差が大きいが、主な穿刺部位は橈側皮静脈および尺側皮静脈の前腕部、手背静脈、大伏在静脈である。特に、大伏在静脈は太い留置針が穿刺可能である。但し、下肢からの輸液路は深部静脈血栓症の誘発因子になるとされ、欧米では避ける傾向が強いので、大量輸液が必要でない患者には下肢末梢静脈路確保は避けるべきである。さらに、骨盤骨折、腹腔内出血などで下大静脈系からの出血が考えられるときは、下肢からの輸液では効果が少ない。ショック患者で上記の静脈路確保ができない場合、肘正中皮静脈が比較的穿刺が容易である。特に、心肺停止患者ではこの静脈が第一選択となる。外頸静脈も、ショック時において比較的見えやすい。しかし、他の静脈のように駆血帯で静脈を怒張させることができず、走行が彎曲しているので穿刺が難しいことがある。手背静脈の走行は個人差が大きいが、第3、4指間にはほとんどの症例で直線状に静脈が存在する。特に小児で前腕の皮静脈や大伏在静脈がわからない場合、この静脈を穿刺することが多い。

5. 静脈確保

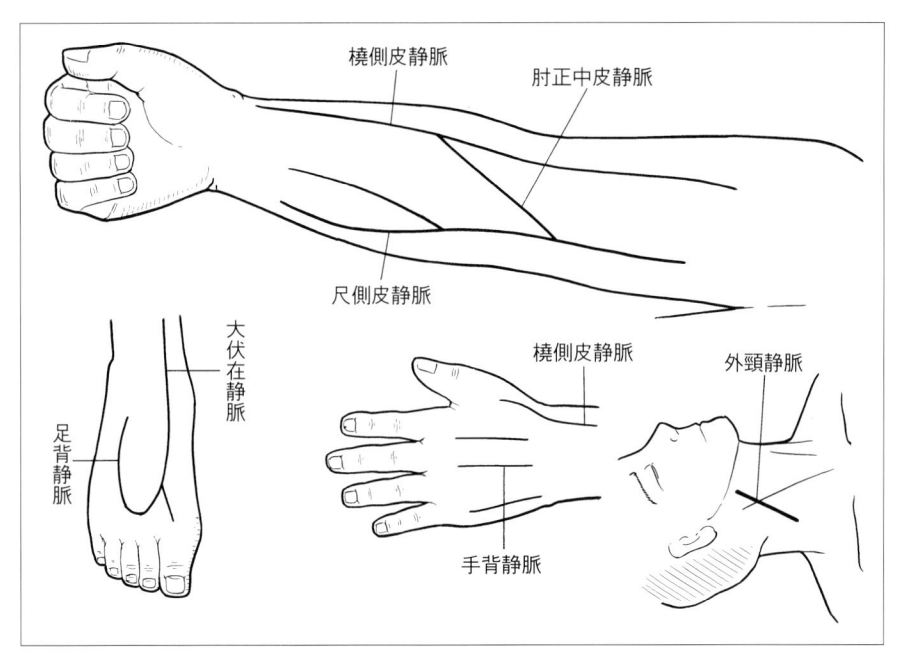

●図47 末梢静脈路に用いられる主な静脈●

C. 実際の手技

1）駆血帯

動脈や中心静脈と違い、末梢の静脈は平坦に潰れ、口径がほとんどないので、駆血帯により静脈を怒張させる必要がある。穿刺部位の選択は、比較的直線的な静脈とし、その遠位端とする。失敗した場合、徐々に近位に穿刺部位を移すためである。駆血帯は穿刺部位に近い方が怒張が強くなるので、必要であれば駆血し直す。

2）静脈穿刺（図48）

怒張した静脈を示指で軽く押しながら、血管の弾力、部位、太さを推定し、留置針の太さを決定する。留置針は、あらかじめ内套と外套を数回程滑らせておく。留置針は、右手親指と示指で血液逆流確認部位をつまむように持ち、血液逆流が上方から見えるようにする。このとき、内套針先のベベルが上を向いていることを確認する。左手親指で穿刺部遠位の皮膚を手前に引き、皮膚に張力を加える。このとき、静脈を圧迫し過ぎると怒張が弱まり、穿刺しにくい。皮膚、静脈と穿刺し、針先が血管内に入ると血液が逆流してくる。血液逆流を見ながら、留置針をやや倒しながら、90°ほど右周りに回し

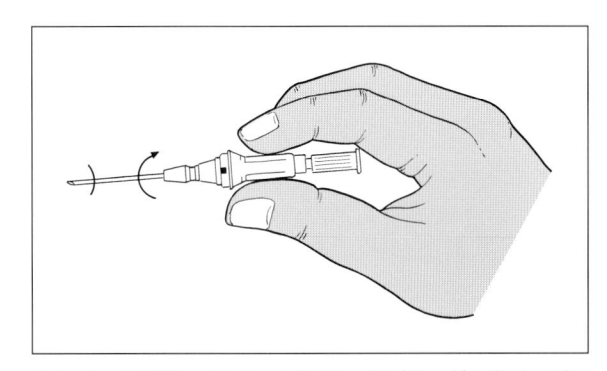

●図48 留置針の持ち方と静脈内穿刺後の針回転方向●
内套針先端のベベルを上方に向け穿刺する。

377

ながら、さらに3～4mm針先を血管内に進める。この時点で血液逆流がまだ見られれば、外套は確実に血管内に入ったことになる。内套を少し引き、外套を進め、駆血帯を緩め、左親指で外套先端部の先を圧迫し、血液逆流を止めながら内套を抜去し、輸液セットと接続する。

3）血液逆流の見方

　二套針は内套と外套の先端が1～2mm程間隔があるため、血液逆流があっても外套が血管内に入った証拠にはならない。血液逆流を見ながら、さらに3～4mm留置針を進められればよいが、ベベルを上方のままで進めると静脈の後壁まで穿刺することになる。針先ベベルを上方にするのは組織を拾いやすくするためであり、静脈の前壁を拾った内套先端がそのままの角度で進めば後壁も同様に拾うことになり、静脈を貫通してしまう。前壁を拾った後は、針を回しながら進めることにより静脈貫通の頻度を減らすことができる。このようにしても、3～4mm進まないうちに血液逆流が止まることがある。これは、針先端が後壁または側壁に触れたか、やはり貫通したことを意味するので、血液逆流が止まった時点で留置針の進めも止める。次に、内套を少し引き、血液が逆流してくれば外套が血管内にあることになるので、そのまま外套のみ進める。もし、血液逆流がなければ外套も貫通しているので、外套を少しずつ引きながら血液逆流の有無を見る。血液が逆流したら外套を進める。このようにしても、失敗した場合、他部位の再穿刺を試みる。動脈内留置も同様の手順でよいが、前もって動脈を貫通させたうえで内套を抜き、外套を引き戻しながら血液逆流の有無を見て留置する方法もある。

> **Note 1　肘窩の静脈と上腕動脈**
> 　肘窩の尺側側には上腕動脈が通っている。ショック患者において、尺側皮静脈に留置したつもりが、上腕動脈であったとの経験が稀にある。プラスチック留置針がなかった昔は、注射器の針を直接静脈に穿刺し薬剤を投与したため、動脈穿刺と区別できないこともあった。妊娠中絶のための麻酔でラボナール®を投与するのに、上腕動脈に注入したため障害を残したとの話があり、看護師による血管確保が敬遠される原因となった。

［2．中心静脈確保］

A．中心静脈カテーテル（図49）

　以前は、穿刺針または二套針外套から直接、カテーテルを挿入する留置法が多かったが、この方法では針の口径が太く、さらに留置するカテーテル口径の方が小さいため、穿刺部から出血しやすい欠点があった。最近ではセルジンガー法による留置法が主流となっている。セルジンガー法では、穿刺針の口径が小さいがガイドワイヤーを使用するため、不慣れであるとガイドワイヤーが衣服などに触れ汚染されやすいといった欠点がある。著者は、通常は12Gのダブルルーメンカテーテルを使用しているが、さらに大量の輸液を期待したい場合、血管造影時に使用するシースや透析用のダブルルーメンカテーテルを挿入する場合もある。

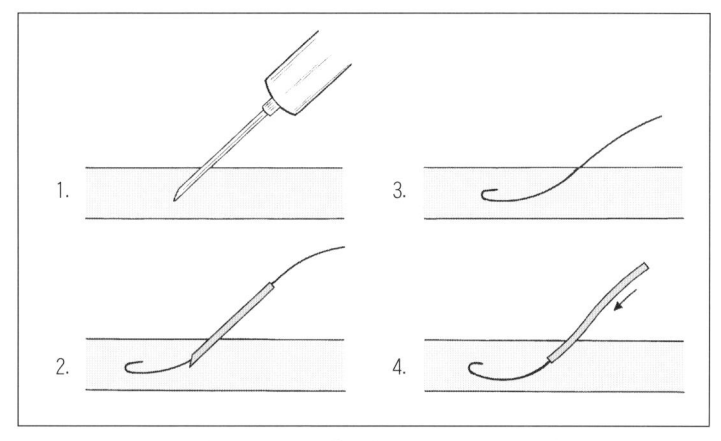

●図49　セルジンガー法による中心静脈カテーテルの挿入法●

B. 中心静脈の穿刺部位

　内頸静脈、鎖骨下静脈、大腿静脈が選択される。内頸静脈、鎖骨下静脈への穿刺は右側が基本となる。これは、それら静脈の左側合流部に胸管が入り込んでくるため、その損傷を避ける意味がある。したがって、左側静脈合流部を鎖骨の上方から穿刺する鎖骨上アプローチは禁忌となる。鎖骨上穿刺は、内頸静脈穿刺を頸部下方にたどり鎖骨上から狙うものであるが、比較的難しく、気胸や動脈穿刺も多いため本書では紹介しない。重度外傷患者で、末梢静脈確保が難しい場合は、大腿静脈、鎖骨下静脈、内頸静脈の順に試みる。

C. 内頸静脈穿刺の手技（図50、51）

　内頸静脈は総頸動脈の外側に位置するので、穿刺部位を決定する基本は総頸動脈が触知できることである。総頸動脈が触知できないようなショック患者では鎖骨下静脈穿刺を選択する。基本的には右側を選択するが、左側でもよく、頭部を穿刺側の反対側に向ける。さらに、頭低位にできれば静脈が怒張し穿刺しやすい。頸部での穿刺部位については種々述べられているが、著者は総頸動脈の走行を触診したうえで、頸部の中央付近で外頸静脈をはずした部位を穿刺部位とし、総頸動脈に平行にその外側を45°程度の角度で穿刺している。このとき胸鎖乳突筋の走行は気にしない。局所麻酔を行いながら内頸静脈の有無を確認するが、セルジンガー法で使用する穿刺針は細いので、局所麻酔が必要でない症例では初めからベベルを上方に向け穿刺針で刺入する。内頸静脈は多くの場合（大腿静脈もその傾向がある）、穿刺しながらでは血液逆流が見られない。これは、静脈が比較的平坦のため、静脈の前壁後壁を一度に穿刺針が貫通することが多いからである。内頸静脈内への針の刺入は、留置針を引き戻しながら入ることが多く、引圧をかけながらゆっくりと留置針を引き戻しながら血液逆流を見る。血液逆流を見た時点で、内套のみ少し引き、さらに引圧をかけ血液が逆流するかを見る。血液が逆流すれば外套が血管内にあることになるので、外套をしっかり固定し、内套を抜いてガイドワイヤーを挿入する。皮膚からの深さは深くても3 cm程度であるので、この程度穿刺した後に留置針を引き戻し血液の逆流を見る。ガイドワイヤーを深く挿入し過ぎると、右心室に触れ不整脈を誘発するので、皮膚から20cm程度に留める。太いカテーテルを挿入する場合、ダイレーターで皮膚、皮下、

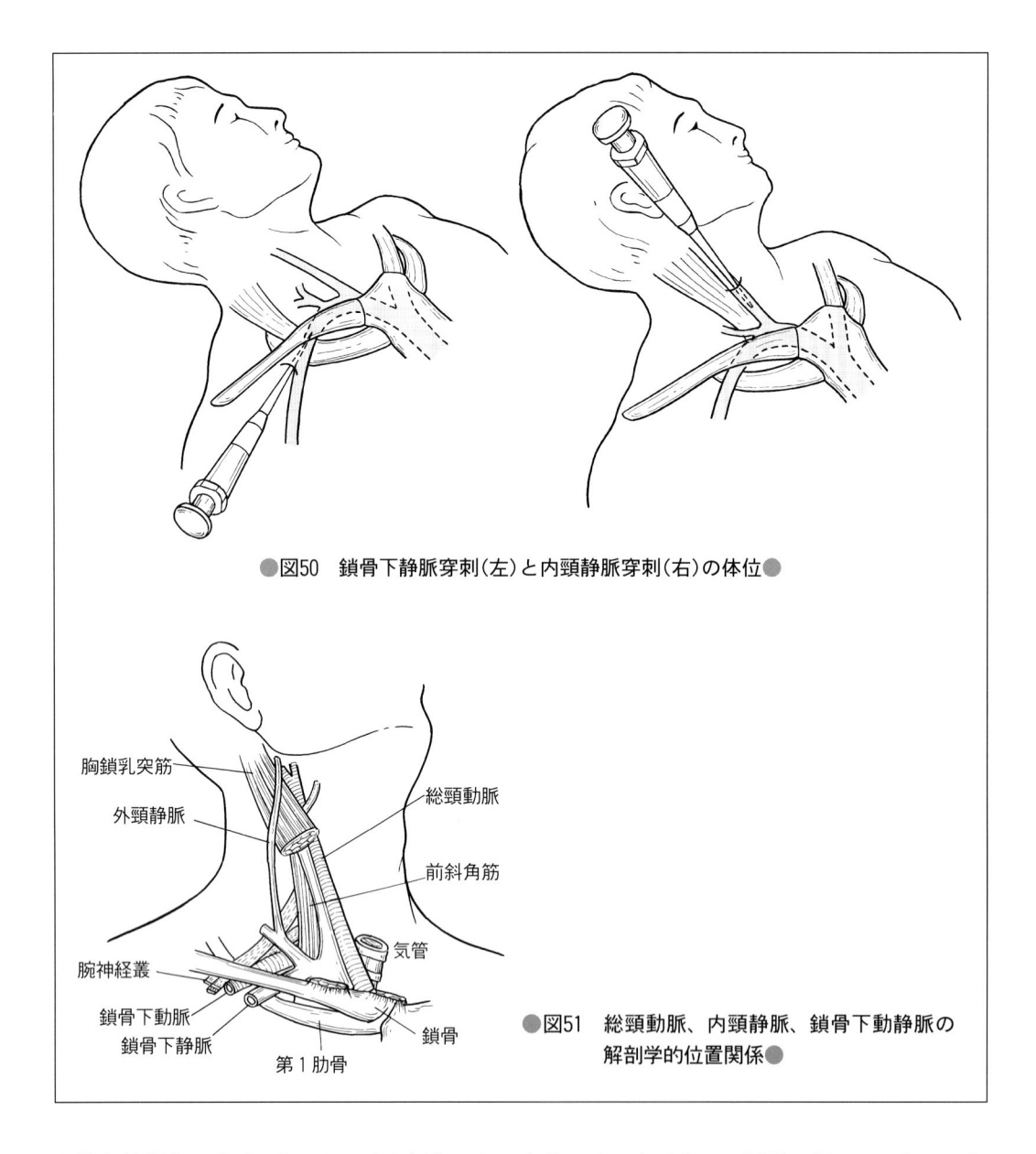

●図50　鎖骨下静脈穿刺(左)と内頸静脈穿刺(右)の体位●

●図51　総頸動脈、内頸静脈、鎖骨下動静脈の解剖学的位置関係●

血管を拡張する必要があるが、出血傾向のある患者では、皮下までの拡張に留めることによりカテーテルと血管の間がシールされ、出血を避けることができる。また、16G以下の細いカテーテルはダイレーターなしでガイドワイヤーに沿わせるだけで留置することが可能である。成人の内頸静脈カテーテル留置距離は、右の場合15cm程度であり、右房へまっすぐに下降するが、左の場合は無名静脈を経由するので、少し長めに留置する。

　合併症としては総頸動脈穿刺が挙げられる。本動脈と内頸静脈の位置関係は個体差があり、すぐ近傍または後方にあるものから、かなり離れた位置にあるものまでさまざまである。もし、総頸動脈を穿刺した場合、圧迫し止血を図るが、動脈を潰さないように穿刺部の上部を指１本で点状にシールし圧迫する。透析用カテーテルなどの硬度の高い大口径カテーテル挿入は右側が基本であり、左側では慎重を期さないと無名静脈などの損傷を発症させることがある。

D. 鎖骨下静脈穿刺の手技(図50、51)

　鎖骨下静脈は、鎖骨と第1肋骨の間を走行するので穿刺の指標がわかりやすく、心肺停止やショック患者においても穿刺しやすい。また、内頸・大腿静脈と違い穿刺しながら留置針が血管内に入ることが多い。穿刺部位は、鎖骨中線の鎖骨下1横指を中心とした部位である。右側が基本であるが、左側も選択できる。成人で右の場合はカテーテル留置距離は13cm程度であり、左の場合は無名静脈を経由するので右房までの距離が長く15cmは要する。穿刺側の反体側に頭部を軽く傾け、23Gカテラン針で局所麻酔をしながら、胸骨上縁の方向に進め、まず鎖骨に針を当てる。次に、その部位の鎖骨の下をぎりぎりに潜らせるように穿刺していく。引圧をかけながら進めると、血管内に入った時点で血液逆流がある。その方向を見極め、穿刺針で同様に穿刺する。セルジンガー法の針は細いので、局所麻酔の必要でない患者では初めから穿刺針を使用してもよい。穿刺針の血液逆流を見た時点から3〜4mmさらに進め、血液逆流が依然あることを確認したら、内套を抜きガイドワイヤーを挿入する。ガイドワイヤーが挿入途中で抵抗を生じた場合、内頸静脈に入った可能性があるのでガイドワイヤーを戻し、頭部を穿刺側に回旋、外転させたうえで挿入し直すと、上大静脈に入ることが多い。内頸静脈にカテーテルが留置されても、血液逆流がしっかりあれば輸液路として使用できるので、緊急時ではとにかく血管内にカテーテルを留置することが優先される。もし、うまく穿刺できない場合は、徐々に穿刺部位を正中に近づけながら試す。外側に向かうと鎖骨下動脈を穿刺しやすくなるからである。

　合併症としては、鎖骨下動脈穿刺、気胸が挙げられる。鎖骨下動脈を穿刺すると圧迫が比較的難しく、血胸にまで発展することがあるので注意が必要である。鎖骨下動脈は静脈の奥にあるが、鎖骨外側では鎖骨を越えながら体表に近づくので、鎖骨中点よりかなり外側でアプローチした場合、穿刺することがある。気胸は、第1肋骨の下方を穿刺しなければ発症しにくいが、肺気腫患者では肺組織がせり出していることもあり、鎖骨下静脈穿刺を成功させながら気胸も発症することがある。23Gカテラン針による肺穿刺でも、特に肺気腫患者では致命的な気胸に発展することがある。鎖骨の下をぎりぎりに潜らせながら、鎖骨と第1肋骨の間隙を穿刺し、引圧をかけながら少しでも空気の逆流を見た場合は肺の穿刺を考えねばならない。著者は、肺気腫患者では鎖骨下静脈穿刺はできるだけ回避する方針としている。また、鎖骨下静脈穿刺による経路は彎曲があるので、透析用カテーテルなどの硬度が高い大口径のカテーテル留置は静脈を損傷することがある。

E. 大腿静脈穿刺の手技

　大腿静脈は大腿動脈の内側に位置するので、動脈が触知できなくてはならない。動脈が触知できないようなショック患者では鎖骨下静脈穿刺を選択する。穿刺部位の指標は鼠径靱帯である。鼠径靱帯の2横指頭側から大腿動静脈は腹腔内に入るため、鼠径靱帯より上方の穿刺はしない。鼠径靱帯の下方で大腿動脈に平行に内側を穿刺する。穿刺針は45°程度の角度にし、ベベルを上方に向ける。内頸静脈と同様に、穿刺しながら血管内に穿刺針が入るとは限らない。もし、進めながら血液逆流を見たら、さらに3〜4mm進め、外套が血管内に入った時点で内套を抜きガイドワイヤーを挿入する。血液逆流を見ない場合は既に貫通している可能性がある

ので、留置針を徐々に引き戻し、血液逆流を見た時点でガイドワイヤーを挿入する。大腿静脈からのカテーテルが中心静脈に達するには約40cm以上の留置が必要になるため、このカテーテルを介した中心静脈圧測定は信頼性が薄い。重度外傷患者においては大量輸液路確保のために留置されるので、30cm程度留置すれば十分と著者は考えている。稀に肝静脈に迷入することもあるので、この程度の留置距離でよい。

合併症としては、挿入部位の汚染が起こりやすいこと、下大静脈を含め深部静脈血栓症の誘因となることが挙げられる。必要でなくなれば可及的に抜去すべきであろう。この静脈は、透析用カテーテルや心肺補助のための大口径脱血カテーテルなどが挿入される部位でもある。この場合、右側を第一選択とする。左側は腹腔内で動脈の圧迫を受けやすく、下大静脈に対し少し角度をもつため、右側に比べ静脈を損傷する恐れが高い。

Note 2　末梢静脈からの中心静脈路

末梢静脈から中心静脈へカテーテルを挿入することも可能である。特に、肘窩の尺側皮静脈よりガイドワイヤーを挿入すると、容易に腋窩を通過し胸腔内に入る。このガイドワイヤーに沿わせカテーテルを中心静脈に留置することができる。この方法は、体位のとれない患者に応用されることがあり、起座状態でも挿入できる。

[3. 診療所では・・・]

重度外傷患者の場合、14～18Gの末梢静脈路を2本確保して頂きたい。予測する出血量の3～4倍の酢酸または乳酸リンゲル液を急速投与するが、2l以上(小児20ml/kg以上)輸液しても循環が安定しない場合は輸血を考慮する必要がある。輸血は交差試験が前提であるが、必要であれば血液型判定のみの無交差投与をためらってはならない。出血性ショックで心肺停止状態に陥った症例は、蘇生できないと考えるべきである。

Note 3　乳酸リンゲル液と酢酸リンゲル液

乳酸は肝で代謝され、重炭酸イオンを生じることにより緩衝作用を発揮するが、乳幼児では代謝能力が劣るため、逆に乳酸の蓄積からアシドーシスを助長させる可能性がある。これに対して酢酸は、全身の筋肉、血液中で代謝され、同様に緩衝作用を生ずるが、その代謝速度は乳酸の2倍といわれ、乳酸よりも安全性は高い。今後は、酢酸リンゲル液が主流となるであろう。

Note 4　輸血フィルターについて

赤血球を輸血する場合、微少凝集塊を除く目的で輸血フィルターが使用される。輸血フィルターにはメッシュフィルターとマイクロフィルターが一般的であるが、前者はフィルターの間隙が粗いため少量の輸血以外には使用すべきでない。特に、重度外傷患者に対しては大量輸血が予想されるので、マイクロフィルター(微少凝集塊除去用)を使用すべきである。さらに注意したい点は加温のタイミングである。血液製剤は大なり小なりフィルターとの接触により循環作動性のメディエータを産生する。特に、酵素反応性の観点から血液製剤が恒温状態にあると産生が強まる可能性がある。したがって、フィルターを通す時点では血液製剤は低温であるべきであり、濾過後に加温すべきと考えられる。

(岩間　裕)

【文　献】
1) Iwama H : Bradykinin - associated reactions in white cellreduction filter. J Crit Care 16 : 74 - 81, 2001.

6. 骨髄内輸液

　はじめに
　静脈内へ輸液することの是非が不明で、かつ器具も発達していなかった昔は、皮下や腹腔内へ輸液や輸血をすることがあった。今日でも、動物病院では皮下輸液が広く行われている。骨髄内輸液（Intraosseous Infusion；IO）とは、骨髄内に針を到達させ輸液を行うことであり、1922年に欧米で胸骨骨髄を介して輸血が行われたのが最初であり、1950年代まで広く施行された。しかし、その後のプラスチック留置針の開発や静脈切開の施行の高まりにより一時、施行されなくなった。1980年代になり、この経路を介しても輸液が静脈内へ移行することが確認され、さらに小児救急における迅速な輸液路確保の必要性が叫ばれ、本法の有用性が特に小児救急の現場で再認識された。現在、成人に対しても骨髄輸液の有効性が報告され、欧米では救急隊員や看護師に施行が認められつつある。輸液路確保は、末梢静脈路や中心静脈路確保が基本であるが、これらが施行困難の場合、静脈切開に先んじて骨髄内輸液を施行すべきであると著者は考えている。特に、小児・乳幼児においては末梢静脈路確保の次に本輸液法を施行すべきと考えられている。さらに、本法はいかなる状況下でも、迅速かつ容易に施行できるので、超緊急に輸液路が必要な場合、本法を第一選択にすることも可能であると著者は考えている。

［1．輸液原理と適応］（図52）

　骨髄内と近傍の静脈との連絡を構築しているのは、骨髄ジヌソイド、中心静脈路、栄養静脈、導出静脈なるネットワークである。骨髄ジヌソイドに輸注された輸液は中心静脈路を通り、栄養静脈や導出静脈から近傍の静脈へ連絡する。
　したがって、脛骨では下腿の深部静脈へ、腸骨では腸骨静脈へ、鎖骨では鎖骨下静脈へ連絡する。
　すべての静脈内投与用の薬剤、輸液、輸血が骨髄内輸液を介して投与可能と考えられる。強アルカリ性または酸性の薬剤を投与しても骨髄内に病理学的変化はきたさなかったとの報告もある。骨髄内輸液でしばしば懸念される合併症は、骨髄内の脂肪が血液中に流出し、脂肪塞栓を発症させる可能性である。したがって、脂肪髄が少なく赤髄が多い小児のみが適応であるとされてきたが、成人骨髄内輸液で脂肪塞栓を発症した報告例はない。ほかに骨髄塞栓の可能性が考えられるが、いずれの可能性も動物実験では無視できる程度と報告されている。

［2．骨髄針の種類］（図53）

　現在、日本で市販されている専用の骨髄輸液針はCOOK社製のものだけである。12～18Gの太さ、長さは2.3～4cmで、ネジ型（サーファストタイプ）のタイプもあり、5種類が市販されている。ネジ型は固定がしっかりするが、刺入時に皮膚を切開する必要がある。小児には18Gで刺入可能であるが、成人では骨の硬度が高いので、通常は16G以上と考えた方がよい。骨髄輸液針がない場合、18G以上の市販の針や硬膜外麻酔用のTuohy針でも代用ができる。もち

第4部　必須基本手技

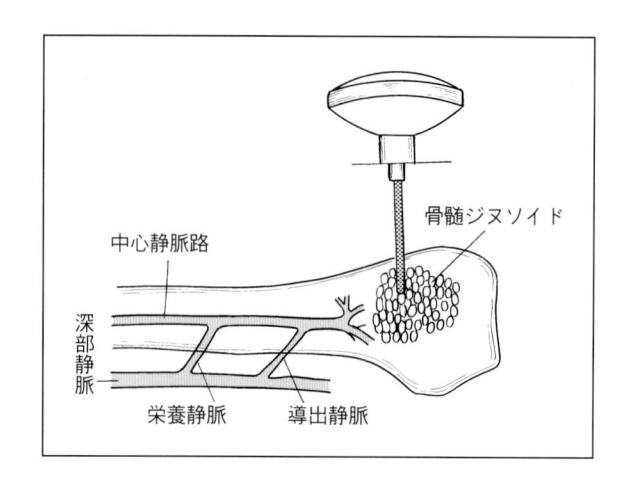

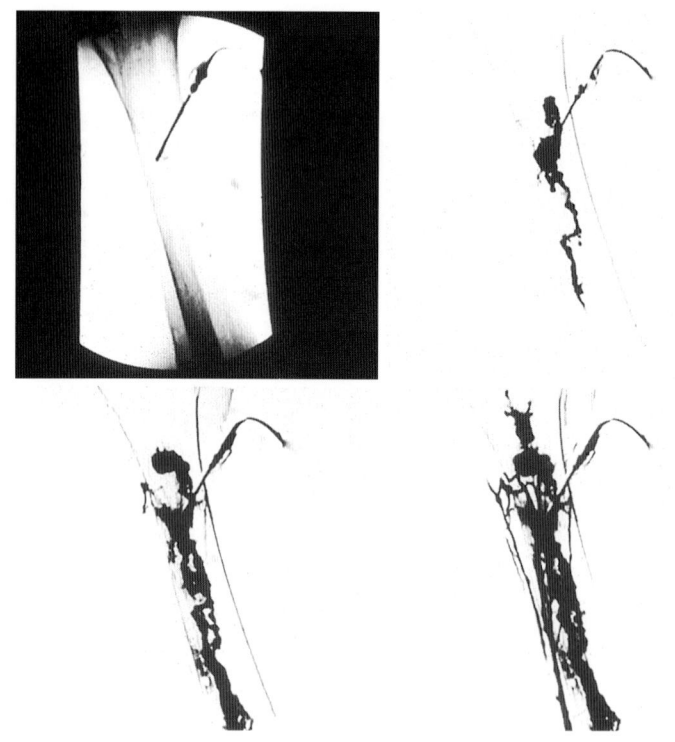

●図52　骨髄から静脈への経路とDSA（Digital Subtraction Angiography）像●

Note 1　その他の骨髄輸液針

　イスラエルのWais Med社の製品にBone Injection Gun（BIG）と呼ぶディスポーザブルの骨髄内輸液針がある（図53）。骨髄針がバネの内蔵された器具の中に組み込まれ、穿刺部位に押し当て発射すると、針が一瞬に骨髄内まで到達する仕組みである。意識下の患者でも一瞬の刺入なので痛みは少なく、局所麻酔は不要といわれている。戦傷医学用の輸液器具の1つと思われるが、救急医療現場でも応用可能であり、本邦での使用許可が望まれる。

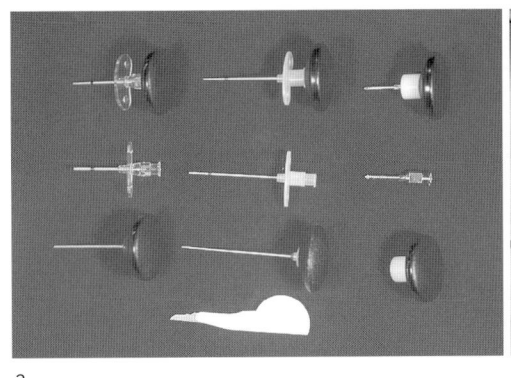

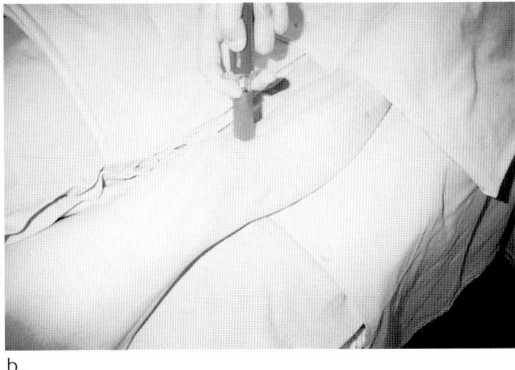

●図53 Wais Med社製 Bone Injection Gun(BIG)●
a．左から16Gスタンダードタイプ、18Gスタンダードタイプ、サーファストタイプ(12G)。スタンダードタイプには、側孔のあるものとないタイプがあり、サーファストタイプは側孔のみである。サーファストタイプには皮膚切開用のメスが添付されている。
b．BIGを脛骨面に当て発射する直前。

ろん、骨髄液鏡検検査時に使用する骨髄針も使用できる。

[3．穿刺部位] (図54)

　骨髄内輸液で穿刺される部位は脛骨がよく紹介される。その中で、脛骨粗面は平坦で比較的面積があり、重要血管や神経が近傍にないため穿刺しやすい。次に腸骨稜が一般的である。これらの穿刺部位は下大静脈を介した輸液となる。上大静脈を介した骨髄内輸液経路はあまり知られていないが、著者らは鎖骨近位端の胸鎖関節面から遠位方向へ刺入する鎖骨骨髄内輸液を考案した。本法は、他の骨髄内輸液と同様容易に刺入ができ、輸液が鎖骨下静脈に迅速に流入するため中心静脈路と同様の効果が期待できる。ほかに、脛骨遠位端、橈骨遠位端、上腕骨頭に刺入する方法があるが、著者の経験ではこれらへの刺入は難しいと思われる。現在、最初に報告された胸骨を介した骨髄輸液は行われていない。いずれにしても、基本的にはどこの骨でも、その骨髄内に刺入できれば輸液経路に成り得る可能性がある。

[4．骨髄穿刺の実際]

　骨髄内輸液針の選択は、成人では16G以上、小児には18Gである。しかし、成人の鎖骨や腸骨は比較的軟らかいので、18Gでも刺入できることが多い。
　穿刺部位を消毒後、意識のある患者では局所麻酔を行い、同部位を固定し、骨髄針を押しつけ左右に回転させながら刺入する。最初、骨皮質を抜けるまで抵抗があるが、骨髄内に入った時点で抵抗がなくなる。内套を抜き、輸液ラインを接続する。この時点では輸液は自然には滴下されないので、約10mlの生理食塩水または輸液を急速加圧注入する必要がある。この処置により、骨髄ジヌソイドと静脈が有効に交通するようになり、自然滴下で有効な流量が得られる。ネジ式(サーファストタイプ)の骨髄針の場合、骨髄まで達した感触が得られにくいので、

第4部　必須基本手技

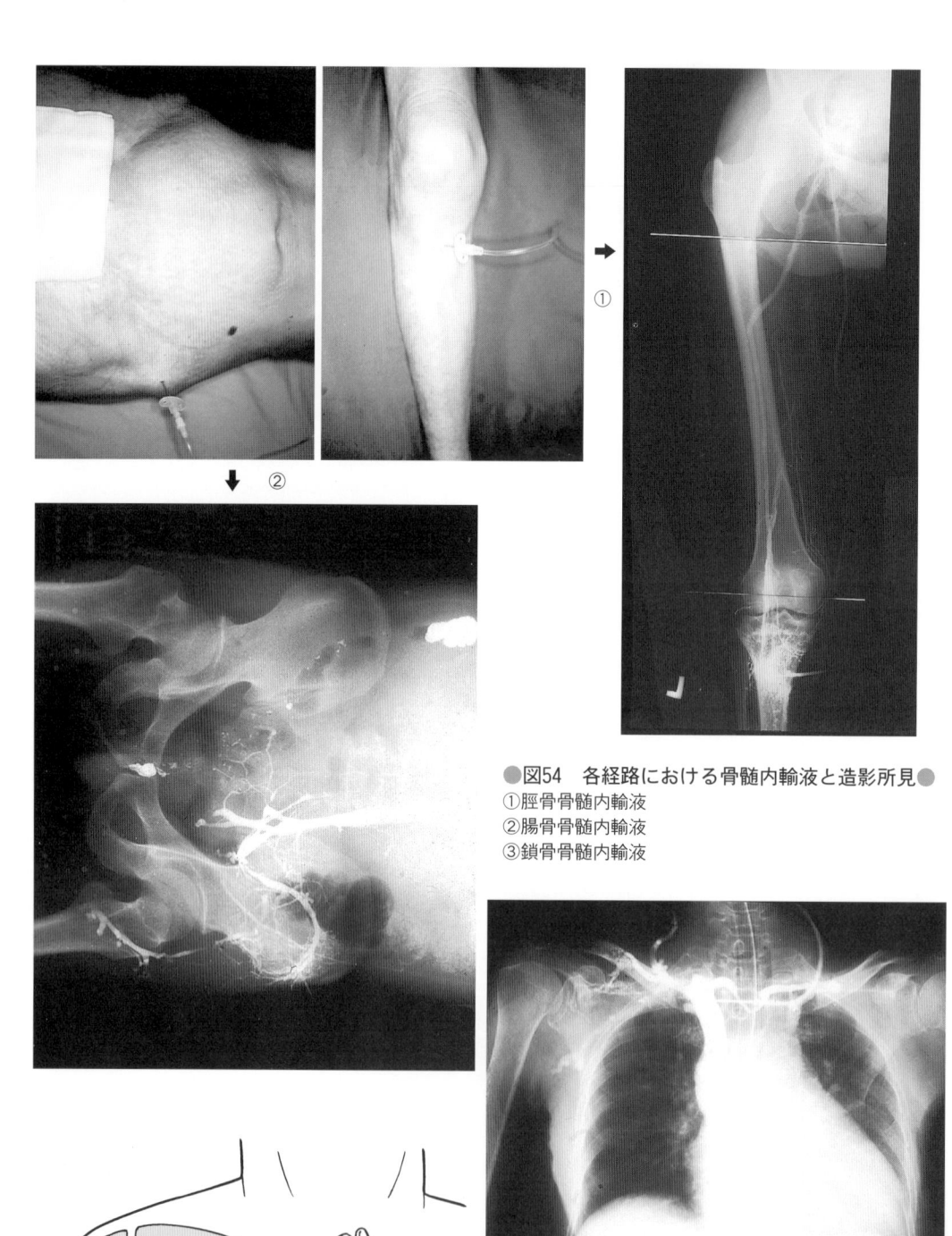

●図54　各経路における骨髄内輸液と造影所見●
①脛骨骨髄内輸液
②腸骨骨髄内輸液
③鎖骨骨髄内輸液

骨の厚みの十分な脛骨や腸骨に限定して使用すべきである。鎖骨に穿刺する場合は、スタンダードタイプを使用する。

得られる輸液流量は、16G30cm中心静脈カテーテルと比較して、18Gスタンダードタイプ骨髄内輸液針は、鎖骨、脛骨がほぼ同等量、腸骨は約2倍量と報告されている。

合併症として、小児例で骨髄穿刺針刺入による骨折が報告されている。さらに、24時間以上留置による骨髄炎が報告されている。愛護的な穿刺、皮膚消毒、緊急回避的使用を心がければ、骨髄内輸液の合併症は少ないと思われる。特に、他の有効な輸液路が確保され骨髄内輸液の必要性がなくなったならば、速やかに針を抜去することが肝要である。

[5. 診療所では・・・] (図55)

末梢静脈路、中心静脈路確保が困難な場合、静脈切開の前に骨髄内輸液法を試すことを薦める。鎖骨穿刺は鎖骨下部に動静脈や肺などの組織があり、鎖骨後壁を貫通した場合に危険性を伴うが、脛骨や腸骨の穿刺はまったく安全であり、経験がなくとも容易に施行できる。専用の針がなくとも、一般の市販針で18G以上のものや硬膜外麻酔用のTuohy針でも代用がきく。一番大切なのは、穿刺後に10ml程度の輸液を注射器に詰め、急速加圧注入することである。また、この輸液路確保の特徴は、揺れる車内でも施行できることである。走行中の救急車内や、飛行中のヘリコプター内で緊急に輸液路確保が必要な場合、骨髄内輸液はその真価を発揮する。

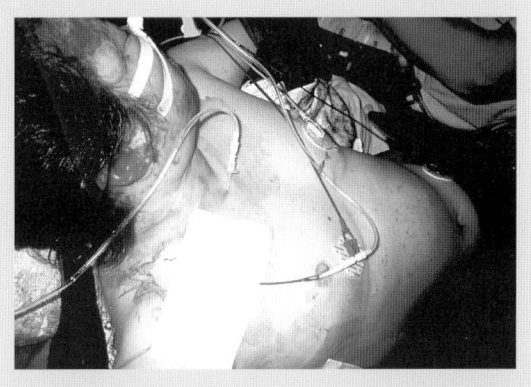

●図55 右鎖骨骨髄内輸液と右鎖骨下静脈路が同時に施行された多発外傷患者の一例●

Note 2　骨髄内輸液の将来性

骨髄内輸液は、病院内ではあまり有用ではないかも知れないが、プレホスピタルケアにおいては潜在的に有用な手技であると考えられる。野外救急現場における重度外傷患者に対する処置および搬送は時間との勝負である。末梢静脈路確保が困難な場合、迅速かつ簡便な本輸液法はしたがって非常に有用であり、ショック患者への大量輸液や心肺停止患者への蘇生薬投与に真価を発揮することになると予想される。

(岩間　裕)

【文　献】
1) Iwama H, et al : Clavicular approach to intraosseous infusion in adults. Fukushima J Med Sci 40 : 1 - 8, 1994.
2) 勝見　敦：もう一つの緊急ルート；骨髄内輸液. LiSA 2 (8) : 28 - 32, 1995.
3) 岩間　裕, ほか：骨髄輸液は輸液路確保の最終手段と成り得るか. 救急医療ジャーナル 3 (15) : 70 - 72, 1995.
4) 岩間　裕, ほか：プレホスピタルケアにおける骨髄輸液；輸液路確保の最終手段となるか？ 1995 麻酔科・救急医療研究会誌 (第4回麻酔科・救急医療研究会抄録集), pp37 - 43, 1996.
5) Iwama H, et al : In the emergency fields, obtaining intravascular access for cardiopulmonary arrest patients is occasionally difficult and time-consuming. J Trauma 41 : 931 - 932, 1996.

7. ERT

はじめに

　ERTとはEmergency Room Thoracotomyの略であり、緊急室開胸などと訳される。主に、開胸心マッサージを目的に施行されるが、同時に大動脈遮断や肺門遮断の処置を加えたり、必要であれば胸腔内大血管や心損傷の処置を行うこともある。特に、腹部大量出血で心肺停止直前のショック患者に対しては、大動脈遮断を目的としたERTを行いつつ、開腹止血術を施行することが多い。開胸心マッサージの歴史は古く、19世紀の終わりに遡る。閉胸心マッサージが認識されたのは1960年代であるので、それ以前は、心肺停止患者に対しては開胸心マッサージが一般的であった。したがって、当時は外科医だけでなく、麻酔担当の医師も必須の手技とされていた。現在、ERTは麻酔科を含む内科系医師もできる必要があるか否か議論される傾向にあるが、救急医療の矢面に立つ医師は、本来何科であろうと取得すべき二次救命処置の1つであると思われる。本書で必須基本手技の中に分類された所以である。

［1．適　　応］（表3）

　開胸を行うため、気管挿管により陽圧換気がなされている状態が前提となる。著者は、基本的には閉胸心マッサージの効果が認められない状態、心肺停止直前で大動脈遮断が早急に必要な状態や心刺創などの穿通性胸部外傷を適応と考えているが、ほかにも種々の適応症が報告されている。しかし、経皮的心肺補助なども迅速に施行できる今日では、その適応は狭くなりつつあると考えられる。既に心肺停止に至った鈍的外傷では適応がないとされている。

　ERTは手技的には容易な部類に入ると思われるが、その施行は豊富な臨床経験に基づいて決断されるものと著者は考えている。したがって、施行決断には上級医師の判断を仰いだ方がよい。できれば家族のInformed Consentを得たうえで施行したい。ERT施行には、呼吸管理や開胸に至るまでの閉胸心マッサージを他者に施行してもらう必要がある。また、大動脈遮断後には早急に開腹止血術を施行する必要があるので、多くの医師・看護師の関与が必要になる。多くの症例は、ERT処置の甲斐なく亡くなることが多いが、本法により劇的に回復する症例があることは事実であり、施行を決断したならば迅速に行動しなければならない。

表3　ERTの適応

・閉胸心マッサージ不成功
・心肺停止直前の腹腔内大量出血
・心刺創、心破裂、心タンポナーデ、心ヘルニア、大量空気塞栓、重症肺塞栓、肺破裂、大量血気胸、大量気道内出血
・閉胸心マッサージでは効果が期待できない解剖学的異常
　脊椎・胸骨の変形、肺気腫や胸部外傷による高度の胸郭変形
・縦隔の変位
　緊張性気胸、大量胸水や大量血胸、片肺全摘後
・開胸術中・術直後
・低体温による心肺停止
・3ヵ月以上の妊婦

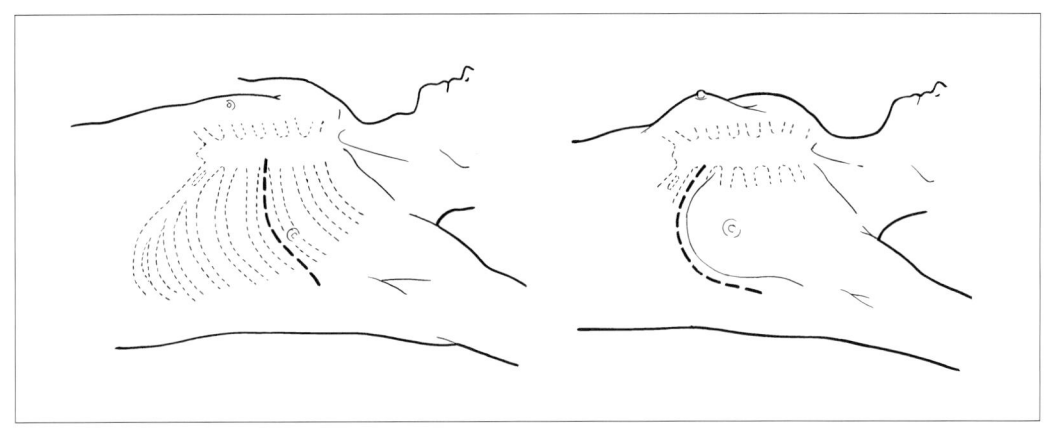

●図56　男性（左）および女性（右）の左前側方開胸の皮膚切開線●

［2．ERTの実際］

A. 開胸の方法（図56）

　閉胸心マッサージを他者が右側より行いつつ、患者左上肢を90°以上外転させる。術者は手術用手袋を装着し、左胸部を中心に広範にイソジン®液にて消毒を行う。皮切は左前側方開胸で、第4または第5肋間を指標とするが、肋骨を数える余裕はないので、男性では乳頭の直下の肋間、女性では乳房下縁の肋間を指標とする。肋間に沿って、胸骨左縁から中腋窩線まで肋骨に達する深さで一気にメスにて切開を加える。次に、肋骨上縁をメスまたは鋏で切開し、壁側胸膜を破り開胸する。この開胸切開口に左手指を挿入し、この指をガイドに鋏を使い肋骨上縁に沿い開胸創を延長する。この際、胸骨左縁を走行する左内胸動静脈を損傷しないように注意する。開胸された肋間から右手を挿入し、すぐに心マッサージを開始する。心マッサージを行いながら、他者が開胸器をかけ肋間を広げる。

B. 開胸心マッサージ（図57）

　心マッサージは、心尖部から大動脈の方向に血液を駆出させる要領で行う。①右手全体で心臓を包み込みマッサージを行う方法、②両手で心臓を圧迫しながらマッサージする方法、③右手で心臓を胸骨後面に押し当てながらマッサージする方法の3つがある。前者の片手法は手指の圧迫が強いと限局性に心筋に損傷を与える可能性があり、注意が必要である。圧迫回数は、閉胸心マッサージの回数と同じでよく、換気の際に一時中断する必要はない。
　通常は、心嚢を切開する必要はない。むしろ、心嚢は直接圧迫を和らげる効果があるので、心筋の保護に役立つ。しかし、心タンポナーデが疑われたときは心嚢切開を加える。この際、心嚢外側を縦に走行する横隔膜神経を切らないように、その内側を有鉤鑷子でつまみ縦に切開する。
　心室細動を認めた場合、除細動を行う。電極を心臓後面と前面で挟み、体外式の約1/10、

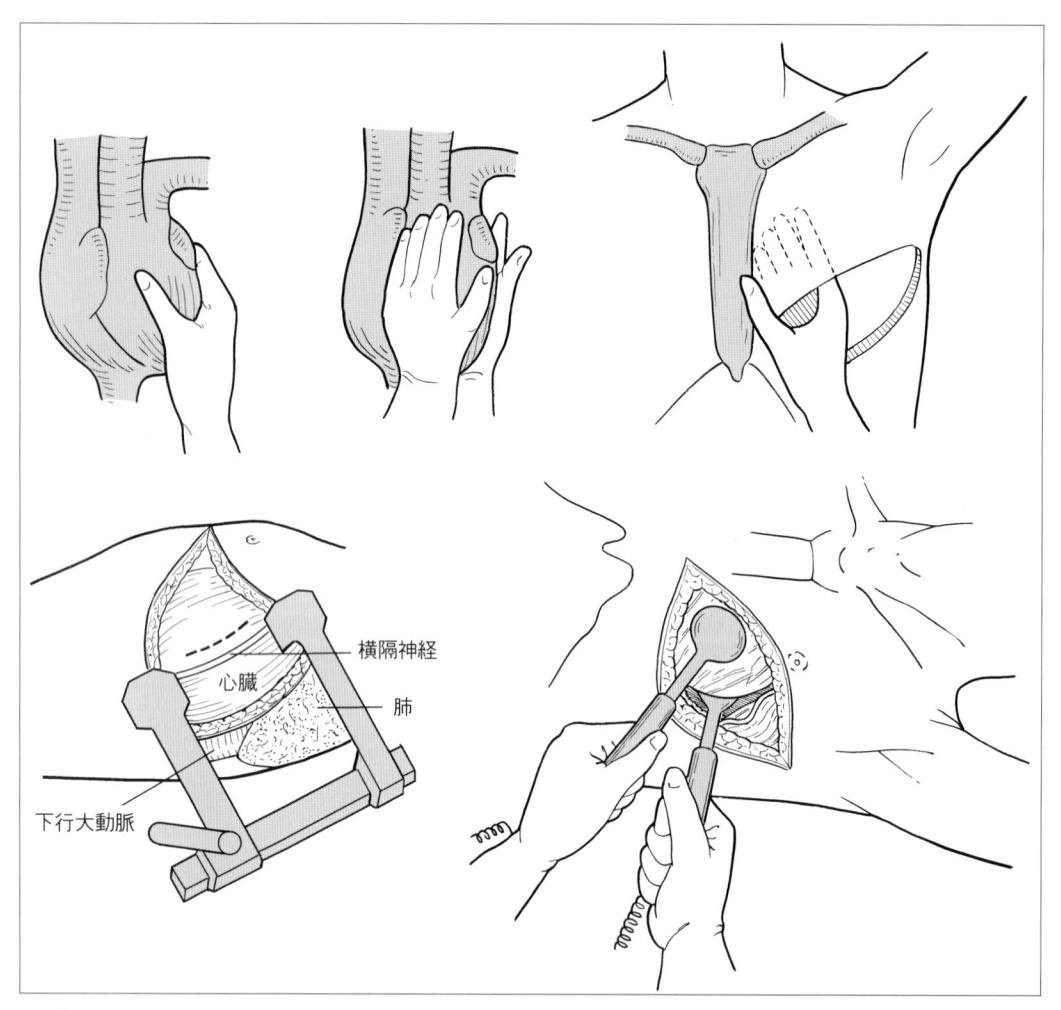

●図57　心マッサージ（上段）、心嚢切開（左下段）、体内式除細動（右下段）の方法●

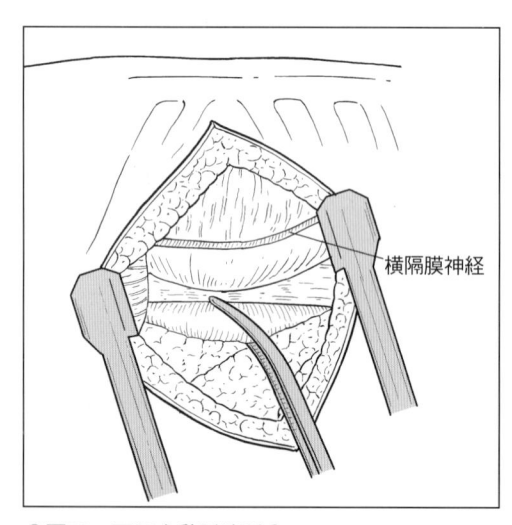

●図58　下行大動脈遮断●

0.5Joules/kg程度で行う。心嚢外より施行する場合は効果が弱いことがあり、心嚢切開下に行うこともある。

C. 大動脈遮断（図58）

　腹腔内大量出血などで、心肺停止が目前に迫った患者に対して、出血を止めるために行われる。胸腔内の横隔膜直上で下行大動脈を遮断する。左肺を上前方に圧迫し、肺門部下方の下行大動脈を見て、横隔膜の上でサテンスキー鉗子または大動脈鉗子にて遮断する。この際、大動脈の剥離は最低限でよく、鉗子が前後面に挿入できればよい。大動脈を全周

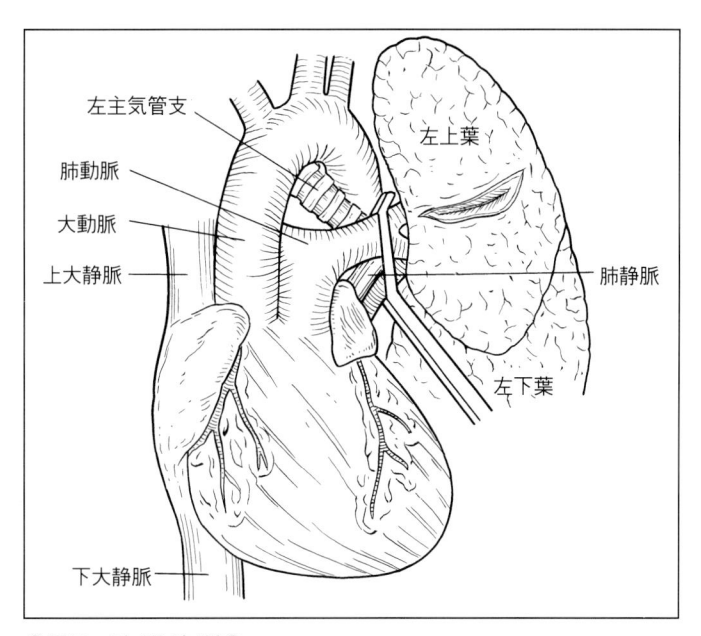

●図59 肺門遮断●

性に剝離し、血管テープを用いて遮断する方法は時間を要するだけでなく、下行大動脈の分岐動脈を損傷する恐れがあるので薦められない。遮断時間は30分以内が目安であり、これ以上の遮断は予後が悪い。したがって、遮断後は早急に腹腔内の止血処置を開始し、時々解除することを念頭におきながら進める。

D. 肺門遮断(図59)

肺破裂による大量の気道内出血や胸腔内出血、気管支断裂による換気不能、肺静脈からの空気塞栓などに適応となる。気管支断裂による換気不能例には、片肺挿管や分離肺換気によりまず対処するの原則である。左手で肺を後方に牽引しながら肺門部を前方から確認し、サテンスキー鉗子で肺門部を一塊に遮断する。その後、遮断部遠位の処置を行うが、肺全摘になることが多い。肺門遮断部位よりも近位に損傷部位がある場合、心囊内から肺動脈、上肺・下肺静脈を別々に遮断する。

E. 右開胸の追加(図60)

右胸腔内に損傷がある場合、左開胸創を右方に延ばすこともある(Butterfly Incision)。この際、胸骨を横断するが、鋏で胸骨を切離することが可能であり、両側の内胸動静脈の結紮を行う。

F. 閉胸の方法

心拍動が再開してくると、皮膚切開部、筋肉からの出血が出現する。電気メスで十分に止血凝固を行う。さらに、内胸動静脈や肋間動脈からの出血は結紮止血を行う。閉胸前に十分に胸

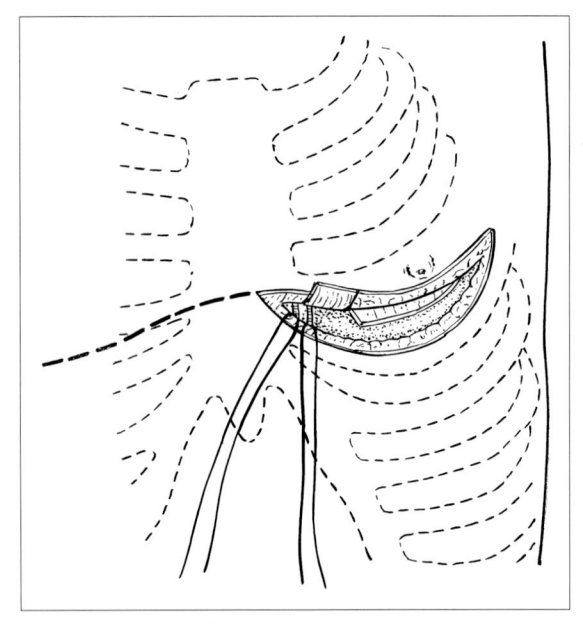

●図60　右開胸の追加(Butterfly Incision)●

腔内を洗浄し、心嚢内に軟らかいドレーンを留置し、心膜は粗に縫合する。胸腔内にも太めの胸腔ドレーンを留置する。肋間、筋肉、皮膚と層々に縫合し閉胸する。

[3. 診療所では・・・]

　ERTは、1人の医師で行える処置ではないので、診療所での施行は無理である。しかし、胸壁損傷などで手が胸腔内に容易に入る場合は、開胸心マッサージを施行した方がよい。血行動態的には、開胸心マッサージの方が閉胸心マッサージよりも優れているからである。心マッサージの方法は、両手法か片手で胸骨に押し当てる方法が無難である。片手で心臓を包み込み圧迫する方法は熟練しないと限局性の心損傷を発生させやすい。通常は、心嚢を切開する必要はない。腹腔内大量出血を合併している場合、肺破裂による大量出血、気管支断裂、空気塞栓を合併している場合は大動脈遮断や肺門遮断を追加する必要がある。いずれにしても、ERTを開始した場合、施行しながら速やかに高次病院へ搬送するのが鉄則である。

（岩間　裕）

8. 胸部下行大動脈遮断バルーンカテーテル

[1. バルーンカテーテルによる胸部下行大動脈遮断(IABO)とは]

　ショックを伴う腹腔内大量出血(図61)においては緊急に開腹し止血する手術が必要である。この場合にはいきなり開腹すると、腹壁緊満によるタンポナーデ効果により保たれていた後負荷が失われ一気に心停止に至る危険がある。このため、開腹に先立っては、①左開胸し胸部下行大動脈をクランプする方法[1)-3)]、あるいは、②大腿動脈からバルーンカテーテルを挿入し胸部下行大動脈部(左鎖骨下動脈直下)で拡張させる方法[4)-6)]により、それ以下の血行を一時的に遮断(胸部下行大動脈遮断[*1])することが推奨されている。この操作により脳血流、冠血流が確保され脳機能低下と心停止を免れる。また、腹腔内への更なる出血を減少させることが期待される[1)2)]。左開胸下に下行大動脈を鈍的に剥離しクランプをかける方法は、バルーンカテーテルによる遮断に比べいくつかの欠点がある。手技的により高度である、侵襲がより大きい、鈍的剥離により前脊髄動脈の重要な枝が犠牲になる恐れがある[7)]、損傷されたいくつかの肋間動脈がショック離脱後に頑固な出血源となるなどである。

　これらのことから、われわれはもっぱらバルーンカテーテルによる大動脈遮断を選択してきた。しかしながら、このような手技の併用を余儀なくされる緊急開腹術の成績は従来不良(救命率17.8%[3)]～56%[8)])であり、この成績を改善するため、われわれはこの目的専用の大動脈遮断カテーテル(intra-aortic balloon occluder；IABO)を作成した[9)10)](図62)。

　従来の市販品(Fogarty™、Percluder™、Meditech™)に比較して、この自作IABOでは、血圧が回復してもinflateやdeflateの反復ができたり、半遮断の状態にしても押し戻されないように改良した。すなわち、血管壁との接触面積を大きくするため高コンプライアンスの円筒状バルーンを採用し、さらに内筒にガイドワイヤーを埋め込むことでシャフトに剛性をもたせた。

> *1　胸部下行大動脈遮断には、①左開胸下に直接遮断する方法。②バルーンカテーテルを使用する方法、の2つがある。次章で述べるような胸部下行大動脈遮断が適応される場面では、いずれかの日頃慣れ親しんだ方法で躊躇なく行うことが、患者の救命に繋がる。
> 救急外来に重症患者が搬入された時点であらかじめ留置針で左大腿動脈穿刺を行っておけば、より低侵襲なバルーンカテーテルによる胸部下行大動脈遮断が随時に簡便に可能である。

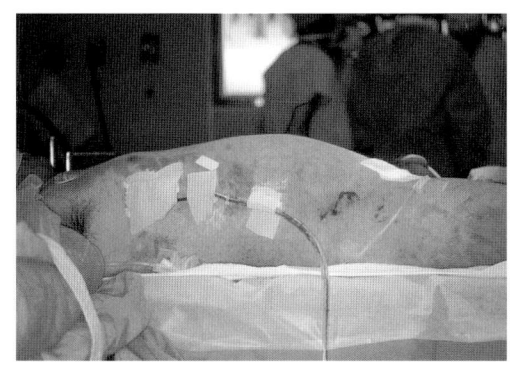

●図61　ショックを伴う腹腔内大量出血症例●
腹部が緊満している。

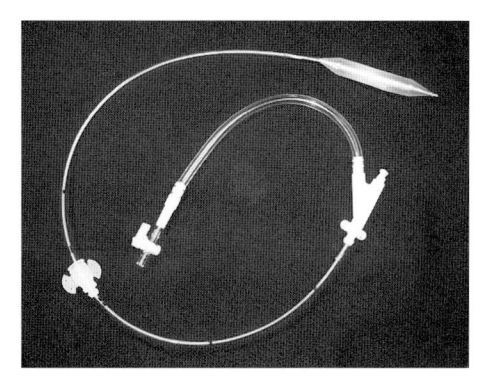

●図62　自作のIABO(アイシンブロックバルーン™)●

その結果、本自作IABOカテーテルの最大の特徴として総大動脈遮断時間の短縮が図れ[11]、救命率が向上した(72%)[12]。また、IABPカテーテル用のイントロデューサーを用いて簡単に経皮的に挿入できるようにした〔経皮挿入型大動脈閉塞バルーンカテーテル(ブロックバルーン™：アイシンヒューマンシステムズ)〕。

[2．IABOの適応]

出血性ショックのため緊急開腹手術となるすべての外傷症例にIABOの適応があるが、腹部外傷により腹腔内大量出血をきたし、血圧維持のためロータリーポンプや注射器でのポンピングによる輸血、輸液を強いられるときには特に考慮する。

また、輸血の供給が間に合わずに心停止が切迫するものでは、IABOをinflateしたうえで緊急開腹し、出血源周囲にガーゼパッキングを行い用手的に圧迫しながら輸血の到着を待つという戦略を採ることもできる。腹圧によるタンポナーデ効果よりこの方法がより高い止血効果を有するからである。圧迫止血を開始したならばバルーンはdeflateしておく。救急外来での使用はこの点を特に重視する。

腹腔内への出血を減少させることのみを目的としてバルーンをinflateし続けることは禁忌である。総遮断時間が45分以上となったものに救命例はない[11]。

総遮断時間が延長すると救命が困難となるのはさまざまな理由があるが、止血が困難なためにずるずると出血性ショックから離脱できない場合や、虚血腸管再灌流による循環抑制因子の放出が起こること、また動脈硬化の強い高齢者は低血圧に対して耐用力が低いことなどが考えられる。

近年、重度骨盤損傷に対し、IABOをIVRへのbridge useとして有用である旨の論文が散見されるようになった。

[3．IABOの手技]

1）重度外傷では救急外来で18Gの留置針で原則として左大腿動脈[*2]を確保しておく。
2）IABPカテーテル用のイントロデューサーを用いて経皮的に簡単に挿入できるが、留置期間をできるだけ短くするため、手術室での挿入を原則とする。心停止が逼迫し救急外来で挿入しなければならない症例の予後は依然不良である[13]。
3）総遮断時間と予後が逆相関する[11]ので、この時間の短縮を図るために、以下のことが重要である。
　①inflate、deflateを繰り返したり、半遮断状態としても押し戻されないように高い剛性のシャフトを有するIABOであること。
　②バルーンの材質に高コンプライアンスの素材を使用し、さらに形状を円筒形とし、血管

[*2] 鈍的腹部外傷などを含む重度外傷において腹腔内臓器が損傷を受ける機序にはいくつかあるが、受傷器(例えばハンドル)と椎体の間に挟まれて生じることが多く、下行大動脈も左右の総腸骨動脈に分岐した後は右総腸骨動脈が腰椎の前面を乗り越えるのでこの部で損傷を受けやすい。したがって腹腔内の損傷臓器の同定ができていない救急外来での段階では損傷の可能性がより少なく、解剖学的に直線に近いのでまっすぐ挿入しやすい左大腿動脈を第一選択とする。

への接合性を向上させ、より低い圧でのinflationができるIABOであること。

③バルーンへの生理的食塩水注入容量と遮断時間の管理を行う専従医[*3]をおくこと。

④IABO挿入後も執刀までinflateしない。但し、wide QRSや徐脈が出現するなど、心停止の逼迫と考えられたときは、上半身の血圧維持のため必要な最小限の容量でinflateする。

⑤開腹後は大まかな止血に成功したならば速やかにdeflateし、その後の術中においては必要な局面においてのみinflateする。

　実際には、観血的動脈圧をみながら、まず半遮断までゆっくりdeflateする。途中血圧の維持が不良であれば、再遮断を行うが、このようなショックから離脱できず、血圧が維持できない症例では、いたずらに遮断時間が延長し救命が困難である。IABOなどの胸部大動脈遮断の限界と思われる。

⑥術後は、体温や止血能が回復次第速やかに抜去する。

[4．禁忌・合併症]

元来、IABOを使用しなければ生命が維持できないような重症の外傷では、絶対的な禁忌はない。

腹部大動脈解離や腹部大動脈瘤破裂では、カテーテルが解離腔や血管壁を傷つける恐れがあるので比較的禁忌である。

刺入部の動脈狭窄が時として合併症として起こり得る。われわれの症例では29例中1例に大腿動脈血行再建術を要した。

高齢者など下行大動脈の蛇行が強い例では、横隔膜を越えて中枢にバルーンを進めるのが困難なことがしばしばある。イメージ下に心カテ用のガイドワイヤーに沿わせて上げることも可能であるが、1分1秒を争う場面では、IABOにこだわらず左開胸下に下行大動脈遮断を行うことも重要な選択肢である。

[*3] この専従医は、術野と患者監視装置とストップウォッチをにらみながらバルーン容量を調節する。また、バルーン容量変更のたびに術者と麻酔医に報告する。専従医師をおくことは本手技を成功させるうえで必須である。また、バルーンのみならず、体温管理にも配慮指示する。

（金子高太郎）

【文　献】

1) Sankaran S, Lucas C, Walt A : Thoracic aortic clamping for prophylaxis against sudden cardiac arrest during laparotomy for acute massive hemoperitoneum. J Trauma 15 : 290 - 296, 1975.
2) Ledgerwood A, Kazmers M, Lucas C : The role of thoracic aortiz occlusion for massive hemoperitoneum. J Trauma 16 : 610 - 615, 1976.
3) 大友康裕, 辺見　弘, 山本保博, ほか：超大量腹腔内出血に対する胸部大動脈遮断の有用性．日外傷研会誌 3 : 133 - 138, 1989.
4) Hyde GL, Sullivan DM : Fogarty catheter tamponade of ruptured abdominal aortic aneurysms. Surg Gyneol Obstet 154 : 197 - 199, 1982.
5) Edwards WS, Salter PP, Carnaggio VA : Intra - luminal aortic occlusion as a possible mechanism for controlling massive intra - abdominal hemorrhage. Surg Forum 4 : 496 - 499, 1953.
6) Low RB, Longmore W, Rubinstein R, et al : Preliminary report on the use of the percluder™ occluding aortic balloon in human beings. Ann Emerg Med 15 : 1466 - 1469, 1986.

第4部　必須基本手技

7) Mahoney BD, Gerdes D, Roller B, et al : Aortic compressor for aortic occlusion in hemorrhagic shock. Ann Emerg Med 13 : 29 - 34, 1984.
8) 葛西　猛, 尾身　茂, 長谷部正晴, ほか：腹腔内出血に対する大動脈血流遮断の応用効果について. 腹部救急診療の進歩　6 : 63 - 66, 1986.
9) 加藤節司, 石原　晋, 大澤恭浩, ほか：下行大動脈遮断カテーテルの試作；鈍的腹部外傷の出血制御. 日外傷研会誌　8 : 183, 1994.
10) 石原　晋, 加藤節司：動脈遮断バルーンカテーテル. 救急医学　19 : 1222 - 1223, 1995.
11) 石原　晋, 金子高太郎：鈍的腹部外傷の出血制御を目的とした専用大動脈遮断カテーテルの臨床応用. 日外傷会誌　12 : 11 - 16, 1998.
12) 金子高太郎, 石原　晋, 土井正男, ほか：自作の胸部大動脈遮断カテーテルと高性能輸血輸液加温器を用いた重症肝外傷の管理. 日臨救医誌　2 : 183, 1999.
13) Millikan JS, Moore EE : Outcome of resuscitative thoracotomy and descending aortic occlusion performed in the operating room. J Trauma 24 : 387 - 392, 1984.

註：IABOの試作にあたっては(株)アイシンヒューマンシステムズの協力を得た。

● 第5部
社会的・法的諸問題

1. 救急現場で問題となる法的知識

はじめに

　救急医療を含めたすべての医療は、普段あまり意識することは少ないが、すべて法律に基づいた根拠をもって行われている。例えば、意識障害のある外傷患者で、緊急に手術などの医療行為を行う必要がある場合、患者の家族がいないときでも医療行為は行われている。この場合の医療行為は事務管理（民法第697条）に基づいて行われているのである。
　民法第697条【管理者の管理義務】「義務なくして他人のために事務の管理を始めたる者は、その事務の性質に従い、最も本人の利益に適すべき方法によりてその管理をなすことを要す」
　また、通常、人の身体に傷をつければ傷害罪となるが、医師が正当な業務として人の身体に傷をつけても傷害罪にはあたらず、これは刑法第35条に基づいている。
　刑法第35条【正当行為】「法令または正当な業務による行為は罰しない」
　このように、医療はありとあらゆるところで法律と関係しており、特に救急医療ではその特殊性から一般医療の分野より法的問題は多い。また、何かトラブルが生じた場合には、その解決はすべて法律に違反しているか否かで判断されるのである。医事に関する法律は数多くあるが、それらのすべてを医師が知っているわけではない。しかし、法律を知らなかったといって罪を犯す意思がなかったとはいえないと規定されている（刑法第38条の3）。患者のためにと思って行った行為もそれが法的な根拠から逸脱した行為であれば、罪に問われる場合があるので注意をしなければならない。本稿では、外傷を中心とした救急医療の中で、医師が知っておかなければならない最低限の法的知識や諸問題、さらに小児虐待やDomestic Violenceなどの最近増加傾向にある社会的諸問題について述べる。

［1．診療の義務］

　医師法第19条には診療義務についての法文がある。
　医師法第19条【診療義務等】「診療に従事する医師は、診察治療の求めがあった場合には、正当な理由がなければ、これを拒んではならない」
　診察と治療とは区別されており、診察を拒める場合の理由としてはおおむね以下のようにいわれている[1]。
　①医師が不在のとき。
　②医師自身が疾病、負傷などで事実上診察が不可能なとき。
　③他の緊急性のある患者を診察中で、事実上診療することが不可能なとき。
　したがって、時間外診療や専門外の診療などを求められた場合でも診察する必要があり、診察したうえで夜間休日診療所や専門の医師への紹介などの対応が必要である。ベッドが満床のときに救急隊から患者搬送の依頼があった場合、近くに受診可能な医療機関が存在し、その医療機関への搬送が患者の不利益にならない場合には、そちらへの搬送を依頼してもよい。しかし、その場合でも救急隊に受診可能な医療機関がみつからない場合には、再度直ちに連絡するように指示しておくことが重要であり、そのときには満床であっても患者を収容しなくてはな

らない。患者からの電話での問い合わせに関しては電話の内容では重症度の評価がつきにくいので、とにかく一度来院してもらい、診察を行ったうえで次の対応を考えることが重要である。しかし、明らかに緊急性がなく、夜間休日専門の外来診察を行っているような地域では、電話でその医療機関の受診を勧めてもよい。この場合でも、その医療機関に連絡が取れないなど何か問題があれば再度連絡するように、自分の所属、氏名を含めて相手に伝えておくことが必要である。

[2．創傷の診方]

外傷患者の受傷原因としては、大きく自損行為によるもの、不慮の事故など偶発的なもの、および他意によって成傷されたものに分けられる。中でも他意によって成傷された場合、被疑者が存在することになり、創傷の有無、種類、程度、個数などが法的な資料となることがある。医療機関受診後すぐに死亡した場合には検視や法医解剖で正確な創傷の状態が記録されるが、治療開始後時間が経過すると、治療行為や治癒機転が働くことにより受傷時の創傷の性状は不明瞭となる。そのような場合、受傷時の創傷の性状は、最初に治療にあたった医師のみが知ることになるので、治療に影響しない範囲でできるだけ詳細に創傷を観察し、診療録へ正確に記載することが必要である。また、警察官が傷病者の創傷について聞きにくることがあるが、この場合も正確な用語を用いて創傷の部位、程度などについて説明することが望ましい。正確な記録には使用する用語の定義を知っておく必要があるが、実際に治療にあたる医師の間では多少の混乱がみられているのが現状である。

A． 創傷の区別と創各部の名称[2]

一般には開放性損傷を創と呼び（切創、割創、刺創、挫創、裂創、射創）、傷は狭義には閉鎖性損傷、広義にはすべての「きず」を総称して用いられる。創各部の名称については次のように分けられている（図1）。

・創口：表面からみた創そのもの、すなわち創の入口をいう。
・創縁：創口の縁。
・創角：創縁で、特に角をなす部分をいう。面上切創のような類円形の創には創角は存在しない。
・創底：創の最深部をいう。
・創面：創縁から創底に至る創の壁面をいう。
・創洞または創管：創口から創底に至るまでの空間をいう。刺創や銃創のように創洞が細長いときは創管と呼ぶ。

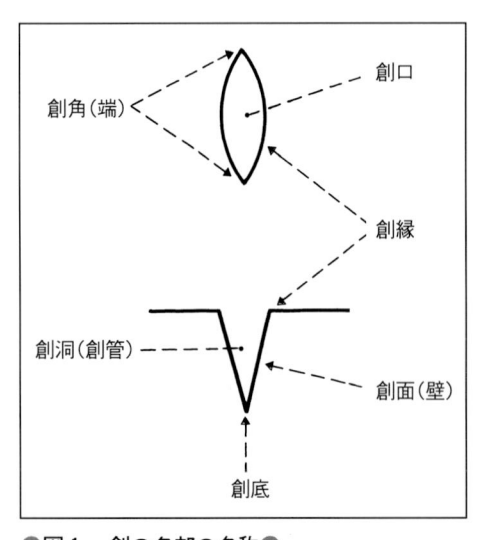

●図1　創の各部の名称●
(若杉長英：損傷．現代の法医学，永野耐造，ほか（編），pp43-45，金原出版，東京，1995より転載して引用)

B． 鈍器損傷[3]

鈍器損傷とは鈍体（鋭利な部分をもたない物

体)が皮膚の表面を打撲、擦過または圧迫してできる損傷のことである。

1）表皮剥脱
鈍体が皮膚に作用し、表皮が剥離し、真皮が露呈している状態をいう。通常擦過傷と呼ばれているものがこれにあたる。

2）皮下出血
皮膚そのものに離開がなく、皮下の血管が破綻して皮下組織に出血した状態をいう。

3）挫　　創
鈍体の打撲作用によって皮膚が破綻(挫滅)した創をいう。場合によっては筋肉まで及ぶこともある。

4）裂　　創
皮膚が鈍体によって過度に伸展され、その弾性限界を超えた結果生じた皮膚の破綻をいう。

5）デコルマン
皮膚には離開がなく、皮膚および皮下組織が下層から剥離した状態をデコルマンという。多くの場合、交通事故の際に車の轢過で惹起される(図2)。

挫創と裂創の性状の違いを表1に示す。挫創と裂創の混在したものは挫裂創と呼ばれている。

C. 鋭器損傷[3)4)]

鋭器損傷とは刃器(剃刀、小刀、包丁、ナイフ、刀剣、鉈など)あるいは尖鋭な部分を有する器物(注射針、千枚通し、アイスピックなど)によって生じる損傷をいう。

1）切　　創
刃器あるいはこれに類する鋭利な辺縁を人体表面に押し当てて、刃の長軸方向に押すか引くことによってできた創を切創という。

2）割　　創
重量のある刃器で打撃され、人体に打ち込まれてできた創を割創とい

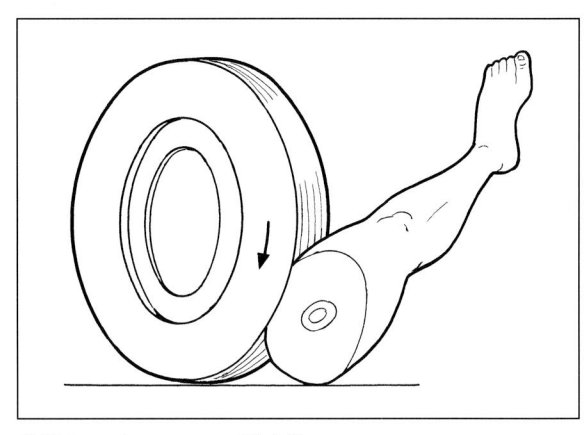

●図2　デコルマンの形成●
(田中宣幸：鋭器損傷．現代の法医学，永野耐造，ほか(編)，pp54-61，金原出版，東京，1995より転載して引用)

■表1　挫創、裂創の性状の違い■

	挫　創	裂　創
創口	不正形	線　状
創縁	表皮剥脱を伴う	表皮剥脱を伴わない
創面	不　整	比較的不整
創洞	神経、血管、線維が架橋状に存在する	神経、血管、線維が架橋状に存在する

■表2　切創、割創の性状の違い■

	切創	割創
創口	紡錘形や柳葉状あるいは直線状	成傷器により一定しない
創縁	整で表皮剥脱を伴っていない	やや不整で、表皮剥脱を伴う
創面	整	やや不整、着衣の上から成傷されると、線維片が付着することあり
創角	両方とも鋭で、表皮剥脱を伴っていない	鋭または鈍
創洞	創口長に比べて浅く、血管、神経、線維などの架橋形成を伴っていない	架橋形成を伴わないことが多い

う。日本刀や鉈で生じることが多い。

3）刺　　創

尖鋭な部分を有する器物（刺器）が長軸方向に刺入されてできた創を刺創という。
切創、割創の創の性状の違いを表2に示す。

D．その他の損傷の名称

1）咬　　傷

人あるいは動物の歯牙の咬合による損傷である。

2）杙創（よくそう）

太くて先端が鈍な成傷器が突き刺さるようにして生じた損傷である。建設工事現場に立っている鉄筋に向けて高所から墜落したときや、トラックの荷台にはみ出して積んである鉄材に後続車両の運転手が追突した場合などに生じる。

E．診療録への記載

治療が最優先されることはいうまでもないが、治療に影響しない範囲でできるだけ詳細に創傷を観察し、人体図を用いて創傷の位置、形状、性状を記録する。創傷が複数存在する場合には創傷ごとに番号を付し、その性状を記載する。同時に、写真撮影をしておくことが望ましい。

［3．異状死体］

A．異状死体の定義

医師法第21条には異状死体の届出義務についての規定がある。
医師法第21条【異状死体の届け出】「医師は、死体または妊娠4ヵ月以上の死産児を検案して異状があると認めたときには、24時間以内に所轄警察署へ届け出なければならない」
　この場合の異状死体というのは、日本法医学会の「異状死」ガイドライン[5]では、病気になり診療を受けつつ、診断されているその病気で死亡することが「普通の死」であり、これ以外は異状死としている。

B. 異状死体の届出

　外傷で死亡した患者はすべて異状死となり、警察への届出が必要である。軽微な外傷があり、それが一見死因となり得ないように思われても、医師のみの判断で病死と決めずに必ず警察に連絡し、死に至った状況も考え併せて死因を決定するよう心がけるべきである。また、所轄の警察署とは外傷が生じた現場を管轄する警察署となることが多いが、はっきりしない場合には、とりあえず医療機関がある地域の警察署に問い合わせればよい。異状死の届出の趣旨が犯罪の発見を目的とする点を踏まえると、死に瀕する患者についても前もって警察署へ届け出る方が望ましい[6]。外傷患者が入院し、例えば1ヵ月後に多臓器不全や敗血症で死亡した場合にも、忘れることなく警察署へ届けなければならない。

[4. 検　　視]

　外傷患者が死亡した場合、所轄の警察署へ異状死体の届出を行うが、警察では交通事故に関しては交通課が、それ以外の死体は刑事課が取り扱う。刑事課で扱われた異状死体は図3の如く明らかな犯罪死体、変死または変死の疑がある死体、明らかな非犯罪死体(明らかな病死、自殺、自己過失死など)に分類され、刑事訴訟法第229条や死体取り扱い規則第4条に基づいて、検察官またはその代行者としての司法警察員あるいは所属警察官により、検視または死体検分が行われる。

　刑事訴訟法第229条【検視】「変死または変死の疑のある死体があるときは、その所在地を管轄する地方検察庁または区検察庁の検察官は検視をしなければならない」

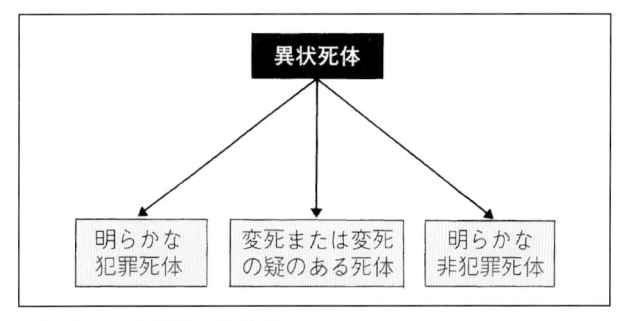

●図3　異状死体の区分●

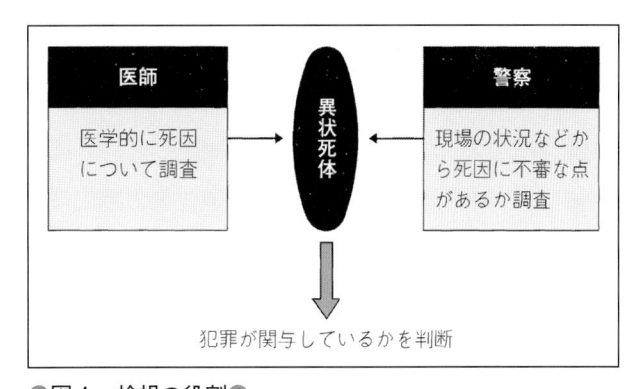

●図4　検視の役割●

　検視の目的は人の死の原因が犯罪に関与しているか否かを調査することである。検視の主体は検察官や警察官が行うが、彼らは医学の専門家ではなく、検視に際しては医師の医学的側面からの助言が重要である。検視は、医学的な所見や死因と現場の状況などの調査を総合的に判断して、犯罪が関与しているかどうかを決定するために行うのであり、検視の際には医師が積極的に立会し、医学的側面からの患者情報を提供したり、生体試料の採取に協力すべきであると考えられる。この場合の情報提供や試料採取は、検視が法律に基づいた行為であるため、守

秘義務の違反にはあたらないと考えられる(図4)。

[5. 死亡診断書(死体検案書)]

A. 意　義

　死亡診断書(死体検案書)には2つの大きな意義があり、1つは人間の死亡を医学的・法律的に証明することであり、もう1つはわが国の死因統計作成の資料となることである。診断書の交付の義務に関しては、医師法19条に規定されている。

　医師法19条　「診察もしくは検案をし、または出産に立ち会った医師は、診断書もしくは検案書または出生証明書もしくは死産証書の交付の求めがあった場合には、正当な事由がなければ、これを拒んではならない」

　ここでいう正当な理由とは、第三者が請求したとき、医学的判断ができないとき、不正の目的で利用されるときなど、社会通念上妥当と認められる場合に限られる。

B. 死亡診断書と死体検案書の使い分け

　死亡診断書(死体検案書)はすべての死亡について医師が書くものであるが、ここでは外傷が原因で死亡した外因死の場合に焦点を当て、死亡診断書と死体検案書の使い分けについて述べる。

1) CPAOAの場合

　心肺蘇生を行っても、自己心拍または自発呼吸が再開することなく蘇生を中止した場合、死体検案書(死亡診断書を二重線で消す)として発行する(図5)。死体検案書の「死亡したとき」の欄には、病院到着前に心停止、呼吸停止が生じたと推定される時刻を記入し、末尾に(推定または頃)と記載する。死体検案書の「死亡したところ」の欄には、心停止、呼吸停止が生じたと推定される場所を記入する。救急車で搬送途中に心肺停止となり、蘇生しなかった場合には、最初に患者が下車した場所、つまり搬送先の病院が「死亡したところ」となる。心肺蘇生術を行ったのに、死亡時刻を病院到着前とする死体検案書を交付すると、心肺蘇生などの医療行為を医療費として請求できないのではないかという危惧があると聞く。その場合に備え、「その他特に付言すべきことがら」の欄に、「病院到着時心肺停止状態、心肺蘇生術を○時○分まで行ったが、蘇生せず」と記載すればよい[7]。

　来院時CPAOAで心肺蘇生術を行った結果、一旦心拍が再開し、再度心停止になり、その後蘇生できなかった場合には、死亡診断書(死体検案書を二重線で消す)として発行することになる。

2) CPAOAでない場合

　来院時に心拍、あるいは呼吸が認められ、その後に死亡した場合には、死亡診断書(死体検案書を二重線で消す)を発行する。当然、「死亡したとき」の欄には実際に死亡した時間を記入し、「死亡したところ」の欄には病院名を記入することになる。

~~死亡診断書~~（死体検案書）

この死亡診断書（死体検案書）は，我が国の死因統計作成の資料としても用いられます。かい書で，できるだけ詳しく書いてください。

氏　名	広大　太郎	①男 2女	生年月日	明治 （昭和） 大正 平成　40年6月5日　（生まれてから30日以内に死亡したときは生まれた時刻も書いてください）午前・午後　時　分
死亡したとき	平成 11年 1月 3日 （午前）・午後 2時 00分 頃			
死亡したところ及びその種別	死亡したところの種別	1病院　2診療所　3老人保健施設　4助産所　5老人ホーム　6自宅　⑦その他		
	死亡したところ	広島市南区山田町１丁目　番地 2番 3号		
	（死亡したところの種別1～5）施設の名称			

				発病（発症）又は受傷から死亡までの期間
死亡の原因	I	(ア) 直接死因	大動脈損傷（推定）	短時間
		(イ) (ア)の原因		
		(ウ) (イ)の原因		
		(エ) (ウ)の原因		
	II	直接には死因に関係しないがＩ欄の傷病経過に影響を及ぼした傷病名等		
	手術	①無　2有｛部位及び主要所見｝	手術年月日	平成 昭和　年　月　日
	解剖	①無　2有｛主要所見｝		

◆Ｉ欄・II欄ともに疾患の終末期の状態としての心不全，呼吸不全等は書かないでください

◆Ｉ欄では，最も死亡に影響を与えた傷病名を医学的因果関係の順番で書いてください

◆Ｉ欄の傷病名の記載は各欄一つにしてください

ただし，欄が不足する場合は(エ)欄に残りを医学的因果関係の順番で書いてください

◆年，月，日等の単位で書いてください　ただし，1日未満の場合は，時，分等の単位で書いてください（例：1年3か月，5時間20分）

死因の種類	1病死及び自然死 外因死　不慮の外因死｛②交通事故　3転倒・転落　4溺水　5煙，火災及び火焔による傷害　6窒息　7中毒　8その他｝ その他及び不詳の外因死（9自殺　10他殺　11その他及び不詳の外因） 12不詳の死

外因死の追加事項	傷害が発生したとき	平成・昭和 11年 1月 3日 （午前）・午後 2時 00分 頃	傷害が発生したところ	広島 都道府（県） 広島（市）郡 南（区）町村
	傷害が発生したところの種別	1住居　2工場及び建築現場　③道路　4その他（　　）		
	手段及び状況	道路を横断中，大型トラックに轢過されたもの		

◆伝聞又は推定情報の場合でも書いてください

生後1年未満で病死した場合の追加事項	出生時体重　グラム	単胎・多胎の別　1単胎　2多胎（　子中第　子）	妊娠週数　満　週
	妊娠・分娩時における母体の病態又は異状　1無　2有（　）3不詳	母の生年月日　昭和 平成　年　月　日	前回までの妊娠の結果　出生児　人　死産児　胎（妊娠満22週以後に限る）

その他特に付言すべきことがら　病院到着時心肺停止状態で，午前3時まで心肺蘇生を行ったが，心拍は再開しなかった．

上記のとおり~~診断~~（検案）する　~~診断~~（検案）年月日　平成11年1月3日

~~本診断書~~（検案書）発行年月日　平成11年1月3日

（病院，診療所若しくは老人保健施設等の名称及び所在地又は医師の住所）　広島市南区霞一丁目2番3号　広島大学医学部附属病院

（氏名）　医師　岩崎　泰昌

●図5　CPAOA症例で自己心拍または自発呼吸が再開することなく蘇生を中止した場合の死体検案書記入例●

C. 死亡診断書(死体検案書)の記入の仕方

「死亡したとき」および「死亡したところ」に関しては、前述の如くである。

「死亡の原因」については、直接的に心停止を引き起こした傷病名を「(ア)直接死因」の欄に書き、その原因となる傷病名が因果関係的にあるいは時間経過的にある場合に、それぞれ順を追って「(イ)(ア)の原因」、「(ウ)(イ)の原因」、「(エ)(ウ)の原因」の欄に記載する。(ア)(イ)(ウ)(エ)の最下段に書いた傷病名が原死因となり、(ア)の直接死因の欄にだけ傷病名が記載されているときは、直接死因＝原死因となる。出血性ショックで死亡した場合でも、(ア)直接死因の欄だけに出血性ショックと記載するのではなく、出血の原因となった傷病名、例えば骨盤骨折や肝破裂などを、(イ)の欄以下に記載しなくてはならない(図6)。

「死因の種類」は原死因によって決定され、直接死因が敗血症や肺炎であっても、それに至った原因つまり原死因が外傷によるものであれば、外傷に関連した項目にマルをつけることになる。「死因の種類」にある項目で、外傷に関係しているのは不慮の外因死の中の2．交通事故、3．転倒・転落、6．窒息、8．その他、とその他及び不詳の外因死の中の9．自殺、10．他殺、11．その他及び不詳の外因のいずれかということになる。まず、原死因を引き起こした行為が、その他及び不詳の外因死の中の項目(9．自殺、10．他殺、11．その他及び不詳の外因)に当たるかを検討する。当たらなければ、不慮の外因死の中の項目(2．交通事故、3．転倒・転落、6．窒息、8．その他)のどれに当たるのかを検討する。外傷の場合の窒息とは、いわゆる外傷性窒息の場合を意味する。

「外因死の追加事項」において、「傷害が発生したとき」、「傷害が発生したところの種別」、「傷害が発生したところ」に関しては、わかる範囲で記入し、推定項目については(推定)を付記する。「手段および状況」については、確実に明らかなことのみを記入するように努め、推定されたことは書くべきではない。

外傷における死亡診断書(死体検案書)の書き方について概略を示したが、外傷に限らず診断書類を書くうえで最も大切なことは、すべてのことについて根拠をもったうえで記入することであり、言い換えれば、後で自分の記入した事柄に対して、その根拠を説明できないようなことは書くべきではないということである。

死亡の原因	I	(ア)直接死因	出血性ショック	発病(発症)または受傷から死亡までの期間	約1時間
		(イ)(ア)の原因	肝破裂		約1時間
		(ウ)(イ)の原因	腹部打撲傷		約1時間
		(エ)(ウ)の原因			

死亡の原因	I	(ア)直接死因	敗血症	発病(発症)または受傷から死亡までの期間	5日間
		(イ)(ア)の原因	ガス壊疽		10日間
		(ウ)(イ)の原因	大腿骨骨折		14日間
		(エ)(ウ)の原因			

●図6　死亡診断書(死体検案書)の「死亡の原因」欄の記入例●

[6. 医療事故]

　医療事故とは医療に関連して生じた事故のことをいい、狭義では医療過誤ともいう。医療はそもそも重大な危険を内包している専門的な行為であり、特に救急医療においては、重症度、緊急度の高い患者を取り扱っていることから、医療事故が生じる危険性が高い。中でも外傷の治療は、短時間に多くの検査や処置を同時に行いつつ、診断、治療を進めていくため、医療事故を起こす可能性がさらに高くなる。医療事故が生じた場合には、民法上は故意または過失で他人の権利を侵害した場合の不法行為(民法第709条)や契約違反(不履行)の場合の債務不履行(民法第415条)などが問われ、損害賠償を請求されることがあり、刑法上は業務上過失致死傷罪(刑法第211条)により、刑事罰を受けることがある。また、これとは別に医師、看護師免許の取り消しや医業停止処分などの行政処分を受けることもある。医療事故が発生した場合に、患者あるいは家族が医師や病院あるいはその管理者に対してクレームをつけたり、損害賠償を求めたりすると医事紛争となり、裁判を提起すると医事裁判になる。医療事故が発生した場合には、次の3段階に分けて考えていく[8]。

1．過失の有無：注意義務違反が問題となり、注意義務の基準は判例では「診療当時のいわゆる臨床医学の実践における医療水準」とされている。
2．因果関係の有無：刑事事件では100%の因果関係の有無が問われ、民事事件では相当因果関係の有無について判断される。
3．損害発生の有無：死亡・障害などの損害発生の有無、治療費・交通費など。

　前述のように、外傷患者に対して医療行為を行う際に生じやすい過失を表3に示す。

　外傷患者に対する初期の医療行為は、検査や処置を多人数の医師が同時進行で行うことが多い。医師の数が多いにもかかわらず、各々の医師は自分の行っている医療行為のみに集中し、周りが見えていないことがしばしばある。このような現場で医療事故を防ぐには、検査や処置などを直接行うことなく、全体を指揮監督する立場の医師をおき、その医師が個々の医療行為に誤りがないかをチェックするように努めるべきである。また、医療事故が生じた場合には、患者に対する処置を行うとともに、事故の事実と患者に対する影響や行った処置内容を診療録に遅滞なく記載する。また、患者や家族にも速やかに連絡する必要がある。また、責任問題とは別に、事故の原因や予防策を検討し、同様な事故防止のためにその情報を共有することも重要である。

■表3　外傷患者に医療行為を行う際に生じやすい過失■

1. 診断行為と過失
    1) 診断過程における過失
        (1) 必要な検査項目選定の過失
        (2) 検査施行時の過失
    2) 診断内容の過失
2. 注射と過失
    1) 調剤過程における過誤
    2) 注射液・薬量の誤認
    3) 刺入部位・技法の過失
    4) 消毒の不完全
    5) 副作用
3. 輸血と過失
    1) 血液型判定用血液検体の取り違い
    2) 血液型判定の過誤
    3) 輸血時の患者誤認
4. 看護上の過失
    1) 治療行為の内容に関する過誤
    2) 危険防止に関する過誤
5. 管理上の過失
    1) 看護師に対する医師の監督過失
    2) 病院内での事故防止に関する過失
    3) 病院内での自傷他害防止に関する過失

2. 救急現場での対外的対応

[1. 警察への生体試料の提出（検視を除く）]

　救急現場ではしばしば警察から、血液、尿、胃内容物などの生体試料の提出を求められることがある。警察の立場としては、捜査上真実の追究が最も重要な業務であり、真実を知るためにこれら生体試料の提出を求めてくるのである。一方、医師の立場としては、医療従事者として、あるいは一般市民の1人として、警察業務に協力する必要があるが、同時に患者に対しては刑法第134条に基づいた守秘義務を負っている。

刑法第134条【秘密漏示】「医師、薬剤師、医薬品販売業者、助産婦、弁護士、弁護人、公証人またはこれらの職にあった者が、正当な理由がないのに、その業務上取り扱ったことについて知り得た人の秘密を漏らしたときは、6ヵ月以下の懲役または十万円以下の罰金に処する」

　医師と捜査機関である警察の患者に対する立場が異なることから、現場では警察との関係において多少の混乱が生じる場合がある（図7）。

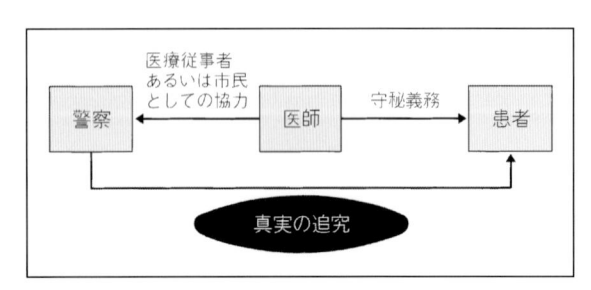

●図7　医師、患者、警察の関係●

A. 試料の採取

1）患者が成人の場合

　意識が清明で正常な判断能力がある場合には、患者に採取する生体試料の名称（血液、尿、胃内容など）と量、検査目的（項目）を説明し、同意を得たうえで採取する。意識が清明でなく、正常な判断能力がないと判断される場合、家族に前述の項目を説明し、同意が得られれば採取してもよい。この点に関しては法医学者の間でも意見が分かれるところであるが、意識がない患者の手術承諾や輸血承諾などがすべて家族の意思に基づいていることを考えると、家族の承諾で採取可能と考えられる。意識がない患者で家族がいない場合は、警察へ提出するための生体試料の採取は行えない。但し、本人や家族の同意が得られない場合や家族がいない場合でも、警察が裁判所に生体試料の採取、提出のための鑑定処分許可状を請求し、裁判官がこれを交付した場合には、その試料の採取、提出を拒むことはできない。

2）患者が未成年（概ね15歳以下）の場合

　採取する生体試料の名称（血液、尿、胃内容など）と量、検査目的（項目）を親権者に説明し、同意を得たうえで採取する。同意を得られない場合は前述の令状がある場合を除いて採取できない。
　警察官からしばしば「残血」を提出してほしいと言われることがある。「残血」とは検査などに

使ったあまりの血液という意味らしいが、「残血」であろうとなかろうと患者のものには変わりなく、医師の判断で提出できるものではない。

B. 警察への試料の提出

患者本人、家族や親権者の同意を得て生体試料を警察に提出する場合、警察官から任意提出書の記入を求められる。医師が任意提出書を記入することに抵抗をもっている医師もいるが、前述の同意があれば、医師が任意提出書に記入することに関しては、特に問題はないと思われる。但し、用紙内に検査目的(項目)と同意を得ての提出であることを明記する必要がある。特に検査目的(項目)についての記載は重要である(図8)。

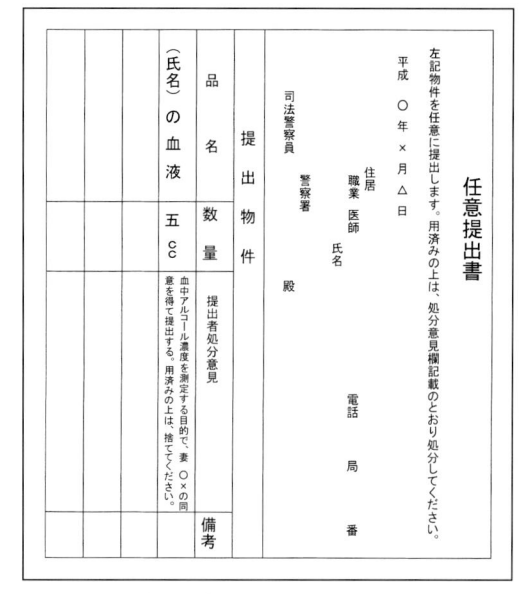

●図8・任意提出書の記入例●

記載が終わったら、任意提出書を複写して診療録へ貼るとともに、手渡した警察官の所属、氏名を診療録へ記載しておく。

C. その他の物件の警察への提出

着衣に関しては患者の所有物なので、生体試料と同様に取り扱う。任意提出書の記載を求められなかった場合には、診療録に警察への提出に同意を得ていることと、手渡した警察官の所属、氏名、手渡した日時を記載しておく。体内から摘出した異物(弾丸、刃物の破片など)は、特に患者あるいは家族の同意を得なくても、警察に提出してよいと考えられる。

これら生体試料などの提出に関しては、法律の適正な運用を行うためにも、医師に科せられた守秘義務を守りつつ、前述のような然るべき段階を踏んだうえで、できるだけ医師としても警察業務に協力することが望ましいと考えられる。意味もなく非協力的な態度を示すことは慎むべきである。

[2. 保険会社への対応]

A. 死亡証明書の発行

保険会社から、患者が生存している場合には診断書の発行を、患者が死亡した場合には死亡診断書(死体検案書)の発行を求められることがある。これらの書類は保険会社が書式を決めている場合が多いが、多くの保険会社でほぼ共通しており、最近は死亡診断書(死体検案書)は「死亡証明書」という名前の書式にしている場合が多い。多くの保険会社が使用している死亡証明書の書式を図9に示す。この書類の左半分は患者が死亡時に発行した死亡診断書(死体検案

死　亡　証　明　書

1. 氏　名	男 女	2. 生年月日	明治 昭和 大正 平成	年　月　日
3. 住　所				
4. 職　業				
5. 発病年月日	年　月　日	6. 初　診	年　月　日	
7. 入　院	年　月　日	8. 退　院	年　月　日	
9. 死亡したとき	年　月　日	午前 午後	時　分	

10. 死亡したところ及びその種別	死亡したところの種別	1 病院　2 診療所　3 老人保健施設　4 助産所　5 老人ホーム　6 自宅　7 その他
	死亡したところ	
	種別1～5の施設の名称	

11. 死亡の原因	I	(ア) 直接死因		発病（発症）又は受傷から死亡までの期間	
		(イ) (ア)の原因			
		(ウ) (イ)の原因			
		(エ) (ウ)の原因			
	II	直接には死因に関係しないが I 欄の傷病経過に影響を及ぼした傷病名等			
	手術	1 無　2 有 {部位及び主要所見}		手術年月日	年　月　日
	解剖	1 無　2 有 {主要所見}			

12. 死因の種類

1 病死および自然死

外因死　不慮の外因死 {2 交通事故　3 転倒・転落　4 溺水　5 煙、火災及び火焔による傷害　6 窒息　7 中毒　8 その他}

その他及び不詳の外因死 {9 自殺　10 他殺　11 その他及び不詳の外因}

12 不詳の死

13. 外因死の追加事項	傷害が発生したとき	年　月　日　午前 午後　時　分	1 従業中　2 従業中でないとき　3 不明
	傷害が発生したところの種別	1 住居　2 工場及び建築現場　3 道路　4 その他 { }	
	傷害が発生したところ	都道府県　市郡　区町村	
	手段及び状況		

14. 死亡に直接関係のある既往症（年月日、傷病名、症状経過、医療機関）		
15. 今回の発病（受傷）から初診までの経過		
16. 初診時の主訴・所見及びその後の経過 治療内容 手術名　手術日　年　月　日		
17. 前医又は紹介医	有 無	医師名　医療機関名　その所在地
18. 病名を告げた時期	（死因病名やその他の病名を患者又は家族にいつどのように告げられましたか。） 本人には（　年　月　日頃）に病名を（　）と告げた。 家族には（　年　月　日頃）に病名を（　）と告げた。	
19. その他	（本人の特徴、身長、体格、酒量、習癖、その他の事項）	
20. 死亡診断（死体検案）年月日	年　月　日	

上記のとおり証明する。

本証明書発行年月日　年　月　日

所在地

病院又は診療所等の名　称

医師氏名　印

原本の複写又はコピーの場合はそれぞれに捺印してください。

㊒64001　95.5 30×2,000 生

お願い　訂正の場合必ず証明印による訂正印を捺印願います。

●図9　死亡証明書の書式●

書)と同様の書式となっており、最初に発行した死亡診断書(死体検案書)に記載した事柄とまったく同一の内容を記載する。右半分は既往症や経過について記載するようになっているので、わかる範囲で記載し、CPA症例などで詳細不明の場合は不明と記載する。死亡診断書(死体検案書)の再発行の場合には、死亡診断あるいは死体検案を行った医師以外が発行すれば、医師法第20条違反となる。保険会社に提出する死亡証明書の場合も原則として、死亡診断あるいは死体検案を行った担当医が記載するのが望ましいが、既に担当医が死亡していたり、転勤しており、再発行が難しい場合がある。その際には、発行する書類が死亡診断書(死体検案書)ではなく死亡証明書なので、代わりの医師が診療録などを参照して、原本と相違ない内容を記載してもよいと考えられる。その場合には、書類に担当医とは異なった医師が記載した旨を明記しておく必要がある。

B. 保険会社からの調査

保険会社あるいは保険会社に依頼された調査会社が、患者の傷病内容について聞き取り調査にくる場合がある。この場合は、患者本人あるいは家族が書いた承諾書(図10)を持参することになっており、承諾書がない場合には、医師は保険会社の係員に対して、患者の傷病内容についていかなることも話してはならない。多くの承諾書は傷病内容を説明することを承諾しているのみであり、それ以外のこと、例えば「警察官は現場の状況についてどう話していたか」とか、「他の保険会社から証明書の発行の依頼があったか」などについては、答えてはならない。また、事実に即して説明すべきであり、推定的なことを言うことは誤解を生むもととなるので注意を要する。診療録には、説明の日時と説明内容を記載し、係員の名刺と承諾書を貼っておくようにする。

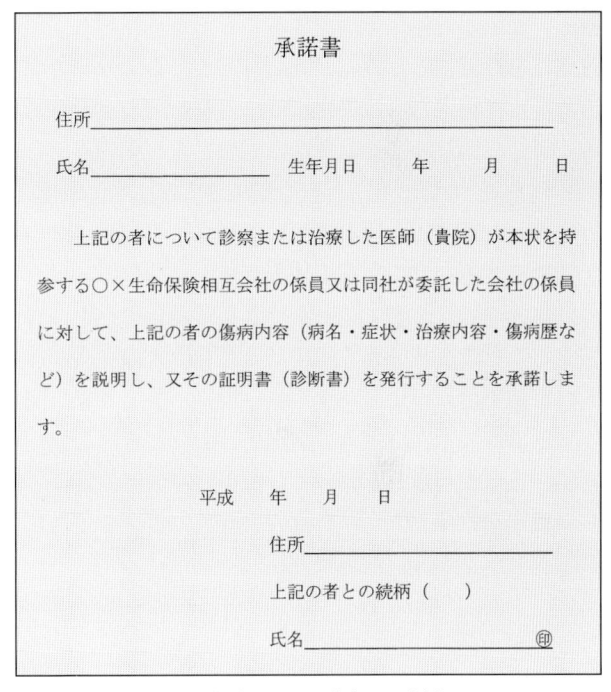

●図10 保険会社が持参する承諾書の一例●

[3. 救急外来での暴力行為]

泥酔外傷患者など治療行為が必要な患者であるが、暴れて治療行為ができないことがある。このような場合に、医師はしばしば鎮静剤を使用することがあるが、患者の承諾なしに鎮静剤を使用することは、緊急性がある場合を除いては法的に問題が生じる場合がある。家族がいる場合には、電話でもよいから家族に状況を説明して、鎮静剤の使用に関しての承諾を取るべ

きである。家族がいない場合には、同伴してきた友人らに状況を見てもらい、鎮静剤を使用しなければ処置できない状況であることを納得してもらうように努める。友人らもいない場合には、搬送してきた救急隊員や警察官に、鎮静剤の使用がやむを得ない状況を見てもらっておいた方がよい。

　患者、あるいは患者の関係者が病院内で暴力行為を行った場合には、直ちに110番通報し警察官に来てもらう。救急室には針やメスなど危険物が多くあるので、できるだけこれらから遠ざけるようにし、警察官が到着するまでは他科の医師や事務職員の協力を得て、多人数で対応することが重要である。

[4. 輸血拒否]

　「エホバの証人」というキリスト教の一宗派(正式な名称は「ものみの塔聖書冊子協会」)は、宗教上の理由から輸血を拒否することでよく知られている。宗教上の理由に限らず、患者が自己決定権を行使するために、判断材料となる十分な説明を医師が行ったうえで、患者が輸血などの治療行為を拒否する場合には、自殺企図などの特殊な場合を除き、それに従うのが原則である。但し、緊急時に輸血拒否の意思をもっていることを知らずに輸血を行っても、これをとがめられることはない[1]。十分な説明をしてもなお輸血を拒否する場合には、輸血を拒否する意思を表した証明書、輸血拒否により生じる結果についての免責証書、輸血を行った場合の予後が判断できるだけの記載や検査データを診療録に残しておく必要がある。患者に意識障害があり、自分の意思を表すことができない場合や小児については、家族や親権者が患者の意思を代弁することになり、基本的にはそれらの人の考えが尊重されなければならない。しかし、拒否された治療行為が生命にかかわる場合、さまざまな問題が生じることがあり、1人の医師個人の判断ではなく、病院内の倫理委員会などを通じて病院全体の問題として対応する必要がある。特に、患者が判断力を欠いている小児では、両親は子供の生命維持、健康回復をはかる方向でしか親権を行使しえず、自身の宗教上の信念を子供に押しつけることはできないとする法曹界の学説も多く[9]、慎重な対応が必要である。

3. 自　　殺

はじめに

　2002年の自殺既遂者は約3万2,000人で、5年連続して3万人を超えており、ここ数年の長引く不況やそれに伴うリストラで急激に増加している。企図手段としては、約4～5割を飛び降りが占めており、自殺未遂者を含めると自殺に関係した外傷患者は相当な数にのぼると推定される。

[1．自殺の決定と死亡診断書（死体検案書）]

　自殺の疑で搬送され死亡した患者が、本当に自殺既遂であるかどうかの判断は困難な場合が多い。外傷には限らないが、保険金目当ての殺人であることや単なる自過失の事故の場合もある。したがって、現場の状況や生前の行動について、警察や家族から十分な情報を得る必要がある。特に、自殺既遂者の家族が自殺ということに納得していない場合には、その決定には注意が必要である。その場合、検視の際に医師の側からも警察に対して法医解剖［司法あるいは行政（承諾）解剖］の必要性を説明し、解剖が行われればその結果に基づいて、法医解剖執刀医に死体検案書を発行してもらうようにする。臨床医が死亡診断書（死体検案書）を発行する場合、死因の種類の欄の「9．自殺」に○印をつけることは、後の保険金の支払いなどにも影響するので、確実な根拠なしに「9．自殺」に○印をつけるべきではなく、はっきりしない場合には「11．その他および不詳の外因」を選ぶべきである。当然、後日保険会社などから問い合わせがあるだろうが、医師は現場を見ているわけではなく、わからないことはわからないと、はっきり言わなければならない。また、「9．自殺」を選ぶ場合には、死亡診断書（死体検案書）を家族に渡す際に、自殺を選んだ根拠を家族に説明し、今後患者の死亡は自殺として扱われることを理解しておいてもらうことが必要である。自殺企図者で一定期間治療行為を受けた後、死亡した症例も当然異状死体にあたり、警察への届出を忘れてはならない。重篤な患者については、死亡の前であっても、犯罪が関与していることも考えられるので、あらかじめ警察へ通報しておくことが望ましい。

[2．自殺企図者の治療と自己決定権]

　治療行為を行うには患者の承諾が必要であり、意識不明の患者でも患者の意思が推察できるときには、それに従わなければならない。このことからのみでは自殺企図者の治療は実質上行えないことになるが、現実には患者が意思を表明できるか否かを問わず、治療行為を行うことは許されている。これが許されるのは以下の理由による。自殺行為は、公序良俗（公の秩序と善良な風俗）に反する行為とされており、法律で保護すべき個人の権利とは認められていない。したがって、自殺企図者を救命することは個人の権利を侵害したことにならない[10]。

[3．外傷による自殺企図者に対する治療上の注意点][11]

　自殺方法は飛び降りや刃器による自傷行為、服毒、服薬によるもの、縊頸によるものなどさまざまであるが、ここでは外傷を受傷した自殺企図者を中心に治療上の注意点を述べる。まず、搬入時に意識がある場合、虚偽の申告をすることが多く、自損行為による外傷を第三者行為として申告する場合があり、注意が必要である。治療や手術のために鎮静や麻酔をかける場合には、時間的余裕があれば、その前に患者の問診を十分行うべきである。また、自殺の手段として薬物を大量に服用したうえで飛び降りを行うなど、複数の手段が関与している場合があるので、外傷以外の原因を見落とさないようにする。自分で歩くことができる程度の軽症の自殺企図者を入院させる場合、病室からの飛び降りやトイレでの首吊りなど、自殺の再企図の防止に努める。

[4．精神科医の関与]

　自殺企図者には、できるだけ早期から精神科医が関与することが望ましく、精神医学的な診断と心理社会的側面で患者がおかれていた社会的背景の評価を行ってもらう必要がある。その結果、身体症状の治療と同時に精神疾患の治療を開始することができ、自殺の再企図の予防にもつながる場合がある。また、救急医が身体的症状が回復し退院してよいと考えても、精神科医の診察の結果、精神科的な治療のため、さらなる入院が必要とアドバイスを受けることも少なくない。精神医学的な診断をするためには、患者の診察と同時に患者関係者との面談も重要と考えられており、救急医も精神科医に対して、できるだけ詳細な関係者の情報を提供するようにしなければならない。また、精神科医に紹介する前に、患者および家族に精神科受診の必要性を説明し、受診することに対する同意を得ておくことを忘れてはならない。

　コンサルテーション・リエゾン精神医学の1分野としても、自殺企図患者における精神科医のかかわりは今後ますます重要なこととなり、救急医と精神科医の密接な連携が必要とされている。

4. Child Abuse

はじめに

　Child Abuseは1946年アメリカの小児放射線医Caffey[12]が、小児の長管骨の異常な多発性骨折と硬膜下血腫の合併する6例を報告したのが始まりで、日本では児童虐待、あるいはBattered child syndromeの訳としての被虐待児症候群と呼ばれている。児童虐待とは保護者によりその監護する児童（18歳未満）に対して加えられた虐待行為であり、非偶発的であり、長期にわたる反復的、継続的行為である。児童虐待防止法第2条に定義されている虐待の種類としては、以下のものがある。

　①児童の身体に外傷が生じ、又は生じる恐れのある暴行を加えること（身体的虐待）。
　②児童にわいせつな行為をすること又は児童をしてわいせつな行為をさせること（性的虐待）
　③児童の心身の正常な発達を妨げるような著しい減食又は長時間の放置その他の保護者としての監護を著しく怠ること（ネグレクト）。
　④児童に著しい心理的外傷を与える言動を行うこと（心理的虐待）。

　本稿では身体的虐待を中心に述べる。

[1. 発生件数と好発年齢]

　日本は1994年に「子供の権利条約」を批准したが、子供の人権侵害として最も顕著なChild Abuseは年々増加している。厚生労働省の調査によると、2001年度の児童虐待死は39人、2002年度では42人で、2002年度に児童相談所が児童虐待相談を受けて処理した件数は前年度より3.9％、921件増えて2万4,195件であった。虐待の種類としては、身体的虐待が約70％を占め、性的虐待、ネグレクトの順となっている。児童虐待死の死因としては急性硬膜下血腫が多く、口鼻腔閉塞による窒息がこれに次いでいるという報告がある[13]。虐待は生後1ヵ月頃から学童期までみられるが、好発年齢としては2～3歳頃が多い。

[2. Child Abuseが疑わしい場合]

1．家族の事情聴取から、以下のような場合にはChild Abuseの可能性がある。
　①外傷の受傷機転に対する説明が曖昧である。
　②説明が二転三転する。
　③小さな外傷の存在を隠そうとする。
　④受傷機転が成長の過程に合わず矛盾している（階段を上ることができないのに階段から転落したなど）。
　⑤子供が自分でケガをしたとか兄弟がケガをさせたと強調して言う。
　⑥子供の重症感に比べて、落ち着いている。
　⑦受傷から来院までの時間が遅い。
　⑧家庭の経済状態が悪い[14]。

⑨長期の母子分離期間がある。
⑩外傷による受診歴が多い。
⑪子供についての情報を話したがらない。

2．子供の状態から、以下のような場合にはChild Abuseの可能性がある[15]。
①凍りつくような無表情・無感動。
②親への恐怖感。
③不潔な外見。
④身体的損傷
⑤口腔内の不衛生、広範性齲蝕[16]。
⑥行動異常
⑦栄養障害
⑧双胎出生[17]

［3．虐待の手段と損傷］

　虐待の手段としては頭部、顔面の殴打、突き飛ばす、つねる、蹴る、踏む、口鼻腔の閉塞、タバコや線香の燃焼部分を皮膚に押し当てるなどである。その結果、体表面では表皮剥脱、皮下出血、挫創、熱傷などが生じ、臓器損傷としては急性硬膜下血腫、外傷性くも膜下出血、四肢の骨折、腹腔臓器損傷がみられることが多い。米国では切創が多いとされているが[18]、わが国では鈍器損傷が多い傾向にある。急性硬膜下血腫の成因においては、米国ではwhiplash shaking injuryといって、小児の頭部をもって激しく揺さぶることが多く外表所見に乏しいが、わが国では高所から落下させたり、鈍器で殴ったりすることにより生じる場合が多く、皮下出血や表皮剥脱などの外表所見を伴っていることが多い。また、食事を与えない、風呂に入れないなどのChild Neglectを伴っている場合もある。損傷の形態からChild Abuseを疑うポイントとしては、限局した不自然な部位の熱傷や、多発外傷が生じない受傷機転で皮下出血などの外傷が多発している場合など、損傷の部位、形状、程度が親が説明する受傷機転では生じにくい場合が疑わしい。また、新しい損傷に古い損傷が混在する場合も要注意である。損傷の診方において重要なことは、大きな損傷に目を奪われず、頭の先から足の先まで注意深く観察することである。診療録への記載事項としては、単に損傷の存在だけでなく、損傷がいつ、どこで、どのようにして起こったのか、古い損傷の有無、目撃者の有無などについて記載することが必要である。

［4．虐待が疑わしいときの対応］

　Child Abuseを見逃すことは、その子供や家族、あるいは医師にとって重大な結果をもたらす場合がある。虐待された子供が、なんの対応もなしにもとの環境へ戻されると、再度虐待を受ける可能性が50％、致死的な虐待を受ける可能性が10％あるとされている。また、米国では虐待を報告しなかった医師は、医療過誤として刑事告訴されることもある[18]。したがって、

医師の責任は、単に外傷を治療するだけでなく、社会医学的な面でも重い。児童福祉法第25条には要保護児童発見者の通知義務という項があり、「保護者のいない児童または保護者に監護させることが不適当であると認める児童を発見した者は、これを福祉事務所または児童相談所に通告しなければならない」とされている。平成12年には児童虐待の防止等に関する法律（児童虐待防止法）が成立し、その第5条には「学校の教職員、児童福祉施設の職員、医師、保健婦、弁護士その他児童の福祉に職務上関係のある者は、児童虐待を発見しやすい立場にあることを自覚し、児童虐待の早期発見に努めなければならない」と医師の努力義務を規定している。また、刑法に定められている医師の守秘義務とのかかわりで、児童虐待防止法第6条には「1. 児童虐待を受けた児童を発見した者は、速やかに、これを児童福祉法第25条の規定により通告しなければならない。2. 刑法（明治四十年法律四十五号）の秘密漏示罪の規定その他の守秘義務に関する法律の規定は、児童虐待を受けた児童を発見した場合における児童福祉法第二十五条の規定による通告をする義務の遵守を妨げるものと解釈してはならない」と規定されている。重度の外傷を受傷している場合には、犯罪となる可能性もあるので、警察へも届け出る必要がある。医師は児童相談所や警察に連絡した場合、親との関係が悪くなるのではないかとか、もし虐待の事実がなかった場合にはどうしようかと考え、連絡をすることをためらいがちとなる。しかし、新たに制定された児童虐待防止法に積極的な通告義務が記されていることや被害を受けた子供は自分で助けを求めることができず、加害者は行為の自覚に乏しく、介入を拒むことが多いため、医師は正しい認識をもって対応する必要がある。

［5．届出後の対応］

児童相談所には、調査の結果子供を親と引き離す必要があると認めた場合には、児童相談所長の権限で親の同意がなくても保護できる「一時保護」の権限がある。虐待児の命を守るためには、一時保護の機能を活用した児童相談所の積極的な介入が必要と思われる。また、警察庁も児童虐待に積極的に介入する方針を打ち出しており、児童相談所と連携して子供の人権を守る体制を確立しなければならない。同時に、現行民法には「親への治療命令」がないことから、法を整備し、カウンセラーや精神科医を中心とした親指導も重要な課題である。

［6．事　例］（図11）

3歳1ヵ月、女児

事例の概要　某年○月×日、自宅居間から庭に転落し意識障害が生じたため、義母が119番通報し、救急車にて近医へ搬送された。診察の結果、急性硬膜下血腫があり、手術を施行するも受傷から2日後に死亡した。頭部外傷以外にもタバコの火を押し付けられたような古い円形の瘢痕が全身に多数認められた。医師は警察へ異状死体の届出を行い、検視の結果、変死の疑があり司法解剖が行われた。

病歴：未熟児で出生し、足がやや不自由。
　　　1歳時：アイロンが頭部へ落ち負傷
解剖の所見：頭部は硬膜下血腫除去および外減圧術後状態で、硬膜下には68.7gの血腫が残存

第5部 社会的・法的諸問題

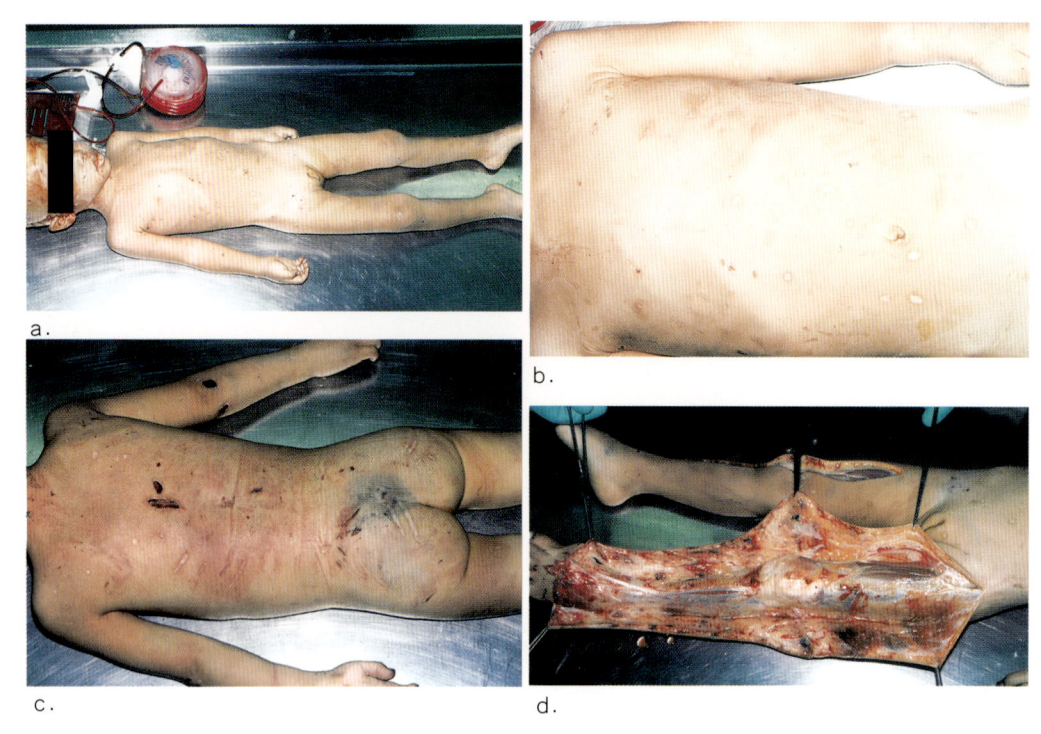

●図11 Child Abuseの解剖事例（3歳1ヵ月、女児）●
a．全身前面
b．胸腹部：タバコを押し付けられたことによる円形瘢痕が散在。
c．背面：円形瘢痕とともに表皮剥脱や皮下出血が認められる。
d．左下肢皮下：皮下出血が散在している。

しており、脳においては大脳鎌下ヘルニアと中脳被蓋正中に出血が認められた。全身には表皮剥脱や皮下出血、痂皮の形成、タバコを押し付けたことによる熱傷受傷後の円形瘢痕が多数認められた。死因は急性硬膜下血腫による脳浮腫とした。

　本事例では、居間からの転落と虐待の関係は明らかでないが、全身の損傷と家族からの事情聴取より、虐待の事実が認められた。

5. Domestic Violence

[1. 定　　義]

　Domestic Violence（DV）とは、配偶者や事実上婚姻関係と同様の事情にある者からの暴力をいう。従来、日本では夫や恋人からの暴力を「家庭内暴力」や「夫婦間暴力」と表現してきたが、これらの言葉では問題の核心が「女性に対する」暴力であることを見えにくくする。そこで、1970年代以降、DVは暴力を受けた女性たちの経験と、暴力をなくそうとする女性たちの問題意識を表すために、使われてきた言葉である[19]。しかし、現在でも、医療従事者の間ではDVに対する認識は低く、言葉の存在すら知らない者も多い。また、国内の医学雑誌で医師が書いたDVに関する論文は、欧米諸国に比べて著しく少なく、このことからもわが国でのDVに対する認識の低さがうかがえる。

[2. DVの内容]

　DVには「大切にしているものを壊す」、「悪口を言ったり、欠点をあげつらったりする」などの精神的暴力、「生活費を入れない」などの経済的暴力、「避妊に協力しない」、「性的な行為を強制された」などの性的暴力、「殴る、蹴る」、「物を投げつける」、「首を絞めようとする」などの身体的暴力がある。この中で医療機関が関与するのは、主として身体的暴力を受けた場合である。
　東京都が1997年に都民男女4,500人を対象に行った調査によると、「夫やパートナーから暴力を受けた」と回答している女性（1,183人）のうち、「立ち上がれなくなるまで、殴る蹴るなどのひどい暴力」を経験したと回答している女性は、「何度もあった」（1％）、「1～2度あった」（2.1％）となっている[20]。

[3. DV防止法]

　2001年に「配偶者からの暴力の防止及び被害者の保護に関する法律（DV防止法）」が制定された。
第1条　この法律において「配偶者からの暴力」とは、配偶者（婚姻の届出をしていないが、事実上婚姻関係と同様の事情にある者を含む。以下同じ）からの身体に対する不法な攻撃であって生命又は身体に危害を及ぼすものをいう。
2　この法律において「被害者」とは、配偶者からの暴力を受けた者（配偶者からの暴力を受けた後婚姻を解消した者であって、当該配偶者であった者から引き続き生命又は身体に危害を受けるおそれがあるものを含む）をいう。
第6条　配偶者からの暴力を受けている者を発見した者は、その旨を配偶者暴力相談支援センター又は警察官に通報するよう努めなければならない。
2　医師その他の医療関係者は、その業務を行うに当たり、配偶者からの暴力によって負傷し

又は疾病にかかったと認められる者を発見したときは、その旨を配偶者暴力相談支援センター又は警察官に通報することができる。この場合において、その者の意思を尊重するよう努めるものとする。
3　刑法(明治四十年法律第四十五号)の秘密漏示罪の規定その他の守秘義務に関する法律の規定は、前二項の規定により通報することを妨げるものと解釈してはならない。
4　医師その他の医療関係者は、その業務を行うに当たり、配偶者からの暴力によって負傷し又は疾病にかかったと認められる者を発見したときは、その者に対し、配偶者暴力相談支援センター等の利用について、その有する情報を提供するよう努めなければならない。

[4．DVによる外傷患者が来た場合の対応]

　まず、患者は恥ずかしさから「自転車に乗って転んだ」などと、DVによる受傷であることを隠すことがあるので、十分な問診を行う必要がある。特に、DVの加害者と一緒に受診している場合には、いったん入院させ、加害者である人物を帰らせたうえで、再度受傷機転について聞く必要がある。外傷の程度が命にかかわる、手術が必要である、長期間の入院が必要であるなど、重症であれば犯罪となる可能性が高いので警察へ無条件に通報する。ここで、難しいのは軽微な外傷の場合である。現在の日本ではDVの届け出義務はなく、患者の承諾なしに警察や婦人相談所へ通報した場合には、医師の守秘義務に違反する場合が生じる。したがって、現行法の範囲では、患者に十分DVについて説明し、患者の承諾を得てから他機関へ連絡する。また、身体的治療とは無関係であるが、DV防止法第6条4項の規定に従い、各都道府県に設けられている配偶者暴力相談支援センターや民間の相談機関を調査しておき、DVで困っている患者に対して医療機関として相談窓口をアドバイスする必要もあると考えられる。

6. インフォームド・コンセント

[1. 法的根拠に基づいた必要性]

　医療は患者と医師や医療機関との間の契約(準委任契約　民法第656条)によって成り立っており、準委任契約が成立すれば受任者である医師や医療機関にも委任者である患者にも一定の義務が生じる。その中でインフォームド・コンセントは医師の義務の1つとされている。また、患者に対して行われたことが医療行為として認められるためには、①治療行為が患者の生命・健康の維持に必要(医学的適応性)、②治療行為が医学上一般に承認された医学準則に則していること(医術的正当性)、③患者の承諾(インフォームド・コンセント)が必要、とされており、インフォームド・コンセントのない治療行為は医療行為として認められない。

[2. 説明すべき事項]

　インフォームド・コンセントは「説明と同意」と訳されている。しかし、この説明は患者や家族が自己決定権を行使するために十分なものである必要がある。検査や治療を受けることを承諾した意思が法的に有効であるか否かは説明の適否にかかわっており、不十分な説明、不適切な説明、誤った説明のもとに得られた承諾はその法的有効性を欠くことになり、それによって生じた損害は賠償の対象になる。
　患者から有効な承諾を得るための説明事項を表4に示す[22]。

[3. 説明の義務が免除される場合]

　救急医療の現場ではインフォームド・コンセントを得ることなしに診療が開始される場合が多い。救命、四肢の温存、激しい苦痛の軽減など同意を得ないことが許されるのに十分な理由があれば、医師が一方的に救急患者の診療を開始することは違法にはならない[23]。
　これは刑法第37条や民法第698条の規定による行為と考えられるからである。

■表4　患者から有効な承諾を得るための説明事項■

1. 現在の身体状況
2. 診察、検査結果から確定または推察される病名
3. 診断が確定していない場合は、それを確定するための方法ならびに確定するための必要性
4. 確定または推定される疾患の一般的経過と現在の病状の関係
5. 検査および治療方法と侵襲の有無
6. 検査行為に伴う危険性と有益性
7. 治療行為に伴う危険性と治癒の見込み
8. 行おうとする検査、治療法による過去の実績
9. 侵襲を伴う検査、治療の場合には、その程度、方法、時間、侵襲後の経過
10. 推奨する治療を行わなかった場合に予想される結果、次善の治療方法の有無、あれば両者の差異

(文献22)より一部改変して引用)

刑法第37条【緊急避難】「自己または他人の生命、身体、自由または財産に対する現在の危難を避けるため、やむを得ずにした行為は、これによって生じた害が避けようした害の程度を超えなかった場合に限り、罰しない。ただし、その程度を超えた行為は、情状により、その刑を軽減し、または免除することができる。」

民法第698条【緊急事務管理】「管理者か本人の身体、名誉または財産に対する急迫の危害を免れしむるためにその事務の管理を為したるときは、悪意または重大なる過失あるに非されば、これによりて生じたる損害を賠償する責に任せず。」

しかし、救急患者はインフォームド・コンセントが不要というわけではなく、緊急性のない場合には行う必要があり、緊急性から行わなかった場合においても、事後に可及的速やかに承諾を得る必要がある。また、診療録には緊急性を証明できるような客観的データを記載しておく必要がある。

［4．説明相手］

患者に意思決定能力がある場合は、当然直接本人に説明し同意を得るべきである。意思決定能力のない場合のインフォームド・コンセントは、配偶者、成人した子供、両親などに対して行うのがよい。子供の手術を行うにあたって母親の承諾を得ただけで、父親の承諾を得なかったことは不当であるとされた判例もあり、家族の間で意見が異なるときには注意が必要である[22]。インフォームド・コンセントを行う相手としてキーパーソンとなる家族を決定し、その人を中心に家族間で意思統一がはかれるように配慮することが重要である。日本語がわからない外国人に対して、インフォームド・コンセントを行う場合、生半可な外国語は誤解のもとになるので、細かいニュアンスが通じるように速やかに通訳を手配し、また医学用語の各国対照表のようなものを日頃から準備しておくべきである[24]。

［5．説明の時期と方法］

入院時に詳細な説明が必要であることは当然であるが、それ以降も1日1回は特に治療法の変更や状態の変化、新しい検査などがなくても、状態や今後の治療方針について患者や家族に説明する。状態の変化や治療方針の変更があった場合には、その都度詳細に説明する。医学用語の羅列に等しい説明は意味がなく、相手に理解してもらうことを主眼として説明すべきである。入院時や詳細な説明をする場合には、カーボン紙を用いて、2枚複写で説明内容を記録しながら説明し、1枚を患者または家族に渡し、もう1枚は診療録に綴じておくようにするとよい。これには患者や家族の署名は不要である。それに加えて、家族の署名が必要となるような承諾事項（侵襲的な検査や手術、輸血承諾など）に関しては、その都度説明し、専用の同意書（承諾書）に記載のうえ署名をもらうようにする。しかし、係争事件に発展した場合でも、同意書（承諾書）が法的に医師の責任を免責するものではなく、インフォームド・コンセントが正しい形で行われたことを証明するものに過ぎない。インフォームド・コンセントのベースとなるものは、良好な患者、家族と医療従事者の関係であり、これを保つことが正しいインフォームド・コンセントを行ううえでの基本となり、医事紛争の予防と救急医療の質の向上につながることである。

7. 脳死と臓器移植

　平成9年10月16日に「臓器の移植に関する法律(平成9年法律第104号)」が施行され、本邦でも平成16年12月現在同法に基づく脳死判定は32例あり、うち31例について脳死下での臓器移植が行われている。本稿では、法的脳死判定の手順や臓器摘出術の手順、移植コーディネーターの活動などについては触れず、主として警察に対する対応などについてのポイントのみを示す。

[1. 患者の意思表示]

　脳死後、臓器提供に対しての意思表示は「臓器提供意思表示カード(図12)」など、脳死の判定に従い、かつ臓器を提供する意思を示している本人の書面によって行われる。最近では運転免許証に貼るタイプの「臓器提供意思表示シール」もあり、それ自体で、これまで頒布されてきた「臓器提供意思表示カード」と同じ法的効力をもつ。「臓器提供意思表示カード」と「臓器提供意思表示シール」の両方をもっており、両方に記入した内容が違う場合には、日付の新しいものが最新の意思表示とみなされる。

[2. 検視などの手続き]

　外傷などの「内因性疾患により脳死状態であることが明らかである者以外」では、法的脳死判定を行う前に(臨床的脳死の判断がなされ、家族から法的脳死判定の承諾を得た後に)所轄警察署長に連絡する(ガイドライン第11の5)。この手続きは臓器の移植に関する法律第7条に則して行われるものである。

　臓器の移植に関する法律第7条【臓器の摘出の制限】「医師は、前条の規定により死体から臓器を摘出しようとする場合において、当該死体について刑事訴訟法第229条第1項の検視その他の犯罪捜査に関する手続が行われるときは、当該手続が終了した後でなければ、当該死体から臓器を摘出してはならない。」

　捜査機関に対する必要な協力を表5に示す[25]。

　臓器提供にかかわらない場合でも、迅速な犯罪捜査に協力するという観点から、内因性疾患

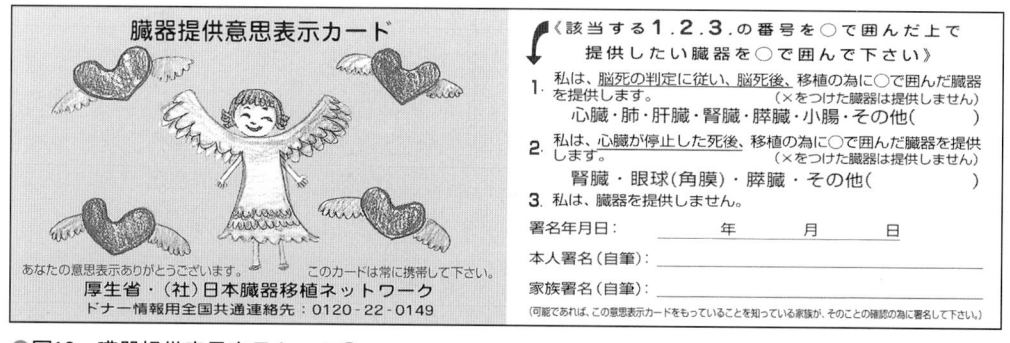

●図12　臓器提供意思表示カード●

第5部　社会的・法的諸問題

■表5　捜査機関に対する協力■

〔臓器移植と検視その他の犯罪捜査に関する手続きとの関係等について
（平成9年10月8日厚生省通達：健医疾発第20号）〕

- ●当該捜査機関への連絡
    - 脳死判定予定日時および場所
    - 連絡責任者の氏名、住所、電話番号
    - その他必要な事項

- ●書面（写し）の提出
    - 脳死の判定に従い、かつ臓器を提供する意思を表示した本人の書面
    - 脳死判定承諾書
    - 臓器摘出承諾書
    - 脳死判定の的確実施の証明書
    - 死亡診断書
    - その他必要な書面

- ●検察官、警察官への便宜
    - 待機する場所
    - 患者の病室に入室するにあたっての準備
    - その他必要な便宜

- ●検視などを行うにあたっての準備
    - 検視等への立会い
    - 生命維持装置の取り扱い
    - 脳死した者の身体の移動
    - その他必要な補助

以外の原因で入院してきた患者について、警察に連絡する場合があるが、臓器提供が想定される場合でも、同様の趣旨から臨床的脳死の判断以前に警察へ通報してもよいとされている。しかし、その場合は臓器移植を前提としたものであるとの誤解を招くことのないよう、臓器提供意思表示カードの有無を報告したり、脳死に近い状態というような紛らわしい表現を使用することは避けるべきである。

[3．検視の実施]

通常の検視はすべての治療行為が終了した心停止後に霊安室などで行われるが、脳死段階での検視はICU内で生命維持装置をつけたままの状態で行われる。実施時期は、第2回脳死判定終了後から臓器摘出の前までの間に行われる。検視を行う警察や検察庁の係官にとっても初めての経験で、戸惑うことも多々あると予想され、医師の補助が必要となる。まず、医師は検視までに係官から傷害発生の場所および経緯について聴取した後に、次の事項について係官に対し説明を行う。

①X線写真や図を用いて来院時に存在した損傷（体表と臓器）の部位、程度、形状、個数を説明する。
②それらの損傷の治療過程（受傷から現在までの状況）について説明する。

③治療過程で生じた損傷を明らかにする。
④脳死に至る原因となった損傷と脳死に至った機序を説明する。
⑤現在（第2回脳死判定以後）の患者の状態と、現在使われている薬剤や生命維持装置について説明する。

　一通り説明が終わった時点で、医師は検視の係官とともに脳死した者のベッドサイドへ行き、係官が必要な身体の計測や写真撮影を行うのを補助する。具体的には、着衣やガーゼ、包帯などの取り外し、身体の移動などがある。また、適宜係官からの質問に対し医学的な見地から回答する。検視の最中に、検視の手順が脳死した者の生命維持に影響を及ぼすと考えられる場合には、そのことを検視の係官に伝え、ほかに代替となる方法がある場合にはそちらを選択してもらうようにする。また、検視の際には法医学を専門としている医師が立会することが望ましいと考えられる。検視の結果、司法解剖が必要であると判断される場合には、解剖は心停止後に行われるため、現実的には眼球以外の臓器を臓器移植のために摘出することは困難である。

［4. 死亡診断書］

　法の規定に基づき脳死判定を行い、その条件を満たした者に対して死亡診断書を発行する場合には、以下のことに留意する必要がある。
①死亡時刻は第2回目の脳死判定の検査終了時とする（ガイドライン第8）。
②死亡時刻の記載のほかに、脳死判定に係る第1回目の検査終了時の時刻についても、死亡診断書の「その他とくに付言すべきことがら」の欄に併せて記載する（ガイドライン第8）。
③臓器摘出に係る法的脳死判定を行い、その後移植に適さないなどの理由により臓器が提供されない場合においても、当該脳死が判定された時点（2回目の脳死判定終了時）をもって法的に死亡とする。

（岩崎泰昌）

【文　　献（第5部）】
1）若杉長英：救急医療と法律．救急医学 18：127-132, 1994.
2）若杉長英：損傷．現代の法医学，永野耐造，若杉長英（編），pp43-45, 金原出版，東京，1995.
3）高取健彦：外傷．救急医学 18：167-171, 1994.
4）田中宣幸：鋭器損傷．現代の法医学，永野耐造，若杉長英（編），pp54-61, 金原出版，東京，1995.
5）日本法医学会：「異状死」ガイドライン．日法医誌 48：357-358, 1994.
6）黒木尚長，山崎元彦，本田克也：救急現場で問題となる法的知識と届け出義務．カレントテラピー 15：120-123, 1997.
7）黒木尚長：外傷診療に関わる法的（法医学的）諸問題．救急医学 23：356-364, 1999.
8）押田茂實，村上知二，北澤　実：救急医療における医事紛争．救急医学 18：139-143, 1994.
9）山下　登：39エホバの証人信者の両親による輸血委任仮処分申請事件．別冊ジュリスト 102：112-113, 1989.
10）若杉長英：救急ナースのための法知識・自殺．Emergency nursing 8：556-559, 1995.
11）千代孝夫：自殺企図者に対する治療上の注意点．救急医学 15：656-657, 1991.
12）Caffey J : Multiple fractures in the long bones of children suffering from chronic subdural hematoma. Am J Roentgenol 56 : 163-173, 1946.
13）塩野　寛，藤原正貴，安達弘高，ほか：被虐待児症候群の剖検例12例の法医学的検討．日法医誌 39：392-397, 1985.
14）Pless IB, Sibald AD, Smith MA, et al : A reappraisal of the frequency of child abuse seen in pediatric emergency rooms. Child abuse & neglect 11 : 193-200, 1987.

第5部　社会的・法的諸問題

15) 大久保修：被虐待児症候群．今日の治療指針2000, 多賀須幸男, 尾形悦郎(編), p854, 医学書院, 東京, 2000.
16) 高野文夫, 宇津木双葉, 国本洋志, ほか：小児虐待症(Child Abuse)の一症例．小児歯科学雑誌 25：650-659, 1987.
17) 横山美江, 清水忠彦, 早川和生：双生児の一方の児に対する母親の愛情の偏りと関連因子．日本公衛誌 2：104-111, 1995.
18) Johnson CF, Apolo J, Joseph JA, et al : Child abuse diagnosis and the emergency department chart. Pediatric emergency care 2：6-9, 1986.
19) 戒能民江：ドメスティック・バイオレンス．ペリネイタルケア 17(夏季増刊)：236-240, 1998.
20) 原田恵理子：ドメスティック・バイオレンスと女性の人権．助産婦雑誌 52：792-797, 1998.
21) 西尾和美：家庭内暴力専門のDV裁判所；米国の試み．アディクションと家族16：55-60, 1999.
22) 若杉長英：患者に対する説明と同意．Emergency nursing 7：842-845, 1994.
23) 前川和彦：患者および家族への対応とインフォームドコンセント．Medical Practice 15(臨時増刊号)：1012-1015, 1998.
24) 大橋教良：救急医療におけるインフォームドコンセント．救急医学 18：145-151, 1994.
25) 厚生省「脳死判定手順に関する研究班」：法的脳死判定マニュアル平成11年度報告書．日本医事新報社, 東京, 1999.

付録
日本外傷学会損傷分類

＊本付録は日本外傷学会用語委員会編「外傷用語集」1999年度版および日本外傷学会雑誌　第14巻第2号（2000年）に掲載された損傷分類をもとに日本外傷学会の承認を得て転載したものである．
＊本付録に掲載されている図を転載する場合は必ず日本外傷学会の許可を得て下さい．

日本外傷学会肝損傷分類

Ⅰ型　被膜下損傷　Subcapsular injury
　a．被膜下血腫　Subcapsular hematoma
　b．中心性破裂　Central rupture
Ⅱ型　表在性損傷　Superficial injury
Ⅲ型　深在性損傷　Deep injury
　a．単純型　Simple type
　b．複雑型　Complex type
Appendix：肝損傷に合併した傍肝血管, 肝門部胆管損傷の表現
　肝後面下大静脈損傷（IVC），肝静脈損傷（HV），肝動脈損傷（HA），門脈損傷（P），胆管損傷（B）

肝損傷分類の解説と記載法について
1．形態分類の説明
　Ⅰ型（肝被膜下損傷）とは, 肝被膜の連続性が保たれている（腹腔内出血を伴わない）ものをいう. ただし, 少量の腹腔内出血を認める場合でも, 損傷の形態が肉眼的, 画像診断的に被膜下血腫または中心性破裂と診断されるものはこれに含める.
　Ⅱ型（表在性損傷）とは, 深さ3cm以内の損傷をいう.
　深さ3cmにした理由；
　3cm以内なら通常深部の太い血管および胆管損傷はない.
　縫合する場合, 死腔を残さず縫合可能.
　海外の報告でも表在性を2〜3cmとしているものが多い.
　左外側区域の損傷では3cmでも貫通していることがあるので, その場合のⅡ型（表在性）かⅢ型（深在性）かの判定は術者の判断

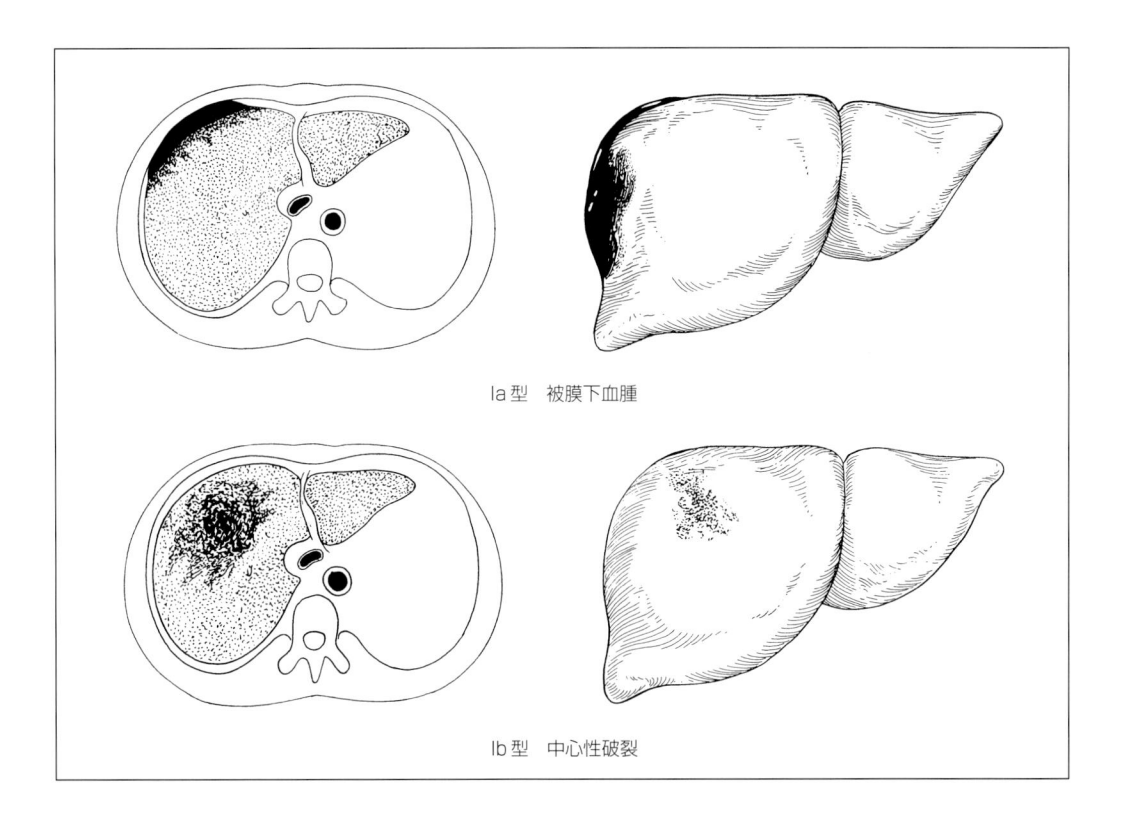

Ia型　被膜下血腫

Ib型　中心性破裂

付録　日本外傷学会損傷分類

Ⅱ型　表在性損傷

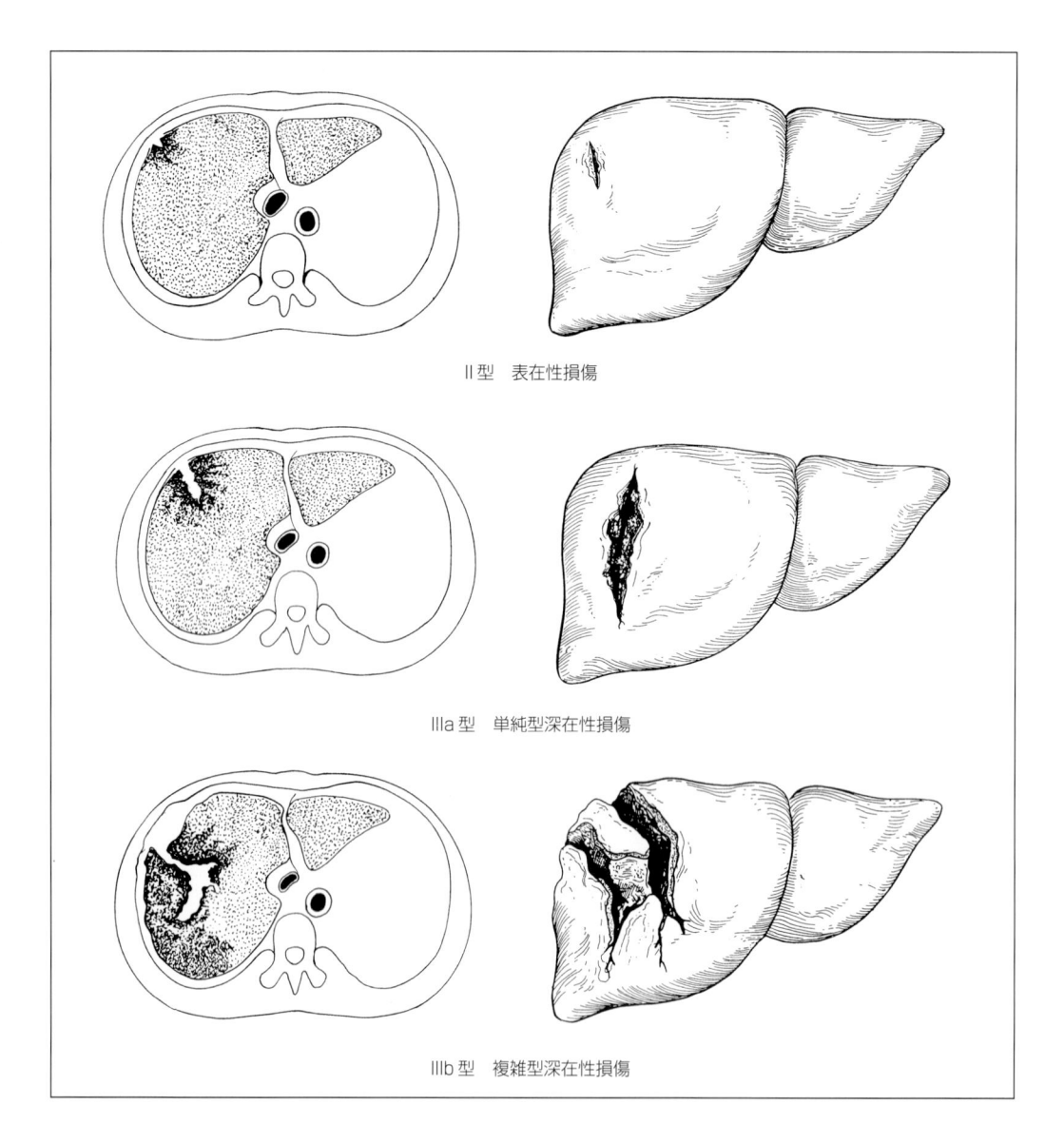

Ⅲa型　単純型深在性損傷

Ⅲb型　複雑型深在性損傷

にゆだねる．

　Ⅲ型（深在性損傷）とは，深さ 3 cm 以上の深部に達している損傷をいう．
　a）単純型；創縁や破裂面など損傷の形態が simple で，組織挫滅の少ないもの．組織の壊死は伴わない．
　b）複雑型；創縁や破裂面など損傷の形態が複雑で，組織挫滅が広範に及ぶもの．組織の壊死を伴うものはここに入る．

2．記載方法

　1）損傷の型と部位（区域）を記載する．

　2）肝区域の表現と記載法（肝癌取扱い規約に準ずる）

　左葉外側区域は(L)，左葉内側区域は(M)，右葉前区域は(A)，右葉後区域は(P)，尾状葉は (C) と表現する．

　これに亜区域を表したい場合は，Couinaud の肝区域表示法を付加してもよい．

　損傷の範囲が 2 区域以上に及ぶときは，損傷範囲の広い方から(AM)，(LM)のように表現する．また，区域の境界部の損傷（カントリー線または外側区域と内側区域の間など）

IIIb + HVr 型

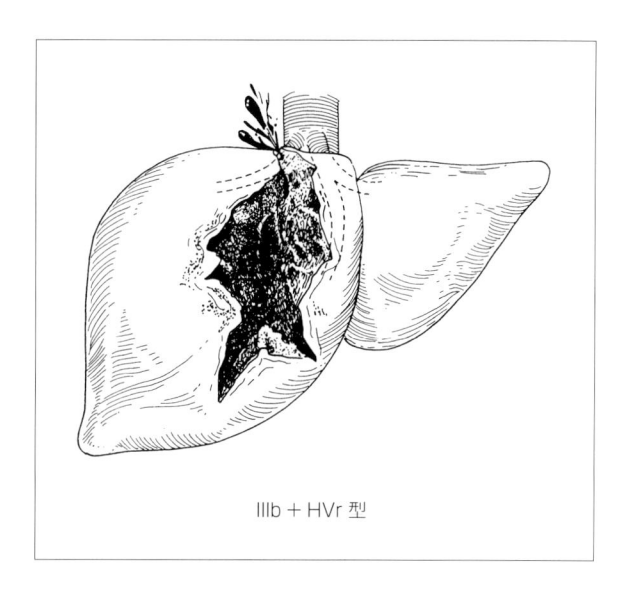

は(A-M, M-L)と記載する.
　記載例:内側区域の表在性損傷はII(M).
S7〜S8におよぶ深在性損傷単純型は, IIIa(AP)またはIIIa(A8P7)と記載する.
　3) 複数の損傷があるときは, 高度の損傷から順次記載する.
　例えば, IIIb(A) + IIIa(M) + II(L)
　4) 肝損傷に伴う血管, 胆管損傷は分類のappendixに記載した略語を用いて付加する. 左右の表現は, 肝癌取扱い規約に準じその損傷の後に小文字でr(右)またはl(左)と記載する.

また, 肝静脈のうち短肝静脈および後下肝静脈は, s(短肝静脈), またはip(後下肝静脈)と記載する.
　例えば, 右葉両区域にまたがる深在性複雑型損傷に, 右の肝静脈損傷を合併した場合は, IIIb(AP) + HVrと記載する.
　5) 鋭的損傷は頭にS(刺創の場合), GS(銃創の場合)と記載する. 例えば, 内側区域の刺創で深さ3cm以上の場合は, S IIIa(M)と記載する.

原　典
日本外傷学会肝損傷分類委員会:日本外傷学会肝損傷分類. 日外傷会誌 11:29, 1997.

付録　日本外傷学会損傷分類

日本外傷学会脾損傷分類

Ⅰ型　被膜下損傷　Subcapsular injury
Ⅱ型　被膜損傷　Capsular injury
Ⅲ型　実質損傷　Parenchymal injury
　　a．単純型　Simple type
　　b．離断型　Transection
　　c．複雑型　Complex type
　　d．粉砕型　Fragmentation
Ⅳ型　脾門部血管損傷　Hilar vessel injury
Appendix：脾損傷に合併した脾門部血管損傷の表現，脾門部血管損傷（HV）

脾損傷分類の解説と記載法について
1．形態分類の説明
　Ⅰ型（被膜下損傷）とは，脾被膜の連続性が保たれている損傷をいう．これには脾被膜下血腫（subcapsular hematoma）および脾内血腫（intrasplenic hematoma）が含まれる．後者は術中，肉眼的に観察することは困難であるが，脾損傷患者の経過中，画像診断学上みられることがあるものをいう．
　Ⅱ型（被膜損傷）とは，被膜損傷のみか，僅かの実質損傷を伴うものをいう．主な損傷は被膜の損傷である．実質損傷の深さは2～3 mmくらいのもので，現在の画像診断学では診断困難な程度の損傷をいう．
　Ⅲ型（実質損傷）：
　Ⅲa．（単純型）とは，創縁，創の走行などが単純で，組織挫滅がないか少ないものをいう．

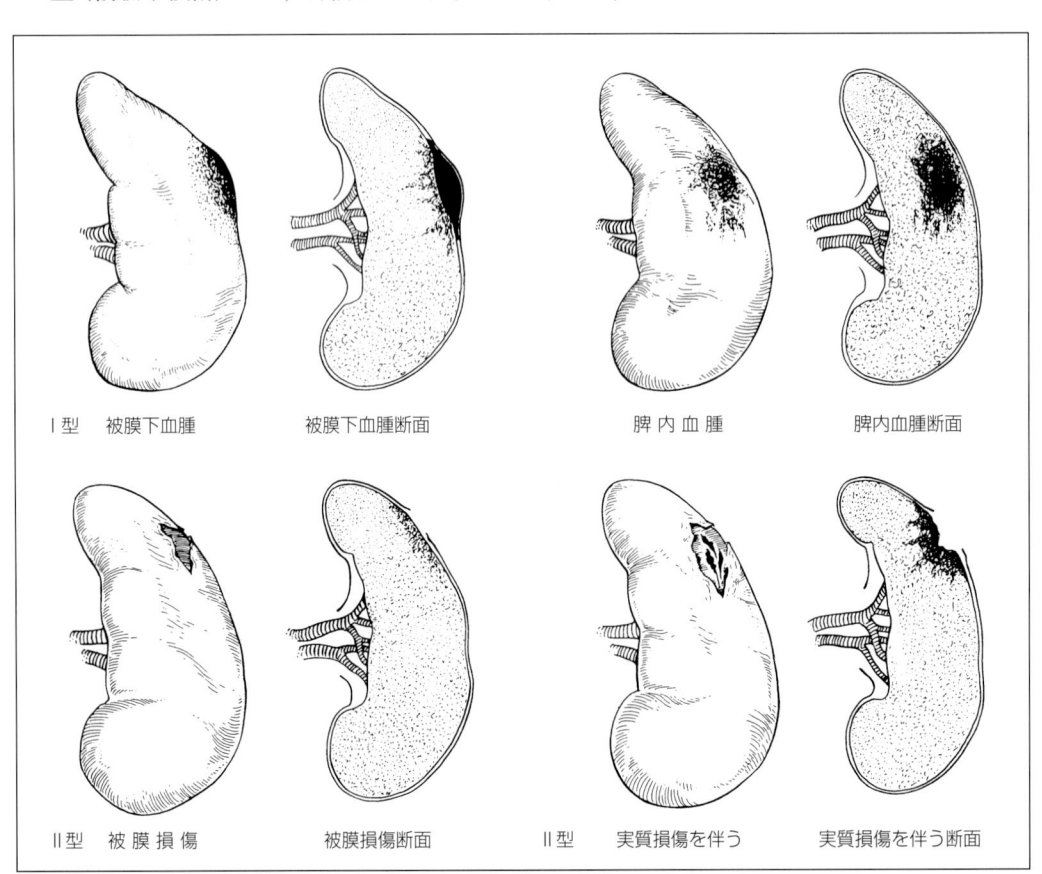

Ⅰ型　被膜下血腫　　　被膜下血腫断面　　　脾内血腫　　　脾内血腫断面

Ⅱ型　被膜損傷　　　被膜損傷断面　　　Ⅱ型　実質損傷を伴う　　実質損傷を伴う断面

2. 脾損傷分類

IIIb．（離断型）とは，脾臓が完全に離断しているか，これに近いものをいう．

IIIc．（複雑型）とは，創縁，創の走行などが複雑で，組織挫滅を伴うことがあるものをいう．

IIId．（粉砕型）とは3つ以上の脾片に分断されているものをいう．

深さと損傷形態の複雑性の移行については以下のように考えるとよい．

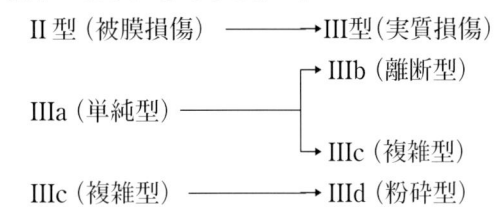

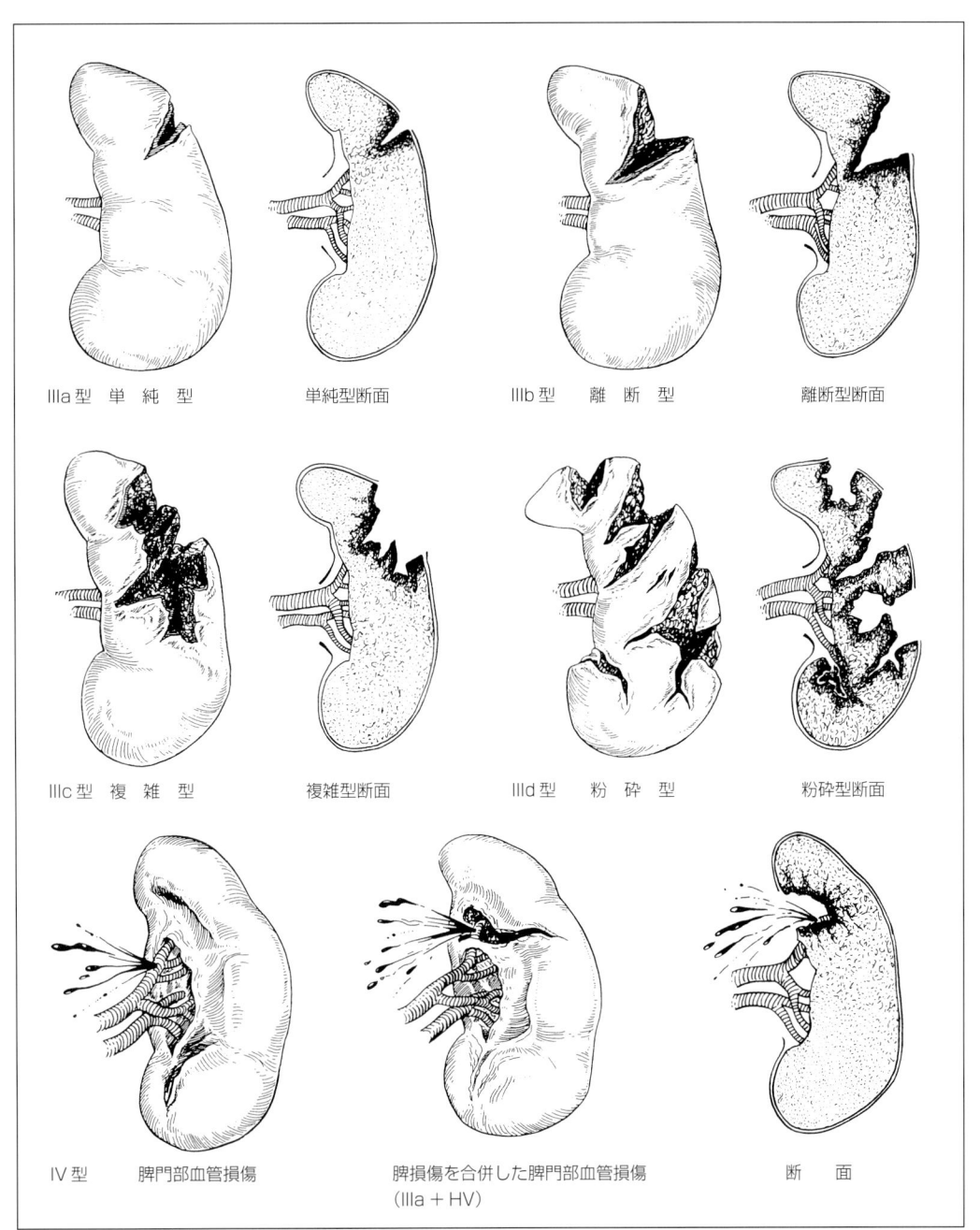

II型（被膜損傷） ──→ III型（実質損傷)

IIIa（単純型）─┬─→ IIIb（離断型）
　　　　　　　└─→ IIIc（複雑型）

IIIc（複雑型） ──→ IIId（粉砕型）

IIIa型 単純型　　単純型断面　　IIIb型 離断型　　離断型断面

IIIc型 複雑型　　複雑型断面　　IIId型 粉砕型　　粉砕型断面

IV型　脾門部血管損傷　　脾損傷を合併した脾門部血管損傷（IIIa＋HV）　　断面

Ⅳ型(脾門部血管損傷)とは脾動・静脈本幹から脾実質に入るまでの血管のみの損傷をいう．脾損傷に脾門部血管損傷を伴う場合はappendixに記載した略語を付記する．

2．記 載 方 法

損傷形態が2つ以上存在する場合は，より重症な損傷のみを記載する．重症度の順序はⅢ＞Ⅱ＞Ⅰと考える．脾実質損傷に脾門部血管を合併した場合は以下のように記載する．(例)創縁，創の走行が単純で，比較的浅い脾の実質損傷が脾門部に及び脾門部血管から活動性の出血がみられるような場合は，Ⅲa＋HVの如く記載する．

原　典
日本外傷学会脾損傷分類委員会：日本外傷学会脾損傷分類．日外傷会誌 11：30, 1997.

日本外傷学会膵損傷分類

Ⅰ型　挫傷　Contusion
Ⅱ型　裂傷　Laceration
Ⅲ型　膵管損傷　Ductal injury
　a．膵体・尾部　Distal
　b．膵頭部　Proximal
Appendix：膵損傷は血管損傷などをしばしば合併するが，十二指腸に限り記載する．表現（D）

膵損傷の分類の解説と記載法について
1．形態分類の説明

Ⅰ型（挫傷）とは，膵損傷は軽症で膵被膜（後腹膜）の連続性が保たれて直接に腹腔に膵液の漏出のないものをいう．損傷形態としては点状出血，血腫，軽度の挫滅を指す．

Ⅱ型（裂傷）とは，膵実質の損傷はさまざまであるが主膵管損傷を伴わないもの．

Ⅲ型（膵管損傷）a型とは膵体・尾部（distal）の主膵管損傷，b型とは膵頭部（proximal）の主膵管損傷，副膵管損傷，膵内胆管損傷のいずれかを伴うものをいう．

膵管損傷が肉眼的，膵管造影で確認できなかった場合は，1）直径の1/2以上の裂傷および穿通創，2）中心部の穿通創，3）高度の挫滅壊死あるいは浸軟壊死を伴うものは膵管損傷とみなす．

2．記載方法

1）肉眼的あるいは画像診断的に確認された損傷形態を記載する．

2）損傷形態が2つ以上の場合には，より重症のみを記載する．重傷度はⅢb＞Ⅲa＞Ⅱ＞Ⅰである．

3）部位記載は，Ⅲ型に限り上腸間膜静脈右縁を境に，膵体・尾部（distal），膵頭部（proximal）に分ける．

4）合併損傷は十二指腸に限り記載する．例）Ⅲb＋D

5）十二指腸損傷の程度は消化管損傷分類に従う．

6）鋭的損傷は頭にS（刺創），GS（射創）をつける．例）SⅡ

原　典
日本外傷学会膵損傷分類委員会：日本外傷学会膵損傷分類．日外傷誌 11：31, 1997．

付録　日本外傷学会損傷分類

日本外傷学会腎損傷分類

I型　腎被膜下損傷　Subcapsular injury
  a. 挫傷　Contusion
  b. 被膜下血腫　Subcapsular hematoma
  c. 実質内血腫　Parenchymal hematoma

II型　腎表在性損傷　Superficial injury
    表在性裂傷　Superficial laceration

III型　腎深在性損傷　Deep injury
  a. 深在性裂傷　Deep laceration
  b. 離断　Transection
  c. 粉砕　Fragmentation

IV型　腎茎部血管損傷　Pedicle injury
  a. 腎動脈閉塞　Renal artery occlution
  b. 茎部動脈損傷　Avulsion or disruption of renal pedicle vasculature

Appendix　1：腎周辺への血腫の拡がりを付記する
  （H1）：腎周囲腔の血腫
    Perirenal hematoma
  （H2）：傍腎腔の血腫
    Pararenal hematoma
  （H3）：Contralateral pararenal type あるいは central type の血腫
    Extended hematoma

Appendix　2：腎周辺への尿漏の拡がりを付記する
  （U1）：（H1）と同様の尿漏
    Perirenal extravasated urine
  （U2）：（H2）と同様の尿漏
    Pararenal extravasated urine
  （U3）：（H3）と同様の尿漏
    Extended extravasated urine

Ia型（腎挫傷）：（R）Ia

Ib型（腎被膜下血腫）：（R）Ib

Ic型（腎実質内血腫）：（R）Ic

腎損傷分類の解説と記載方法について

1. I型　腎被膜下損傷　Subcapsular injury
腎皮膜の断裂を認めない損傷形態で，挫傷，被膜下血腫，実質内血腫を含む．そのうち挫傷は画像診断で捉え難い場合が多いが，通常は臨床所見を加味して診断

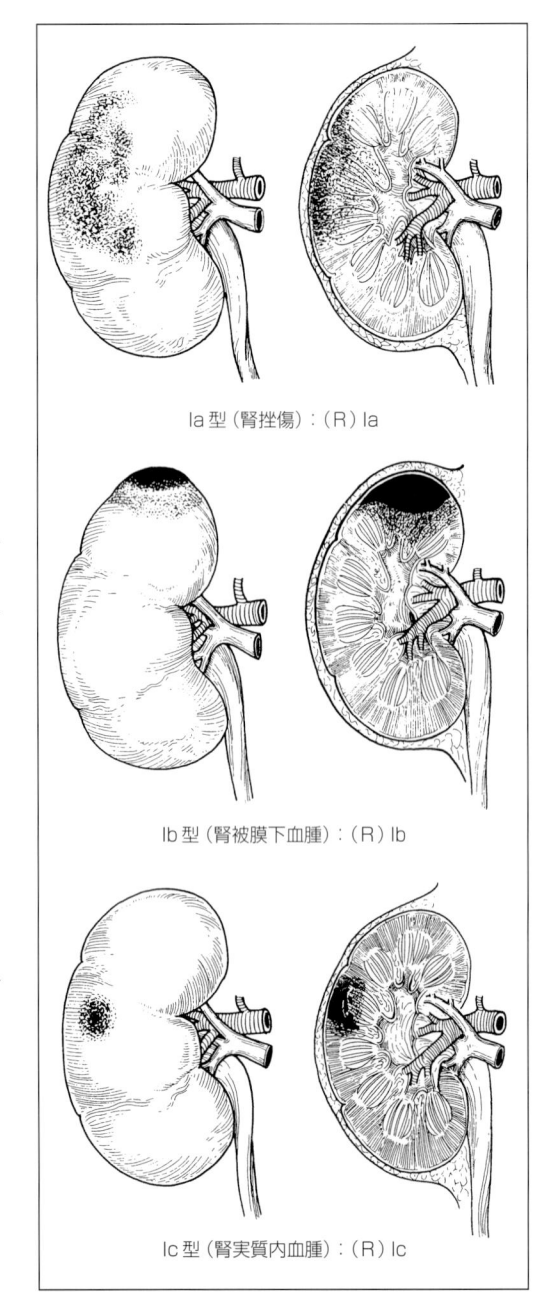

する．記載はIa，Ib，Icとする．
2．II型　腎表在性損傷　Superficial injury
裂傷がCollecting systemへ達していない損傷（表在性裂傷）を指し，尿漏が認められない腎実質裂傷である．腎被膜の損傷を伴い腎周囲の血腫を合併することが多い．記載はIIとする．
3．III型　腎深在性損傷　Deep injury
裂傷がCollecting systemに波及している損傷をいう．ほとんどの場合，尿漏がみられるが，画像診断で尿漏が認められなくてもCollecting systemに損傷が波及していると考えられるものや，術中所見で損傷がCollecting systemに達しているものも含める．深在性裂傷，離断，粉砕の3損傷形態に分ける．深在性裂傷は造影CTで腎の輪郭がほぼ全周にわたり描出される．離断，粉砕は損傷部周辺において腎の造影効果が認められず，腎の輪郭が消失し周囲の血腫との区別が困難なものをいう．また，離断は腎実質が完全に2分され腎実質の連続性が保たれていないもの，粉砕は腎実質が3箇以上に分離するものをいう．離断，粉砕の区別は画像診断で困難なことがあるが，できれば術中所見を加味して判断する．深在性裂傷，離断，粉砕はそれぞれIIIa，IIIb，IIIcと記載する．
4．IV型　腎茎部血管損傷　Pedicle injury
腎動静脈起始部から腎実質に入るまでの血管損傷を指す．腎動脈閉塞（a）と茎部動静脈損傷（b）に分ける．腎動脈閉塞は主幹閉塞（Main）と区域枝閉塞（Segmental）を含み，各々（M），（S）とする．記載はIVa（M），IVbなどとする．
5．Appendix 1，2は腎周辺の血腫および尿漏の拡がりを表現したものであり，II～IV型の記載に続き付記する．（H1，U1）はそれぞれ血腫，尿漏が腎周囲腔（Perirenal

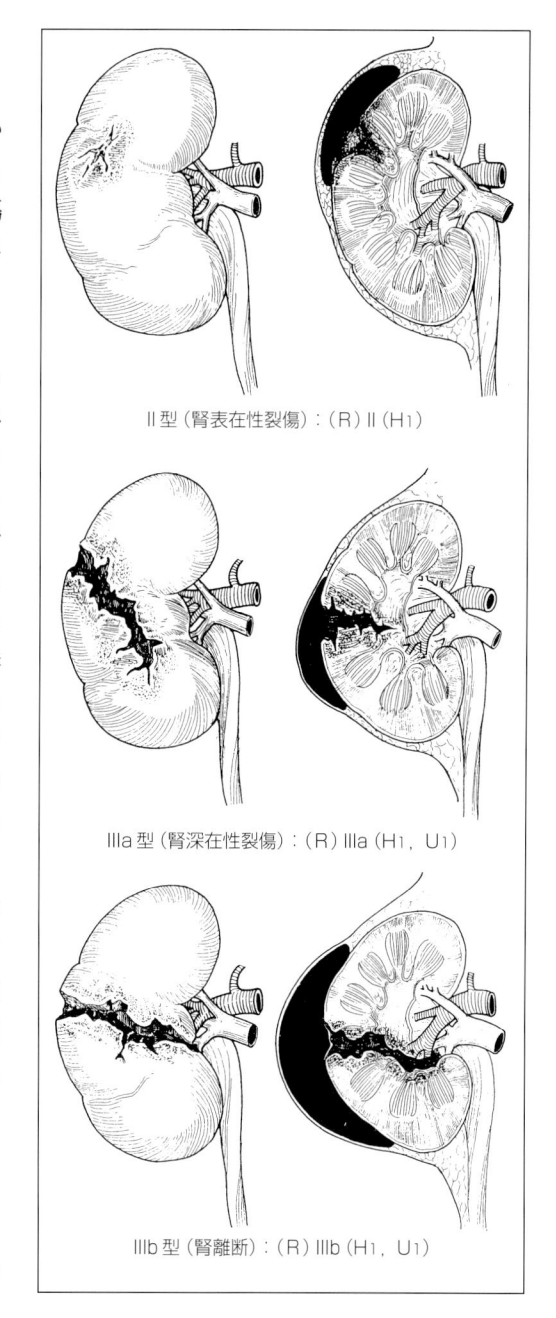

II型（腎表在性裂傷）：（R）II（H1）

IIIa型（腎深在性裂傷）：（R）IIIa（H1，U1）

IIIb型（腎離断）：（R）IIIb（H1，U1）

space）にとどまるものでほとんどの例に保存的治療が，（H2，U2）は腎周囲腔を越え（Gerota筋膜を越えて）血腫，尿漏が進展しているもので手術適応が考慮される場合が多い．（H3，U3）はCentral typeあるいはContralateral pararenal typeの血腫，尿漏を指し，ほとんどの場合手術

付録　日本外傷学会損傷分類

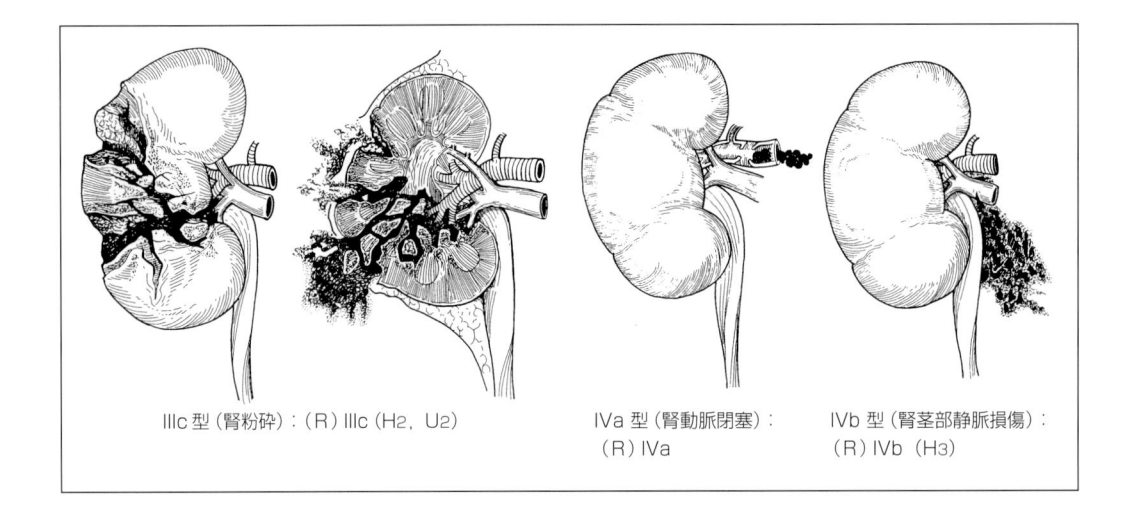

IIIc 型（腎粉砕）：（R）IIIc（H2, U2）

IVa 型（腎動脈閉塞）：（R）IVa

IVb 型（腎茎部静脈損傷）：（R）IVb（H3）

　　適応となる．II(H1), IIIa(H2, U2), IVb(H3) などと記載する．
6．その他
　1）損傷側（左右）は，右：(R)，左：(L) を最初に記載する．
　2）鋭的損傷では，刺創は(S)，銃創は(GS)を最後に付記する．
　3）重複した損傷が認められれば，重症度の高い順に記載する．重傷度はIVbが最も高く，以下，IVa, IIIc, IIIb, IIIa, II, Iの順とする．
　4）腎の限局的な損傷部位，例えば上極の損傷などは，原則としては記載しない．また，腎盂，腎杯の単独損傷であれば極めて稀であり，通常の分類の範疇に入れないが，確認できればそれぞれ腎外腎盂損傷(P)（；Pelvic injury），尿管腎盂移行部損傷(UPJ)（；Injury of ureteropelvic junction）として記載する．

原　　典
日本外傷学会腎損傷分類委員会：日本外傷学会腎損傷分類．日外傷会誌 11：32-33, 1997.

日本外傷学会消化管損傷分類

A. 食道損傷分類
B. 胃損傷分類
C. 十二指腸損傷分類
D. 小腸損傷分類
E. 大腸損傷分類

A. 食道損傷分類

I 型　非全層性損傷　Non-transmural injury
　a. 外膜・外膜筋層裂傷　Adventitia or adventitiomuscular tear
　b. 壁内血腫　Intramural hematoma
II 型　全層性損傷　Transmural injury
　a. 穿孔　Perforation
　b. 破裂　Rupture
　c. 離断　Transection

部位分類：
1. 部位は食道癌取扱い規約に準じCe, I, Eで表し，前壁(Ant)，側壁(Lat)，後壁(Post)に分ける．二部位にわたる場合は，主部位を先に記す．

解説と記載方法：
1. II型：全層性損傷
　穿孔とは孔の長径が3分の1未満(IIa)，破裂とは周径3分の1以上であるが食道壁の連続性が保たれているもの(IIb)，離断とはその連続性が完全に断たれているもの(IIc)をいう．
2. 記載は，型(部位)の順に記す．鋭的損傷の場合は型分類の前に刺創S，射創GSを付記する．
　　例：IIa (I, Ant)
　　　　S II b (E, Lat)
3. 複数の損傷が存在する場合には，高度の損傷から(＋)にて順次記載し，同等の場合は(,)にて併記する．

　　例：IIa (Ce, Ant) ＋ Ia (I, Ant)
　　　　IIa (I, Ant), IIa (E, Ant)

B. 胃損傷分類

I 型　非全層性損傷　Non-transmural injury
　a. 漿膜・漿膜筋層裂傷　Serosal or seromuscular tear
　b. 壁内血腫　Intramural hematoma
II 型　全層性損傷　Transmural injury
　a. 穿孔　Perforation
　b. 破裂　Rupture
　c. 離断　Transection

部位分類：
1. 部位は胃癌取扱い規約に準じC, M, Aで表し，前壁(Ant)，後壁(Post)に分ける．二部位にわたる場合は，主部位を先に記す．

解説と記載方法：
1. II型：全層性損傷
　穿孔とは孔の長径が周径の3分の1未満(IIa)，破裂とは周径の3分の1以上であるが，胃壁の連続性が保たれているもの(IIb)，離断とはその連続性が完全に断たれているもの(IIc)をいう．
2. 記載は，型(部位)の順に記す．鋭的損傷の場合は型分類の前に刺創S，射創GSを付記する．
　　例：IIa (A, Ant)
　　　　S II b (M, Ant)
3. 複数の損傷が存在する場合には，高度の損傷から(＋)にて順次記載し，同等の場合は(,)にて併記する．
　　例：IIa (A, Ant) ＋ Ia (M, Ant)
　　　　IIa (A, Ant), IIa (M, Ant)

C．十二指腸損傷分類

I型　非全層性損傷　Non-transmural injury
　a．漿膜・漿膜筋層裂傷　Serosal or seromuscular tear
　b．壁内血腫　Intramural hematoma
II型　全層性損傷　Transmural injury
　a．穿孔　Perforation
　b．破裂　Rupture
　c．離断　Transection

部位分類：
1．球部をD1，下行脚をD2，水平脚をD3，上行脚をD4で記す．（二部位にわたる場合はD1～D2のごとく記載する．）

Appendix：
1．II型で後腹膜腔とのみ交通するものはrp（retroperitoneal）と付記する．
2．Vater乳頭部または膵頭部損傷を合併するものは，VまたはPHを付記する．

解説と記載方法：
1．穿孔とは孔の長径がその部の十二指腸周径の3分の1未満(IIa)，破裂とは孔の長径が十二指腸周径の3分の1以上であるが十二指腸壁の連続性が保たれているもの(IIb)，離断とはその十二指腸壁の連続性が完全に断たれているもの (IIc) をいう．
2．記載は，型（部位，Appendix）の順に記す．鋭的損傷の場合は型分類の前に刺創S，射創GSを付記する．
　　例：IIa（D1, rp）　S IIa（D1）
3．複数の損傷が存在する場合には高度の損傷から（＋）にて順次記載し，同等の場合は（ , ）にて併記する．
　　例：IIa（D1, rp）＋Ia（D3）
　　　　IIb（D2, rp），IIa（D3）
　　　　IIc（D2, rp, PH）

D．小腸損傷分類

I型　非全層性損傷　Non-transmural injury
　a．漿膜・漿膜筋層裂傷　Serosal or seromuscular tear
　b．壁内血腫　Intramural hematoma
II型　全層性損傷　Transmural injury
　a．穿孔　Perforation
　b．破裂　Rupture
　c．離断　Transection
III型　血行障害　Devascularization
　a．全層性損傷を伴わないもの　Without transmural injury
　b．全層性損傷を伴うもの　With transmural injury

部位分類：
1．小腸を2分し口側をO，肛門側をAで記す．

Appendix：
　血行障害とは腸管の虚血または壊死を指し，血行障害の範囲を付記する．
　V1：血行障害の範囲が100cm未満
　V2：血行障害の範囲が100cm以上

解説と記載方法：
1．穿孔(IIa)とは孔の長径がその部分の腸管の周径の3分の1未満のもの，破裂(IIb)とは孔の長径がその部の腸管の周径の3分の1以上であるが，腸管壁の連続性が保たれているもの，離断(IIc)とはその腸管の連続性が完全に断たれているものをいう．
2．III型とは血行障害により腸管に虚血または壊死をきたしたものをいう．
3．記載は，型（部位，Appendix）の順に記す．鋭的損傷の場合は型分類の前に刺創S，射創GSを付記する．
4．複数の損傷が存在する場合には高度の損傷から（＋）にて順次記載し，同等の場合は（ , ）にて併記し，同一の記載となる損傷が複数に認められる場合は（×）を

用いて記載する．
　　例：IIIa (A, V1) ＋ IIb (O)
　　　　IIa (A), IIa (O)
　　　　S IIb (O) ×2

E．大腸損傷分類

I 型　非全層性裂傷　Non-transmural injury
　　a. 漿膜・漿膜筋層裂傷　Serosal or seromuscular tear
　　b. 壁内血腫　Intramural hematoma
II 型　全層性損傷　Transmural injury
　　a. 穿孔　Perforation
　　b. 破裂　Rupture
　　c. 離断　Transection
III 型　血行障害　Devascularization
　　a. 全層性損傷を伴わないもの　Without transmural injury
　　b. 全層性損傷を伴うもの　With transmural injury

部位分類：

1. 部位は大腸癌取扱い規約に準じて図のように記す．

Appendix：

1. II型またはIIIb型において，損傷が後腹膜や結腸間膜内とのみ交通する場合は，ep (extra-peritoneal) を付記する．
2. 直腸・肛門管損傷に合併する肛門括約筋損傷には sp (sphincter) を付記する．

解説と記載方法：

1. 直腸・肛門管損傷における粘膜の裂傷はIa，粘膜下血腫はIbとして扱う．
2. 穿孔とは孔の長径がその部の大腸周径の3分の1未満 (IIa)，破裂とは孔の長径がその部位の大腸周径の3分の1以上で腸管壁の連続性が保たれているもの (IIb)，離断とは腸管壁の連続性が完全に断たれているもの (IIc) をいう．
3. III型とは血行障害により腸管に虚血または壊死をきたしたものをいう．

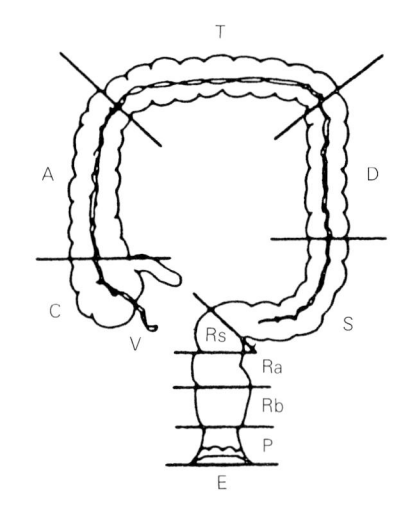

4. 記載は，型(部位，appendix)の順に記す．鋭的損傷の場合は型分類の前に刺創S，射創GSを付記する．
　例：Ia (T)；横行結腸に漿膜筋層裂傷を認める．
　　　IIa (S, ep)；S状結腸に腸間膜内への小さな穿孔を認める．
　　　IIb (P, sp, ep)；肛門管に半周の全層性損傷と肛門括約筋の損傷を認めるが，腹腔内とは交通しない．
　　　GS IIa (C), IIa (C, ep)；回盲部に2ヵ所穿孔があり，後壁は腹腔と交通しない．
5. 損傷の範囲が二部位以上に及ぶときは，損傷範囲の広いほうから (TD), (RbP) のように記載する．
6. 複数の損傷が存在する場合には，高度の損傷から (＋) にて順次記載し，同等の場合は (,) にて併記する．同一の記載となる損傷が複数認められる場合は (×) を用いて記載する．
　例：IIIb (TD) ＋ IIa (A), IIa (D) ＋ Ib (S) ×3；横行結腸から一部下行結腸にかけ全層性損傷を伴う血行障害があり，上行結腸，下行結腸に穿孔，S状結腸に3ヵ所壁内血腫を認める．

付録　日本外傷学会損傷分類

小腸損傷分類図

I型　非全層性損傷　Non-transmural injury

Ia型　漿膜・漿膜筋層裂傷

Ib型　壁内血腫

II型　全層性損傷　Transmural injury

IIa型　穿孔

IIb型　破裂

IIc型　離断

5. 消化管損傷分類

III型 血行障害 Devascularization
IIIa型 全層性損傷を伴わないもの
IIIb型 全層性損傷を伴うもの

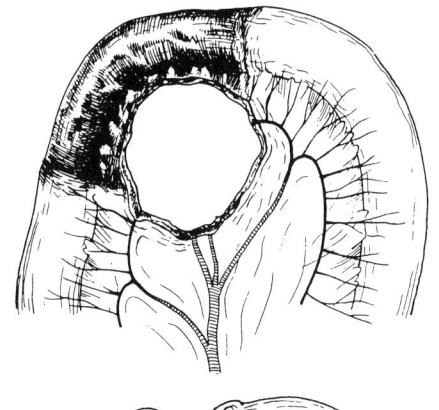

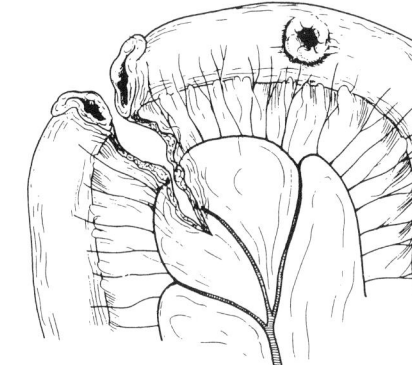

亜型 1： IIb型 破裂
臨床上ではしばしば遭遇する損傷形態である．腸間膜の損傷形態により，IIc あるいは IIb (M) と表記することもあろう．M は腸間膜

亜型 2： IIc + IIa型 離断 + 穿孔
臨床上しばしば遭遇する損傷形態である．腸間膜の損傷形態により，IIIb + IIa と表記することもあろう．

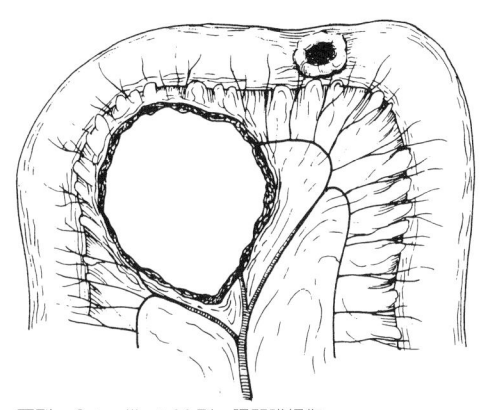

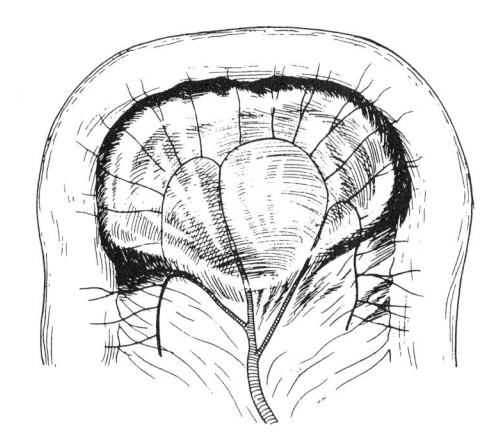

亜型 3： IIb + M型 腸間膜損傷
臨床上しばしば遭遇する損傷形態である．腸間膜の損傷形態により，IIb + M，あるいは IIb + IIIa と表記することもあろう．

亜型 4： IIIa型 血行障害
腸間膜に巨大血腫を形成しているが，腸管には著しい血行障害をきたしていない場合，分類は不可能であるが，IIIa と表記したほうがよいであろう．

原　典
日本外傷学会消化管損傷分類委員会：日本外傷学会消化管損傷分類．日外傷会誌 11：172-176, 1999.

付録　日本外傷学会損傷分類

日本外傷学会胸郭・肺損傷分類

A. 胸郭損傷分類
B. 気管，気管支損傷分類
C. 肺損傷分類
D. 横隔膜損傷分類（案）
E. 胸部損傷分類の表記

A．胸郭損傷分類

I 型　軟部組織損傷　Soft tissue injury (Fig I)
　a. 非開放的　Closed injury
　b. 開放的　Open injury
II 型　骨性胸郭損傷　Bony tissue injury (Fig II)
　a. 単純骨折型　Simple fracture
　b. 複雑骨折型　Complex fracture
　c. 開放性骨折型　Open fracture
III 型　複合損傷　Complex injury (Fig III)
　a. 胸郭動揺型　Flail chest
　b. 高度挫滅型　Crush injury

Appendix：気胸，血胸，血気胸，縦隔血腫を合併している場合は，各々Pt, Ht, PHt, Mhと表記し，付加する．

1．形態分類の説明

I 型：軟部組織のみの損傷をいう．
　a. 非開放型．損傷が胸膜を穿通していない場合．
　b. 開放型・穿通している場合．
II 型：骨性または軟骨性胸郭の損傷をいう．
　a. 単純骨折型は，2本以下の肋骨骨折，変位，変形のない胸骨骨折などをいう．
　b. 複雑骨折型は，3本以上の肋骨骨折あるいは変位，変形のある胸骨骨折などをいう．
　c. 開放性骨折．
III 型：軟部組織と骨性胸郭の両者の合併損

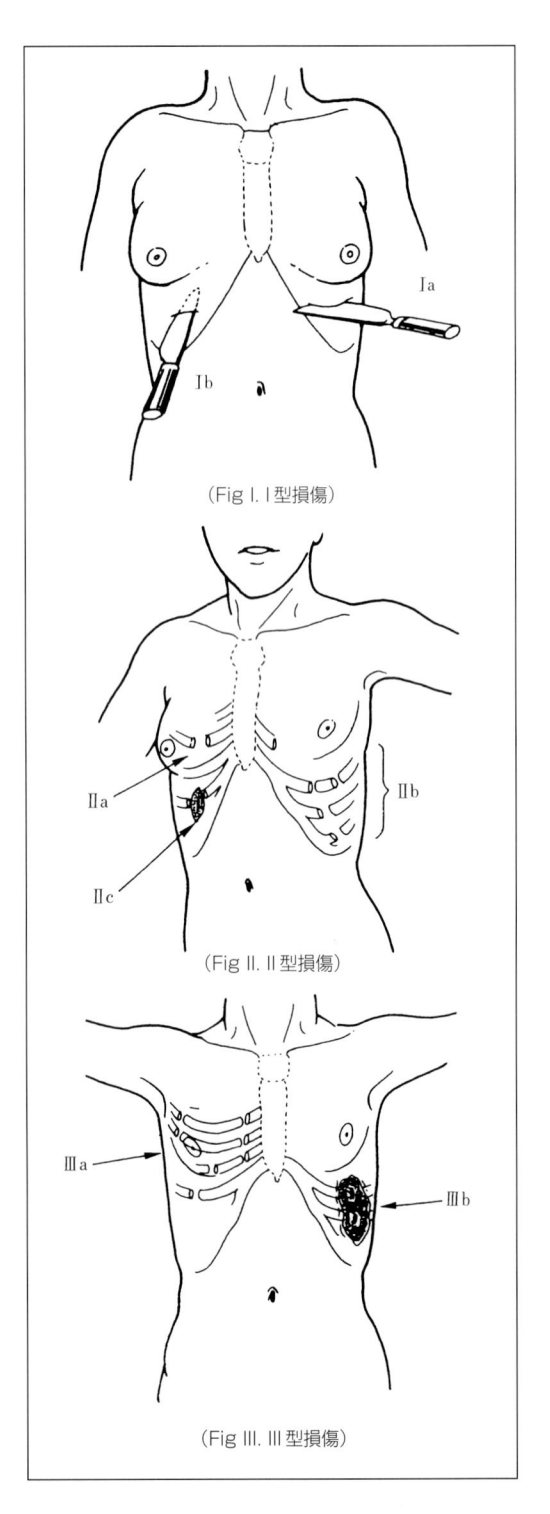

(Fig I. I型損傷)

(Fig II. II型損傷)

(Fig III. III型損傷)

444

6. 胸郭・肺損傷分類

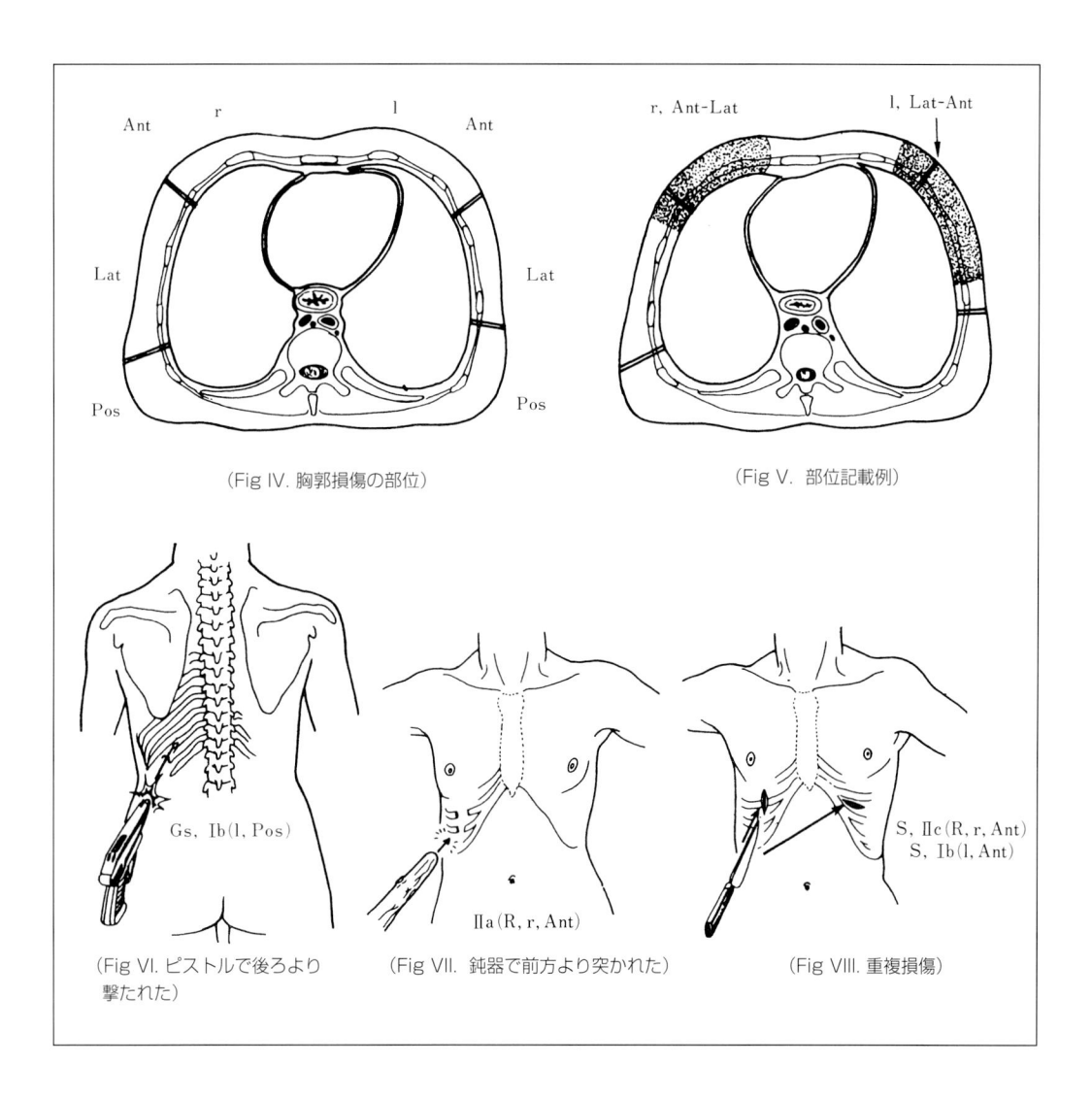

(Fig IV. 胸郭損傷の部位)

(Fig V. 部位記載例)

(Fig VI. ピストルで後ろより撃たれた)

(Fig VII. 鈍器で前方より突かれた)

(Fig VIII. 重複損傷)

傷をいう.
　a. 胸郭動揺型は flail chest を認める場合をいう.
　b. 高度挫滅型は, 軟部組織と骨性胸郭を合併して挫滅した場合をいう.

2. 記載方法

1. 左右別を記載する. 左を「l」, 右を「r」とする.
2. 損傷部位を記載する. 片側の肋骨を3等分し, 前壁を「Ant」, 側壁を「Lat」, 後壁を「Pos」とする. (Fig IV)
3. 2部位以上に連続性に損傷を認めたら主部位を先にして「-」で繋ぐ.
   例: Ant-Lat, Lat-Ant (Fig V)
4. II型, III型は損傷骨を記載する. 肋骨を「R」, 鎖骨を「Cl」, 胸骨を「St」とする.
5. 鋭的損傷は原因を付記する. 刺創を「S」, 銃創を「GS」とする.
6. 記載の順序
   受傷転機, 分類, 損傷骨, 左右別, 部位, Appendix の順とし, 損傷骨, 左右別, 部位はカッコでくくる.
   例: 銃創で左後壁に貫通創を負った. 肋骨は損傷されていない
   → GS, Ib (l, Pos) (Fig VI)
   鈍的損傷で右第6肋骨前壁の骨折

付録　日本外傷学会損傷分類

　　　　を生じた→IIa（R, r, Ant）(Fig VII)
7．損傷が重複して認められたら，重症度の
　　高い順に記載し，「＋」で繋げる．
　　　例：左右の全胸壁を刺された．右肋骨
　　　　は離断されている
　　　　　→S, IIc（R, r, Ant）＋S, Ib（l, Ant）(Fig VIII)

B．気管，気管支損傷分類

I 型　裂傷　Laceration (Fig IX)
　a．内膜損傷型　Intimal laceration
　b．全層裂傷型　Transmural laceration
II 型　不完全断裂　Incomplete transection
　（Fig X）
　a．部分断裂型　Partial transection
　b．気管支鞘被覆断裂型　Transection with bronchial sheath
III 型　完全断裂型　Complete transection
　（Fig XI, XII）
　a．VI 単純型　Simple transection
　b．複雑型　Complex transection
Appendix：食道損傷はESと表記し付加する．

1．形態分類の説明

I 型　Ia，内膜損傷型は損傷が気管，気管支の内膜に限局しているものである．
　　　Ib，全層裂傷型は全層性に損傷されているもので，主に膜様部の縦方向の損傷である．但し，軟骨部の縦方向の損傷や半周以下の横方向

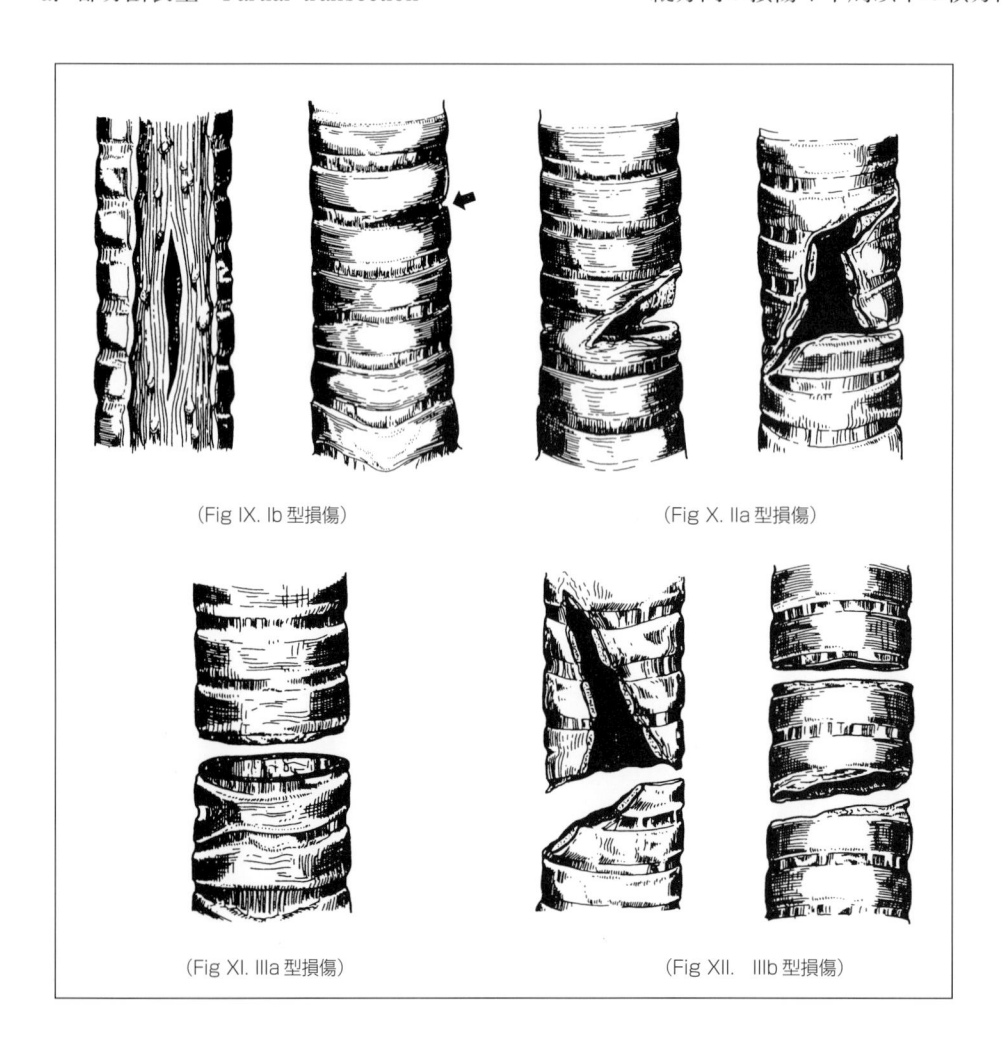

（Fig IX. Ib 型損傷）　　　　　　（Fig X. IIa 型損傷）

（Fig XI. IIIa 型損傷）　　　　　　（Fig XII. IIIb 型損傷）

の損傷も本型に含める.

II型　全周性あるいは半周以上で全層性に損傷されているが，気管または気管支自体の連続性は保持されている損傷である.

　　IIa，部分断裂型は半周以上の横断裂である.

　　IIb，不全断裂型は気管・気管支鞘被覆型が全周性に断裂しているが気管,気管支周囲組織により連続性が保持されている損傷形態である.

III型　全周性，かつ非連続性に断裂している損傷形態である.

　　IIIa，単純型は断裂断端が比較的整っている損傷形態である.

　　IIIb，複雑型は断裂断端が複雑あるいは星ぼう状に損傷されているものであり，気管，気管支形成術が困難な症例も少なくない.

2．記載方法

1) 本分類で対象とするのは，胸骨切痕部から葉気管支の間とする．各部位の記述は以下の如くとする (Fig XIII).
胸骨後気：T，気管分岐部：C，主気管支：MB，中間気管支：IB，上葉気管支：ULB，中葉気管支：MLB，下葉気管支：LLB

2) 損傷が2部位以上に及ぶ場合，連続性の場合は主損傷を先にして「-」で繋げる．
非連続性の場合は高度の順に「+」で併記する．
例：C - MB，MB - C

3) MB以下は右側をr，左側をlとする．
例：右主気管支：rMB，左上葉気管支：lULB

4) I型では主たる損傷部位が軟骨部であればcar，膜様部であればmemと記載する.

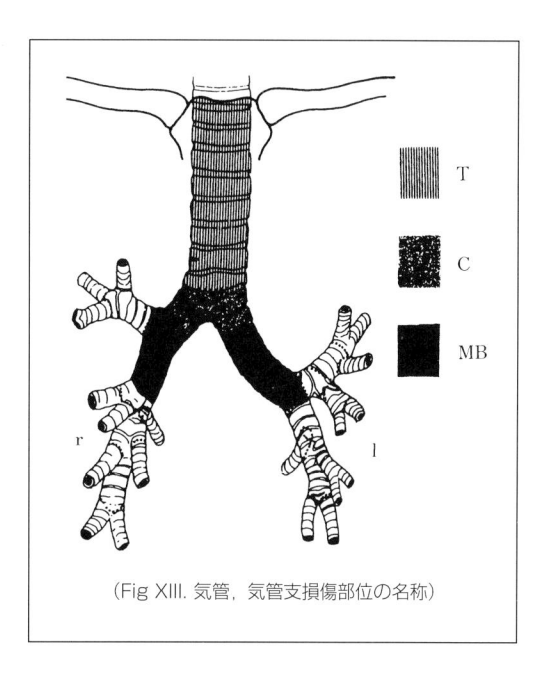

(Fig XIII. 気管，気管支損傷部位の名称)

5) 刺創にはS，銃創にはGSを付記する.
6) 記載は以下の順序で行い，部位はカッコでくくりAppendixは「-」で繋げる (Fig XIV)．受傷機転，分類（部位）- Appendix
例：Ib (rMB - C，car)
　　Ib (C - lMB，car)
　　IIIa (rMB)
　　GS，IIIb (C - rMB)
　　S，IIIa (rMB) - ES

C．肺損傷分類

I型　表在性損傷　Superficial injury (Fig XV)
　a. 限局性挫傷　Localized contusion
　b. 表在性裂傷　Superficial laceration
II型　深在性損傷　Deep injury (Fig XVI)
　a. びまん性挫傷　Diffuse Contusion
　b. 深在性裂創　Deep laceration
III型　肺門部損傷　Hilar injury
　a. 肺動静脈損傷　Pulmonary vascular injury

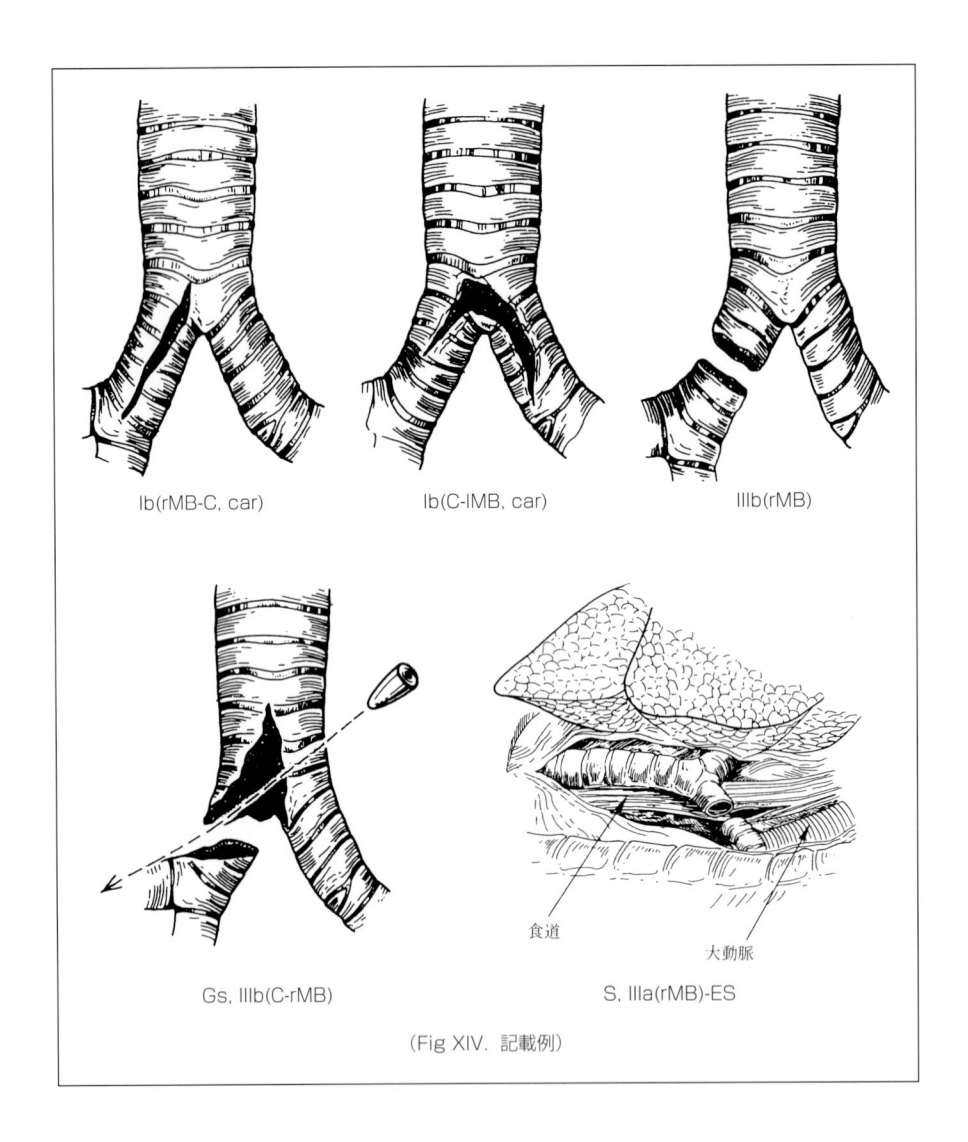

付録　日本外傷学会損傷分類

Ib(rMB-C, car)　　　Ib(C-IMB, car)　　　IIIb(rMB)

Gs, IIIb(C-rMB)　　　S, IIIa(rMB)-ES

食道　　大動脈

(Fig XIV. 記載例)

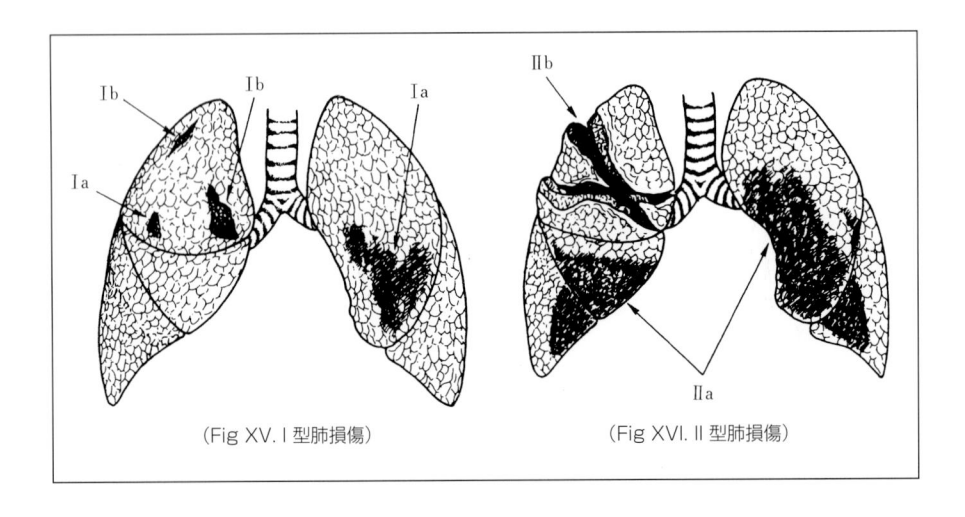

Ib　Ib　Ia
Ia

(Fig XV. I型肺損傷)

IIb
IIa

(Fig XVI. II型肺損傷)

448

b．肺門部離断　Hilar transection
Appendix：
1．肺損傷に合併した損傷，病態の表現
　　食道損傷（ES）
　　空気塞栓症（AE）
＜肺損傷分類の解説と記載法について＞
1．分類にあたっての注意
　本形態分類は，画像診断所見，手術所見，剖検所見などにより最も正確に評価された損傷形態をもって行うものとする．また，気道内出血の健側肺への吸引，吐物の誤飲，無気肺などによると思われる陰影は可及的に除外されなければならない．さらに，肺感染症の合併による画像所見の修飾を避けるため，受傷より72時間以内に評価されることが望ましい．
2．形態分類の説明
　　I型：表在性損傷

（Fig XVII. 肺損傷部位の名称）

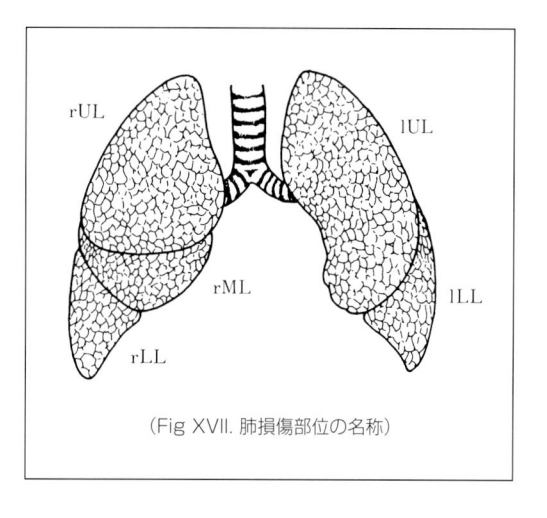

1葉内に限局する肺挫傷，最大径5cm未満の肺内血腫や外傷性肺嚢胞をIaとし，肺実質表層あるいは末梢の裂創をIbとする．
　　II型：深在性損傷
　1葉を超えるびまん性肺挫傷，最大径5cm以上の肺内血腫や外傷性肺嚢胞をIIaとし肺実

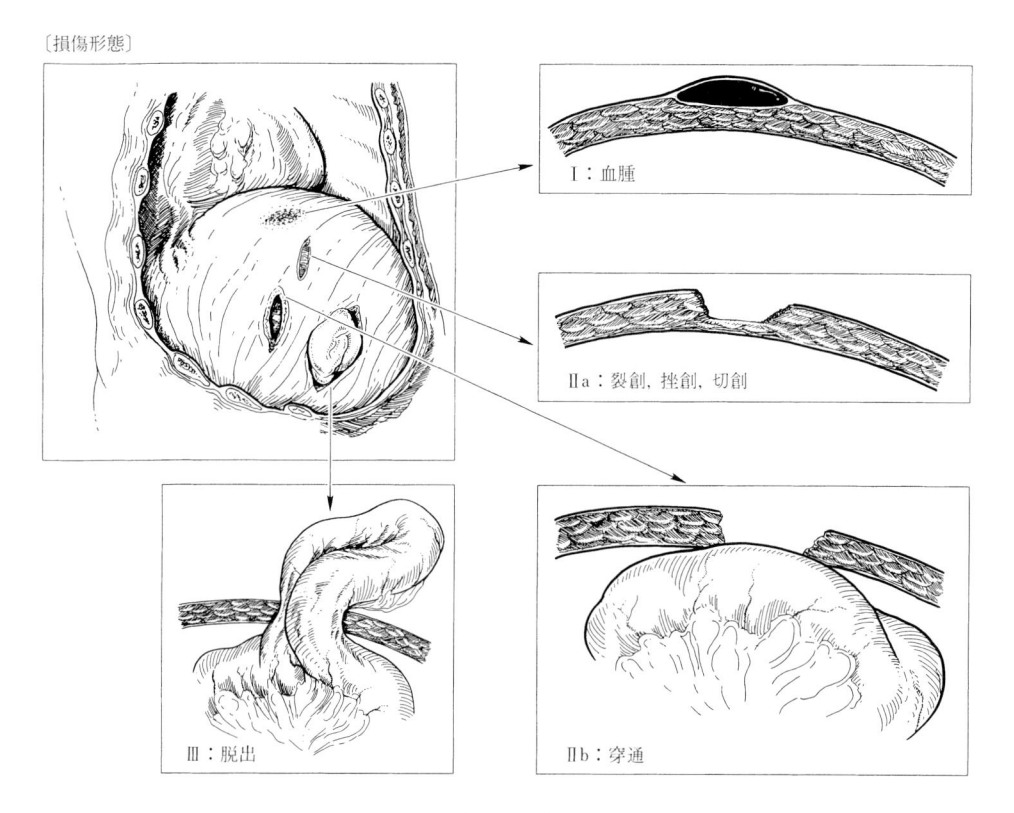

〔損傷形態〕

I：血腫

IIa：裂創，挫創，切創

III：脱出

IIb：穿通

（Fig XVIII）

質深部あるいは中枢側の裂創をIIbとする.
　III型：肺門部損傷
　肺門部における肺動静脈の損傷を伴い，大量の胸腔内あるいは気道内出血をきたすものをIIIaとし，肺門部において肺実質が離断しているものをIIIbとする.
　I型は保存的治療で，軽快すると思われるもの，II型は場合により開胸手術を要するもの，III型は緊急手術を要するものをそれぞれ念頭においたものである.
3．記載方法
　1）記載は次の順序に従う.
　　　受傷機転，損傷分類，(部位)-Appendix
　2）受傷機転
　　　鋭的損傷は原因により，刺創(S)，銃創(GS)と記載する.
　3）部位 (Fig XVII)
　　　部位はカッコで囲む．右を「r」，左を「l」とし，上葉を「UL」，中葉を「ML」，下葉を「LL」と記載する.
　　　例．右上葉：rUL，左上葉：lLL
　4）複数の損傷が存在するときは，高度の損傷から順に記載し「＋」で繋げる.
　　　例．IIb (rLL) ＋ Ia (lUL)

D．横隔膜損傷分類（案）

1) 分類 (Fig XVIII)
I型　横隔膜挫傷　Diaphragmatic contusion
II型　横隔膜裂傷　Diaphragmatic laceration
　　　a．非全層性裂傷　Non-transmural laceration
　　　b．全層性裂傷　Transmural laceration
III型　横隔膜ヘルニア　Diaphragmatic hernia
Appendix
　(1) 受傷機転；鋭的損傷はS (stab wound, 刺創) またはGS (gun shot wound, 銃創) と印し，損傷形態の最初に記載する.
　(2) 部位の表現と説明 (Fig XIX)
　　　両側 (bil)，右側 (r)，左側 (l)：左右の境は剣状突起と脊柱を結ぶ線とする.
　　　前方 (Ant)，側方 (Lat)，後方 (Pos)：胸郭を等間隔で3分し，その点と脊柱を結ぶ線を境とする.
　　　筋部 (Mus)，腱中心 (Ten)：周囲の筋膜と中心の腱膜で分ける.
　　　縦隔部 (Med)：縦隔に接する部を指す．中でも心嚢と接する部を特に (Per) とする.
　(3) I型により横隔膜が損傷し，二次的に横隔膜が挙上するものは1phと表現する．(Fig XX)
　(4) II型およびIII型は破裂部 (R) の長径を記載する.
　　　R1＜2cm　R2 2〜10cm　R3＞10cm

1．形態分類の説明
I型　損傷程度は軽度で，損傷形態として点状出血，血腫を指す.
II型　壁側肋膜あるいは腹膜と横隔膜筋層の損傷 (IIa型) と全層性の損傷 (IIb型) に分けられるが，腹腔内臓器の胸腔内脱出はみられない.
III型　横隔膜の全層性の損傷で，かつ腹腔内臓器が胸腔内に脱出している損傷形態である.

2．記載方法
　1）型 (部位，破裂の大きさ)
　2）鋭的損傷のときには，型の前に刺創のときにはS，銃創のときにはGSを付記.
　3）両側に損傷があるときは重症度の大きい損傷から記載し，＋で繋ぐ.
　(例) 刺創により左側，後側方に約5cm大の破裂創があり，腹腔内臓器が胸腔内に脱出，同時に右側，前方に2cm大の全層性裂創あり.
　S III (l, Pos-Lat, R2) ＋ IIb (r, Ant,

```
       (r) ←―→ (l)
              ①   〔Ant〕  (Per)                  (lph)
   I
              ↓
   II                       〔Lat〕

                            〔Pos〕
                            〔Med〕
                    ②
                           III


   I  大静脈裂孔    ① 剣状突起
   II  食道裂孔     ② 脊柱
   III 大動脈裂孔
           〔部位と表現〕              〔二次的横隔膜挙上〕

          (Fig XIX)                    (Fig XX)
```

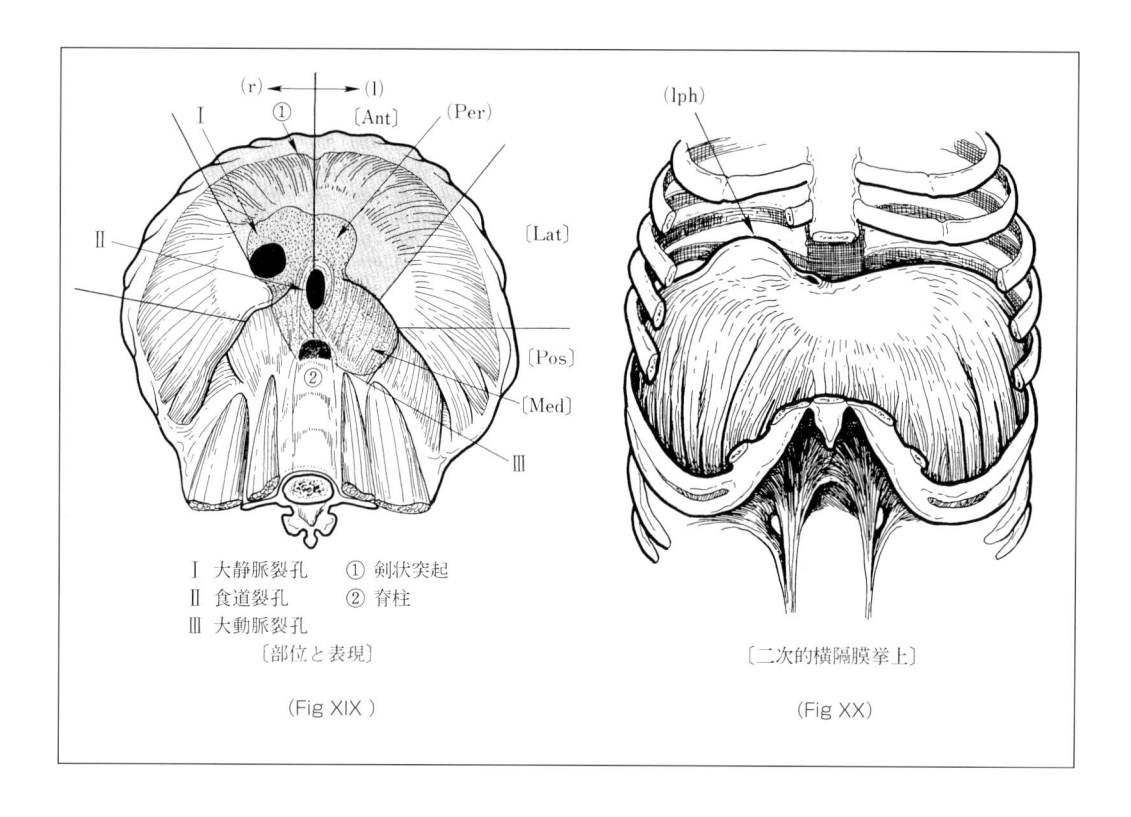

R1)

E. 胸部損傷分類の表記

1. 胸郭，気管気管支，肺，横隔膜のうち複数が損傷した場合は，重傷部位から順に併記し「＋」で繋ぐ．
2. その際，胸郭はTH〔 〕，気管気管支はTB〔 〕，肺はLU〔 〕とする．

   例 ①右前方からの銃創で，肋骨骨折と右肺下葉損傷を負った．
   → LU〔GS, IIIb (rLL)〕＋ TH〔GS, IIc (R, r, Ant)〕
   ②ハンドル外傷で左肋骨骨折と左主気管支断裂を生じた．食道損傷も認める．
   → TB〔IIIa (lMB)・ES〕＋ TH〔IIb (R, l, Ant)〕
   ③墜落し胸部打撲．右 Flail chest と，右肺上葉の軽度血腫を認める．
   → TH〔IIIa (R, r, Ant＋r, Post)〕＋ LU〔Ia (rUL)〕

原　　典
日本外傷学会胸郭・肺損傷分類委員会：日本外傷学会胸郭・肺損傷分類．日外傷会誌 11：37-42, 1997.

付録　日本外傷学会損傷分類

日本外傷学会心・大血管損傷分類

A. 心臓損傷分類

Ⅰ型：心膜損傷型　Pericardial injury：脱出部位を入れる．
　a. 単純型　Simple type：心，腹部臓器の脱出がなく，機能障害がない．
　b. 腹部臓器嵌入型　Intrapericardial herniation type：腸管，肝臓など．
　c. 心脱出型　Cardiac luxation type：機能障害があるもの．

Ⅱ型：非全層型　Partial thickness injury
　a. 心筋挫傷　Myocardial contusion
　b. 心筋裂傷　Partial thickness laceration：心臓の刺創，銃創などで，心腔に達していないもの．
　c. 心内損傷　Intracardiac injury：弁（弁を支える組織を含む），中隔の損傷．
　d. 冠動・静脈損傷（出血型，閉鎖型）{冠動脈（CA），冠静脈（CV）} Coronary vessel injury

Ⅲ型：全層型　Full thickness injury
　a. 単純型　Simple type：1 cm 以内の損傷，裂傷
　　心房性，心室性
　b. 複雑型　Complex type：1 cm 以上の損傷，破裂または複数
　　心房性，心室性

〈解　　説〉
以上に appendix をつけて，報告する．
1．心房，心室，弁の部位を記載する．
　　RA(右心房), RV(右心室), LA(左心房), LV(左心室), T(左尖弁), M(僧帽弁), A(大動脈弁), P(肺動脈弁)
2．tp（タンポナーデ）Tamponade
3．全層型銃創：GS (Gunshot wound) は大きさに関係なくⅢb とする．
4．心筋挫傷の診断・重症度は将来どこの施設でもでき，納得できる検査が確立する

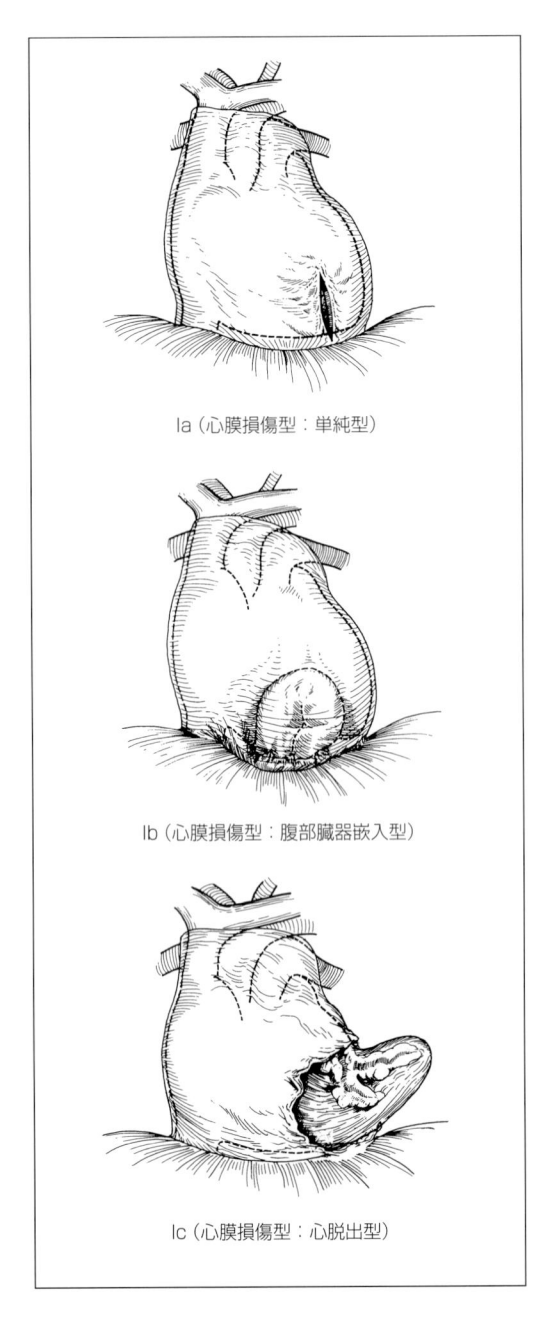

Ⅰa（心膜損傷型：単純型）

Ⅰb（心膜損傷型：腹部臓器嵌入型）

Ⅰc（心膜損傷型：心脱出型）

452

7. 心・大血管損傷分類

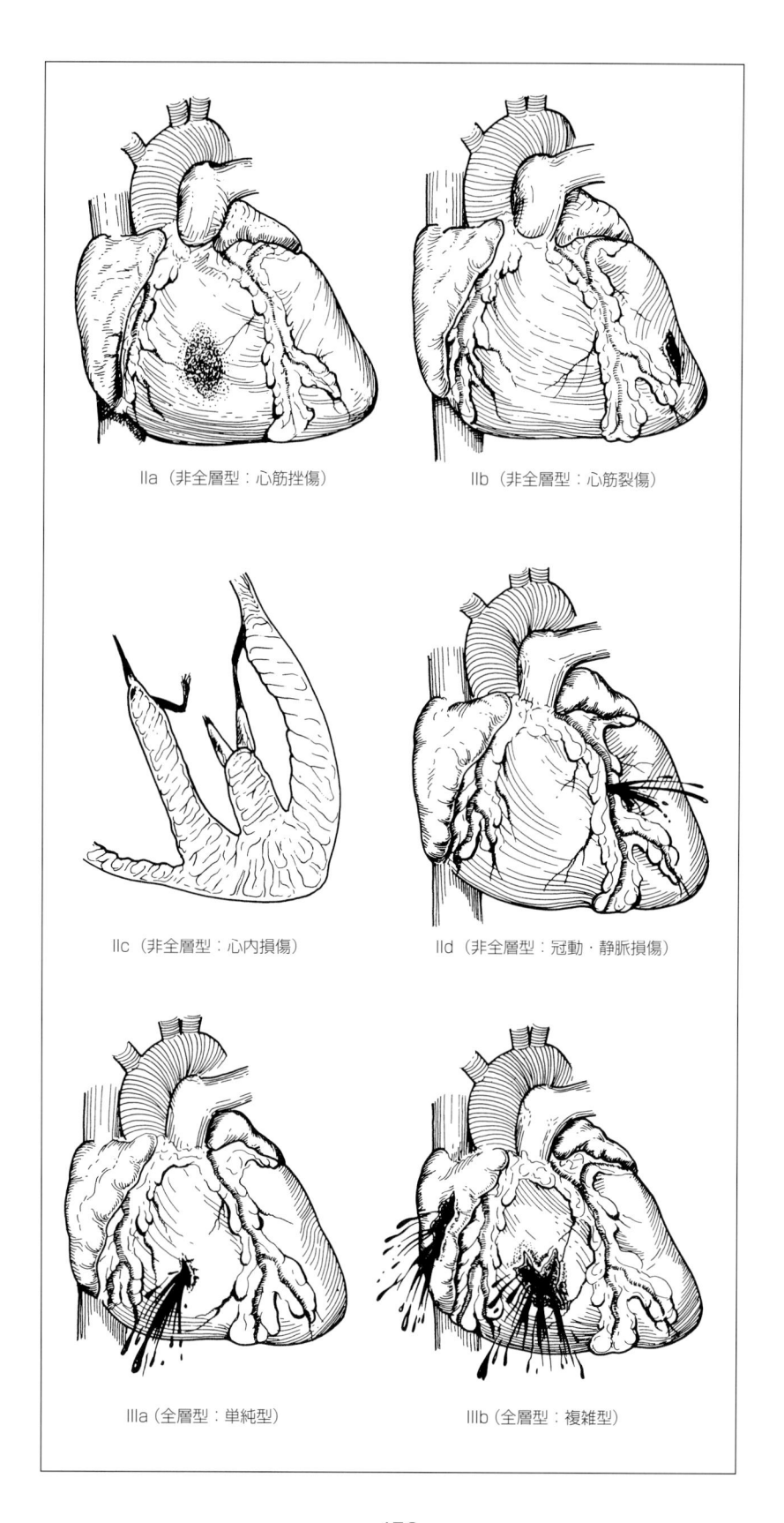

IIa（非全層型：心筋挫傷）　　　　　IIb（非全層型：心筋裂傷）

IIc（非全層型：心内損傷）　　　　　IId（非全層型：冠動・静脈損傷）

IIIa（全層型：単純型）　　　　　　　IIIb（全層型：複雑型）

付録　日本外傷学会損傷分類

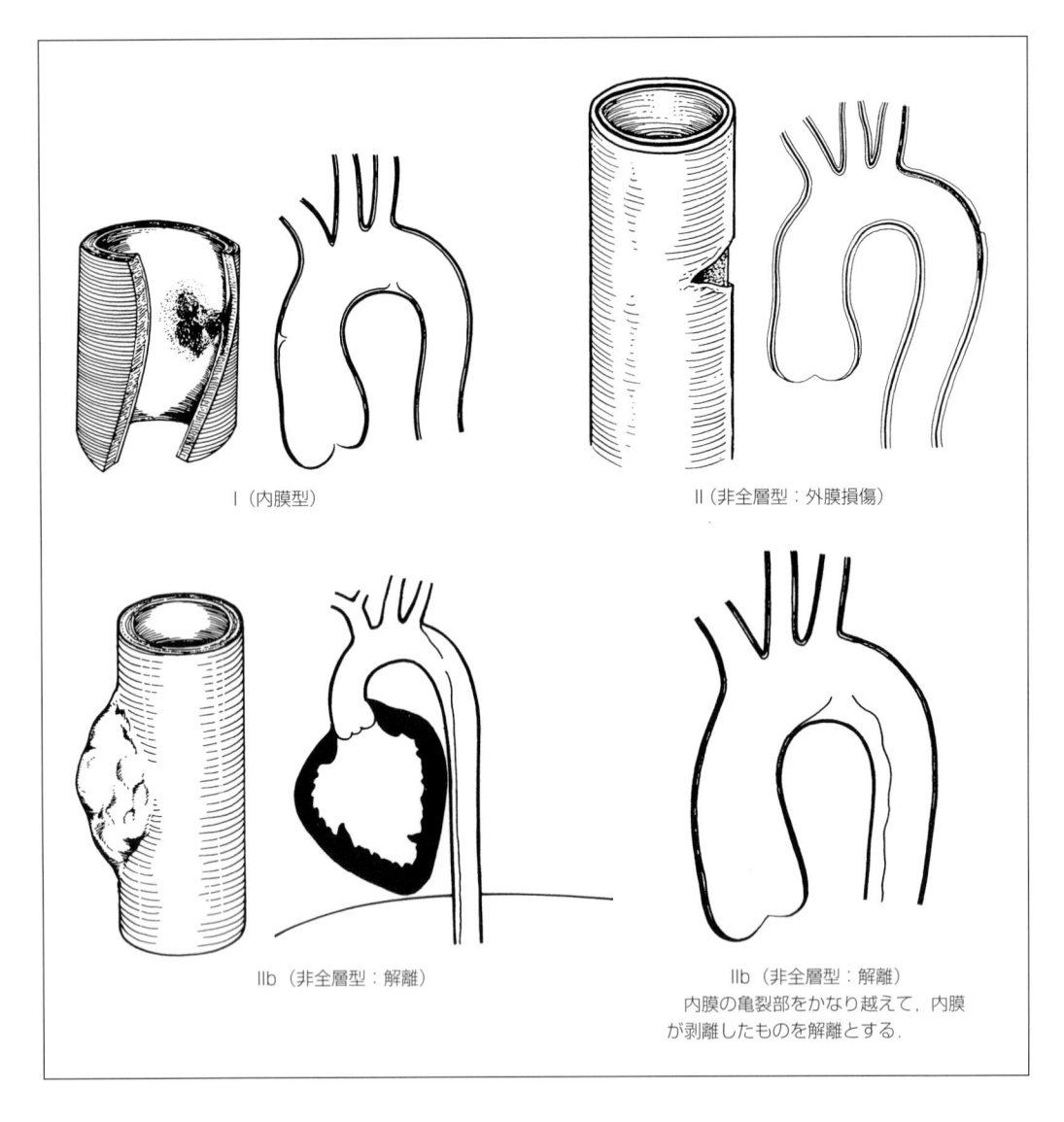

I（内膜型）

II（非全層型：外膜損傷）

IIb（非全層型：解離）

IIb（非全層型：解離）
内膜の亀裂部をかなり越えて，内膜が剥離したものを解離とする．

まで待ち，定義は個々の施設に任せる．取り敢えず，IIaにいれておく．
5．CA（冠動脈）は，RC（右冠動脈），LMT（左冠動脈主幹部），LAD（左前下行枝），Cx（回旋枝）を記載する．
6．I（医原性）Iatrogenic，S（刺創）Stab wound
7．CPA症例も分類に入れる．
8．III型を1cmで分けた理由は，損傷を指でコントロールできるか否かで決めた．

B．大血管損傷分類

場所を先に示す．As（上行大動脈），Ar（弓部大動脈），Is（Isthmus，峡部），D（下行大動脈），Ab（腹部大動脈），Ci（総腸骨動脈）

I型：内膜型　Intimal injury
II型：非全層型　Partial thickness injury
　a．外膜損傷　Adventitia injury
　b．解離　Dissection
　c．引き抜き　Disinsertion
III型：全層型　Full thickness injury
　a．動静脈瘻　A-V fistula
　b．仮性動脈瘤　Pseudoaneurysm
　c．非全周性離断　Incomplete transection
　d．全周性離断　Complete transection

7. 心・大血管損傷分類

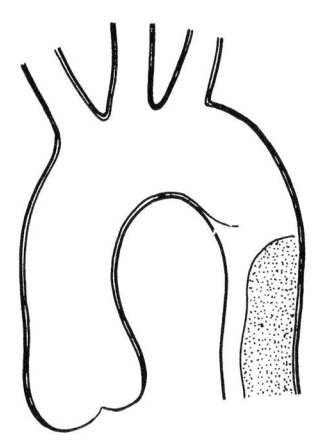

IIbO（非全層型：解離，血管閉塞）
解離型で，無尿，下肢の両側麻痺などの症状で発見される症例もある．

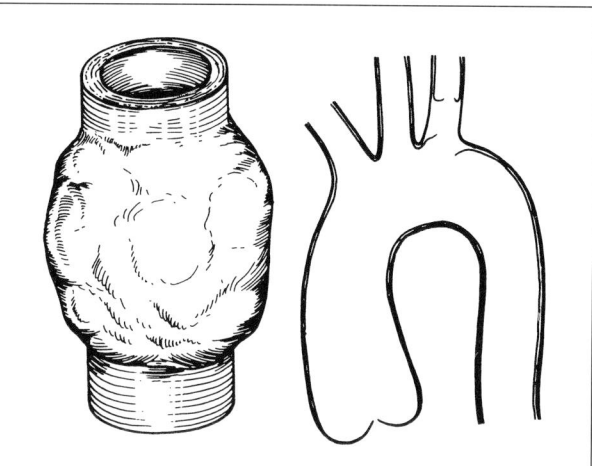

IIc（非全層型：引き抜き）

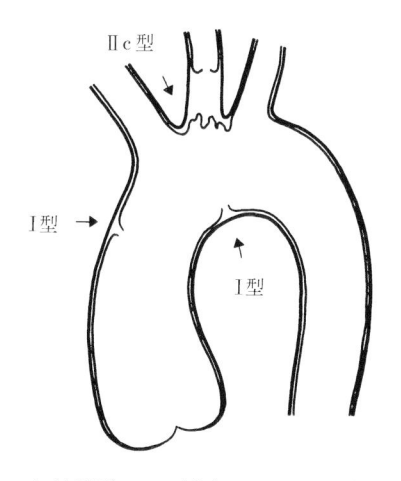

I（内膜型）＋IIc（非全層型：引き抜き）
① I 型は，minimal intimal tear で瘤状の形をとらない．
② IIc 型は，内膜が起始から引き抜かれていて，全周性に断裂し，末梢側の内膜の断端は2〜3cm，あるいは1〜2cm末梢側に縮んでいる．

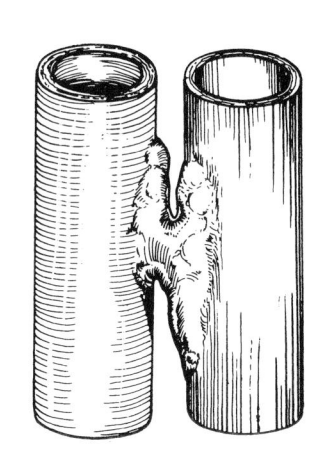

IIIa（全層型：動静脈瘻）

＜解　説＞
　以上にappendixで，表示する．
1．静脈はIIIa，IIIc，IIIdしかない．
2．O（血管閉塞）　Obstruction
3．tp（タンポナーデ）　Tamponade
4．大血管は，第1枝の基部までとする．
5．心嚢内の大血管損傷も入れる（MPA：主肺動脈，RPA：右肺動脈，LPA：左肺動脈，RPV：右肺静脈，LPV：左肺静脈）
6．表示は2〜4文字とする．（左右は小文字，その他は大文字）
Br：腕頭動脈，rCC：右総頸動脈，lCC：左総頸動脈，rS：右鎖骨下動脈，lS：左鎖骨下動脈，rIJV：右内頸静脈，lIJV：左内

付録　日本外傷学会損傷分類

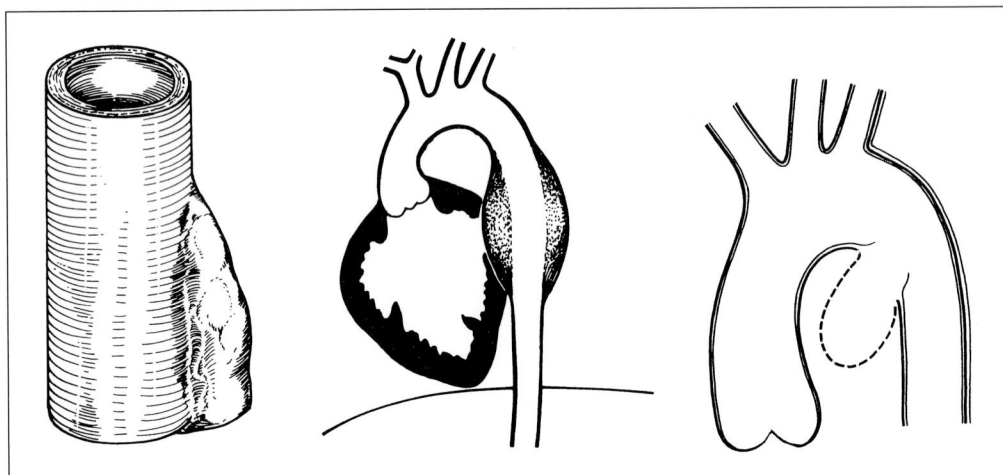

IIIb（全層型：仮性動脈瘤）

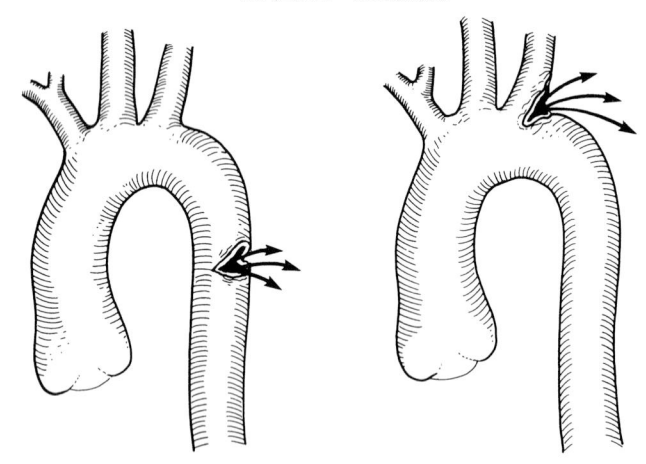

IIIc（全層型：非全周性離断）

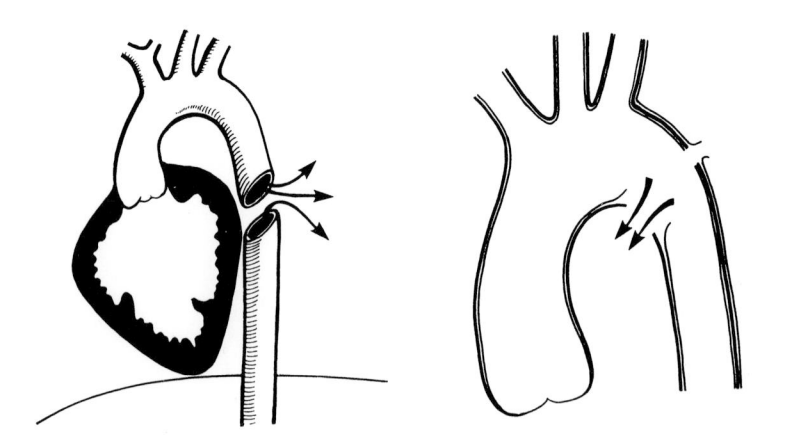

IIId（全層型：全周性離断）
仮性動脈瘤を形成せず，胸腔内にそのまま出血，ほとんどが死亡し，生存搬入例でも，左胸腔内大量血胸でショック状態．

頸静脈，rEJV：右外頸静脈，lEJV：左外頸静脈，Az：奇静脈，Ce：腹腔動脈，SM：上腸間膜動脈，rR：右腎動脈，lR：左腎動脈，IM：下腸間膜動脈

7. I（医原性）Iatrogenic，S（刺創）Stab wound，GS（銃創）Gunshot wound
8. CPA症例も入れる．
9. Sr（腎上部）　Suprarenal
   Ir（腎下部）　Infrarenal
   Il（腸骨動脈）　iliac
   腎動脈は近位部のみで，その先は入れない．腸骨動脈はcommon iliac A．までを，含む．
10. IVC：IP（心嚢内・下大静脈）Intrapericardium
    H（肝後面）　Hepatic
    Pr（腎静脈部）　Perirenal
11. 遅発性は入れない．
12. 心嚢内の大血管は，肺動・静脈のみとする．
13. 仮性動脈瘤において，時に外膜のみ保たれていることがある．

原　典
日本外傷学会心・大血管損傷分類委員会：日本外傷学会心・大血管損傷分類．日外傷会誌 13：327‐333，1999．

日本外傷学会骨盤損傷分類

Ⅰ型　安定型骨盤損傷　Stable type injury
  a. 片側性　Unilateral
  b. 両側性　Bilateral
Ⅱ型　不安定型骨盤損傷　Unstable type injury
  a. 片側性　Unilateral
  b. 両側性　Bilateral
Ⅲ型　重度不安定型骨盤損傷　Severe unstable type injury
  a. 片側性　Unilateral
  b. 両側性　Bilateral

Appendix 1：損傷側および部位を以下の如く付記する．
  (bil.)：両側，(r.)：右，(l.)：左
  (I)：腸骨，(P)：恥骨，(Is)：坐骨，
  (S)：仙骨，(SIj)：仙腸関節，
  (SP)：恥骨結合，(A) 寛骨臼

Appendix 2：後腹膜血腫の程度を付記する．
  (H0)：画像上，血腫を認めない
        No hematoma
  (H1)：血腫は小骨盤腔に限局する
        Small hematoma
  (H2)：血腫は小骨盤腔を越える
        Large hematoma

Appendix 3：以下の合併損傷を付記する．
  (O)：開放損傷　Open injury
  (R)：直腸損傷　Rectal injury
  (V)：腟損傷　Vaginal injury
  (U)：尿路損傷　Urinary tract injury

解説と記載方法について

1．骨盤損傷の定義
  骨盤損傷とは骨折，靱帯損傷，関節離開のすべてを含み，診断は単純X線像およびCT像による．

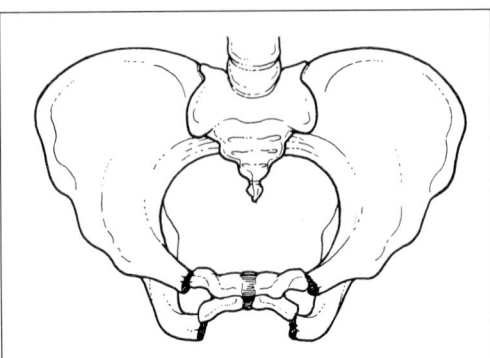

Ib（安定型骨盤損傷）
後方骨盤環の損傷を認めない

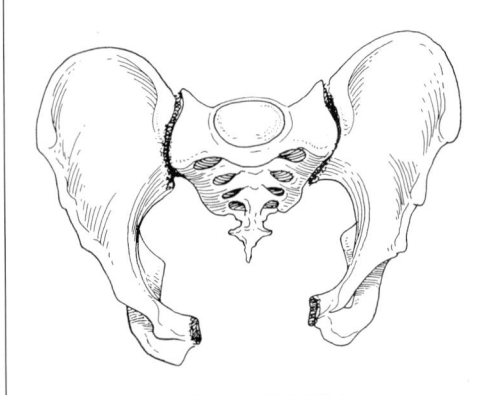

IIb（不安定型骨盤損傷）
単純X線像で明らかな後方骨盤環の離開を認めず，CT像で両側仙腸関節の離開幅が10mm以下

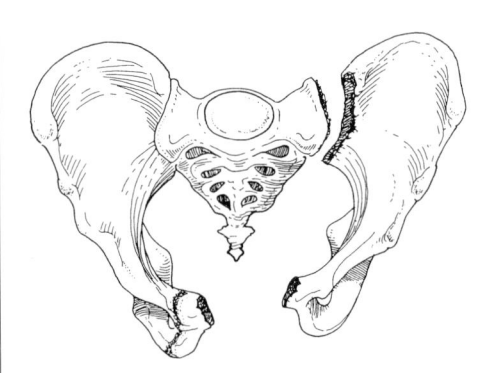

IIIa（重度不安定型骨盤損傷）
単純X線像で明らかな後方骨盤環の離開を認める

2．前方骨盤環と後方骨盤環の境界は，同側の上前腸骨棘と坐骨棘を結んだ線とする．両側性とは前方骨盤環の左右，あるいは後方骨盤環の左右に各々1カ所以上の骨折を認める場合と定義する．また仙骨骨折線が正中を越える場合は両側性とする．

3．I型　安定型骨盤損傷　Stable type injury
単純X線像およびCT像で骨盤環の連続性が保たれている損傷，ないしは前方骨盤環に限局する損傷．

4．II型　不安定型骨盤損傷　Unstable type injury
単純X線像で前方骨盤環の離開を認め，かつ明らかな後方骨盤環の離開を認めないもの．または，CT像で後方骨盤環の離開幅が10mm未満のもの．

5．III型　重度不安定型骨盤損傷　Severe unstable type injury
単純X線像で後方骨盤環の離開が明らかなもの．または，CT像で後方骨盤環の離開幅が10mm以上のもの．

6．Appendix 1
片側性(a)，両側性(b)は前述の如く定義するが，診断根拠となった損傷部位ごとに損傷を併記して付記する．

7．Appendix 2
(H1)：CT上，岬角を含むスライスで血腫を認めない．
(H2)：CT上，岬角を含むスライスで明らかに血腫を認める．もしくは単純X線像で明らかに血腫を認める．

8．Appendix 3
(U)：尿路損傷は尿道，膀胱，尿管を含む．
例：IIIb (bil. P, bil. Is, r. SIj) (H2) (U)

原　典
日本外傷学会骨盤損傷分類委員会：日本外傷学会骨盤損傷分類．日外傷会誌 13：264-265, 1999.

索引

◆欧文索引◆

3辺テーピング 105
　──法 65

A
A Severity Characterization of Trauma (ASCOT) 22
Abbreviated Injury Scale (AIS) 18
Abdominal Compartment Syndrome (ACS) 177
Advanced Trauma Life Support (ATLS) 336
Airway with C - spine Protectio 336
all - in - one piece 341
AMPLEヒストリー 48
apical cap 77
　──sign 116
AVPU 16

B
bacterial translocation 182
Beck3徴 110, 293
bull's eye sign 48

C
capillary refill 17, 329
carotid — cavernous sinus fistula (CCF) 287
child abuse 415
clotting hemothorax 101
coil spring 155
compartment syndrome 249
crush injury 249
crushing injury 309
crycothyrotomy 63

D
damage control strategy 128, 177, 184
deadly triad 128
Decubitus view 149, 150
delayed primary closure 259, 286, 317
Diagnostic Peritoneal Lavage 156

diffuse axonal injury 200
diffuse brain injury 198
Domestic Violence 419
double ring sign 48
DPL 125, 149, 156, 168
　──適応 156
DTP3種混合ワクチン 260
DV防止法 419
dysfunction of CNS 46

E
emergency room thoracotomy (ERT) 285
Enterococcus属 257
ERP 153
　──後CT 154
ERT 364, 388
Esophageal Tracheal Combi-tube (ETC) 350
expanding hematoma 289
extracorporeal lung assist (ECLA) 93
extravasation 124

F
fecal diversion 317
finger thoracotomy 296
flail segment 105
focal brain injury (FBI) 196
Focused Assessment with Sonography for Trauma (FAST) 122, 123, 150, 300, 375
full stomach 263

G
Glasgow coma scale (GCS) 192
　──の判定 192
golden hour 23
Guest passenger injuries 205
Gustillo分類 236, 237

H
hangman骨折 220
hemo - pneumothorax 292
hemoperitoneum 300

high velocity injury 309

I
IC塞栓症 318
ICD Injury Severity Score (ICISS)による予後予測 21
impalement injury 315
in - line immobilization 62
incised wound 284
initial resuscitation 122
Injury Severity Score (ISS) 19
interloop fluid 152
intra - aortic balloon occluder (IABO) 70, 301, 393
intra pleural block 67
"inverted fir - tree" sign 155

J
Japan Advanced Trauma Evaluation and Care (JATEC) 348
Jefferson骨折 220
JPTEC 24, 58

K
Kendric Extrication Device (KED) 336

L
laceration 309
Larrey's point 371, 372
Laryngeal Mask Airway (LMA) 349
Load and Go 23
local wound exploration 296
long face deformity 213
low velocity injury 309

M
Mスコア 21
major replantation 327
mandatory exploration 285, 313, 314
Mangled Exremity Salvage score (MESS) 236
MAP 44

索　引

mesenteric infiltration　152
MESS　238

N

needle-manometer法　242
New Injury Severity Score (NISS)　19
no-reflow phenomenon　322
non-penetrating trauma　283
non-responder　123

O

Occult diaphragmatic injury　170
open lung strategy　183
open pneumothorax　292
open sucking wound　105
osseous pinch mechanism　115
oxygen debt　128

P

packaging　29, 335
PASG　145
passive stretch test　242
PATBED2X　51
penetrating trauma　283
pericardiocentesis　295, 370
perihepatic packing　128
peritoneal lavage set　157
permissive hypercapnia　183
PHP　128
pleural shock　357
pneumatic stabilization　106
Preventable Trauma Death (PTD)　20, 98, 148
Primary survey　41, 122, 186, 284
Probability of survival (Ps)　20
Pseudomonas属　257
PTD　24

pulmonary laceration　292

R

rapid sequence intubation (RSI)　62, 265, 350, 351
recoil injury　225
replantation　321
　——toxemia　322, 327
resisted motion test　242
revascularization　321
Revised Trauma Score (RTS)　18

S

sauer's danger zone　293
SCIWORA　51
secondary survey　186, 187, 284
selective exploration　285
sellick maneuver　350
Sellick法　264, 266
silo-closure　181, 183
sonic shock wave　310
SRS (Supplemental Restraint System) エアバッグ　6
stab wound　283
stacked coin　155
staged celiotomy　128, 177
standard precautions　59
stretch injury　310
subxiphoid pericardial window　295
sucking chest　65
sucking wound　186

T

TAE　85, 134, 302
　——の適応基準　211
　——な3X　42, 57
TCBD分類　200

temporary cavitation　309, 310
tension pneumothorax　292
tertiary survey　284
TIG　261
towel clip closure　183
transient responder　123
TRAUMA ABCDEs　50
trauma bypass　23, 58
trauma registry　35
Trauma Injury Severity Score (TRISS)　20
traumatic coma data bank (TCDB) 分類　195
traumatic pneumato cele　92
tube thoracostomy　101, 356
tumbling　308

V

vein graft　305
ventilator-induced lung injury　183
Veressの気腹針　157
vicious cycle　184
video-assisted thoracoscopic surgery (VATS)　295

W

Wスコア　21
Waddleの三徴候　12

Y

yawing　308

Z

Zスコア　21
Zone Ⅰ　288
Zone Ⅱ　288
Zone Ⅲ　288

◆和文索引◆

あ

アーチバー　214
　——の結紮法　215
アスピリン　329
アンダートリアージ　338
圧挫症候群　249, 250
安定型骨折　141

い

インフォームド・コンセント　421

医事裁判　407
医療機関の体制　31
医療事故　407
胃内圧　179
胃粘膜pH　182
異状死体　402
意識下挿管　351
一時保護　417
一期的筋膜閉鎖　183

う

ウォータース法　208
ウロキナーゼ　329
運転席　7
運転中の意識障害発作　9

え

エアバッグ　3
　——外傷　13
エスマルヒ　234

索引

エンドスティッチ® 172
エンドヘルニアステープラー® 172
鋭器損傷 401
鋭的外傷 283
鋭的腹部外傷 127

お
オーバートリアージ 338
オンコール体制 33
横隔神経損傷 82, 167
横隔膜弛緩症 167
横隔膜修復 175
横隔膜損傷 165

か
ガーゼ圧迫止血 186
ガーゼパッキング 128
ガス壊疽菌 257
下顎挙上法 349
下顎骨骨折 81, 214
下顎引き出し法 349
下腿（脛骨・腓骨）骨折 239
下大静脈圧 179
下大静脈損傷 122
仮性無尿 135, 136
家庭内暴力 419
牙関緊急 260
回転 308
　　──ベッド 345
開胸心マッサージ 389
開腹遅延 163
開腹適応 163
開放性気胸 103, 186, 292, 356
開放性骨折 234, 236
開放性骨盤骨折 142, 187
開放創 189
喀血 91
外頸静脈怒張 293
外出血 186
外傷センター搬送基準 54
外傷性仮性肺囊胞 91, 352
外傷性胸部大動脈損傷 277
外傷性刺青 188
外傷性窒息症候群 254
外傷性脳内血腫 197
外傷の分類 11
完全切断 321
肝損傷 122
冠動脈損傷 112
間欠的導尿法 228
管腔臓器損傷 163
環軸椎脱臼 229
眼窩底骨折 214
眼窩内血腫 207

眼球運動障害 207
顔面開放創の処置 211
顔面外傷の受傷機転 205
顔面後前位 208
顔面骨骨折の治療 212
顔面神経損傷 206

き
キャブオーバー車 3, 7
気管・気管支損傷 87
気管支動脈塞栓術 95
気管挿管 83, 351, 353
気道確保 348
気道閉塞 80
奇異呼吸 105
奇異性呼吸 227
奇脈 110, 293
逆向性気管挿管法 84
逆行性尿道造影 137
逆行性膀胱造影 135
急性硬膜下血腫 197, 416
急性硬膜外血腫 196
急性腎不全 252
急性閉塞後再灌流 249
急速導入法 350
球海綿体筋反射 224
救急室開胸 285, 364
鋸歯状変化 152
挟圧 14
胸腔胸検査 295
胸腔鏡による横隔膜修復 172
胸腔穿刺 358
胸腔ドレナージ 356
胸腔内消化管ガス像 166
胸腔内ブロック 67
胸部下行大動脈遮断 393
　　──バルーンカテーテル 393
胸壁損傷 103
胸膜内鎮痛法 267
胸腰椎破裂骨折 220
頬骨骨折 213
頬粘膜下組織損傷 318
鏡視下自動縫合器 172
鏡面像（ニボー）92
局所性脳損傷 196
筋性防御 149
筋膜切開 243
緊急開腹手術 394
緊急気道確保 82
緊急事務管理 422
緊急避難 422
緊張性気胸 42, 98, 292, 356

く
クラッシュ症候群 242, 249
クロストリジウム 257
駆血帯 377
空気駆血帯 234

け
外科的気道確保法 348
経カテテル的動脈塞栓術 145
経皮的気管切開術 355
経皮的膀胱瘻 137
経鼻胃管 47
軽自動車 3
　　──乗員 6
痙笑 260
頸静脈損傷 81
頸髄損傷 335
頸椎カラー 336, 344
頸椎牽引 343
頸椎固定 335, 339
　　──の適応 42
頸椎後方脱臼骨折 220
頸椎前方脱臼骨折 220
頸椎保護 341
頸動脈内膜損傷 81
血気胸 292
血清アミラーゼ値 156
血液浄化法 252
剣状突起下心嚢開窓術 295
検視 403, 424
限局性液体貯留 152

こ
コンサルテーション・リエゾン精神医学 414
コンパートメント症候群 239, 241
誤嚥性肺炎 264
広頸筋損傷 288
交感神経遮断 226
抗凝固療法 329
肛門反射 224
後咽頭損傷 318
後弓反張 260
後腹膜気腫像 150
後腹膜出血 131, 144
後部席 7
後部尿道損傷 136
咬合不正 207
咬傷 188
高アミラーゼ血症 156
高エネルギー外傷 49, 236
高エネルギー交通事故 8
高エネルギー事故 7, 25
高カリウム血症 251

索引

項部強直 260
骨髄内輸液 383
骨盤X線 52
骨盤骨折 123, 139
　　──に伴う後腹膜出血 272
骨盤動揺のチェック 72

さ

左右肺分離 352
鎖骨下静脈穿刺 381
鎖骨骨折 238
再血流化 321
再接着 321
再膨張性肺水腫 365, 366
残血 408

し

シートベルト 3
　　──外傷 13
　　──骨折 220
　　──痕 149
　　──着用 6
ショック 393
ショックパンツ 145
止血法 144
四肢外傷 234
四肢骨折 234
死因の種類 406
死体検案書 404
死亡証明書 409
死亡診断書 404
死亡の原因 406
刺創 283
歯突起骨折 220, 229
耳下腺管損傷 206
自殺 413
自動二輪車外傷 12
自律神経過緊張反射 227
児童虐待 415
　　──防止法 417
児童相談所 417
児童福祉法 416
事務管理 399
守秘義務 408
腫脹 250, 252
出血性ショック 109, 139, 186, 294, 394
　　──の分類 17
受傷機転 48, 122
十二指腸造影 154
十二指腸損傷 150
重症外傷登録 35
重症度指標 35
銃創 127, 308

銃弾の運動エネルギー量 308
助手席 7
徐脈 226, 227
小腸損傷 150
小児口腔内杙創 318
承諾書 411
衝撃波 310
上顎骨骨折 214
上気道損傷 80
上腕骨骨折 238
乗車位置 3, 7
乗車車種 3
静脈確保 376
心筋挫傷 74, 108
心筋振盪 108
心室中隔損傷 112
心臓損傷 108
心タンポナーデ 70, 109, 293, 369
心嚢穿刺 295, 369, 371
心嚢ドレナージ 373
心嚢内出血 70
心嚢ヘルニア 110
心破裂 108
真直緊張 260
深頸部気腫 88
診断的腹腔鏡検査 162
診断的腹腔洗浄法 149, 168, 156
診療義務 399
腎茎部血管損傷 132
腎静脈損傷 133
腎損傷分類 131
腎動脈造影 133
腎動脈塞栓術 278
腎尿路損傷 131

す

スクープストレッチャー 337
ステントグラフト 119
スネーク現象 338
水封式三連吸引瓶 363
垂直剪断外力 141
膵管損傷 153
膵損傷 151, 153
膵頭十二指腸切除 154
膵尾側切除 154

せ

ゼラチンスポンジ 275
ゼルフォーム® 275
生理学的重症度指標 16
脊髄損傷 217
脊椎損傷 217
切創 284

切断肢 321
説明と同意 421
穿通性外傷 283
　　──の分類 15
穿通性頭蓋内損傷 318
全脊柱固定 335
前屈緊張 260
前後圧迫外力 140
前脊髄動脈 278
前腕および手関節骨折 239

そ

蘇生 284
　　──限界点 128
爪床毛細管血流回復 17
挿管時 344
創 400
　　──外固定 145
　　──洗浄 258
臓器移植 423
足背動脈 236
側方圧迫外力 140

た

タニケット 234
タンポナーデ効果 95, 126, 393
ダッシュボード外傷 13
ダブルルーメン気管内チューブ 93
ダメージ・コントロール 127
　　──手術 127
多発外傷 32
大量血胸 98, 356
大腿骨骨折 239
大腿静脈穿刺 381
大動脈遮断 126, 390
　　──カテーテル 70
大動脈修復 120
大動脈損傷 115
体位変換 345
体腔貫通創 311

ち

遅発性横隔膜ヘルニア 165
中心静脈確保 378
超致死的な胸部外傷 42
腸間膜浸潤濃度 152
腸管壁の肥厚 152
直腸診 53
直腸内圧 179

つ

対麻痺 120
墜落 14

索引

て
デグロービング損傷　188
デコルマン　401
デブリドマン　188, 258
手の骨折　239
低血圧　226, 227
低体温　128
低分子デキストラン　329
定量的評価　270
転落　14
電子レンジ　129

と
トノメーター　182
トラキライト™　345
トロンビン　93
ドレナージ　258
頭蓋骨骨折　194, 49
頭蓋内圧亢進の判断　193
頭部OF　208
頭部外傷のCTの適応　50
頭部外傷の分類　194
橈骨動脈　236
動脈憩室　118
動脈性出血　186
動脈塞栓術　70, 125, 270
鈍器損傷　400
鈍的外傷　122
　——の分類　11
鈍的心損傷　111

な
内胸動脈損傷　357
内頸静脈酸素飽和度　203
内頸静脈穿刺　379
内視鏡的逆行性膵管造影　153
内出血　186
軟部組織感染　257

に
二次性脳損傷　191
二次的脊髄損傷　340
二重管システム　278
尿管損傷　134
尿道カテーテル　48
尿道損傷　143
尿嚢腫　132
尿閉　228
任意提出書　409

の
脳挫傷　197
脳死　423
脳振盪　198

は
脳ヘルニア徴候　193

ハローベスト　229, 344
ハンドル外傷　13
バックボード　335, 336
バルーンカテーテル　126, 393
バルビツレート療法　201
破傷風　260
　——菌　260
　——トキソイド　260
　——免疫ヒトグロブリン　261
馬尾損傷　230
肺挫傷　91
肺実質損傷　91
肺破裂　91
肺門遮断　391
肺裂創　292
配偶者暴力相談支援センター　420
反跳痛　149
判定基準　160

ひ
びまん性軸索損傷　200
びまん性脳損傷　198
非開放性骨折　234
非穿通性外傷　283
非治療的開腹　161, 163
鼻腔・咽頭腔の大量出血　188
肘関節骨折　239
標準予防策　59

ふ
フレイルチェスト　103
プロスタグランジン　329
不安定型骨折　141
不顕性臓器虚血　182
不全切断　321
不必要開腹　161
普通自動車　3
　——乗員　6
腹腔鏡　162
　——下手術　162
腹腔内圧　179
腹腔内ガーゼパッキング　177
腹腔内減圧時　181
腹腔内出血　122, 270
　——に対する塞栓術　278
腹腔内洗浄液検査　125
腹腔内大量出血　393, 394
腹腔内遊離ガス　123, 149
腹部CT　124, 151
腹部コンパートメント症候群　177
腹部身体所見　149

腹部単純X線写真　149
腹部超音波検査　122, 123, 151
腹膜炎　147
腹膜刺激症状　149

へ
ヘパリン　329
ベアハッガー™　129
ベロークタンポン法　210
閉塞性ショック　70, 293
弁複合体損傷　112

ほ
ボンネット型乗用車　3, 7
歩行者外傷　12
傍咽頭損傷　318
膀胱損傷　134
膀胱内圧　179
暴力行為　411

ま
麻痺性イレウス　228
末梢静脈確保　376

み
ミオグロビン　251
　——尿　242
右横隔膜損傷　168
　——診断　169

ゆ
揺れ　308
輸血拒否　412

よ
予測生存率　20
予防的メッシュ閉鎖　183
用手的気道確保　349
用手的骨盤動揺性検査法　143
用手的頭頸部固定　336
溶血性レンサ球菌　257
腰動脈塞栓術　277
褥創　15, 315, 402

り
留置針　376
両側下顎骨折　83
輪状甲状靱帯　353, 354, 355
　——切開　63, 84, 348, 353, 354
　——穿刺　84, 352, 354
輪状軟骨圧迫　350

る
涙道損傷　206